临床医疗护理常规（2019 年版）

眼科诊疗常规

陈有信　主　编
北京医师协会　组织编写

中国健康传媒集团
中国医药科技出版社

内 容 提 要

　　本书是临床眼科日常工作的指导用书，根据原卫生部《医师定期考核管理办法》的要求，由北京医师协会组织全市眼科专家、学科带头人及中青年业务骨干共同编写而成，介绍了眼科日常工作的基本理论、知识和技能。体例清晰、明确，内容具有基础性、专业性、指导性及可操作性等特点，既是眼科应知应会的基本理论、知识和技能的指导用书，也是北京市眼科领域定期考核业务水平的唯一指定用书。本书适合广大执业医师、在校师生参考学习。

图书在版编目（CIP）数据

眼科诊疗常规／陈有信主编．—北京：中国医药科技出版社，2021.3
（临床医疗护理常规：2019 年版）
ISBN 978 - 7 - 5214 - 2358 - 7

Ⅰ.①眼…　Ⅱ.①陈…　Ⅲ.①眼病 - 诊疗　Ⅳ.①R77

中国版本图书馆 CIP 数据核字（2021）第 036364 号

美术编辑　陈君杞
版式设计　南博文化

出版　**中国健康传媒集团** | 中国医药科技出版社
地址　北京市海淀区文慧园北路甲 22 号
邮编　100082
电话　发行：010 - 62227427　邮购：010 - 62236938
网址　www.cmstp.com
规格　787 × 1092 mm $\frac{1}{16}$
印张　34 ¾
字数　838 千字
版次　2021 年 3 月第 1 版
印次　2021 年 3 月第 1 次印刷
印刷　三河市万龙印装有限公司
经销　全国各地新华书店
书号　ISBN 978 - 7 - 5214 - 2358 - 7
定价　**119.00 元**

获取新书信息、投稿、为图书纠错，请扫码联系我们。

《临床医疗护理常规（2019 年版）》
编委会

《眼科诊疗常规 (2019 年版)》
编委会

黄旅珍（北京大学人民医院）

霍妍佼（首都医科大学附属同仁医院）

纪海霞（首都医科大学附属同仁医院）

贾红艳（首都医科大学附属同仁医院）

姜利斌（首都医科大学附属同仁医院）

焦　璇（首都医科大学附属同仁医院）

接　英（首都医科大学附属同仁医院）

李　辉（中国医学科学院北京协和医院）

李　亮（首都医科大学附属同仁医院）

李　略（中国医学科学院北京协和医院）

李　莹（中国医学科学院北京协和医院）

李松峰（首都医科大学附属同仁医院）

梁建宏（北京大学人民医院）

梁庆丰（首都医科大学附属同仁医院）

刘丽英（中国医学科学院北京协和医院）

刘小伟（中国医学科学院北京协和医院）

罗　岩（中国医学科学院北京协和医院）

马建民（首都医科大学附属同仁医院）

孟庆娱（北京大学人民医院）

苗　恒（北京大学人民医院）

闵寒毅（中国医学科学院北京协和医院）

牟大鹏（首都医科大学附属同仁医院）

潘志强（首都医科大学附属同仁医院）

彭子苏（北京大学人民医院）

齐慧君（北京大学人民医院）

钱　彤（北京大学人民医院）

曲进锋（北京大学人民医院）

佘海澄（首都医科大学附属同仁医院）

石　璇（北京大学人民医院）

史雪辉（首都医科大学附属同仁医院）

孙摇遥（北京大学人民医院）

汤　韵（北京大学第一医院）

田　磊（首都医科大学附属同仁医院）

汪东生（首都医科大学附属同仁医院）

王　凯（北京大学人民医院）

王　涛（首都医科大学附属同仁医院）

王　毅（北京大学人民医院）

王尔茜（中国医学科学院北京协和医院）

王海燕（首都医科大学附属同仁医院）

王佳琳（首都医科大学附属友谊医院）

王乐今（北京大学人民医院）

王艳玲（首都医科大学附属友谊医院）

王乙迪（首都医科大学附属同仁医院）

王志军（北京中日友好医院）

王智群（首都医科大学附属同仁医院）

魏文斌（首都医科大学附属同仁医院）

吴　婵（中国医学科学院北京协和医院）

吴　夕（北京大学人民医院）

徐　琼（北京大学人民医院）

徐冬冬（中国医学科学院北京协和医院）

徐海燕（中国医学科学院北京协和医院）

杨　柳（北京大学第一医院）

杨丽红（首都医科大学附属同仁医院）

杨文利（首都医科大学附属同仁医院）

杨秀芬（首都医科大学附属友谊医院）

杨治坤（中国医学科学院北京协和医院）

姚昱欧（北京大学人民医院）

尹　虹（北京大学人民医院）

于文贞（北京大学人民医院）

元　力（北京大学人民医院）

张　晶（首都医科大学附属同仁医院）

张　夏（中国医学科学院北京协和医院）

张　潇（中国医学科学院北京协和医院）

张　扬（中国医学科学院北京协和医院）

张　阳（首都医科大学附属同仁医院）

张顺华（中国医学科学院北京协和医院）

张文博（北京大学第一医院）

翟长斌（首都医科大学附属同仁医院）

赵　亮（北京大学第一医院）

赵　琦（首都医科大学附属同仁医院）

赵国宏（首都医科大学附属同仁医院）

赵家良（中国医学科学院北京协和医院）

赵明威（北京大学人民医院）

赵世强（首都医科大学附属同仁医院）

周　崎（中国医学科学院北京协和医院）

周海英（首都医科大学附属同仁医院）

秘　　书（以姓氏汉语拼音为序）

马建民　闵寒毅　曲进峰　王海燕　王佳琳　杨秀芬
赵　亮

Foreword
序 言

为适应现代医疗卫生事业的发展需要，及时更新医学知识，北京医师协会 2018 年 10 月决定对北京市《临床医疗护理常规（2012 年版）》的内容进行补充修订。北京医师协会与北京地区 52 个专科医师分会组织医学专家和业务骨干，以现代医学理论为指导，致力于促进北京地区医疗质量与患者安全的持续改进和提高。经过有关专科医师分会和专家的共同努力，修编后的《临床医疗护理常规（2019 年版）》内容更加丰富，相关知识、技能更加先进，更能满足北京地区临床一线医师的需求。作为北京市各级各类医疗机构医务人员日常医疗护理工作规范，各类专科医师应知应会的基本知识与技能，北京市执业医师定期考核唯一指定用书，《临床医疗护理常规（2019 年版）》必将有效地帮助医疗机构提高工作质量，规范医疗行为，维护医务人员合法权益，推动北京地区临床医疗护理工作的持续改进和提高，为实现健康中国的宏伟目标做出积极的贡献。

在此，也向积极参与《临床医疗护理常规（2019 年版）》修编工作的各位专家和业务骨干表示衷心地感谢。

郭积勇
2019 年 12 月

《临床医疗护理常规（2019年版）》
修编说明

2012年3月北京医师协会受北京市原卫生局委托，组织北京地区35个专科医师分会的医学专家和业务骨干，以现代医学理论为指导，结合北京地区临床实践经验，对《临床医疗护理常规（2002年版）》进行了认真修编，推出了《临床医疗护理常规（2012年版）》。

《临床医疗护理常规（2012年版）》是按照北京医师协会已经成立的各专科医师分会所涉及的医疗专业类别进行编写的。推出7年来，对提高各级各类医疗机构医疗质量，规范医护人员医疗行为，保障医务人员及患者安全方面发挥了重要作用。

随着我国医疗卫生事业的快速发展，涌现出许多新的医疗技术手段，北京医师协会的专科医师分会也由2012年的35个发展到目前的59个。为了更好地规范医疗服务行为，适应现代医疗卫生工作的需要，借鉴、吸收国内外先进经验，紧跟医学发展步伐，自2018年10月开始，北京医师协会组织专科医师分会对《临床医疗护理常规（2012年版）》有关内容进行补充修编，现共计推出33个专科的《临床医疗护理常规（2019年版）》。《临床医疗护理常规（2019年版）》凝聚着有关专家和业务骨干的心血，是北京地区临床医疗护理工作的一份宝贵财富。

尚需说明：

1. 关于《临床医疗护理常规（2019年版）》的修编，内科医师分会、康复医学科医师分会、泌尿外科医师分会、烧伤科医师分会、耳鼻咽喉科医师分会认为本专科技术变化不大，未进行修编。原《儿科诊疗常规》分为《儿内科诊疗常规》和《儿外科诊疗常规》两册。由于北京医师协会近期成立了重症专科医师分会和疼痛专科医师分会，故本次修订增加了《重症医学科诊疗常规》和《疼痛科诊疗常规》。全科医学医师分会提前对《全科医学科诊疗常规》进行了修订，已于2018年7月出版。老年专科医师分会于2017年成立后即出版了本专科的《老年医学诊疗常规》。

2. 为进一步完善北京市医师定期考核工作，保证医师定期考核工作取得实效，修编后的《临床医疗护理常规（2019年版）》旨在积极配合专科医师制度的建设，各专科分册独立程度高、专业性强，为各专科医师提供了应知应会的基本知识和技能。《临床医疗护理常规（2019年版）》将成为各专科执业临床医师定期考核业务水平测试的重要内容。

3. 《临床医疗护理常规（2019年版）》的修编仍然是一项基础性工作，目的在于为各级医护人员在临床医疗护理工作中提供应参照的基本程序和方法，以利于临床路径工作的开展，促进医学进展的学术探讨和技术改进。

4. 本次修编仍不含中医专业。

北京医师协会
2019年10月

Preface
前 言

　　《眼科诊疗常规》是北京医师协会组织编写的《临床医疗护理常规（2019 年版）》的一个分册，其从 2002 年版的《眼科、耳鼻喉科诊疗常规》，到 2012 年独立成为《眼科诊疗常规》。2012 年版的《眼科诊疗常规》出版至今已有 8 年，对规范各类医疗机构眼科工作者的诊疗行为，保障医疗安全起到了重要指导作用。但近年来，眼科的新技术、新设备及新药物不断涌现，很多疾病的诊疗理念发生了很大的变化。有鉴于此，在北京医师协会的直接指导和安排下，我们组织北京市相关领域的专家进行了认真的修订和更新，整体上保持了 2012 年版的结构，分为三篇，共计 65 章 317 节。每种疾病都统一按照概述、临床表现、诊断、治疗原则和治疗目标这几项内容编写，而对于检查及操作部分则按照适应证、禁忌证、操作方法及程序、注意事项这几部分内容编写。本书主要是写疾病的诊疗规范和原则，简明扼要，方便记忆和临床参考。需要重申的是，本书是基于既往相对成熟的经验和相关循证证据编写而成，而眼科诊疗技术是发展最快的学科之一，加之临床情况错综复杂，受编者水平所限，本书疏漏之处在所难免，希望广大专家学者提出宝贵意见或建议，以便再版时不断完善。

　　本书是在赵家良教授主编的 2012 年版《眼科诊疗常规》的基础上修订完成，新版也得到了赵家良教授的通篇审阅，在此表示衷心的感谢！

编　者

2020 年 7 月

Contents

目 录

第二篇　眼科检查技术操作常规　/　293

第三篇 眼科治疗技术操作常规　/　**401**

第一篇
眼病诊疗常规

第一章　眼睑疾病

第一节　眼睑水肿

眼睑水肿为局部或全身疾病所致的眼睑皮下组织内液体的积聚，分为炎症和非炎症性水肿两类。前者由眼睑本身或邻近组织炎症所致，常见于眼睑部疖肿、睑腺炎、丹毒、皮下蜂窝织炎、皮炎、湿疹、急性泪囊炎、泪腺炎、眼眶或眼内炎症、外伤等。后者由眼部或全身静脉和淋巴循环障碍、血液状态异常所致，常见于心脏病、肾病、贫血、营养不良、血管神经功能失调等疾病。

【临床表现】

（1）眼睑皮肤紧张，呈光滑感，睁眼困难等。

（2）炎症性水肿时局部皮肤充血、肿胀、皮温升高。有时有硬结和压痛，甚至剧烈疼痛、体温升高等。

（3）非炎症性水肿时眼睑皮肤苍白、发凉、光滑肿胀。无疼痛感。有时出现局部皮肤干燥、发痒或伴有全身其他部位水肿。

【诊断】

根据眼睑改变可以诊断。

【治疗原则】

（1）炎症性水肿　积极抗炎治疗。早期足量使用敏感的抗菌药物，辅以热敷。

（2）非炎症性水肿　针对原发病进行治疗。

【诊治目标】

（1）通过眼部和全身检查，判断眼睑水肿性质，寻找原因。

（2）眼睑水肿消退。

第二节　眼睑皮肤病

一、眼睑湿疹

眼睑湿疹是由于眼睑皮肤接触致敏原引起的过敏反应，或接触不能耐受的刺激性物质而引起的皮肤炎症。前者多呈急性发病，后者常为慢性经过。眼睑湿疹可以为全身或面部湿疹的一部分，也可以单独出现在眼睑。

【临床表现】

（1）有致敏原或刺激性物质接触史。

（2）患处痒或烧灼感。

（3）急性者眼睑突然红肿，继而出现丘疹、水疱、糜烂、结痂、脱屑等。

（4）亚急性者表现为眼睑皮肤暗红斑块，伴有结痂、鳞屑、少量丘疹、渗出等。

（5）慢性者起病缓慢，眼睑皮肤增厚，表面鳞屑脱落，也可伴有结膜和角膜炎症表现。

（6）多见于过敏体质者。

【诊断】

根据致敏原或刺激性物质接触史，患处痒及临床表现可以诊断。

【治疗原则】

（1）仔细询问病史，寻找接触的致敏原或刺激性物质，去除病因，避免接触外界刺激因素。

（2）急性期可应用生理盐水或2%～3%硼酸溶液湿敷，每次30分钟。待炎症控制后改用糖皮质激素软膏、氧化锌油剂或糊剂局部涂用，每天3～4次。

（3）全身应用抗组胺药物，如口服抗过敏药物等，可减轻局部反应。

（4）严重病例可口服或静脉给予糖皮质激素，以便迅速控制症状。

（5）如有继发感染应给予敏感的抗生素治疗。

（6）如合并全身湿疹建议皮肤科就诊。

【治疗目标】

（1）症状消失。

（2）湿疹消退。

二、单纯疱疹病毒性睑皮炎

单纯疱疹病毒性睑皮炎是由单纯疱疹病毒感染所引起的眼睑皮肤病变。多发生于感冒、高热或身体抵抗力降低时。易复发。也可以并发单纯疱疹病毒性角膜炎。

【临床表现】

（1）常有感冒发热史。

（2）自觉眼睑患处刺痒和烧灼感。

（3）病变多发生在下眼睑的三叉神经眶下支分布的范围内。

（4）眼睑或睑缘部出现多个或成群的针尖大小、半透明的疱疹，多在7天后结痂脱落，通常不留痕迹。

（5）鼻翼皮肤以及口唇部也可出现疱疹，有些患者同时合并疱疹病毒性角膜炎。

（6）严重者耳前淋巴结肿痛。

【诊断】

（1）根据病史和典型的眼部表现，可以做出诊断。

（2）实验室检查　如疱液涂片检查、疱液病毒培养与接种、间接荧光抗体检查、血清抗体测定等，有助于诊断。

【治疗原则】

（1）保持局部清洁，防止继发感染。

（2）结膜囊内滴用抗病毒滴眼液。皮损处涂敷抗病毒眼膏或凝胶，如无环鸟苷眼膏或更昔洛韦眼用凝胶。

（3）支持疗法　多饮水，适当休息。

（4）可酌情选用干扰素。

【治疗目标】

（1）症状消失。

（2）眼睑皮损消退。

三、带状疱疹病毒性睑皮炎

带状疱疹病毒性睑皮炎是由带状疱疹病毒感染三叉神经半月神经节或三叉神经第一支所致的眼睑皮肤病变。也可在某一次带状疱疹病毒感染后，潜伏的病毒在感染或外伤等诱因下再次发病。前者多见于老年人或体弱者，后者多发生于年轻人，容易复发。

【临床表现】

（1）多有发热、乏力、全身不适的前驱症状。

（2）随后病变区出现剧烈的神经痛和皮肤知觉减退或消失。

（3）数天后可出现相应部位额部和眼睑皮肤潮红、肿胀，出现成簇的透明小疱。小疱基底有红晕，疱疹间可见正常皮肤。随之水疱破溃、结痂、色素沉着及皮肤永久性瘢痕。

（4）病变常局限于单侧，以颜面正中为分界线。

（5）带状疱疹除侵犯眼睑前额皮肤外，常合并角膜炎、虹膜炎等。

（6）炎症消退后，皮肤感觉数月后才能恢复。

【诊断】

根据病史和典型的眼部表现，可以做出诊断。

【治疗原则】

（1）适当休息，提高机体抵抗力。

（2）必要时给予镇痛剂和镇静剂。

（3）疱疹未溃破时，局部无需用药治疗。

（4）疱疹破溃无继发感染时，可涂敷抗病毒眼膏，如无环鸟苷眼膏或更昔洛韦眼用凝胶。

（5）患处如有继发感染，加用抗生素滴眼液湿敷，每天 $2 \sim 3$ 次。

（6）结膜囊内滴用抗病毒滴眼液，防止角膜受累。

（7）对重症患者需全身应用抗病毒药物、抗生素及糖皮质激素。

（8）伴角膜炎、虹膜睫状体炎者，除抗病毒治疗外，加用睫状肌麻痹剂及角膜保护剂。

（9）可给予辅助治疗，包括非甾体抗炎滴眼液及维生素 B_1、维生素 B_{12}。

【治疗目标】

（1）尽快解除症状。

（2）眼睑皮损消退。

四、眼睑脓疱病

眼睑脓疱病一般是由金黄色葡萄球菌或溶血性链球菌感染所致的眼睑皮肤病变。病变位于真皮内，为广泛的皮肤表层化脓性炎症。

【临床表现】

（1）眼睑出现鲜红色丘疹及水疱，水疱很快变成黄色脓疱，破溃后形成一层黄色的痂皮，脱落后不留瘢痕。

（2）新生儿的脓疱病称为新生儿脓疱病，多发生在颜面部并常伴有全身症状。

（3）成人眼睑脓疱病常波及眉弓部、面部、头部等。

【诊断】

根据临床表现可以诊断。

【治疗原则】

（1）局部治疗　用3%~4%硼酸溶液或1∶5000高锰酸钾溶液清洗局部，除去皮痂，涂抗菌眼药膏。

（2）全身治疗　选择敏感的抗菌药物进行治疗。较大的脓疱可切开排脓。

【治疗目标】

炎症消退。

五、眼睑疖

眼睑疖又称毛囊炎，一般是由葡萄球菌感染所致的眼睑毛囊及毛囊周围的急性或亚急性化脓性炎症。皮肤有轻微擦伤或体质虚弱者容易发生。

【临床表现】

（1）毛囊口处发炎，其周围逐渐形成硬结。

（2）眼睑患病处局部明显触痛。

（3）硬结周围皮肤肿胀充血，数天后硬结的顶端形成脓栓。

（4）脓栓和坏死组织脱落、溃疡形成、结疤。

（5）可伴有全身发热、耳前淋巴结肿大。

【诊断】

根据临床表现可以做出诊断。

【治疗原则】

（1）局部热敷或理疗。大脓点可切开排脓，避免挤压以防感染扩散。局部涂抗菌眼药膏。

（2）全身应用可加用磺胺类抗菌药物。

（3）给予支持疗法及局部物理治疗。

【治疗目标】

炎症消退。

六、眼睑寄生虫感染

眼睑寄生虫感染少见，可通过蚊虫叮咬传播或毛囊蠕形螨造成眼睑感染，也可因阴虱侵犯而致眼睑感染。

【临床表现】

（1）多无自觉症状，但少数患者可有眼睑红肿、奇痒、皮肤丘疹、眦部结膜充血、溃疡或泪道受累等。

（2）病程缓慢。

（3）显微镜下可见蠕形螨或成虫阴虱，多在睫毛根部。

【诊断】

根据临床表现和镜下可见寄生虫，可以诊断。

【治疗原则】

（1）去除病因，局部清洁。

（2）针对感染的不同寄生虫予以相应治疗。

【治疗目标】

（1）眼睑寄生虫消失。

（2）症状消失。

第三节　睑缘炎

睑缘炎是睑缘表面、睫毛毛囊及其腺体组织的亚急性或慢性感染性炎症。按临床特征，睑缘炎分为鳞屑性睑缘炎、溃疡性睑缘炎和眦部睑缘炎。

鳞屑性睑缘炎为睑缘皮脂溢出引起的睑缘慢性炎症。屈光不正、视疲劳、营养不良和长期使用劣质化妆品可能是诱因。

溃疡性睑缘炎是睫毛毛囊及其附属腺体的慢性或亚急性化脓性炎症，致病菌多为金黄色葡萄球菌。屈光不正、视疲劳、营养不良和不良卫生习惯可能是本病的诱因。

眦部睑缘炎是一种主要累及外眦部睑缘的慢性炎症，致病菌多为 Morax – Axenfeld 双杆菌。维生素 B_2 缺乏者好发本病。

【临床表现】

1. 鳞屑性睑缘炎

（1）睑缘干痒、刺痛和异物感。

（2）睫毛和睑缘表面附着上皮鳞屑，睑缘表面有黄色蜡样分泌物，干燥后结痂。

（3）睑缘充血、潮红，但无溃疡或脓点。

（4）睫毛易脱落，但可再生。

（5）长期不愈者睑缘肥厚，后唇钝圆，泪小点肿胀外翻，泪溢。

2. 溃疡性睑缘炎

（1）睑缘干痒、刺痛、烧灼感和异物感明显。

（2）睑缘充血，睫毛根部散布小脓疱，有痂皮覆盖。去除痂皮后有脓液渗出，露出睫毛根端和小溃疡。

（3）睫毛被脓液和皮脂黏在一起呈束状，随痂皮剥落而脱落。如毛囊已被炎症全面破坏，睫毛脱落后不能再生。

（4）久病后可引起慢性结膜炎和睑缘肥厚、外翻，泪小点阻塞，泪溢。

3. 眦部睑缘炎

（1）多为双侧，发生于眦部，外眦部多见。

（2）眼部痒、异物感、烧灼感、畏光和流泪。

（3）眦部睑缘和皮肤充血、肿胀，并有浸渍糜烂现象。

（4）邻近结膜常伴有慢性炎症。

（5）偶尔伴有点状角膜上皮病变。

【诊断】

根据患者的主观症状和睑缘的改变可做出诊断。

【治疗原则】

（1）寻找并消除病因和各种诱因，去除刺激因素。

（2）鳞屑性睑缘炎　用生理盐水或 3% 硼酸溶液清洁睑缘，拭去鳞屑，涂抗生素眼膏。

（3）溃疡性睑缘炎

①每天用生理盐水或 3% 硼酸溶液清洁睑缘 1~3 次，拭去痂皮及已松落的睫毛，充分引流毛囊中的脓液。

②清洁睑缘后涂抹抗生素眼膏。

③有条件时进行细菌培养和药物敏感试验，选用敏感的抗菌药物。

④炎症消退后就持续用药 2~3 周，以防复发。

（4）眦部睑缘炎

①局部清洁可用中性洗涤液（如婴儿洗涤剂）洗涤局部。

②眼部可滴用 0.25%~0.5% 硫酸锌滴眼液每天 4 次；或涂用抗生素眼膏，每天 2~3 次，持续 7~10 天。

③适当服用维生素 B_2。

【治疗目标】

（1）症状消失。

（2）炎症消退。

第四节　睑腺疾病

一、睑腺炎

睑腺炎是化脓性细菌侵入眼睑腺体而引起的一种急性炎症。多数致病菌为葡萄球菌，特别是金黄色葡萄球菌。眼睑皮脂腺或汗腺的感染称外睑腺炎（外麦粒肿）；睑板腺的感染称内睑腺炎（内麦粒肿）。

【临床表现】

（1）患处有红、肿、热、痛急性炎症表现。

（2）外睑腺炎

①炎症主要在睫毛根部的睑缘处。

②初起时眼睑红肿范围较弥散，剧烈疼痛，有硬结，压痛明显。

③如病变靠近外眦部，可引起反应性球结膜水肿。

④可有同侧淋巴结肿大和触痛。

⑤一般2～3天后局部皮肤出现黄色脓点，硬结软化，可自行溃破。随后炎症明显减轻、消退。

（3）内睑腺炎

①受紧密的睑板组织限制，一般范围较小。

②患处有硬结、疼痛和压痛。

③睑结膜面局限充血、肿胀，2～3天后其中心形成黄色脓点，多可自行穿破睑结膜而痊愈。

④若患者抵抗力低下或致病菌毒力强，则炎症反应剧烈，可发展为眼睑脓肿。

【诊断】

根据眼睑痛性肿物及急性炎症表现，可以诊断。

【治疗原则】

（1）滴用抗生素滴眼液或涂用抗生素眼膏。

（2）局部炎症反应明显，或有全身反应或反复发作者，可口服抗菌药物。

（3）脓肿形成时，切开排脓。外睑腺炎的切口在皮肤面，需与睑缘平行；内睑腺炎的切口在结膜面，应与睑缘垂直。

【治疗目标】

（1）症状消失。

（2）炎症消退，伤口愈合。

二、睑板腺囊肿

睑板腺囊肿是睑板腺排出口阻塞，腺体分泌物潴留在睑板内，对周围组织产生慢性刺激而引起的特发性无菌性慢性肉芽肿性炎症（霰粒肿）。

【临床表现】

（1）多见于青少年或中年人。

（2）一般无明显症状。偶有患者开始时出现轻度炎症表现和触痛。

（3）一般不影响视力。但较大病变可压迫眼球，产生散光而使视力下降。

（4）囊肿大时可有沉重不适感。

（5）眼睑皮下无痛性近圆形硬性结节，单个或多个，大小不等，无压痛，与皮肤无粘连。其表面皮肤正常，相应的睑结膜面呈局限性暗红色充血。

（6）病程缓慢，硬结可停止生长或自行缩小，也可逐渐增大、变软后自睑结膜面破溃，其内容物排出后形成息肉样肉芽组织，称为肉芽肿。少数患者的睑板腺囊肿表面皮肤变薄、充血，从皮肤面破溃。

（7）发生继发性细菌感染可呈内睑腺炎的表现。

（8）年长者要注意排除睑板腺癌。

【诊断】

根据患者无明显疼痛的眼睑硬结可做出临床诊断。

【治疗原则】

（1）小而无症状者，无需治疗，待其自行吸收。

（2）大者或有症状者，可行热敷。

（3）对不能消退的睑板腺囊肿，应在局部麻醉下行手术切除。

【治疗目标】

眼睑硬结消失。

三、睑板腺阻塞

睑板腺阻塞是由于睑板腺排泄管闭塞，分泌物积存日久钙化成硬块，形成小结石。多见于老年人。

【临床表现】

（1）睑板腺开口处可见脂质栓子。

（2）睑结膜下可透见黄色沉着物。

（3）一般无不适。当小结石之尖锐棱角突出于结膜面时则引起异物感。

【诊断】

根据睑结膜所见，可以诊断。

【治疗原则】

（1）不引起症状的结膜下睑板腺内阻塞无需治疗。

（2）对突出于结膜面的小结石，应在表面麻醉下加以剔除。

（3）对位于睑板腺开口处的阻塞物，可用玻璃棒将其挤出。

【治疗目标】

去除结石，缓解症状。

四、眼睑脓肿

眼睑脓肿多为葡萄球菌或链球菌感染所致的眼睑化脓性炎症。常因外伤后感染、睑腺炎、眶蜂窝织炎、眼眶骨膜炎、泪腺炎或副鼻窦炎症扩散所致。个别病例是由全身感染转移而来。

【临床表现】

（1）病变处可呈剧烈的跳动性疼痛。早期病变界限不清，数天后形成脓肿。

（2）眼睑和球结膜显著充血水肿。

（3）同侧耳前或颌下淋巴结肿大、压痛。

（4）全身反应较显著，畏寒、发热。

（5）少数病例的感染会蔓延至眶内深部或颅内。

【诊断】

（1）根据眼睑的急性炎症，可以诊断。

（2）外周血白细胞数增高，有助于确定急性炎症。

【治疗原则】

（1）局部治疗　脓肿初起和未成熟前可给予物理治疗或者局部热敷，每天3次，每次

15～20分钟。脓肿成熟后切开排脓、引流。若伴有结、角膜炎，应滴用抗菌滴眼液。

（2）全身治疗　及早全身给予抗菌药物，根据病情轻重选用抗菌药物和给药方式（口服或全身输液）。对于治疗效果不显的耐药菌株感染的患者，应及时根据细菌培养及药物敏感试验选择用药。

【治疗目标】

（1）炎症消退。

（2）尽量避免或减轻眼睑畸形。

第五节　眼睑与睫毛位置异常

一、倒睫与乱睫

倒睫是指睫毛向后生长，乱睫是指睫毛不规则生长。两者都是导致睫毛触及眼球的不正常状况。凡能引起睑内翻的各种原因，均能造成倒睫，如沙眼、睑缘炎、睑腺炎、睑外伤或睑烧伤等。乱睫也可由先天畸形引起。

【临床表现】

（1）倒睫多少不一，少的仅1～2根，多至全部睫毛受累。

（2）常有眼痛、流泪和异物感。

（3）睫毛长期摩擦眼球后，导致结膜充血，角膜浅层混浊、血管新生、上皮角化和溃疡。

【诊断】

肉眼下或裂隙灯检查即可发现倒睫或乱睫。裂隙灯下可见角膜受损情况。

【治疗原则】

（1）如仅有1～2根倒睫，可用拔睫镊拔除。重新生长时可予再次拔除。

（2）较彻底的治疗应采用电解法破坏倒睫的毛囊，减少睫毛再生机会。

（3）如倒睫较多，应予手术矫正，方法与睑内翻矫正术相同；或在手术显微镜下切开倒睫根部，清除毛囊。

【治疗目标】

（1）睑位矫正，睫毛不接触眼球表面。

（2）症状消失。

二、睑内翻

睑内翻是指眼睑，特别是睑缘向眼球方向卷曲的位置异常。睑内翻常与倒睫同时存在。睑内翻分为以下三类。

（1）先天性睑内翻　多见于婴幼儿，多由于内眦赘皮、睑缘部轮匝肌过度发育或睑板发育不全，鼻梁发育欠饱满，所引起下睑内翻。

（2）痉挛性睑内翻　下睑多见，常见于老年人，是由于下睑缩肌无力，眶隔和下睑皮肤松弛失去牵制眼睑轮匝肌的收缩作用，以及老年人眶脂肪减少，眼睑后面缺少足够的支撑所致。

（3）瘢痕性睑内翻　上下睑均可发生。由睑结膜及睑板瘢痕性收缩所致。多由沙眼及外伤引起，结膜烧伤、结膜天疱疮等病之后也可发生。

【临床表现】

（1）先天性睑内翻常为双侧，痉挛性和瘢痕性睑内翻可为单侧。

（2）患眼有畏光、流泪、刺痛、眼睑痉挛等症状。

（3）睑板，特别睑缘部向眼球方向卷曲。

（4）倒睫摩擦角膜，角膜上皮可脱落，荧光素弥漫性点状着染。

（5）如继发感染，可发展为角膜溃疡。

（6）如长期不愈，则角膜有新生血管，并失去透明性，导致视力障碍。

【诊断】

根据眼睑改变和倒睫，可以诊断。

【治疗原则】

（1）先天性睑内翻随年龄增长有的可自行消失，不必急于手术。如果患儿已5~6岁，睫毛仍内翻，严重刺激角膜，流泪增多时，可考虑手术治疗，可行穹隆部－眼睑皮肤穿线术。

（2）痉挛性睑内翻可行肉毒杆菌毒素局部注射。如无效可手术切除多余的松弛皮肤和切断部分眼轮匝肌纤维。如有结膜炎症，应加以控制。

（3）瘢痕性睑内翻必须手术治疗，沙眼所致者多采用睑板楔形切除术或睑板切断术。

【治疗目标】

（1）矫正睑内翻和倒睫，手术伤口愈合。

（2）症状消失。

三、睑外翻

睑外翻是指睑缘向外翻转离开眼球，睑结膜常有暴露，常合并睑裂闭合不全。睑外翻可分为以下三类。

（1）瘢痕性睑外翻　眼睑皮肤面瘢痕性收缩所致。

（2）老年性睑外翻　仅限于下睑。发生原因为老年人眼轮匝肌功能减弱，眼睑皮肤及外眦韧带也较松弛，使睑缘不能紧贴眼球，并因下睑本身重量使之下坠而引起下睑外翻。

（3）麻痹性睑外翻　也仅限于下睑。由于面神经麻痹，眼轮匝肌收缩功能丧失，又因下睑因本身重量使之下坠而发生睑外翻。

【临床表现】

（1）轻者仅睑缘离开眼球，重者则睑缘外翻，部分或全部睑结膜暴露在外，使睑结膜失去泪液的湿润，局部充血，分泌物增加，结膜干燥粗糙，高度肥厚，呈现角化。

（2）泪溢。

（3）严重睑外翻常有眼睑闭合不全，使角膜失去保护，角膜上皮干燥脱落，导致暴露性角膜炎或溃疡。

【诊断】

根据眼睑位置的改变，可以诊断。

【治疗原则】

（1）瘢痕性睑外翻需手术治疗，游离植皮术是最常用的方法，原则是增加眼睑前层的垂直长度，消除眼睑垂直方向的牵引力。作"Z"形皮瓣矫正，或以"V""Y"改形术。

（2）老年性睑外翻可行整形手术，切除部分松弛睑板和缝合拉紧皮肤。

（3）麻痹性睑外翻关键在于治疗面瘫，可涂用眼膏或牵拉眼睑保护角膜和结膜，或作暂时性睑缘缝合。

【治疗目标】

（1）矫正眼睑位置，手术愈合。

（2）眼睑能够闭合。

四、眼睑闭合不全

眼睑闭合不全又称兔眼，指上下眼睑不能完全闭合，导致部分眼球暴露的情况。原因：①面神经麻痹后导致眼睑轮匝肌麻痹，使下睑松弛下垂，最为常见。②瘢痕性睑外翻。③其他：为眼眶容积与眼球大小比例失调，如甲状腺病性突眼、先天性青光眼、角巩膜葡萄肿和眼眶肿瘤引起的眼球突出。④全身麻醉或重度昏迷时，可发生暂时的功能性眼睑闭合不全。少数正常人睡眠时睑裂也有一缝隙，但角膜不会暴露，称为生理性兔眼。

【临床表现】

（1）轻度眼睑闭合不全时，下方球结膜暴露，引起暴露区结膜充血、干燥、肥厚和过度角化。

（2）重度眼睑闭合不全时，因角膜暴露，表面无泪液湿润而干燥，导致暴露性角膜炎，甚至角膜溃疡。

（3）眼睑不能紧贴眼球，泪小点也不能与泪湖密切接触，引起泪溢。

【诊断】

根据眼睑的改变以及眼球暴露的状况，可以诊断。

【治疗原则】

（1）首先应针对病因进行治疗。例如瘢痕性睑外翻者应手术矫正；甲状腺病性突眼时可考虑激素冲击疗法、紧急放射治疗垂体及眼眶组织，减轻组织水肿，制止眼球突出。严重者可考虑眶减压术。

（2）在病因未去除前，应及早采取有效措施保护角膜。轻度患者结膜囊内可涂抗菌眼膏，然后牵引上下睑使之互相靠拢，再用眼垫遮盖。或用"湿房"镜或绷带镜保护角膜。必要时可行眼睑缝合术。

（3）针刺疗法可能对部分面神经麻痹患者有效。

【治疗目标】

眼睑能够闭合。

五、上睑下垂

上睑下垂指上睑的提上睑肌和 Müller 平滑肌的功能不全或丧失，导致上睑部分或全部下垂。轻者影响外观。重者部分或全部遮盖瞳孔，则影响视功能。

上睑下垂可分为：①先天性：主要由于动眼神经核或提上睑肌发育不良，为常染色体显性遗传。②获得性：其原因有动眼神经麻痹、提上睑肌损伤、交感神经疾病、重症肌无力及机械性开睑运动障碍，如上睑的炎性肿胀或新生物。

【临床表现】

（1）先天性上睑下垂常为双侧，但不一定对称。有时为单侧。常伴有眼球上转运动障碍。

（2）双眼上睑下垂明显的患者眼睑皮肤平滑、薄且无皱纹。

（3）如瞳孔被眼睑遮盖，患者常有额肌紧缩，形成较深的横行皮肤皱纹，牵拉眉毛向上呈弓形凸起，以此提高上睑缘位置；或仰头视物。

（4）获得性上睑下垂多有相关病史或伴有其他症状，如动眼神经麻痹可能伴有其他眼外肌麻痹；提上睑肌损伤有外伤史；交感神经损害有 Horner 综合征；重症肌无力所致上睑下垂具有晨轻夜重的特点，注射新斯的明后明显减轻。

【诊断】

根据病史和临床表现可做出诊断。

【治疗原则】

（1）先天性上睑下垂以手术治疗为主。如果遮盖瞳孔，为避免弱视应尽早手术，尤其是单眼患儿。

（2）获得性上睑下垂因神经系统疾病或其他眼部或全身性疾病所致的上睑下垂应先进行病因治疗或药物治疗，如无效时再考虑手术治疗。较为合乎生理和美容要求的手术方式为提上睑肌缩短术。也可以考虑施行额肌悬吊术。

【治疗目标】

上睑下垂的状态得到改善或矫正。

六、睑球粘连

睑球粘连是指眼睑与球结膜、角膜的粘着状态。凡是能在睑结膜面和球结膜面时时形成创面的病变，如酸碱烧伤、热烧伤、重度沙眼、Stevens – Johnson 综合征、结膜天疱疮、结膜手术等，都可导致睑球粘连。

【临床表现】

（1）严重睑球粘连可使眼球运动受限，产生复视，也可形成睑内翻或眦角畸形。如累及角膜，可导致视力障碍。

（2）根据粘连范围，可分为部分睑球粘连，仅为索条状瘢痕造成的睑球粘连；广泛睑球粘连，常使睑球结膜全部破坏，穹窿部消失，眼睑大面积与角膜粘着；全睑球粘连，为上睑或下睑完全与眼球粘连，睑缘完全丧失，甚至眼睑部分缺损。

【诊断】

根据睑球结膜和眼睑的改变，可以诊断。

【治疗原则】

（1）手术治疗　原则是分开粘连，切除瘢痕，在两个新分离的创面上，各自植上一层健康上皮组织，如羊膜、球结膜或口唇黏膜，使其不再粘着而导致复发。

（2）决定手术前，应根据患者年龄、眼部情况和全身情况进行综合分析，了解患者的要求。

【治疗目标】

睑球粘连的状态得到改善或矫正。

第六节　眼睑痉挛

眼睑痉挛是指眼轮匝肌的痉挛性收缩，是一种不随意的不断重复地闭眼。眼睑痉挛时常伴有眉弓下降，称为 Charcot 征。引起眼睑痉挛的原因有：①眼病性痉挛：常见，患者可因倒睫、结膜炎、角膜炎、眼外伤、电光性眼炎等疾病引起眼睑痉挛。②特发性痉挛：一般见于老年人，双眼受累，痉挛逐渐加重、持续时间逐渐延长，精神紧张可使痉挛加剧。③反射性痉挛：也称 Fisher 征，是脑干皮质束损害的释放现象；脑炎后痉挛，为有意识闭眼引起的非意识性、双侧性眼睑严重痉挛；周围性面神经刺激性痉挛，为眼睑及面部阵发性痉挛，患者可伴有基底动脉瘤、岩骨椎部肿瘤及面神经管内肿瘤等，也可见于无明显原因的中年女性。

【临床表现】

（1）不能自控的眨眼、眼睑颤搐、闭眼，伴有视力下降，常双眼发生。

（2）可伴眼轮匝肌不自主间断性收缩。

（3）睡眠时眼睑痉挛可消失。

（4）可伴有不能自控的颜面、头部和颈部的运动。

【诊断】

根据临床表现可做出诊断。

【治疗原则】

（1）治疗引起眼部刺激的眼病。

（2）针对病因治疗。

（3）如果眼睑痉挛严重，可考虑对眼轮匝肌注射肉毒杆菌毒素治疗。

【治疗目标】

眼睑痉挛明显好转或消失。

第七节　先天性睑裂狭小综合征

先天性睑裂狭小综合征特征为睑裂狭小，是一种先天性异常，常为常染色体显性遗传，可能为胚胎 3 个月前后由于上颌突起发育抑制因子的增加与外鼻突起发育促进因子间平衡失调所致，因此本症还有两眼内眦间距扩大，下泪点外方偏位。

【临床表现】

（1）睑裂左右径及上下径与正常相比明显变小。有的横径仅为 13mm，上下径仅为 1mm。

（2）同时有上睑下垂，逆向内眦赘皮、内眦距离增宽、下睑外翻、鼻梁低平、上眶缘发育不良等一系列眼睑和颜面发育异常。

（3）可能合并小眼球、小角膜、弱视。

（4）偶有合并不同程度之智力缺陷或侏儒症。

【诊断】

根据临床表现可做出诊断：睑裂窄小，上睑下垂，逆向内眦赘皮，内眦间距过宽为特征的睑裂窄小综合征为 Komoto 四联症。

【治疗原则】

（1）睑裂过小或合并上睑下垂影响视功能者可分期进行整形手术，如外眦切开或外眦成形术、上睑下垂矫正术。

（2）合并小眼球者应作眼部全面检查，以尽可能地保护其视功能。

【治疗目标】

使眼部外观得到改善。

第八节　眼睑肿瘤

一、眼睑色素痣

眼睑色素痣属常见良性肿瘤，可与身体其他部位色素痣并存。色素痣境界清楚，是先天性扁平或隆起的病变，由痣细胞构成。可在幼年即有色素，或直到青春期或成人时才有色素。

【临床表现】

（1）以睑缘多见，开始时肿物小，色素少，边界清楚，类似于乳头状瘤．

（2）青春期逐渐长大，色素增加，以后逐渐静止。

（3）位于表皮和真皮交界处的交界痣，有少数会发生恶变。

（4）根据组织学，色素痣可分为以下几种。

①交界痣：一般为扁平状，呈均匀的棕色，痣细胞位于表皮和真皮交界处。有低度恶变趋势。

②皮内痣：最常见，一般为隆起状，有时为乳头瘤状。色素很少，如有则为棕色至黑色。痣细胞完全在真皮内，可能无恶性趋势。

③复合痣：常为棕色，由前二型成分结合在一起。有低度恶性趋势。

④蓝痣：一般呈扁平状，几乎出生时就有色素，呈蓝色或石板灰色。无恶性趋势。

⑤先天性眼皮肤黑色素细胞增多症：又称太田痣，是围绕眼眶、眼睑和眉部皮肤的一种蓝痣。好发于东方人和黑人，无恶性趋势。如发生于白人，则有恶性趋势。

【诊断】

根据睑缘或眼睑带有色素的小肿物，可以诊断。

【治疗原则】

（1）一般不需治疗。

（2）为美容可局部切除，但必须完整和彻底地切除。

（3）色素痣出现迅速增大、变黑及破溃出血等恶变迹象时，应立即彻底切除，并进行病理学检查。

【治疗目标】

观察或彻底切除。

二、睑黄色瘤

睑黄色瘤是很常见的眼睑良性肿物，多发生于中、老年人中，女性多于男性。部分患者合并遗传性高脂血症、糖尿病和其他继发性血脂过高的患者中，但多数患者的血脂是正常的。

【临床表现】

（1）病变位于上睑近内眦角皮肤面，有时下睑也有。常为双侧，生长缓慢。

（2）为黄色扁平状肿物，表面有皱折。

（3）病理检查可见眼睑真皮内有含脂细胞聚集。

【诊断】

根据上睑内眦上方黄色扁平状肿物，可以诊断。

【治疗原则】

（1）为美容，可进行全厚皮肤和肿物切除，如果切除范围大，应植皮。

（2）冷冻治疗，但有复发可能。

（3）激光光凝治疗，也有复发倾向。

【治疗目标】

观察或肿物切除。

三、眼睑皮样囊肿

眼睑皮样囊肿是比较常见的眼睑良性肿瘤，因先天性发育异常引起。

【临床表现】

（1）发生于眼睑及内外眦部的囊样肿块。多发于眼睑颞上方，邻近眶缘处。

（2）为圆形囊状隆起，大小不一，质软。

（3）部分病例伴有眶缘缺损，甚或与颅内相通。

（4）一般不与周围组织粘连，但可与骨膜黏附在一起。

（5）囊肿缓慢生长，少数自行破裂，导致炎症和肉芽肿形成。

【诊断】

（1）根据自幼发生于眼睑的囊性肿物，可以诊断。

（2）病理学检查可显示囊壁有皮脂腺，囊腔内有角蛋白和毛发，有助于诊断。

【治疗原则】

（1）肿物较小时应随诊观察。

（2）手术切除。术中应注意囊肿与颅内的关系，避免发生意外。

【治疗目标】

观察或切除。

四、眼睑基底细胞癌

眼睑基底细胞癌是我国最常见的眼睑恶性肿瘤，多见于中老年人。

【临床表现】

（1）好发于下睑内眦部。

（2）初起时为小结节，表面可见小的毛细血管扩张。

（3）富含色素。

（4）隆起较高，质地坚硬。生长缓慢，患者无疼痛感。

（5）病程稍久肿瘤中央部出现溃疡，其边缘潜行，形状如火山口，并逐渐向周围组织侵蚀，引起广泛破坏。

（6）罕有转移。如发生转移，最常转移至肺、骨、淋巴结、肝、脾和肾上腺。

【诊断】

（1）根据老年人眼睑无痛性结节，下睑内眦尤甚，可以诊断。

（2）病理学检查有助于确诊。

【治疗原则】

（1）此肿瘤对放射治疗敏感，因此应早期切除后再行放射治疗。

（2）肿瘤应彻底切除，手术切除范围应足够大，最好应用冰冻切片检查切除标本的边缘。晚期病例可能需行眶内容剜出术。

（3）冷冻治疗　对于有凝血功能障碍者，或患者不同意或全身情况不允许手术，肿瘤位于内眦部时，可行冷冻治疗。

【治疗目标】

肿物消失，无残余。术后 5 年内无复发。

五、眼睑鳞状细胞癌

本病是发生在眼睑的恶性眼睑肿物，发病率低于基底细胞癌。好发于老年人，常见于睑缘皮肤与结膜交界处，上睑及外眦部易受累。鳞状细胞癌可以自发，或可发生于原先存在的病变，如上皮内癌、光射性角化病和放射治疗后。

【临床表现】

（1）眼睑无痛性结节，生长缓慢。

（2）开始是过度角化的结节，以后出现溃疡。溃疡有一外翻的不规则边缘，坚实隆起。

（3）肿瘤可渐向邻近组织蔓延，后期可通过淋巴系统转移，最后破坏眼球。

（4）全身转移少见。患者可因颅内蔓延、继发感染、贫血、衰竭、恶病质而死亡。

【诊断】

（1）根据老年患者、眼睑出现结节、并有溃疡等特点，可以诊断。

（2）病理学检查有助于确诊。

【治疗原则】

（1）广泛局部切除。

（2）发现有眶内侵犯时应行眶内容剜出术，但是预后差。

【治疗目标】

（1）肿物消失，无残余。

（2）术后 5 年内无复发。

六、眼睑皮脂腺癌

本病位居我国眼睑恶性肿瘤的第 2 位。多发于中老年妇女，好发于上睑。最常见起源于睑板腺和睫毛的皮脂腺。

【临床表现】

（1）如起源于睑板腺，肿瘤初起时为眼睑皮下小结节，与睑板腺囊肿相似。以后逐渐增大，睑板弥漫性斑块状增厚。相应的睑结膜呈黄色隆起。

（2）如起自皮脂腺，则在睑缘呈黄色小结节。

（3）表面皮肤正常。当肿块逐渐增大后，可形成溃疡或呈菜花状。

（4）可向眶内扩展，侵入淋巴管，并发生肝、肺、纵隔等全身转移。

【诊断】

（1）根据中老年人睑缘类似睑板腺囊肿的硬结，或睑板腺囊肿手术后多次复发的病变，可以诊断。

（2）组织病理学检查有助于确诊。

【治疗原则】

（1）彻底切除肿瘤，进行病理检查，确定边缘有无肿瘤。

（2）对放射治疗和化疗均不敏感，必要时请肿瘤科、放疗科会诊。

【治疗目标】

肿物消失，无残余。术后 5 年内无复发。

七、眼睑恶性黑色素瘤

本病发病率低，但恶性程度高，来源于原先存在的交界痣、复合痣，也可自行发生。分为四型：①恶性小痣黑色素瘤；②表浅扩散性黑色素瘤；③结节性黑色素瘤；④起自痣的黑色素瘤。

【临床表现】

1. 恶性小痣黑色素瘤

（1）恶性小痣是恶性黑色素瘤的前质病变，为扁平斑状改变，边界不规则，有不同程度的色素沉着。

（2）主要发生于老年人的暴晒区。可向周边蔓延，为水平生长期。

（3）当发生向真皮侵犯时为垂直生长期，病变隆起，形成深棕色至黑色结节。

2. 表浅扩散性黑色素瘤

（1）多见于中年人，病变较小。

（2）典型病变表现为扩散的色素斑，颜色不等，以后发展为结节。

3. 结节性黑色素瘤

（1）多见于中年人，男多于女。

（2）为蓝黑色带蒂的小结节。

（3）此类型恶性程度高，预后差。

4. 起自痣的黑色素瘤　由色素痣暗示恶性变的预兆性体征如下所述。

（1）颜色改变，特别变为红、白、蓝色调，或突然变深变暗。

（2）大小改变。

（3）表面特征的改变，如结痂、渗出、出血或溃疡。

（4）质地改变，如变软变脆。

（5）出现痛、痒或压痛的感觉。

（6）形状改变，如原先扁平病变迅速隆起。

（7）周围皮肤改变，如出现红、肿或卫星病变。

【诊断】

（1）依靠临床表现可做出诊断。

（2）组织病理学检查有助于确诊。

【治疗原则】

手术彻底切除肿瘤。

【治疗目标】

（1）肿物消失，无残余。

（2）术后 5 年内无复发。

（赵　亮　杨　柳）

第二章　泪器疾病

第一节　先天性泪器异常

先天性泪器异常主要是指胚胎发育过程中胎儿受到某些因素影响，使泪器发育异常和功能异常。先天性泪器异常主要包括先天性泪腺异常和先天性泪道异常，有些患者同时伴有隐眼畸形、先天性无结膜、上睑下垂、内眦赘皮等异常和全身其他器官的先天异常。

【临床表现】

（1）泪腺缺如　出生后无眼泪、畏光，结膜干燥、角膜混浊等。病理检查见眼眶外上方穹窿部结膜上皮轻度向内生长，此处为未分化为泪腺。

（2）泪腺瘘管　常开口在上眼睑外上方，相当于睑板上缘处。周围皮肤长有一圈睫毛样毛发。瘘孔周围皮肤受瘘孔排出泪液的刺激而发生糜烂。如有继发感染可形成脓瘘。

（3）泪腺囊肿　由于泪腺无导管开口于上穹窿，使眶外缘下可扪及波动性张力大的肿物，长期可引起眼睑肿胀、上睑下垂、眼球突出等。

（4）泪小点和泪小管缺如或闭锁　泪小点很小或完全缺如，或被结膜上皮覆盖而只呈一个凹坑。出现泪溢。

（5）睑缘处多个泪点和泪小管　指泪小点鼻侧另有多个泪小点。这些泪小点有的各通一个泪小管，有的共通一个泪小管，有是只是一个盲端。一般无症状。

（6）泪囊和鼻泪管闭锁　在临床上较常见，阻塞多在下口，阻塞后流泪分泌物多形成黏液囊肿或有脓性分泌物形成新生儿泪囊炎。

（7）泪囊瘘　瘘孔位于内眦韧带偏下方处，有清黏液流出，有时也可保持干燥。

【诊断】

（1）多为1岁以内的婴幼儿。

（2）有泪溢或无泪症状，有的眼局部皮肤湿疹和继发感染，有的结膜干燥等。

（3）根据发现的泪腺或泪点异常的表现，可以诊断。

【治疗原则】

（1）先天性无泪者　治疗原发病，同时对症治疗，如眼部滴用人工泪液，保持眼表面湿润。

（2）泪腺瘘　将瘘管移植到结膜囊穹窿部，或将瘘管和与之相连的部分泪腺切除。

（3）泪腺囊肿　可手术切除。

（4）先天无泪点　单纯的泪点狭窄或闭锁可使用泪点扩张器将泪点穿通扩大，若无效则可做泪小点切开成形手术；泪点外翻和异位的可通过手术矫正。

（5）先天无泪小管　可行结膜泪囊造口术。泪小管狭窄阻塞可在泪点扩大后使用泪道探针探通。

（6）多个泪点和泪小管　无症状时可不治疗。

（7）泪囊和鼻泪管闭锁　首先保守治疗，滴用抗生素滴眼液，每天 4～5 次，每天多次从鼻梁根部向下挤压泪囊区，力度适中。无效者用较细的泪道探针探通。必要时行泪囊鼻腔吻合手术治疗。

【治疗目标】

尽可能恢复泪器的功能。

第二节　泪道疾病

一、泪道阻塞

先天因素、后天因素如创伤、烧伤、炎症粘连、异物、肿瘤或手术后瘢痕等均可造成泪道阻塞，可发生于泪点、泪小管、泪囊、鼻泪管等部位。

【临床表现】

（1）泪溢　由于流泪造成内眦部皮肤潮红、粗糙，甚至出血糜烂。

（2）常伴有慢性结膜炎、湿疹性皮炎、下睑外翻。

（3）泪道冲洗不通或不畅，冲洗液反流，甚至有分泌物或脓性分泌物。

【诊断】

根据临床表现及冲洗泪道的结果，可以明确诊断。必要时行 X 线碘油造影或者 CT 造影显示泪道狭窄或阻塞部位。

【治疗原则】

（1）泪小点阻塞　可用泪点扩张器反复扩大泪小点。若无效可行泪小点切开成形术。

（2）泪小管阻塞　先滴用抗菌滴眼液后用泪道探针探通，开始时可用较细探针，以后逐渐使用粗的探针，直到泪小管通畅。必要时泪小管内留置塑料管支撑，保留三个月。

（3）泪囊鼻泪管狭窄阻塞　在滴用抗菌滴眼液后用泪道探针探通，开始时可用较细探针，以后逐渐使用粗的探针，直到泪管通畅。或采用激光泪道疏通术治疗。如仍无效可再次激光治疗疏通，通畅后留置硅胶管 3～4 个月。伴有慢性泪囊炎者行泪囊鼻腔吻合术。

【治疗目标】

泪道恢复通畅。

二、泪小管炎

泪小管炎主要是由于细菌、真菌或病毒从结膜囊或泪囊炎感染泪小管所致，常与泪囊炎合并存在，单独发生者少见。常见的是沙眼性和真菌性泪小管炎。

【临床表现】

（1）溢泪、眼红，有分泌物，上睑或下睑鼻侧轻触痛。

（2）泪小点发红、凸起，泪小管周围皮肤发红。

（3）压迫泪囊区时，有黏液脓性分泌物或结石从泪小点溢出。

（4）可发生局限于鼻侧的复发性结膜炎。

（5）用泪道探针探测泪小点时有沙砾感。

【诊断】

根据病史和临床表现可以诊断。为确定致病菌需进行涂片或细菌培养。

【治疗原则】

（1）去除堵塞泪小管的结石。先在裂隙灯活体显微镜下试行挤压，促使结石从泪小点排出。如要彻底清除泪小管结石，则行泪小管切开术。

（2）应用抗生素滴眼液冲洗泪道。

（3）涂片或细菌培养发现有细菌者，应用敏感的抗生素滴眼液滴液，每天 4 ~ 6 次。是真菌者，可以用抗真菌滴眼液滴眼，每天 3 次；或抗真菌滴眼液每周冲洗泪小管数次。如单纯疱疹病毒引起，可用抗病毒滴眼液，如阿昔洛韦，每天 4 ~ 6 次，持续数周。

（4）如有大量脓液时，需进行泪小管切开治疗。

【治疗目标】

（1）炎症消退。

（2）泪溢消失。

三、慢性泪囊炎

慢性泪囊炎是因鼻泪管狭窄或阻塞，致使泪液潴留于泪囊内，伴发细菌感染所致。常见的致病菌为肺炎双球菌、链球菌、葡萄球菌等。多见于中老年女性。其发病与沙眼、泪道外伤、鼻炎、鼻中隔偏曲、下鼻甲肥大等有关。

【临床表现】

（1）泪溢，并有黏液或脓性分泌物自泪小点溢出。

（2）挤压泪囊区由泪小点有大量脓性分泌物溢出，该区可有局部肿胀，轻度压痛或不明显；泪小管阻塞者有时可扪及囊性肿物即黏液性囊肿。

（3）冲洗泪道不通畅，并有黏液或脓性分泌物反流。

（4）可见结膜充血，下睑皮肤出现湿疹。部分患者可有久治不愈的眼表感染。

【诊断】

根据病史及临床表现可以明确诊断。必要时可行 X 线或者 CT 泪道造影。可以了解泪囊的大小及阻塞部位。

【治疗原则】

（1）眼部滴用抗菌滴眼液，每天 4 ~ 6 次。滴药前应先挤出分泌物。

（2）可用生理盐水加抗生素滴眼液冲洗泪道，每周 1 ~ 2 次。

（3）在上述治疗基础上，待泪囊冲洗干净后可用泪道探针试探通鼻泪管，或采用激光泪道疏通治疗。

（4）上述治疗无效时可行手术治疗，常采用泪囊鼻腔吻合术，或鼻内镜下鼻腔泪囊造口术。若患者高龄，或有泪囊鼻腔吻合术的禁忌证时可改行单纯泪囊摘除术。

【治疗目标】

（1）炎症消退。

（2）泪道通畅，泪溢消失。

四、急性泪囊炎

急性泪囊炎大多是在慢性泪囊炎的基础上发生，与致病细菌的毒力强或机体抵抗力弱有关。最常见的致病菌为链球菌。

【临床表现】

（1）患眼充血、流泪，有脓性分泌物。

（2）泪囊区红肿、坚硬、疼痛、压痛明显。

（3）炎症可扩展到眼睑、鼻根和面颊部，甚至会引起泪囊周围蜂窝织炎。

（4）耳前淋巴肿大。严重时出现畏寒、发热等全身不适。

（5）数天后红肿局限，出现脓点，脓肿可穿破皮肤，脓液排出，炎症减轻。

（6）有时可形成泪囊瘘管，经久不愈，泪液长期经瘘管溢出。

（7）外周血中性白细胞数升高。

【诊断】

根据慢性泪囊炎病史，突然发病和泪囊部急性炎症表现，可以明确诊断。

【治疗原则】

（1）眼部滴用抗菌滴眼液每天6~8次。全身静脉点滴或口服敏感的抗菌药物。

（2）局部热敷。

（3）若有脓肿形成可局部切开引流，放置橡皮引流条。

（4）待急性炎症完全消退后，行泪囊鼻腔吻合手术。

【治疗目标】

（1）炎症消退。

（2）泪道保持通畅。

第三节　泪腺疾病

一、急性泪腺炎

急性泪腺炎为泪腺的急性炎症，临床较少见，多为单侧发病。主要由于细菌或病毒感染所致，以金黄色葡萄球菌或淋病双球菌常见。感染途径可由眼睑、结膜、眼眶或面部化脓性炎症直接扩散，远处化脓性病灶转移或来源于全身感染。流行性腮腺炎、流感、传染性单核细胞增多症和带状疱疹时可合并急性泪腺炎。

【临床表现】

（1）上睑颞侧泪腺区红肿、疼痛，可有泪溢。有时出现复视。

（2）上睑水肿、下垂，以颞侧明显；患侧面部肿胀。

（3）颞侧结膜充血、水肿，有黏液性分泌物。

（4）泪腺区可扪及包块，压痛明显。

（5）眼球活动受限，甚至眼球突出。

（6）同侧耳前淋巴结肿大。可有发烧、头痛等全身不适症状。

（7）外周血中性粒细胞计数升高。

【诊断】

根据病史、临床表现，特别是病变的部位，可明确诊断。

【治疗原则】

1. 细菌性

（1）眼部和全身应用敏感的抗菌药物　眼部滴用抗生素滴眼液，每天 6～8 次，或结膜下注射抗菌药物每天或隔天一次，全身静脉滴注或口服抗菌药物。

（2）局部热敷　若有脓肿形成可局部切开引流（眶部泪腺炎从上睑外侧皮肤切开，睑部泪腺炎则从上穹窿外侧结膜切开）。

2. 病毒性

（1）冷敷病变区。

（2）给予止痛药。

【治疗目标】

炎症消退。

二、慢性泪腺炎

为病程进展缓慢的一种增生性泪腺炎症，多为原发性，常见于双侧。它可为急性泪腺炎的后遗症（多见单侧发病），也可由局部结膜慢性炎症，如沙眼所引发，但多数是由全身炎症病变的继发患病，如有结核、梅毒等原发病。

【临床表现】

（1）多为双侧，泪腺部肿大，一般无疼痛，可伴有上睑下垂。向外上方看时可有复视。

（2）在外上眶缘下可扪及质硬的包块，但多无压痛。

（3）眼球可向鼻下方偏位，活动受限，但眼球突出少见。

（4）X 线检查泪腺区可发现钙化、液化等病灶区。

【诊断】

（1）根据有无急性泪腺炎或全身慢性病（如结核、梅毒等病史）和临床表现而诊断。

（2）必要时进行 X 线检查、活组织病理检查，有助于诊断。

【治疗原则】

（1）抗炎治疗。

（2）针对病因或原发疾病治疗。

【治疗目标】

控制炎症。

第四节　泪器肿瘤

一、泪腺多形性腺瘤

泪腺多形性腺瘤又称泪腺混合瘤，是泪腺的良性肿瘤。它由上皮和间质成分组成。多数来源于泪腺的眶叶，也可来源于泪腺睑叶。

【临床表现】

（1）多见于青壮年，单侧发病，病程进展缓慢。

（2）患侧眼眶前外上方相对固定、无压痛的包块。

（3）眼球向前下方突出，向颞上转动受限，可有复视。

（4）患侧上睑肿胀，沿眶外上缘下可扪及肿物，质地有软有硬，或呈结节状，无明显压痛。

（5）肿物可压迫眼球，引起屈光不正，或视网膜水肿、脉络膜皱折，视力下降。

（6）影像学检查　CT扫描显示泪腺窝内有近圆形、边界清楚、均质或不均质的高密度团块影，可被增强剂增强，可发现泪腺窝有压迫性骨凹陷及眼眶扩大。B超检查可见近圆形病变区，边界清楚，中等或强回声，透声性较强等典型声像。X线平片可见眶外上方软组织密度增加，眼外上角变锐并向外上方隆起。

【诊断】

根据缓慢发病史、肿物部位、没有疼痛、眼球运动障碍和骨质破坏，以及影像学检查结果，可做诊断。

【治疗原则】

（1）对无明显眼球突出和眼球运动障碍、视力正常者可临床观察。

（2）对有明显临床症状和骨质破坏者，做完整的肿瘤切除并做病理检查。

【治疗目标】

（1）观察，特别注意病变有无增大。

（2）手术完全切除肿物。随诊观察5年无复发。

二、泪腺多形性腺癌

泪腺多形性腺癌又称泪腺恶性混合瘤，是泪腺的一种原发性恶性上皮癌。

【临床表现】

（1）多见于中青年患者。

（2）可由泪腺多形性腺瘤转化而来。常为泪腺多形性腺瘤不全切除后复发，或泪腺区肿胀多年、近来短期内症状体征明显加重。

（3）肿瘤生长较快。

（4）单侧进行性眼球突出，上睑下垂和视力下降，复视。

（5）肿瘤生长使眼球向内下方突出。

（6）颞上方眶缘处可触摸到坚硬的肿块，压痛。

（7）肿瘤可向颅内或淋巴结转移。

（8）影像学检查　CT扫描可见肿物形状不规则，边界不清楚，不均质的眶骨破坏，肿物向副鼻窦、颞窝或颅内扩展。X线检查可见骨质破坏。

【诊断】

根据泪腺多形性腺瘤不全切除后复发，或泪腺区肿胀多年、近来短期内症状体征明显加重的病史，临床表现，以及影像学检查所见，可以诊断。

【治疗原则】

（1）一经确诊，彻底切除肿物，包括受累的眶骨。晚期病例行眶内容剜除术。

（2）术后辅以放射治疗。

【治疗目标】

完全切除肿物。随诊观察 5 年无复发。

三、泪腺腺样囊性癌

泪腺腺样囊性癌又称泪腺圆柱瘤，是泪腺原发性上皮性肿瘤之一，高度恶性，易向周围骨质、神经及软组织浸润生长，易于复发，预后差。

【临床表现】

（1）多见于中青年女性。

（2）发病缓慢。

（3）常有眼部疼痛、头痛等。

（4）肿瘤生长使眼球向前下方突出，眼球运动受限。

（5）颞上方眶缘处有坚硬的实体固定肿块，局部有压痛。

（6）影像学检查　CT 扫描可见泪腺负密影不规则、边界不清、质地不均，骨质有破坏。X 线平片可发现泪腺窝骨质破坏。超声显示病变区内为不规则回声，透声性较差。

【诊断】

根据患侧泪囊区坚硬、固定的肿块，眼球向前下方突出和运动受限的临床表现，以及影像学检查所见，可以诊断。

【治疗原则】

（1）一经确诊立即行眶内容剜除术彻底根治，术中仔细处理受侵骨壁。

（2）术后加局部放射治疗，防止复发。

（3）术后选择敏感的抗肿瘤药物化疗。

【治疗目标】

完全切除肿物。随诊观察 5 年无复发。

四、泪囊肿瘤

泪囊肿瘤多为原发性，以恶性居多，多见于中老年，易扩展到周围组织。也可有继发于邻近的睑结膜、眼睑、眼眶等组织器官。良性泪囊肿瘤较少见。

【临床表现】

（1）泪溢。

（2）内眦部或泪囊区肿块，一般较硬，不可压缩，无触痛。但泪囊恶性肿瘤后期可有疼痛、鼻衄、眼球突出或全身症状。

（3）冲洗泪道通畅、部分通畅或可以探通，可伴有血性或黏液性分泌物反流。

（4）泪囊挤出分泌物后仍饱满，有弹性和波动感。

（5）如泪道阻塞后继发感染，可表现为急性泪囊炎或泪囊脓肿。

（6）影像学检查　X 线片及泪道造影均显示泪囊不规则扩张、充盈、缺损，泪囊囊壁变形，周围骨质有破坏。

【诊断】

泪囊肿瘤生长缓慢，初期常误为慢性泪囊炎或急性炎症。如对抗炎治疗无效，可触及肿块时应怀疑为泪囊肿瘤。泪囊造影可有助于诊断。活组织病理检查可提供可靠的诊断依据。

【治疗原则】

（1）对良性肿瘤可手术切除，行泪小管鼻腔吻合术或泪囊单纯切除术，后期再行泪道重建手术。

（2）对恶性肿瘤应尽可能完全切除瘤体。手术后放射治疗加化疗。

【治疗目标】

（1）良性肿瘤　切除肿瘤，保持泪道通畅。

（2）恶性肿瘤　切除肿瘤，随诊观察 5 年不复发。

（赵 亮 杨 柳）

第三章　结膜疾病

第一节　细菌性结膜炎

一、超急性细菌性结膜炎

超急性细菌性结膜炎是由奈瑟菌属细菌（淋球菌或脑膜炎球菌）引起的急性化脓性结膜炎，发病急，病情重。如未能及时合理治疗，可并发角膜溃疡、化脓性眼内炎等并发症，危及视力；甚至因细菌播散而发生关节炎、脑膜炎、肺炎或败血症而危及生命。淋球菌结膜炎主要是通过生殖器－眼接触或生殖器－手－眼传播而感染，成人多为自身淋菌性尿道炎感染；新生儿通过母亲产道感染。奈瑟脑膜炎球菌结膜炎最常见的患病途径是血源性播散感染。

【临床表现】

（1）新生儿淋球菌性结膜炎一般在生后 2~3 天内发病，双眼同时受累。

（2）畏光、流泪，有大量黄色脓性分泌物，故又称"脓漏眼"。

（3）眼睑高度水肿，结膜明显充血，重者突出于睑裂之外，可有炎性假膜形成。

（4）常有耳前淋巴结肿大和压痛。

（5）严重病例可并发角膜溃疡、穿孔甚至眼内炎。

（6）感染的婴儿可能还并发其他部位的化脓性炎症，如关节炎、肺炎、败血症等。

（7）成人淋球菌性结膜炎症状与新生儿相似，但相对较轻。

（8）脑膜炎球菌性结膜炎潜伏期常仅有数小时至 1 天。

（9）严重者可引发化脓性脑膜炎，危及生命。

【诊断】

（1）根据发病急、结膜明显充血、大量的脓性分泌物等临床表现，可以诊断。

（2）结膜刮片和分泌物涂片行格兰氏（Gram）和吉姆萨（Giemsa）染色检查、细菌培养、药物敏感试验和血培养等检查，有助于确定病原体。

【治疗原则】

（1）生理盐水或 3% 的硼酸水冲洗结膜囊，去除脓性分泌物。

（2）眼部滴用抗菌滴眼液，涂用抗菌眼膏。

（3）对于成人，可大剂量肌内注射青霉素或三代头孢霉素，连续 5 天。

（4）对于新生儿，可用青霉素静脉滴注或分 4 次肌注，连续 7 天。头孢曲松钠（0.125g，肌注）、头孢三嗪噻肟 25mg/kg 体重，静脉滴注或肌注，每 8 小时或 12 小时一次，连续 7 天。

（5）如果诊为脑膜炎球菌结膜炎，可滴用氯霉素或氧氟沙星滴眼液。急性期每 30~60 分钟滴药 1 次，以后减少为 4 次/天。

（6）注意隔离，防止传染。

（7）切勿包扎患眼。

【治疗目标】

控制感染，防止并发症的发生。

二、急性细菌性结膜炎

急性细菌性结膜炎又称急性卡他性结膜炎。多见于春秋季节，可散发，也可流行。常见病原菌为流感嗜血杆菌、肺炎链球菌、Kock－Weeks杆菌、葡萄球菌等。本病一般具有自限性，即使不予治疗也可在10~14天痊愈。用药后1~3天恢复。

【临床表现】

（1）发病急，潜伏期1~3天，两眼同时或间隔1~2天发病。

（2）发病3~4天时病情达到高峰，以后逐渐减轻。

（3）流泪、异物感、灼热感或刺痛感等。

（4）眼睑肿胀，结膜充血，以穹窿部和睑结膜最为显著。

（5）结膜表面分泌物先为黏液性，以后呈脓性。因分泌物多，早晨起床时睁眼困难。

（6）偶可并发卡他性边缘性角膜浸润或溃疡。

【诊断】

（1）根据发病急、结膜充血、黏液脓性分泌物等表现，可以诊断。

（2）结膜刮片和细菌培养可明确致病菌。

【治疗原则】

（1）分泌物多时，以生理盐水或3%的硼酸水冲洗结膜囊。

（2）选用广谱抗生素滴眼液，如0.5%左氧氟沙星滴眼液。有结膜囊培养等病原学结果时，可选用敏感抗生素滴眼液滴眼。

（3）睡前涂用抗生素眼膏。

（4）并发角膜炎时按角膜炎处理。

【治疗目标】

控制感染。

三、慢性细菌性结膜炎

慢性细菌性结膜炎因急性细菌性结膜炎未及时治愈而转为慢性，或是因鼻泪道阻塞、慢性泪囊炎而引起。常见病原菌为金黄色葡萄球菌、Morax－Axenfeld双杆菌、变形杆菌、大肠埃希菌等。本病无自限性，治疗较棘手。

【临床表现】

（1）眼痒、异物感和疲劳感。可单眼或双眼发病。

（2）少量黏液性分泌物。晨起时可发现眼有分泌物，白天可见白色泡沫状分泌物。

（3）轻度结膜充血，少量乳头增生和滤泡形成，以睑结膜为主。

（4）无眼睑水肿、结膜假膜形成和角膜炎表现。

【诊断】

（1）根据曾有急性结膜炎或鼻泪道疾病史和临床表现，可以诊断。

（2）分泌物涂片或结膜刮片通过 Gram 和 Giemsa 染色检查，可在显微镜下发现大量多形核白细胞和细菌；必要时进行细菌培养和药物敏感试验，均有助于诊断。

【治疗原则】

（1）眼部滴用敏感的抗生素滴眼液。

（2）治疗鼻泪道疾病。

【治疗目标】

控制感染。

第二节　慢性卡他性结膜炎

慢性卡他性结膜炎为结膜的慢性炎症，致病原因有以下几个方面。

（1）细菌感染　常见的病原菌有葡萄球菌、大肠埃希菌、链球菌、变形杆菌和 Morax –Axenfeld 双杆菌等。

（2）不良的理化刺激　如空气污染、风沙、烟尘、光线过强或过暗、有害气体、酗酒、过度疲劳、睡眠不足、滴用滴眼液、应用化妆品和染发剂等。

（3）其他眼科疾患　如睑缘炎、睑内翻、倒睫、睑外翻、眼睑闭合不全、慢性泪囊炎和屈光不正等。

【临床表现】

（1）眼部痒感、异物感、干涩感、疲劳感，有少量分泌物。

（2）轻度结膜充血。

（3）睑结膜乳头增生。

【诊断】

根据症状和临床表现，可以诊断。

【治疗原则】

（1）针对致病原因进行治疗。去除可能的不良理化刺激因素。充足睡眠。治疗眼部疾患，矫正屈光不正。

（2）眼部滴用敏感的抗生素滴眼液或硫酸锌滴眼液。

（3）治疗鼻泪道疾病。

【治疗目标】

祛除病因，解除症状，控制炎症。

第三节　沙　　眼

沙眼是由 A、B、C 或 BA 抗原型沙眼衣原体感染所致的一种致盲性慢性传染性结膜角膜炎。多发于儿童及少年时期，潜伏期 5 ~ 14 天，属接触传染。

【临床表现】

1. 急性发作期

（1）眼红、眼痛、异物感、流泪及黏液脓性分泌物，伴耳前淋巴结肿大。

（2）睑结膜乳头增生，上下穹窿部结膜布满滤泡。

（3）急性期经 1～2 个月进入慢性期。

2. 慢性期

（1）结膜充血减轻，结膜肥厚，乳头增生，滤泡形成。滤泡大小不等，于上睑结膜和结膜上穹窿部最为显著。

（2）滤泡可发生坏死，愈合后留下明显瘢痕，呈线状或星状，逐渐发展成网状，最后可至白色腱状。

（3）角膜缘滤泡发生瘢痕化改变，称为 Herbert 小凹。

（4）角膜可发生角膜上皮炎、局灶性或多灶性基质浅层浸润。

（5）早期可出现角膜血管翳，常发生于角膜上方 1/3，可向中央瞳孔区发展成垂帘状而影响视力。其尖端常见浸润且可形成溃疡。

3. 后遗症和并发症　睑内翻及倒睫、上睑下垂、睑球粘连、实质性角结膜干燥症、慢性泪囊炎和角膜混浊。

【诊断】

（1）根据睑结膜乳头及滤泡、角膜血管翳和结膜瘢痕，可以做出诊断。

（2）实验室检查有助于确立沙眼的诊断。结膜刮片后行 Giemsa 染色可见包涵体。也可用荧光抗体染色、酶联免疫测定、聚合酶链反应等方法检测沙眼衣原体抗原。

（3）分期

①我国于 1979 年制定的沙眼分期方法

Ⅰ期（活动期）：上睑结膜乳头与滤泡并存，上穹窿结膜模糊不清，有角膜血管翳。

Ⅱ期（退行期）：上睑结膜自瘢痕出现至大部分变为瘢痕。仅留少许活动病变。

Ⅲ期（完全瘢痕期）：上睑结膜活动性病变完全消失，代之以瘢痕，此期无传染性。

②MacCallan 分期

Ⅰ期（浸润初期）：上睑结膜有不成熟的滤泡。上方角膜轻度浅层点状角膜炎和血管翳，之前可有脓性分泌物和轻度耳前淋巴结压痛。

Ⅱ期（活动期）：上睑结膜滤泡反应，呈鲜红色（Ⅱa 期）和/或乳头增生（Ⅱb 期），伴有上方角膜上皮下浸润、血管翳和角膜缘滤泡。

Ⅲ期（瘢痕前期）：上睑结膜滤泡和瘢痕。

Ⅳ期（瘢痕期）：无滤泡，但有广泛的结膜瘢痕。

③世界卫生组织（WHO）分期（1987）

TF（trachomatous inflammation：follicular，沙眼炎症，滤泡）：上睑结膜滤泡 5 个或以上。

TI（trachomatous inflammation：intense，沙眼炎症，重度）：炎症伴有 50% 以上睑结膜增厚和血管模糊。

TS（trachomatous scarring，沙眼瘢痕）：睑结膜瘢痕形成，伴有白色纤维条索。

TT（trachomatous trichiasis，沙眼性倒睫）：至少有一根倒睫。

CO（corneal opacity，角膜混浊）：角膜混浊至少累及部分瞳孔缘。

这三种沙眼分期方法各有优点和缺点。我国沙眼分期法强调临床与病理结合，对治疗的选择有实际意义。MacCallan 分期法较细致，但难于掌握。WHO 分期法主要适用于大面积的沙眼防治。

【治疗原则】

（1）抗菌治疗

①全身治疗：急性期或严重的沙眼应全身应用抗菌治疗。阿奇霉素为治疗沙眼的特效药，首次口服 500mg，以后每天 250mg，共 4 天为一疗程，或 1000mg，顿服。

②眼部滴用抗生素滴眼液和眼膏，疗程最少 10～12 周。

（2）手术治疗　主要针对并发症进行治疗，如睑内翻矫正术治疗内翻倒睫，角膜移植术治疗角膜混浊等。

（3）注意个人卫生，特别要经常洗脸。

（4）注意环境卫生。

【治疗目标】

（1）控制炎症，预防后遗症和并发症。

（2）控制人群中传播　避免接触传染，改善环境卫生，提倡勤洗脸，培养良好的卫生习惯。

第四节　病毒性结膜炎

一、流行性角结膜炎

本病是由腺病毒 8、19、29 和 37 型腺病毒（人腺病毒 D 亚组）引起的一种传染性强、发病急剧的病毒性结膜炎，可散发或流行。

【临床表现】

（1）可有上呼吸道感染史，发病急，潜伏期为 5～7 天。

（2）初起时有异物感、眼痒、眼痛、水样黏液性分泌物、畏光和流泪等。

（3）眼睑水肿、睑球结膜显著充血、球结膜水肿。

（4）发病 48 小时内睑结膜和结膜穹窿部出现大量滤泡。结膜滤泡可被水肿的结膜掩盖。

（5）偶有结膜下出血，少数严重患者可有结膜假膜和膜形成。

（6）发病后 2～3 周后出现角膜前弹力膜下数个至数十个灰白色圆点浸润，呈面包屑样。这些混浊斑点可于数月后吸收。部分患者需 1～2 年才能吸收，影响视力。

（7）急性期可合并咽喉痛，耳前淋巴结肿大。

【诊断】

（1）根据临床表现，可以诊断。

（2）分泌物涂片镜检可发现单核细胞增多，有助于诊断。

【治疗原则】

（1）以眼部治疗为主，主要是支持疗法，无特效药物。

（2）抗病毒滴眼药液可能有一定疗效，如阿昔洛韦滴眼液、更昔洛韦眼用凝胶，每天 4 次。

（3）当出现角膜浸润时，可加用糖皮质激素滴眼液，如氟米龙滴眼液，每天 3 次。

（4）滴用抗生素滴眼液，预防细菌感染。

（5）眼部冷敷和使用血管收缩剂，可缓解症状。

【治疗目标】

（1）控制病毒感染。

（2）解除症状，炎症消失。

二、急性出血性结膜炎

急性出血性结膜炎又称流行性出血性结膜炎，由微小核糖核酸病毒中的 70 型肠道病毒引起的一种暴发流行的自限性眼部传染性疾病，偶由 A24 型柯萨奇病毒引起。本病传染性极强，容易在夏秋季节、人口稠密、卫生条件差的地区暴发流行。

【临床表现】

（1）潜伏期短，约 24 小时内发病。

（2）多为双眼，一般持续 10 天左右或更短时间。

（3）有畏光、流泪、眼红、异物感和眼痛等症状。

（4）眼睑红肿，结膜充血，结膜下出血，睑结膜滤泡显著增生。

（5）有浆液性分泌物。

（6）可伴随角膜上皮糜烂，上皮下浸润。

（7）部分患者有发烧、咽喉痛，极少数会出现下肢麻痹。

（8）耳前淋巴结肿大。

【诊断】

根据急性滤泡性结膜炎的症状、显著的结膜下出血、耳前淋巴结肿大，即可诊断。本病是法定传染病，一经诊断需填写疫情报告卡片。

【治疗原则】

与流行性角结膜炎的治疗相同。

【治疗目标】

（1）控制病毒感染，解除症状，炎症消失。

（2）控制流行传播。

第五节　免疫性结膜炎

一、泡性角结膜炎

泡性角结膜炎是机体对微生物蛋白质发生迟发型免疫反应的一种结膜病变，以形成结膜泡性结节为特征。病变位于角膜缘者，称为泡性角结膜炎。诱发本病的最常见微生物是结核分枝杆菌和金黄色葡萄球菌，其次还有表皮葡萄球菌、白色念珠菌等。

【临床表现】

（1）多见于营养不良、体质虚弱的儿童。

（2）起病时有异物感、流泪等刺激症状。

（3）球结膜圆形红色小隆起，位于角膜缘外，附近结膜充血，结节表面形成溃疡时疼痛。

（4）如果角膜受累，则有畏光、流泪，严重者会导致角膜薄翳，不同程度地影响视力。

（5）本病易复发。

【诊断】

根据角膜缘或球结膜处典型的小圆形实性结节样小疱，病变周围局限性充血等特征，可以诊断。

【治疗原则】

（1）眼部滴用糖皮质激素滴眼液，可在 24 小时内缓解症状。

（2）对葡萄球菌过敏者应加用抗菌滴眼液和眼膏。

【治疗目标】

炎症消退，结节消失。

二、春季角结膜炎

春季角结膜炎又称春季卡他性结膜炎，是一种季节性反复发作的免疫性结膜炎。春夏季节发作，秋冬季节缓解。多见于 20 岁以下的儿童和青少年，男性多见，常侵犯双眼。每年发病，可持续 5～10 年，有自限性。发病与免疫反应有关，但是过敏原常难以确定。

【临床表现】

（1）有奇痒、畏光、流泪和异物感等症状，并有胶样分泌物。

（2）按其病变部位可分为睑结膜型、角膜缘型和混合型。

①睑结膜型：病变主要位于上睑结膜。开始时整个结膜充血。睑结膜呈乳白色。出现巨大乳头，形状如铺路石样。

②角膜缘型：表现为角膜缘呈黄褐色或污红色胶样增厚，以上角膜缘明显。球结膜呈扇形充血。

③混合型：睑结膜和角膜同时出现上述两型的改变。

【诊断】

（1）据患者症状和体征，结合发病季节，可以诊断。

（2）结膜分泌物涂片可找到很多嗜酸性粒细胞。

【治疗原则】

（1）本病尚无根治方法，但有自限性。

（2）眼部滴用糖皮质激素滴眼液，但应警惕长期用药后引起糖皮质激素性青光眼。

（3）滴用血管收缩剂，联合抗组胺药物，滴用非甾体类抗炎类滴眼液，如双氯芬酸钠或普拉洛芬滴眼液。

（4）滴用肥大细胞膜稳定剂，如 2% 色甘酸钠滴眼液。

（5）滴用抗组胺药物，如 0.5% 富马酸依美斯汀滴眼液。

（6）滴用免疫抑制剂滴眼液，如 1%～2% 环孢素 A 滴眼液。

（7）冷敷可减轻症状。

【治疗目标】

缓解或解除症状和炎症。

三、过敏性结膜炎

本节所指的过敏性结膜炎是由于接触药物或其他抗原物质而引起的结膜炎。患者常有过敏史，可伴有全身过敏症状。

【临床表现】

（1）眼痒、畏光、流泪、异物感和水性分泌物。

（2）结膜水肿，眼睑红肿，结膜乳头。

（3）耳前淋巴结无肿大。

【诊断】

（1）根据有药物或过敏原接触史，眼痒和眼部改变，可以诊断。

（2）结膜分泌物嗜酸粒细胞增多，有助于诊断。

【治疗原则】

（1）消除过敏因素。

（2）冷敷可缓解症状。

（3）滴用肥大细胞膜稳定剂，如2%色甘酸钠滴眼液。抗组胺药物，如0.5%富马酸依美斯汀滴眼液。可联合用药或使用复合制剂。

（4）对于病情较重者，滴用糖皮质激素滴眼液。

（5）必要时可口服抗组胺药，如苯海拉明25mg，每天3~4次。

【治疗目标】

缓解或解除症状和炎症。

四、巨乳头性结膜炎

巨乳头性结膜炎多为长期配戴角膜接触镜或结膜表面缝线外露刺激所致。

【临床表现】

（1）眼痒、畏光、流泪和异物感等，黏液性分泌物。

（2）上睑结膜穹窿部巨大乳头形成，呈铺路石状。

（3）轻度结膜充血。

（4）可有上睑下垂。

（5）检查角膜接触镜被沉淀物包裹。

【诊断】

根据配戴角膜接触镜或结膜面有缝线刺激，眼痒，上睑结膜巨大乳头形成，可以诊断。

【治疗原则】

（1）滴用肥大细胞膜稳定剂。

（2）选用无防腐剂的角膜接触镜保存液，定期更换隐形眼镜。如果这些措施无效，则应停戴角膜接触镜。

（3）结膜表面缝线应及时拆除。

【治疗目标】

去除过敏原，使症状缓解或消失，炎症得以控制或消失。

第六节　药物性结膜炎

长期滴用缩瞳剂、抗生素（如庆大霉素、新霉素等）以及含有刺激性防腐剂的其他滴眼液均可导致药物性结膜炎。

【临床表现】

（1）眼痒，流泪。可有少量分泌物。

（2）结膜充血，有滤泡。

（3）氨基糖苷类抗生素、抗病毒成分及含防腐剂的滴眼液，可引起下睑结膜的乳头反应。

（4）滴用阿托品、缩瞳剂、肾上腺素制剂、抗菌和抗病毒药物时，可出现滤泡反应。

（5）可伴有浅层点状角膜炎。

【诊断】

根据眼部长期用药史和结膜的改变，可以诊断。

【治疗原则】

停止用药。

【治疗目标】

症状缓解或消失。炎症得以控制或消失。

第七节　变性结膜疾病

一、睑裂斑

睑裂斑是发生于睑裂区近角膜缘处球结膜的一种呈黄白色、无定形的结膜变性损害，为玻璃样和弹力组织在结膜上皮下沉积。成年人多见。一般认为其由于紫外线或光化学性暴露而引起。

【临床表现】

（1）在睑裂部位接近角膜缘处的球结膜出现三角形略隆起的斑块。

（2）三角形基底朝向角膜，宽 2～3mm，开始为灰色，以后逐渐变为黄白色。

（3）病变可缓慢逐渐变大。

（4）多在角膜缘鼻侧，少数在颞侧。

（5）不伴有炎症反应。

【诊断】

根据病史和临床表现，可以诊断。

【治疗原则】

（1）一般无需治疗。

（2）仅在严重影响外观、反复慢性炎症或干扰角膜接触镜配戴时可考虑予以切除。

【治疗目标】

对睑裂斑进行观察或切除。

二、翼状胬肉

翼状胬肉为睑裂部肥厚的球结膜及其下的纤维血管组织呈三角形向角膜侵入，其形态似翼状而得名。多在睑裂斑的基础上发展而成。其发病可能与紫外线照射、气候干燥、接触风尘等有一定关系。组织病理检查显示翼状胬肉的结膜上皮增厚或变薄，上皮下纤维血管组织增生和胶原纤维变性，角膜前弹力层由于血管的侵入而破坏。新近研究表明长期的紫外线照射可引起角膜缘干细胞的损害，从而发生翼状胬肉。

【临床表现】

（1）多无自觉症状或仅有轻度不适。

（2）单眼或双眼同时发病。翼状改变可见于鼻侧或颞侧角膜缘，或两侧同时存在。以鼻侧多见。

（3）病变初期角膜缘发生灰色混浊，球结膜充血、肥厚，以后发展成三角形的纤维血管组织。它可分为头（三角形尖端）、颈（角膜缘部）和体部（球结膜上）。

（4）进行期翼状胬肉表现为充血、肥厚，头部前端角膜灰色浸润，有时见色素性铁线（Stocker 线）。

（5）静止期翼状胬肉薄而不充血，颈部和体部血管收缩纤细。

（6）翼状胬肉伸展至角膜时可因牵扯而引起不规则散光。

（7）翼状胬肉遮挡瞳孔区时可造成视力障碍。

（8）严重病例可发生不同程度的眼球运动障碍。

【诊断】

根据睑裂区呈翼状的纤维血管组织侵入角膜，即可诊断。

【治疗原则】

（1）刺激症状严重或胬肉的发展危及视轴时，可考虑手术切除。

（2）手术方式可采用暴露巩膜的单纯切除术、球结膜转位或移植术、羊膜移植术等方法。

（3）手术后复发概率较高。术后、术中使用丝裂霉素 C 可减少复发。

【治疗目标】

切除胬肉，减少复发。

三、结膜结石

结膜结石是在睑结膜表面出现的黄白色凝结物，常见于慢性结膜炎患者和老年人。组织病理学检查显示结膜结石为充满上皮和角质素残留的上皮性包涵性囊肿，并非真正的"结石"。

【临床表现】

（1）结膜上皮深层或表面白色细小硬结，单个或数个。

（2）如结石突出结膜表面时可磨损结膜或角膜上皮，从而引起异物感，角膜荧光素染色呈阳性。

（3）上睑结膜多于下睑结膜。

【诊断】

根据睑结膜表面白色坚硬小结节，可以诊断。

【治疗原则】

（1）患者一般无自觉症状，无需治疗。

（2）突出结膜面结石，可在表面麻醉下用异物针或针头剔除。

【治疗目标】

去除突出于睑结膜面的结石，缓解症状。

第八节　结膜角膜干燥症

结膜角膜干燥症又称干眼，是指任何原因引起的泪液质量或动力学异常导致的泪膜不稳定，引起眼部不适和眼表组织病变的一类疾病，是干眼症、干眼病及干眼综合征等一大类疾病的总称。根据其病因可分为四类：①水样液缺乏性干眼病：主要由泪腺功能低下所致。②黏蛋白缺乏性干眼病：如 Stevens–Johnson 综合征、眼类天疱疮、沙眼和化学伤所致的干眼病。③脂质缺乏性干眼病，主要由于睑板腺功能障碍引起。④泪液动力学异常所致干眼病，如眼睑缺损、睑内外翻等导致瞬目不全时。临床上这四类干眼病可并存。干燥综合征（Sjögren's syndrome）属于泪液生成不足的干眼病，是一种慢性自身免疫性疾病，分为原发性和继发性，以泪腺中大量淋巴细胞浸润、泪腺分泌功能被破坏为特征；继发性伴随系统性结缔组织病，如类风湿关节炎、红斑狼疮等。

【临床表现】

（1）自觉症状比体征明显。有干涩感、异物感、烧灼感、眼痒、畏光、眼红、视物模糊等症状。对烟雾、风、热、湿度低或长时间用眼敏感。单眼或双眼发病。

（2）下睑缘泪河变窄甚至缺乏。正常时泪河宽度至少1mm。

（3）泪膜破裂时间缩短，<10 秒。

（4）Schirmer 试验，结果 <10mm/5min。

（5）荧光素或虎红染色为角膜和结膜点状着染，通常位于睑裂部位。

（6）结膜囊和角膜前泪膜中有较多黏液或分泌物碎屑，角膜有丝状物附着。

【诊断】

根据病史、临床表现可以诊断。

【治疗原则】

（1）合并干燥综合征或其他原因所致的干眼症，对原发病进行治疗；局部治疗方案则是根据干眼症类型和程度来选择。

（2）嘱患者注意用眼卫生，减少用眼时间，注意环境湿度、温度、通风等可能加重干眼症的情况。

（3）滴用人工泪液。根据干眼轻重程度调整滴药次数。

（4）睡眠时加涂眼膏。

（5）滴用非甾体消炎药滴眼液控制眼表炎症。

（6）胶原塞或硅胶塞阻塞泪小点。

（7）应用促进泪液分泌药物，如口服溴己新（必嗽平）。

（8）严重者可考虑手术如颌下腺移植术。

（9）滴用低浓度（0.05%）环孢素 A 滴眼液，每天 2 次。

（10）结膜角膜干燥症中医归属于"神水干枯"，治以应用滋阴生津，清热明目中药内外兼用为辅助提高自身免疫功能。如口服杞菊地黄丸，外用中药复方超声雾化。

【治疗目标】

尽量消除诱因。缓解症状，减轻眼部病变。

第九节　结膜肿瘤

一、结膜色素痣

结膜色素痣是来源于神经外胚层的先天性良性错钩瘤，极少恶变。组织病理显示病变由典型的痣细胞或巢组成。约 1/3 缺乏色素，一半以上的结膜色素痣可见囊肿样上皮包涵体。

【临床表现】

（1）好发于角膜缘附近和睑裂部的球结膜。

（2）不规则圆形、大小不等、境界清楚、稍隆起。

（3）一般为黑色，浓淡不等。

（4）青春期前的痣常不含色素，痣内无血管；青春期可长大，很少变为恶性。

（5）如痣体突然变大且表面粗糙、有血管长入，提示有恶变的可能。

【诊断】

根据临床表现球结膜黑色斑，边界清楚，可以诊断。

【治疗原则】

（1）一般无需治疗。

（2）影响外观可手术切除，但应彻底。切除物常规送病理检查。

（3）明显长大恶变者，应予彻底切除，以免复发。

【治疗目标】

观察或彻底切除。

二、结膜皮样脂肪瘤

结膜皮样脂肪瘤是一种先天性结膜良性肿瘤。病理表现为实质皮样瘤，但上皮结构稀少或缺如，主要由脂肪组织构成。

【临床表现】

（1）多位于颞侧上方接近外眦的球结膜下。

（2）为黄色、质软的光滑包块。

（3）包块向上、向外延伸，并介于直肌之间，向前长至角膜，向后长入眼眶。

（4）多为双侧并静止不变，少数缓慢生长。

【诊断】

根据球结膜下黄色、质软的光滑包块，不难做出诊断。

【治疗原则】

（1）病变多为眼睑所遮盖，一般无需手术切除。

（2）肿瘤长大或影响美观，应手术切除，但注意其深部有可能与眶内脂肪相通。

（3）切勿过多损伤周围组织，特别是眼外肌。

【治疗目标】

观察或彻底切除。

三、结膜乳头状瘤

结膜乳头状瘤可发生于结膜任何部位，也可发生于角膜缘、泪阜及睑缘部位，为良性肿瘤，但手术切除后易复发，可恶变为鳞癌或乳头状癌。病理检查可发现其有结缔组织芯，由增殖的上皮覆盖；上皮中度角化，偶有不规则生长。

【临床表现】

（1）瘤体鲜红，形如桑葚状，呈肉样隆起。

（2）位于泪阜及睑缘部位的乳头状瘤，常有蒂、质软，表面不规则。

（3）角膜缘处乳头状瘤有较宽的基底，常向结膜和角膜扩张。

（4）受眼睑压迫，很少形成乳头状形态。

【诊断】

（1）根据本病临床表现，可以诊断。

（2）病理检查可明确诊断。

【治疗原则】

手术切除，基底部行烧灼或药物腐蚀。

【治疗目标】

彻底切除，不复发。

四、结膜血管瘤

结膜血管瘤多为先天性良性肿瘤。出生时或出生后不久即出现。可为单个，或为多发。病理学可分为毛细血管瘤和海绵状血管瘤。

【临床表现】

（1）毛细血管瘤　一般范围小，位置浅。为结膜面孤立的、团状扩张的血管瘤，无明显的边界。

（2）海绵状血管瘤　一般范围广，位置较深，常侵及眼眶。为弥漫性扩张、界限清楚、外有包膜、隆起的紫红色肿物。

（3）血管瘤有压缩性，可随结膜一起移动。

（4）常伴发眼睑、眼眶和颅内海绵窦血管瘤。

【诊断】

根据临床表现可以诊断。

【治疗原则】

手术切除或电凝、冷凝。

【治疗目标】

瘤体消失。

五、结膜鳞状细胞癌

结膜鳞状细胞癌是一种比较常见的结膜恶性肿瘤，多发于睑裂区的角膜缘处、睑缘皮肤和结膜的交界处，或在内眦部泪阜等部位，很少见于结膜的非暴露区。

【临床表现】

（1）常为草莓状或乳头状赘生物，质脆，触之易出血。

（2）绝大部分有胶样表面。有时上皮异常角化，形成白色斑块。

（3）有时肿瘤呈扁平状隆起，形成肉芽样新生物，表面粗糙，富有血管。

（4）向上下穹窿部或眼睑皮肤扩散。一般不侵犯巩膜，也不造成眼球穿孔。

（5）可向角膜缘深层浸润和向眼内转移，也可随血管向身体其他部位转移。

【诊断】

根据睑裂部角膜缘外菜花状隆起的改变，可以诊断。

【治疗原则】

（1）早期手术彻底切除。创面可用黏膜、结膜或羊膜覆盖。角膜创面用板层角膜移植修复。

（2）若病变无法彻底清除时，考虑做眼眶内容物剜出术。

【治疗目标】

彻底切除肿瘤。

六、结膜恶性黑色素瘤

结膜恶性黑色素瘤好发于40岁以上中老年人，恶性度很高。

【临床表现】

（1）睑缘、角膜缘或内外眦部结膜带颜色的结节。

（2）因色素多少而呈黑色或褐色。

（3）新生血管丰富，生长迅速，表面溃疡，很快转移。

（4）多数来源于结膜黑变病，部分来自结膜色素痣或是正常结膜。

【诊断】

根据角膜缘、眦部和睑缘黑色结节、生长迅速、表面溃疡的临床表现，可以诊断。

【治疗原则】

（1）彻底切除。

（2）术后冷冻治疗，对防止复发有一定作用。

（3）对于已有眼内和眶内转移者，行眼眶内容物剜出术是否改善预后并不肯定。

（4）化疗有一定疗效。

【治疗目标】

彻底切除肿瘤。

第十节　结膜下出血

结膜下出血是球结膜下血管破裂或渗透性增加引起的眼病。常单眼发生，可发生于任何年龄，但易发生于年龄较大的动脉硬化、糖尿病、血液病、外伤和某些传染性疾病（如败血症、伤寒）的患者。腹内压增高（如咳嗽、打喷嚏或便秘）导致静脉压增高，可突然引起球结膜小血管破裂而引起出血。

【临床表现】

（1）出血部位色鲜红，范围不等，以后随着血液的吸收逐渐变为棕色。

（2）出血一般在 7～12 天内自行吸收。

（3）无明显症状。当患者不明病情时会造成精神紧张。

【诊断】

根据临床表现进行诊断。

【治疗原则】

（1）患者常因鲜红的片状出血而严重忧虑和关切，应向患者解释，消除其顾虑。

（2）寻找出血病因，针对原发病进行治疗。

（3）出血后可局部冷敷，两天后热敷，每天 2～3 次，可促进出血吸收。

（4）反复双眼出血时应除外血液病。

【治疗目标】

出血消失。

（张文博　杨　柳）

第四章　角膜疾病

第一节　细菌性角膜炎

一、细菌性角膜炎

细菌性角膜炎是最常见的化脓性角膜炎，发病急，发展迅速，如感染未得到控制可导致角膜穿孔甚至眼内炎。常见菌种主要有表皮葡萄球菌、铜绿假单胞菌、金黄色葡萄球菌和肺炎球菌等，以革兰阳性球菌最为常见。角膜外伤，眼睑闭合功能异常，慢性泪囊炎，隐形眼镜配戴史以及可导致免疫异常的全身疾病是本病的高危因素。

【临床表现】

（1）发病常在 24～48 小时内，起病迅速。

（2）以视力下降、畏光、眼红、眼痛、异物感为主要症状。

（3）体检可发现角膜基质浸润、坏死，形成溃疡。溃疡表面可有脓液附着，基底污秽。不同的致病菌感染会造成不同的角膜病变特征。

（4）其他体征包括结膜混合充血、水肿、脓性分泌物、后弹力层褶皱和前房炎症反应。严重者可出现前房积脓、角膜变薄甚至穿孔。

【诊断】

（1）根据起病急骤，典型的化脓样角膜溃疡，结合外伤、泪囊炎等既往病史，可做出诊断。

（2）行角膜病灶刮片检查，同时进行细菌培养加药敏试验。有条件的单位可使用共聚焦显微镜排除真菌或棘阿米巴感染。

【治疗原则】

（1）去除诱因。

（2）对因治疗　给予充分、足量、病原体敏感的抗生素治疗。在细菌培养和药敏试验结果回报之前，可经验性选择高效、广谱的抗生素，如氟喹诺酮类和氨基糖苷类，频繁滴用 48 小时。可根据药敏试验结果和临床疗效调整治疗方案。

（3）重症或者不能耐受局部药物者，可给予结膜下注射抗生素。

（4）散瞳　可根据前房炎症程度选择复方托吡卡胺或阿托品散瞳，减轻炎症，防止瞳孔后粘连。

（5）药物治疗无效，病情进展者可选择角膜清创术甚至移植术清除病灶。

二、匐行性角膜溃疡

匐行性角膜溃疡是一种常见的急性化脓性角膜溃疡。因病变向角膜中央匐行扩展而得名。主要由金黄色葡萄球菌、肺炎链球菌和溶血性链球菌等毒力较强的细菌感染角膜所致。

【临床表现】

（1）病情重，病变发展迅速。

（2）椭圆形溃疡，基底部常有坏死组织覆盖，溃疡一侧边缘向周围呈潜行性扩展，另一侧相对静止。

（3）后弹力层有放射状褶皱，重者有前房积脓及角膜后纤维素沉着。

（4）随着病变发展，角膜基质层变薄，可发生角膜穿孔，甚至发生化脓性眼内炎。

【诊断】

（1）根据起病急、进展快，常有角膜损伤史，以及典型的匐行性角膜溃疡，可以诊断。

（2）结膜囊内分泌物涂片、角膜刮片和细菌培养可确定致病菌。

【治疗原则】

（1）有条件应该及时进行细菌培养及药敏试验。在等待结果期间，可选用头孢唑林、氧氟沙星、万古霉素和妥布霉素等滴眼液频繁滴用。重症者以结膜下注射给药。

（2）根据药敏试验结果，再选用敏感的抗菌药。

（3）根据前房反应，选用散瞳药，如复方托品酰胺滴眼液、1%阿托品滴眼液。

（4）前房积脓明显者可行前房穿刺冲洗术。

（5）口服大量B族维生素、维生素C等药物可能有助于角膜溃疡愈合。

（6）药物治疗无效、邻近角膜溃疡发生穿孔者，应试行穿透性角膜移植术。

【治疗目标】

控制感染，溃疡愈合。尽量减少角膜瘢痕形成。

三、铜绿假单胞菌性角膜溃疡

铜绿假单胞菌性角膜溃疡是由铜绿假单胞菌引起的急性化脓性角膜感染。铜绿假单胞菌的毒力很强，但侵袭力很弱，必须通过破损的角膜上皮才能侵犯角膜组织引起感染。可迅速引起角膜溶解和坏死，以至早期造成角膜穿孔。常发生于角膜外伤或角膜异物取出术后，有时也与配戴角膜接触镜、角膜塑形镜等有关。

【临床表现】

（1）潜伏期短，起病急，病情发展迅速。

（2）眼部剧烈疼痛、畏光、流泪、眼睑痉挛和视力锐减。

（3）眼睑红肿，结膜充血水肿，角膜病变处呈现灰白色或黄白色浸润，周围有较宽水肿带，后弹力层皱褶。

（4）角膜浸润区很快形成圆形或半环状溃疡，坏死组织上附有大量黄绿色分泌物，不易擦去。

（5）前房内可有黄绿色积脓。

（6）若治疗不及时，1～2天后病变可累及整个角膜，并可发生角膜穿孔，甚至可发生化脓性全眼球炎。

【诊断】

（1）根据角膜外伤史，病情发展迅速，眼部的改变，特别是角膜改变，可以诊断。

（2）实验室检查　角膜刮片可见革兰阴性杆菌；细菌培养见铜绿假单胞菌生长，可以确诊。

【治疗原则】

（1）急性期以足量抗生素滴眼液频繁滴眼。

（2）随着病情的控制，可以逐渐减少抗菌药滴眼次数。

（3）口服大量 B 族维生素、维生素 C 等药物可能有助于角膜溃疡愈合。

（4）药物治疗无效、病情严重即将发生角膜穿孔者，应行穿透性角膜移植术。

【治疗目标】

控制感染，溃疡愈合。尽量减少角膜穿孔和瘢痕形成。

第二节　真菌性角膜炎

真菌性角膜炎是由致病真菌感染引起的致盲率极高的一种角膜病变。常见致病菌为曲霉菌属、镰刀菌属、念珠菌属等。近年来随着糖皮质激素和抗生素的广泛使用，真菌性角膜炎的发病率有增加趋势。患者常有角膜损伤史，尤其是植物性外伤史。

【临床表现】

（1）病程发展相对缓慢。

（2）症状相对较轻，眼部有轻中度疼痛、畏光、流泪等刺激症状和不同程度视力下降。

（3）结膜混合性充血，角膜病灶呈现灰白色，光泽度差，溃疡表面干燥粗糙（菌丝苔被），有时在病灶周围可见伪足或卫星灶形成。

（4）角膜溃疡与周围组织界限较分明，周围有一混浊环形浸润，与感染灶间有一模糊的透明带（免疫环）。

（5）角膜后有斑状沉着物（内皮斑），50% 有黏稠状前房积脓，说明感染已达角膜基质深层。

（6）严重者角膜变薄、穿孔，也可发生真菌性眼内炎。

【诊断】

（1）根据角膜植物性外伤史、病程较为迁延、角膜炎性刺激症状与体征并不一致，以及角膜病灶的特点，可以诊断。

（2）实验室检查　如角膜刮片、真菌培养、共焦显微镜检查可发现真菌菌体或菌丝，有助于确诊。

【治疗原则】

（1）局部应用抗真菌药物频繁滴眼，首选 5% 那他霉素和两性霉素 B 滴眼液，可联合 0.5% 氟康唑滴眼液、1% 伏立康唑滴眼液。治疗务必足量足程，缓慢减量。

（2）可根据病情全身应用抗真菌药物。

（3）并发虹膜睫状体炎时，给以 1% 阿托品散瞳。慎用糖皮质激素。

（4）根据角膜病变程度和范围，选择相应手术，如病灶清创术、结膜瓣遮盖术和角膜移植术。

【治疗目标】

控制感染，促进溃疡愈合。尽量减少角膜混浊等并发症。

第三节　病毒性角膜炎

一、单纯疱疹性角膜炎

单纯疱疹性角膜炎是一种严重的致盲眼病，病原体是单纯疱疹病毒。该病毒分为Ⅰ型和Ⅱ型两个血清型。大多数角膜病变由Ⅰ型引起，少数由Ⅱ型引起。当患者机体抵抗力下降如感冒、发热、劳累或受严重精神刺激时，容易罹患该病。潜伏感染和反复发作是本病的特点。

【临床表现】

（1）原发感染　多见于幼儿。有发热，耳前淋巴结肿痛，唇、鼻翼处皮肤疱疹。眼部受累时表现为急性滤泡性结膜炎、眼睑皮肤疱疹，此时大约有2/3患者出现点状或树枝状角膜炎，不到10%患有角膜基质炎和葡萄膜炎。

（2）复发感染　当机体抵抗力降低时容易发生。角膜病变可为点状、树枝状、地图状溃疡；严重者发生角膜基质炎、角膜变薄、穿孔；病变区角膜知觉减退；角膜后出现沉着物；结膜睫状充血较明显。

（3）上皮型　主要表现为眼红及视力下降，伴有轻度异物感、畏光和流泪。体检见树枝状角膜上皮缺损，树枝末端膨大，融合后可变为地图状溃疡。

（4）基质型　基质内盘状炎性水肿，浸润，严重者角膜变薄或穿孔，反复发作者可有深层新生血管长入角膜。

（5）内皮型　基质水肿，浸润不明显，水肿可呈盘状、线性或弥漫性。角膜后沉着物范围与角膜水肿范围一致。

（6）因病毒感染后在三叉神经节潜伏，5年内有1/3患者复发，多次反复导致角膜混浊，严重影响视力。

【诊断】

（1）根据反复发作的病史，病程迁延，角膜病变和角膜知觉减退，可以诊断。

（2）实验室检查　组织培养、免疫荧光抗体检测和分子生物学技术（如PCR）等辅助手段检测病毒，可有助于诊断。

【治疗原则】

（1）眼部滴用抗病毒滴眼液及眼药膏，如阿昔洛韦，更昔洛韦等。必要时可口服抗病毒药物。

（2）眼部可滴用抗病毒生物制剂，如干扰素滴眼剂。

（3）继发性细菌感染时，局部使用抗生素滴眼液。

（4）当发生角膜基质炎和内皮炎时，在抗病毒治疗的基础上，眼部可适当滴用糖皮质激素。

（5）支持疗法　可适当服用维生素 B_2、维生素 C 等药物，以促进角膜溃疡的愈合。

（6）并发虹膜睫状体炎时，眼部应滴用睫状肌麻痹剂，如1%阿托品滴眼液。

（7）炎症稳定后可根据角膜混浊程度及视力情况，决定是否行穿透性角膜移植术。

（8）单疱性角膜炎中医归属于"聚星障"。选用清热解毒中成药加强抗病毒作用，减少复发率，如口服明目上清丸、明目蒺藜丸；外用双黄连滴眼液、鱼腥草滴眼液。

【治疗目标】

控制炎症和免疫反应，促进上皮愈合。尽量减少角膜混浊等并发症。

二、带状疱疹病毒性角膜炎

带状疱疹病毒性角膜炎是眼部带状疱疹的主要病变之一，可严重影响视力。它由水痘－带状疱疹病毒感染所致。感染分为原发性水痘病毒感染和复发性带状疱疹病毒感染两种类型。后者眼部表现明显，多发生于高龄人群，与机体免疫功能降低有关。

【临床表现】

（1）眼睑、同侧额部及鼻部皮肤出现串珠状疱疹，分布在鼻睫神经支配区域，一般不超过中线。疼痛明显。

（2）眼部症状多在皮疹出现之后发生，时间长短不一。

（3）角膜浅层小疱或类似于单纯疱疹性树枝状角膜炎；角膜深层可有水肿、浸润，有新生血管长入；角膜知觉降低或消失。

（4）严重者合并虹膜炎、巩膜炎，部分病例可继发青光眼，或有眼外肌麻痹发生。

【诊断】

（1）根据眼睑、额部和鼻部皮肤的带状疱疹性病变和角膜改变，可以诊断。

（2）若在急性期取结膜、角膜上皮刮片可查见有巨噬细胞及核内嗜酸性包涵体；也可应用荧光抗体染色技术检测病变角膜上皮标本，必要时从结膜囊内和取水疱内液体作病毒分离，均有助于确定诊断。

【治疗原则】

（1）眼部频繁滴用抗病毒眼药水，如0.1%阿昔洛韦滴眼液或更昔洛韦眼用凝胶。也可同时口服抗病毒药物。

（2）滴用抗生素滴眼液，预防角膜继发性细菌感染。

（3）发生角膜基质病变时，在抗病毒治疗基础上可滴用糖皮质激素。

（4）发生葡萄膜炎或虹膜睫状体炎时，需用1%阿托品散瞳，联合糖皮质激素治疗。

（5）支持疗法，可如服用维生素 B_1，维生素 B_{12}、肌苷等药物。

（6）应用清热解毒中成药加强抗病毒作用，减少复发率，如口服明目上清丸、明目蒺藜丸、外用双黄连滴眼液、鱼腥草滴眼液。

【治疗目标】

控制炎症和免疫反应。尽量减少角膜混浊等并发症。

第四节 棘阿米巴角膜炎

棘阿米巴角膜炎是由棘阿米巴原虫引起的一种慢性、进行性、疼痛性的角膜溃疡，病程可以迁延数月之久。棘阿米巴原虫主要存在于空气、土壤和水中。多数患者有角膜接触镜、角膜矫形镜配戴史，或植物、昆虫外伤史。

【临床表现】

（1）多为单眼发病，双眼罕见。起病隐匿，病程相对缓慢，可达数周或数月。

（2）有与体征不相符的眼部剧痛，伴眼红、异物感、畏光、流泪和视力减退等症状。

（3）角膜损害多样化，包括上皮混浊、树枝状、地图状角膜溃疡、角膜基质水肿，环状角膜基质混浊，放射状角膜神经炎，基质内可发生坏死，新生血管少见。

（4）病情严重者可以发生角膜穿孔或蔓延至巩膜。

【诊断】

（1）根据角膜接触镜或角膜塑形镜配戴史，病程缓慢、持久，剧烈的眼部疼痛伴角膜神经放射状浸润，应怀疑为本病。

（2）实验室检查是本病确诊的关键。根据情况可作角膜病灶刮片或培养查包囊和滋养体；也可试行 PCR 检测。共聚焦显微镜检查有助于该病的活体诊断，镜下可发现角膜内有反光性的卵圆形包囊。

【治疗原则】

（1）早期清创。

（2）滴用抗棘阿米巴原虫的药物，如 0.1% 羟乙磺酸丙氧苯、0.2% 洗必泰、0.02%~0.04% 氯己定、0.2% 替硝唑、0.5% 酮康唑、0.5% 咪康唑等；疗程应在 4 个月以上。慎用糖皮质激素。

（3）角膜即将穿孔者，或炎症完全控制、残留角膜瘢痕而严重影响视力者，应行穿透性角膜移植。

【治疗目标】

控制炎症。尽量减少角膜穿孔等并发症。

第五节　角膜基质炎

角膜基质炎是指位于角膜深基质层的非化脓性炎症。可能为致病微生物直接侵犯角膜基质所致，更常见的为病原微生物抗原与血液循环中抗体在角膜基质层内发生的免疫反应过强所致。常见病因有先天梅毒、结核、巨细胞病毒、莱姆（Lyme）病等。

【临床表现】

（1）急性期可有眼痛、眼红、畏光、流泪和视力明显下降等症状。

（2）结膜睫状充血。角膜基质浸润、水肿，常从周边向中央发展。后弹力层皱褶。角膜外观呈现毛玻璃状。

（3）角膜上皮和基质浅层一般不受累。

（4）并发虹膜睫状体炎时，可有房水混浊、角膜后沉着物和瞳孔缩小。

（5）随着病变发展，角膜有新生血管长入。

（6）反复发作后，角膜可有瘢痕形成。

（7）有时出现与病因相关的临床体征，如梅毒的马鞍鼻、口角皲裂、Hutchinson

齿等。

【诊断】

（1）根据眼部刺激症状和角膜改变，可以诊断。

（2）可做相应的辅助检查，如结核菌素实验、康－华反应和胸透，以便明确病因等。

【治疗原则】

（1）病因治疗，如全身给予抗结核、抗梅毒等药物。

（2）局部应用糖皮质激素，如1%强的松龙滴眼液等。

（3）如伴发虹膜睫状体炎，需用1%阿托品滴眼液散瞳。

（4）如果角膜瘢痕明显影响视力，可行穿透性角膜移植手术。

【治疗目标】

（1）控制炎症。尽量减少角膜混浊等并发症。

（2）治疗原发病，尽量减少复发。

第六节　蚕食性角膜溃疡

蚕食性角膜溃疡是一种自发性、慢性、边缘性、进行性、疼痛性角膜溃疡。与自身免疫有关。其发病机制可能为某些炎症、感染、手术或外伤等因素诱导改变了角膜上皮及结膜的抗原性，从而使机体产生自身抗体，导致细胞免疫和体液免疫异常所致。

【临床表现】

（1）双眼均可发病，男性多于女性，双眼发病者病情较重，预后差。

（2）剧烈眼痛、畏光、流泪及视力下降。

（3）病变初期发生周边部角膜前基质层浸润，典型时位于睑裂区。

（4）随着病情进展，浸润区出现角膜上皮缺损并逐渐形成溃疡，病变区与角膜缘之间无正常的角膜组织分隔。

（5）溃疡可向角膜中央区至角膜另一侧扩展，深度累计1/3～1/2角膜厚度，严重者可达后弹力层，浸润缘呈穿凿状，但较少形成角膜缘的环形损害。

（6）溃疡向中央进展时，周边部溃疡区上皮可以渐渐修复，伴有新生血管长入。

（7）严重时可以累及全角膜和角膜穿孔。

【诊断】

根据眼部明显疼痛、溃疡从角膜周边开始和呈现特征性的穿凿状改变，可以诊断。

【治疗原则】

（1）眼部滴用糖皮质激素，如1%强的松龙滴眼液，每天4～6次。

（2）眼部滴用免疫抑制剂，如1%环孢素A滴眼液、0.25%他克莫司滴眼液。

（3）眼部可滴用胶原酶抑制剂，如2%半胱氨酸滴眼液，每天4～6次。

（4）必要时全身使用糖皮质激素或免疫抑制剂。常用醋酸强的松1～2mg/kg，一天一次；环孢素10mg/kg，一天一次。

（5）根据角膜病变的范围和深度，选择板层角膜移植手术或穿透性角膜移植，手术时将相邻病变球结膜、结膜下组织甚至已受累的表层巩膜组织同时切除干净，减少术后排异和复发。

【治疗目标】

控制免疫反应，尽量减少角膜并发症。

第七节 浅层点状角膜炎

浅层点状角膜炎是非特异性角膜病变，其与眼干燥综合征、睑缘炎、倒睫、睑内翻或睑外翻、上睑板下异物、外伤、暴露性角膜病变、滴用滴眼液、紫外线灼伤、轻度化学烧伤、角膜接触镜、结膜炎、眼睑松弛综合征有关。

【临床表现】

（1）眼部疼痛、畏光、眼红、异物感。

（2）角膜上皮点状缺损，荧光素着染，严重时融合成片。

（3）结膜充血，可有水样或黏液样分泌物。

【诊断】

根据主观症状、角膜点状病变位于角膜浅表层，角膜知觉一般尚正常，可以诊断。

【治疗原则】

（1）针对潜在的病因进行治疗。

（2）滴用人工泪液，最好是不含防腐剂的人工泪液。

（3）适当滴用抗生素滴眼液。

（4）适当滴用睫状肌麻痹剂，如托品酰胺滴眼液缓解眼部疼痛和畏光。

【治疗目标】

控制炎症，解除症状。

第八节 复发性角膜上皮糜烂

复发性角膜上皮糜烂是指角膜持续或反复出现上皮剥脱、形成缺损的一类眼病。其发病机制与角膜基底膜功能障碍，导致无法产生基底膜复合体有关。本病分为二型：Ⅰ型仅损伤基底膜，Ⅱ型损伤累及前弹力层或基质层。常见病因包括角膜外伤、某些角膜营养不良、角膜基质损害性疾病、角膜屈光手术、角膜移植术和白内障术后，以及其他一些眼病，如干眼病、神经麻痹性角膜炎等。

【临床表现】

（1）多在晨起时发生眼部畏光、流泪、疼痛等刺激症状，反复发作。

（2）角膜上皮局限性粗糙或擦伤，病程迁延者可见基质隆起及浸润。荧光素染色显示角膜上皮有剥脱。剥脱的上皮可在数小时后愈合，以至检查时可无阳性体征发现。少数反复发作者可见浅层基质瘢痕。

（3）角膜上皮剥脱部位多见于角膜中央偏下的位置。

（4）Ⅱ型者因病变还波及到角膜基质层，荧光素着色位置较深。

【诊断】

根据复发和眼部外伤或手术的病史，眼部刺激症状好发于晨起的特点，以及病变多位于角膜中央偏下部位，可以诊断。

【治疗原则】

（1）遮盖或加压包扎患眼，减少眼睑活动对角膜的机械刺激。

（2）眼部人工泪液、表皮生长因子等眼药水促进上皮修复。

（3）适当滴用抗生素滴眼液防止感染。

（4）有条件者可配戴治疗性软性角膜接触镜代替加压包扎。

（5）对上述治疗无效时可采用适当的手术治疗，如睑缘缝合术、上皮基底膜切除术、治疗性准分子激光角膜切削术（PTK）等。

【治疗目标】

（1）解除症状。

（2）促进上皮愈合，尽量减少并发症和复发。

第九节 神经麻痹性角膜炎

神经麻痹性角膜炎是由于外伤、手术、炎症、病毒感染或肿瘤等原因损伤了支配角膜的三叉神经眼支，引起角膜知觉丧失和营养代谢障碍而导致的角膜炎。

【临床表现】

（1）患眼可充血，但无疼痛的感觉。

（2）角膜知觉消失。

（3）病变早期，暴露于睑裂部的角膜上皮可首先出现点状缺损，荧光素着染。

（4）随着病情发展，上皮脱落区域扩大，形成溃疡；如发生感染则形成化脓性角膜溃疡，易发生角膜穿孔。

【诊断】

根据同侧三叉神经麻痹史、刺激症状不明显、角膜知觉丧失，以及角膜上皮脱落、溃疡等改变，可以诊断。

【治疗原则】

（1）三叉神经麻痹后，尽早保护患眼，如眼垫遮盖、配戴湿房镜、必要时行睑缘缝合术。

（2）发病早期，白天滴用人工泪液、润滑剂等保护角膜上皮，晚间用眼膏或湿房保护。同时滴用抗生素滴眼液，预防感染。

（3）可配戴亲水性角膜接触镜。

（4）发生化脓性角膜溃疡时，则按角膜溃疡处理。

（5）支持疗法 给予维生素 B_1、维生素 B_{12}、肌苷等，以促进神经营养的恢复。

（6）积极治疗导致三叉神经损害的原发病。

【治疗目标】

尽量保护角膜，促进角膜上皮修复，避免角膜穿孔。

第十节　丝状角膜炎

角膜上皮部分剥脱，一端附于角膜表面，另一端游离，呈卷丝状，故称丝状角膜炎。丝状物是由变性的上皮细胞和黏液共同形成。其发病机制可能与上皮细胞的异常增殖、基底膜与前弹力层结合异常、类黏液形成过多有关。角膜外伤、手术后遮盖、配戴角膜接触镜、神经营养性角膜炎、糖尿病、干燥综合征等易发生。

【临床表现】

（1）眼部可有异物感、中度或严重眼疼、畏光、眼睑痉挛等刺激症状。

（2）裂隙灯下可见细丝状物一端附着在角膜表面，另一端游离。

（3）卷丝长度为 1～10mm。任何部位均可发生，上方多见。

（4）孟加红、丽丝胺绿或荧光素染色轻度着色。

【诊断】

根据眼部刺激症状、角膜改变，可以诊断。

【治疗原则】

（1）去除致病因素。

（2）裂隙灯活体显微镜下用湿润面签或镊子去除丝状物。

（3）眼部滴用润滑剂（白天人工泪液、夜间眼膏）、黏液溶解剂（如 0.30% 乙酰半胱氨酸滴眼液一天四次）。

（4）反复发作者可配戴高透氧治疗性软性角膜接触镜。

【治疗目标】

缓解症状，去除角膜病变，防止复发。

第十一节　暴露性角膜炎

暴露性角膜炎是由于角膜失去眼睑保护而暴露，引起角膜干燥、上皮脱落，甚或发生感染所致的一种角膜炎症。引起本病的原因有睑外翻、面神经麻痹、过度突眼、上睑下垂矫正术后、眼睑整形术后及昏迷等。

【临床表现】

（1）眼睑闭合不全，尤其是睡眠时角膜暴露。

（2）病变多位于角膜下方。

（3）初期暴露部位的角结膜上皮干燥、粗糙，光泽度差，继而可发生角膜上皮脱落。

（4）继发感染时出现角膜溃疡的症状和体征。

（5）严重者发生角膜穿孔、前房积脓和化脓性眼内炎。

【诊断】

根据角膜暴露和角膜改变，可以诊断。

【治疗原则】

（1）去除致病因素，如治疗眼球突出，进行眼睑整形修复手术。

（2）症状较轻者，白天用人工泪液保持眼表湿润，晚间用眼膏或配戴高透氧治疗性软性角膜接触镜或湿房保护角膜。

（3）如出现明显上皮损伤，眼部可适当滴用抗生素滴眼液，预防感染。

（4）重症者必要时行睑缘缝合术或结膜瓣遮盖术。

【治疗目标】

消除诱发角膜暴露因素，角膜病情好转。

第十二节　酒渣鼻性角膜炎

酒渣鼻是一种侵犯皮肤和眼部的综合征，其特征性改变是酒渣鼻病变和酒渣鼻性角膜炎。该病多发生于中年人，也可见于儿童。目前认为其发生与蠕形螨寄生、细菌感染、颜面部皮脂腺功能障碍、血管扩张性疾病和维生素 B 缺乏等有关。

【临床表现】

（1）双眼慢性刺激症状，眼红、烧灼感和异物感，可反复发作。

（2）可有睑缘充血、肥厚；多有睑板腺囊肿、睑腺炎发生。

（3）睑裂部球结膜血管扩张充血。

（4）多于角膜下方周边部可见边界清晰的浸润区，其余角膜可见点状角膜炎性改变。

（5）随着周边部浸润向深层发展，溃疡形成，可见舌状、马蹄状灰白混浊区，并有新生血管长入。

（6）面颊、额和鼻部毛细血管扩张、脓疱、丘疹，并有红斑。

【诊断】

根据面部皮肤表现及眼部睑缘改变、角膜溃疡形态，可以诊断。

【治疗原则】

（1）去除病因，调整内分泌失调，避免过冷、过热刺激及精神紧张，调整生活方式。

（2）配合皮肤科进行全身治疗是本病的关键。炎症明显者，可口服四环素或米诺环素。

（3）眼局部加强睑缘清洁，早晚涂抹抗生素/激素眼膏。白天局部使用人工泪液及抗菌药物、低浓度糖皮质激素。

（4）合并螨虫感染者，皮肤外用1%甲硝唑乳膏，睑缘使用甲硝唑溶液或含茶树油的睑缘清洁产品擦洗。

【治疗目标】

治疗原发疾病，改善眼部症状，防止角膜病变反复发作。

第十三节　角膜变性和营养不良

一、角膜老年环

角膜老年环是指角膜周边部基质内的类脂质沉着。常见于老年人，也可发生于青壮年。可能与脂质等代谢紊乱有关。

【临床表现】

（1）发病与年龄相关，年龄越大发生率越高。80 岁以上几乎都有老年环。

（2）双眼发病。

（3）无自觉症状，不影响视力。

（4）角膜缘内 1mm、深层基质内灰白色、逐渐加重的环行混浊，其外界与角膜缘之间存在狭窄透明带。

【诊断】

根据临床表现可诊断。

【治疗原则】

（1）眼部无需治疗。

（2）针对全身情况，如动脉硬化、高脂血症、高胆固醇等进行治疗。

【治疗目标】

观察。必要时可进行血脂、血胆固醇检查。少食高脂肪、高胆固醇食物。

二、带状角膜变性

带状角膜变性又称带状角膜病变，是主要累及角膜上皮基底膜、前弹力层和浅基质层的表浅角膜钙沉积。可发生于任何年龄。常继发于眼部慢性炎症、甲状旁腺功能亢进和维生素 D 中毒等引起的高钙血症、遗传性疾病或慢性肾功能衰竭等。

【临床表现】

（1）单眼、双眼均可发病。慢性进行性发展，病程可达 10 余年。

（2）病变起始于睑裂区角膜边缘部，角膜前弹力层有细点状钙质沉着，逐渐混浊向中央部发展，形成带状混浊，表面粗糙不平。

（3）部分病例出现角膜上皮糜烂、甚者溃疡，明显的刺激症状。

（4）晚期患者有不同程度的视力下降。

【诊断】

根据慢性过程，角膜改变，或有钙、磷代谢紊乱的全身疾病史和临床表现，可以诊断。

【治疗原则】

（1）针对病因治疗。

（2）轻度角膜变性者无需眼部治疗。

（3）如有角膜上皮糜烂，眼部刺激症状明显时，滴用角膜保护剂，如重组牛碱性成纤维细胞生长因子滴眼液、卡波姆滴眼液等，也可配戴软性角膜接触镜。

（4）病情稳定期需要改善外观或提高视力，可用 0.5% 依地酸二钠滴眼液，每天 4～6 次。也可表面麻醉下刮除角膜上皮及病变处敷用 0.02mol/L 依地酸二钠溶液的海绵片，5 分钟后去除钙质，涂抗菌眼药膏，盖眼垫。

（5）当病变位于角膜前 1/3 者可采用治疗性角膜切削术（PTK）去除混浊。

【治疗目标】

（1）对轻度角膜变性进行观察。

（2）对于角膜发生明显改变者，应当进行有针对性的治疗。

三、大疱性角膜病变

大疱性角膜病变是由于各种原因损害角膜内皮细胞，造成角膜内皮失代偿，角膜基质及上皮下水肿，导致角膜上皮下水疱形成。常见于眼前节手术损伤角膜内皮层后，无晶状体眼的前疝玻璃体长期与角膜内皮层广泛粘连，长期高眼压状态，各种角膜内皮营养不良的晚期等情况。

【临床表现】

（1）患眼视力下降。

（2）明显的眼红、眼痛、异物感、畏光、流泪等刺激症状。

（3）角膜大疱反复破裂，角膜基质明显水肿、雾状混浊，晚期新生血管长入。

【诊断】

根据临床表现，特别是角膜的改变，可以诊断。

【治疗】

（1）积极治疗原发病。

（2）应用角膜保护剂、营养剂，如角膜上皮生长因子、润滑剂、甲基纤维素等。

（3）滴用角膜脱水剂暂时减轻角膜水肿，如 5% 氯化钠、50% 葡萄糖溶液或甘油制剂。

（4）配戴高透氧治疗性软性角膜接触镜。

（5）手术治疗 穿透性角膜移植术（PK）或角膜内皮层移植术是治疗本病的有效方法。

【治疗目标】

缓解症状，角膜恢复透明。

四、Fuchs 角膜内皮营养不良

Fuchs 角膜内皮营养不良是一种双眼发病、进展缓慢、角膜内皮发生病变的疾病。以角膜后表皮有小的赘生物（角膜后滴状物）为主要表现。组织病理学检查可见角膜后弹力层增厚，形成赘疣突入前房，内皮细胞数量减少。目前认为此病是一种常染色体显性遗传疾病。

【临床表现】

（1）50～60 岁女性多见。

（2）双眼同时或先后发病，病程进展缓慢，可分为滴状角膜期、角膜上皮和基质水肿期、角膜瘢痕期。

（3）滴状角膜期 无任何症状，角膜中央部后表面多发赘疣（滴状角膜）突入前房，细小色素沉着。随着病变进展，赘疣区角膜内皮细胞消失。

（4）角膜上皮和基质水肿期 晨起后视力下降，并有眼痛、流泪，下午或傍晚可改善，随病情加重，症状不能缓解。角膜水肿起始于中央部，逐渐向周围扩展。角膜增厚，呈毛玻璃状，上皮水肿，逐渐形成大疱；后弹力层皱褶，基质层水肿。

（5）角膜瘢痕期　长期和持续的角膜水肿使角膜上皮下纤维结缔组织增生。角膜知觉下降，但上皮水肿减轻。可并发角膜上皮糜烂、溃疡、新生血管、钙化变性。

（6）可出现眼部刺激症状。部分病例可合并眼压升高。

（7）角膜内皮镜可见角膜内皮出现空泡状黑区，细胞大小不均匀；共聚焦显微镜检查可见内皮细胞层散在低反光突起细胞，角膜基质细胞间质高反光，正常内皮细胞数目减少。

【诊断】

根据临床表现可以诊断。角膜内皮镜、共聚焦显微镜检查有助于确诊。

【治疗原则】

（1）滴用角膜保护剂、营养剂，如角膜上皮生长因子、润滑剂、卡波姆滴眼液、甲基纤维素等。

（2）滴用角膜脱水剂，如5%氯化钠、50%葡萄糖溶液或甘油制剂。

（3）配戴高透氧治疗性软性角膜接触镜。

（4）适当滴用抗菌滴眼液，预防角膜继发感染。

（5）继发青光眼者，应用药物或手术降眼压治疗。

（6）手术治疗　角膜内皮移植术或穿透性角膜移植术是治疗本病的有效方法，目前角膜内皮移植术成功率较高。板层角膜移植术（LK）、烧灼术、结膜覆盖术可以治疗顽固性角膜病变且无条件行内皮移植术者，可缓解疼痛，减轻症状。

【治疗目标】

保护角膜，防止视力丧失。

第十四节　角膜软化症

角膜软化症是由于维生素A缺乏所致的一种角膜病变。本病多双眼受累。食物中缺少维生素A、喂养不当、吸收不良、慢性腹泻或患有其他消耗性疾病如麻疹、肺炎时，常会导致维生素A缺乏，是诱发本病的重要因素。

【临床表现】

（1）夜盲、畏光和不愿睁眼。

（2）根据临床过程分为三期：夜盲期、干燥期和软化期。

①夜盲期：在暗光线下和夜间不能视物。但因幼儿不能叙述，常被忽略。

②干燥期：角膜失去光泽，呈现雾状混浊。睑裂部位角膜缘出现泡沫样干燥斑（Bitot斑）。

③软化期：角膜呈现灰白色或灰黄色混浊，极易发生感染和自融坏死，形成溃疡和穿孔，最后形成粘连性角膜白斑或角膜葡萄肿，严重时引起眼球萎缩。

（3）伴有全身症状，如患儿消瘦、精神萎靡、声音嘶哑和皮肤干燥等。

【诊断】

根据维生素A缺乏史，夜盲、畏光等症状，结膜和角膜改变，可以诊断。

【治疗原则】

（1）在角膜穿孔前应积极治疗。迅速补充维生素 A，同时补充 B 族维生素，矫正水、电解质紊乱，治疗全身病。

（2）肌注维生素 A 7～10 天，每天不少于 2 万单位；也可以用维生素 A 油剂滴眼。

（3）滴用抗生素滴眼液或眼膏，预防感染。

（4）滴用散瞳眼药水，1% 阿托品滴眼液或眼膏，防止虹膜后粘连。

（5）若角膜穿孔，当穿孔较小时可保守治疗；穿孔大者，考虑板层或穿透性角膜移植术。

【治疗目标】

补充维生素 A，解除症状，消除角膜病变。

第十五节　角膜肿瘤

一、角结膜皮样瘤

角结膜皮样瘤是一种类似肿瘤的先天性发育异常，为胚胎期胚裂闭合过程中表皮及其附件嵌入角膜、结膜组织而形成。在组织学上它并非是真正的肿瘤，而属于典型的迷芽瘤。

【临床表现】

（1）出生时即有，静止或缓慢生长。肿瘤长大明显时可影响视力。

（2）肿物多位于颞下方球结膜及角膜缘处，有时位于角膜中央，仅遗留周边角膜。

（3）肿物多为表面光滑黄色圆形实体，表面有纤细的毛发。

（4）少数患者角膜缘处可出现多个皮样瘤。

（5）可合并耳部畸形和脊柱异常，称为 Goldenhar 综合征。

【诊断】

根据出生时就发生，球结膜或角膜缘处圆形黄色实体肿物，可以诊断。

【治疗原则】

（1）根据病变在角膜的位置、大小选择单纯手术切除或联合角膜移植手术。

（2）位于角膜缘的肿物，可行半月形、带有角膜缘的板层角膜移植手术。

（3）位于角膜中央者应及早手术，并行板层角膜移植手术，如发现皮样瘤组织已侵犯角膜全层，需要穿透性角膜移植手术。

【治疗目标】

切除肿瘤，维持角膜完整性。

二、角膜上皮内上皮癌

角膜上皮内上皮癌又称为 Bowen 病或原位癌，是一种癌前期角结膜角化不良。多见于老年男性，单眼发病，病程进展缓慢。病理组织学表现为细胞呈现多形性，分裂像增多，上皮角化不良，间变明显，上皮细胞的基底膜仍然完整。

【临床表现】

（1）在睑裂区，肿瘤常由角膜缘开始，同时向结膜和角膜伸展。

（2）肿瘤呈现灰白色半透明样隆起，有血管时呈现红色胶样扁平隆起，界限清晰。

（3）肿瘤发展缓慢，经若干年病变也可以只局限在上皮内。

【诊断】

（1）根据角膜缘或角膜上灰白色肿物，病程发展缓慢的特点，可以诊断。

（2）根据组织病理学检查结果可以确诊。

【治疗原则】

（1）根据肿瘤大小、部位，选择单纯手术切除或联合板层角膜移植手术。

（2）病变局限者，易于手术彻底切除。

（3）角膜广泛受累者，可行全角膜板层切除，同时行全角膜板层移植术。

（4）局部化疗和单独进行或手术切除后辅助治疗，可应用0.04%丝裂霉素 C 或1%氟尿嘧啶溶液滴眼。

（5）术后易复发，应定期随诊。

【治疗目标】

切除肿瘤，尽量维持角膜完整性。

三、角结膜鳞癌

角结膜鳞癌是一种眼表的原发性恶性肿瘤，也可由角膜原位癌迁延而来，突破基底膜侵犯下面的组织。发病原因不明，可能与长期紫外线照射有关。可发生于角膜溃疡遗留的瘢痕上，或翼状胬肉手术后或创伤后；也可以原发于健康的角膜上。多见于40~60岁者，以男性居多。

【临床表现】

（1）患者有眼部刺激症状或眼红，视力多不受影响。

（2）睑裂区角膜缘部为好发部位，尤其以颞侧多见。

（3）初发时肿瘤呈现灰白色胶样隆起，或呈泡状，很快增大至杏仁状。

（4）肿瘤肥厚无蒂，富于血管，呈现粉红色乳头状或疣状肿块，触之易出血。

（5）过度角化是鳞状细胞癌的特点，表现为表面白色斑块或者白斑。

（6）可以沿眼球表面组织扩展，也可以向眼内转移。

【诊断】

（1）根据肿瘤的形态、外观和部位，可以诊断。

（2）肿瘤组织的组织病理学检查可确诊。

【治疗原则】

（1）早期彻底局部切除，建议在可见肿瘤边缘外2~3mm切除，并结合冷冻治疗。

（2）如肿瘤侵犯小梁网及深层巩膜可考虑在行冷冻治疗的同时联合放疗和化疗。丝裂霉素 C 和氟尿嘧啶均可选择性作用于生长迅速的肿瘤细胞。

（3）术后应密切随访。

【治疗目标】

完整切除肿瘤，防止复发。

四、角结膜色素痣

角结膜色素痣是一种先天性良性肿瘤，其病理组织学表现为痣细胞小、核浓缩、胞浆稀少。根据病理组织学特点色素痣可分为交界痣、上皮下痣、混合痣和蓝痣四种类型。

【临床表现】

（1）一般无刺激症状。

（2）角膜缘的结膜色素痣一般为棕色或黑色，扁平或轻度隆起，境界清楚。有时可以扩展到角膜周边部，也可以导致周边部角膜的脂质沉着。

（3）在球结膜一侧，其深度不会超过结膜固有层，能随结膜而被推动。

【诊断】

根据角膜缘静止性的棕色或黑色实体肿物，可以诊断。

【治疗原则】

（1）一般无需特殊治疗。

（2）影响美容时可以切除，但需彻底。

（3）交界痣和混合痣有低度恶变倾向。一旦发现恶变倾向，应手术彻底切除，以免复发。切除的组织需送病理检查。

【治疗目标】

观察。怀疑有恶变倾向时，行手术切除，并送病理检查。

五、角结膜恶性黑色素瘤

角结膜恶性黑色素瘤是一种发生于角结膜组织的恶性肿瘤。组织学上分为上皮样细胞型、纺锤细胞型、痣样细胞型和混合细胞型。确切病因不明。恶性黑色素瘤可源于交界痣或混合痣，或源于原发性获得性黑色素沉着痣，或为新发。多于40～60岁时发病，30岁前罕见。

【临床表现】

（1）瘤体隆起，分叶或结节状，肿瘤发展较快。

（2）有时出现血性眼泪。

（3）结膜黑色素瘤常侵犯角膜缘，并累及周边部角膜。有些则沿角膜缘环行扩展。

（4）成年期的黑色素痣和原发性获得性黑色素沉着症若病灶增厚、扩大，色素和血管增多，或黑色素痣与巩膜粘连，都应视为恶性黑色素瘤的可能征象。

（5）根据肿瘤色素的多少，恶性黑色素瘤可表现为黑色、棕色或淡红色。

（6）恶性黑色素瘤可以沿眼表蔓延，也可以侵入眼内和全身转移。

【诊断】

（1）根据患者为中老年，肿块生长迅速，并富有色素和血管，可以诊断。

（2）必要时行活检进行病理组织学检查。

【治疗原则】

（1）首先对怀疑为恶性黑色素瘤的病灶组织作活检，如病灶局限，则将整个瘤体切除以明确诊断。

（2）边缘切除干净，无肿瘤细胞者应定期密切随访。

（3）切缘残留可疑肿瘤细胞浸润者，对可疑范围作冷冻治疗，或在 5 周内行 600 ~ 1000 抗德的 β 射线治疗。

（4）原发性获得性黑色素沉着症恶变的病例，对可疑范围作结膜和角巩膜板层切除，继以冷冻治疗。

（5）眼内和眶内已经被肿瘤波及，或手术与放疗后复发的病例可行眶内容物剜出术。但至今未能确切评估其对延长生命的意义。

【治疗目标】

完整切除肿瘤，防止转移。

第十六节　圆锥角膜

圆锥角膜是一种以角膜扩张为特征，使角膜中央部前凸呈圆锥形，产生高度不规则散光的角膜病变，严重影响视力。它可为常染色体隐性或显性遗传。多于青少年期起病，进展缓慢。多为双侧性，但发病时间可有先后，病变程度也可不同。

【临床表现】

临床上常把圆锥角膜分为以下四期。

（1）潜伏期　圆锥角膜不明显，角膜曲率小于48D，常一眼已确诊为圆锥角膜，另一眼为潜伏期。如大于 2 ~ 3D 角膜散光者，且近视和散光每年进展显著，视网膜检影镜查出检影异常的剪动性红光反色，应高度怀疑有可能发展为圆锥角膜。

（2）初期　以屈光不正为主，角膜曲率一般为 48 ~ 50D 之间，开始为近视，逐渐发展为散光或不规则散光。可用框架镜或硬性角膜接触镜矫正，地形图表现为角膜后圆锥，前表面曲率可正常。可伴有难以矫正的视力下降，角膜中央基质变薄。

（3）完成期　视力明显下降，不能矫正，角膜曲率大于50D，角膜明显前凸造成不规则散光。临床特征：①Munson 征：向下看时下睑因突起的角膜顶起发生畸形；②Fleischer 环：角膜锥底部基质内出现黄褐色铁质环；③Vogt 线：圆锥角膜中央深层基质内数条混浊或半透明的白色细线，加压后可消失；④角膜向前锥状突起，锥顶往往位于角膜中央偏鼻下侧。在锥顶处角膜最薄。

（4）瘢痕期　圆锥顶部形成角膜混浊，视力下降。角膜后弹力膜破裂时，可引起急性角膜基质层水肿和混浊。患者主诉视力突然下降、眼痛、眼红、畏光和大量流泪等。水肿常于 4 个月内吸收，但遗留瘢痕组织。

【诊断】

根据角膜特征性改变，可以诊断。角膜地形图在诊断早期圆锥角膜方面具有重要的参考价值。

【治疗原则】

（1）轻度圆锥角膜可以配戴硬性角膜接触镜，也可以行角膜胶原交联术延缓病情进展。

（2）上述方法不能矫正视力及控制病情进展者，应尽早考虑手术，如深板层角膜移植术。

（3）若发生急性圆锥角膜，后弹力层破裂，或已经遗留角膜全层混浊，应行穿透性角膜移植术。

（4）角膜水肿时，可滴用睫状肌麻痹剂，局部人工泪液及抗生素眼膏促进上皮愈合，必要时可予加压包扎。

【治疗目标】

对轻度者，配戴硬性角膜接触镜后视力进步，密切随访病情进展。对无法控制病情者，施行角膜移植术。

（汤　韵　杨　柳）

第五章 巩 膜 病

第一节 表层巩膜炎

表层巩膜炎是一种复发性、暂时性和自限性的累及巩膜表面血管结缔组织的非特异性炎症。常好发角膜缘至直肌附着点的区域内，并以睑裂暴露部位最常见。可分为结节性表层巩膜炎和周期性表层巩膜炎两类。好发于 20~50 岁壮年人，女性多见。多数患者为特发性，发病原因不明。也有发生于胶原血管性疾病，如类风湿关节炎、多动脉炎、系统性红斑狼疮、Wegner 肉芽肿病、痛风、感染性疾病（如带状疱疹感染、单纯疱疹病毒感染、莱姆病、梅毒和乙型肝炎）及其他疾病（如感染性肠道疾病、酒渣鼻、特应性皮炎和甲状腺疾病）。

【临床表现】

1. 结节性巩膜炎

（1）急性发病。

（2）有疼痛和压痛，轻微刺激症状。

（3）以局限性结节样隆起为特征。结节多单发，暗红色，圆形或者椭圆形，直径2~3mm。结节周围结膜充血水肿。每次发病持续 1~2 周。

（4）2/3 患者可多次复发。

2. 周期性巩膜炎

（1）周期性发作，发病突然。

（2）有轻微疼痛和灼热感。

（3）巩膜表层局限或者弥漫充血水肿，呈紫红色外观。

（4）部分患者可有瞳孔缩小或者暂时性近视。

【诊断】

根据临床表现可以诊断。

【治疗原则】

（1）可用人工泪液缓解刺激症状。

（2）症状较重或者频繁发作者滴用糖皮质激素或非甾体类眼药水。

（3）必要时可口服激素或者非甾体类药物。

【治疗目标】

炎症完全消退。

第二节 巩膜炎

巩膜炎是指巩膜实质层的炎症，以细胞浸润、胶原破坏、血管组织重塑为特征。半数患者伴有全身疾病，常见于：结缔组织病，如风湿性关节炎、Wegner 肉芽肿、复发性多软骨炎、系统性红斑狼疮、Reiter 病、结节性多动等，带状疱疹病毒感染，梅毒，痛风，或眼部手术后；少见于：结核、莱姆病、结节病、高血压、寄生虫或假单胞菌感染等。好发于 20～60 岁，女性多见。按部位分为前巩膜炎和后巩膜炎。前巩膜炎又可分为结节性、弥漫性和坏死性巩膜炎。

【临床表现】

1. 前巩膜炎　病变位于赤道部前。双眼先后发病，眼部疼痛剧烈。持续数周，病程反复，迁延可达数月甚至数年。可并发角膜炎、葡萄膜炎、白内障、眼压升高。可分为以下三类。

（1）结节性巩膜炎　病变区巩膜紫红色充血，炎症浸润肿胀，结节样隆起，质硬，压痛，结节可多个，不能推动。

（2）弥漫性巩膜炎　巩膜弥漫充血，球结膜水肿，巩膜呈特征性的蓝色。

（3）坏死性巩膜炎　是一种破坏性较大，常引起视力损害的炎症。眼痛明显，早期局部巩膜炎性斑块，边缘炎症较中心重。晚期巩膜坏死变薄，透见脉络膜，甚至穿孔。病灶可迅速向后和周围蔓延扩展。炎症消退后，巩膜呈蓝灰色，粗大血管围绕病灶。常伴严重的自身免疫性疾病，如血管炎。

2. 后巩膜炎　较少见，为一种肉芽肿炎症，位于赤道后方巩膜。出现不同程度眼疼，视力下降。眼前节无明显改变，可有轻微眼红。眼后节表现为轻度玻璃体炎、视乳头水肿、浆液性视网膜脱离、脉络膜皱褶。B 超检查、CT 扫描或者 MRI 发现后巩膜增厚有助于诊断。

【诊断】

根据患者的临床表现可以诊断。

【治疗原则】

（1）针对病因治疗。

（2）抗炎治疗　眼部或者全身应用糖皮质激素及非甾体类抗炎药。如果效果不好时加用免疫抑制剂。

（3）伴疼痛不适者可用阿托品散瞳，麻痹睫状肌。

（4）严重病例的无血管区、巩膜葡萄肿区域禁止行结膜下、球后或者球周注射糖皮质激素，以防止巩膜穿孔。

（5）手术治疗　对于巩膜坏死、穿孔患者可试行异体巩膜移植术。

【治疗目标】

（1）症状消失。

（2）炎症控制或消失。

第三节　巩膜葡萄肿

巩膜葡萄肿是指由于各种原因导致巩膜变薄，在眼压的作用下变薄的巩膜连同深层葡萄膜组织向外扩张膨出，透过巩膜呈现葡萄膜的颜色。根据发生部位分为前部、赤道部、后部巩膜葡萄肿。巩膜变薄的原因为外伤或手术、巩膜炎或巩膜软化、眼压增高、高度近视等眼部变性疾病和眼内占位性病变时。

【临床表现】

1. 前部巩膜葡萄肿 膨出位于睫状体区或者角巩膜缘与睫状体区之间，后者又称插入性葡萄肿。多见于炎症、外伤、眼内肿瘤，合并继发青光眼。

2. 赤道部巩膜葡萄肿 位于赤道部。常见于巩膜炎或者绝对期青光眼。

3. 后部巩膜葡萄肿 位于眼底后极部及视盘周围。多见于高度近视眼，偶见于先天性疾病。后部巩膜葡萄肿常伴随脉络膜萎缩及新生血管形成。

【诊断】

根据典型临床表现可以诊断。

【治疗原则】

（1）控制眼压，以缓解葡萄肿的发展和扩大。

（2）对高度近视眼所致后巩膜葡萄肿可试行预防性后巩膜加固术。

（3）无光感眼可考虑眼球摘除，植入义眼台。

【治疗目标】

控制和终止葡萄肿的进展。

（赵 亮 杨 柳）

第六章　晶状体疾病

第一节　白内障

一、年龄相关性白内障

年龄相关性白内障又称老年性白内障，是中老年中发生的晶状体混浊，随着年龄增加患病率明显增高。它分为皮质性、核性和后囊下三类，三种类型可同时存在。病因较为复杂，可能是环境、营养、代谢和遗传等多种因素对晶状体长期综合作用的结果。一般认为氧化作用是导致白内障的最早期变化。紫外线照射过多、饮酒过多、吸烟多、心血管疾病、高血压、精神病、机体外伤等可能与白内障的形成有关。

【临床表现】

（1）双眼患病，但发病有先后，严重程度也不一致。

（2）主要症状为渐进性无痛性视力减退、单眼复视或多视、虹视、畏光和眩光。

（3）皮质性白内障按其发展过程分为以下四期。

①初发期：晶状体皮质内出现空泡、水裂、板层分离和轮幅状混浊，如瞳孔区的晶状体未累及，一般不影响视力。

②膨胀期：又称未熟期，晶状体混浊继续加重，虹膜投影阳性，患者视力开始出现下降。此期内晶状体肿胀，体积变大，可导致前房变浅，甚至在原有浅前房的患者中可能诱发闭角型青光眼。

③成熟期：晶状体恢复到原来体积，前房深度恢复正常。晶状体逐渐全部混浊，虹膜投影消失。患眼视力降至眼前手动或光感。眼底不能窥入。

④过熟期：如果成熟期持续时间过长，经数年后晶状体内水分继续丢失，晶状体体积缩小，囊膜皱缩和有不规则的白色斑点及胆固醇结晶，前房加深，虹膜震颤。晶状体纤维分解液化，呈乳白色，棕黄色晶状体核沉于囊袋下方，可随体位变化而移动，上方前房进一步加深。晶状体悬韧带发生退行性改变，容易发生晶状体脱位。

（4）核性白内障

①发病年龄较早，进展缓慢。

②混浊开始于胎儿核或成人核，逐渐发展到成人核完全混浊。

③初期晶状体核呈黄色混浊。

④晶状体密度增高，屈光指数增大，可引发近视或原有近视度数增高。

（5）后囊膜下白内障

①晶状体后囊膜下浅层皮质出现棕黄色混浊，为许多致密小点组成，其中有小空泡和结晶样颗粒，外观似锅巴状。

②混浊位于视轴，早期出现明显视力障碍。患者在强光下视力障碍更加明显；暗光下

瞳孔增大，视力反而有所提高。

③进展缓慢。后期合并晶状体皮质和核混浊，最后发展至成熟期白内障。

【诊断】

应在散大瞳孔后以检眼镜或裂隙灯活体显微镜检查晶状体。根据晶状体混浊的形态和视力情况可明确诊断。

【治疗原则】

（1）目前尚无疗效肯定的药物用于治疗白内障。

（2）因白内障影响工作和日常生活时，可考虑手术治疗．通常采用白内障囊外摘除术（包括白内障超声乳化吸除术）联合人工晶状体植入术。

【治疗目标】

手术摘除混浊的晶状体，植入人工晶状体，恢复视力。

第二节　先天性白内障

先天性白内障为出生时或出生后第一年内发生的晶状体混浊，是儿童常见先天性眼病，可为家族性发病或为散发；可伴发其他眼部异常或遗传性、系统性疾病。诱发先天性白内障的因素：①与遗传因素有关，常为常染色体显性遗传。②与环境因素有关，母亲孕期内特别是头 3 个月宫内病毒性感染、应用一些药物，或暴露 X 线，孕期内患有代谢性疾病，如糖尿病、甲状腺功能不足、营养和维生素极度缺乏等，可使晶状体发生混浊。也有一些病例的原因不明。

【临床表现】

（1）单眼或双眼发生。

（2）多数为静止性的。少数出生后继续发展。也有直至儿童期才影响视力。

（3）根据晶状体混浊部位、形态和程度进行分类。比较常见的有以下几类。

①前极白内障：晶状体前囊膜中央局限性混浊，多为圆形，大小不等。可伸入晶状体皮质内，或表面突出于前房内。多为双侧。对视力影响不大。

②后极白内障：晶状体后囊膜中央局限混浊，边缘不齐，可呈盘状、核状或花蕾状。多为双眼发生。少数为进行性的。对视力有一定影响。

③冠状白内障：晶状体皮质深层周边部有圆形、椭圆形、短棒状、哑铃状混浊，呈花冠状排列。晶状体中央部及极周边部透明。为双眼发生，静止性。很少影响视力。

④点状白内障：晶状体皮质有白色、蓝色或淡色细小点状混浊。发生在出生后或青少年期。双眼发生。静止不发展。一般不影响视力。

⑤绕核性白内障：数层混浊位于透明晶状体核周围的层间。各层之间仍有透明皮质间隔。最外层常有"V"字形混浊骑跨在混浊带的前后，称为"骑子"。常为双眼发生，静止性。视力可受影响。

⑥核性白内障：晶状体胚胎核和胎儿核均受累，呈致密的白色混浊，但皮质完全透明。多为双眼发病。瞳孔缩小时视力障碍明显，瞳孔散大时视力增加。

⑦全白内障：晶状体全部或近于全部混浊，有时囊膜增厚、钙化，皮质浓缩。可在出

生时已经发生，或出生后逐渐发展，至1岁内全部混浊。多为双眼发生。视力障碍明显。

⑧膜性白内障：前后囊膜接触机化，两层囊膜间可夹有残留的晶状体纤维或上皮细胞，呈厚薄不匀的混浊。可单眼或双眼发生，视力损害严重。

⑨其他少见的先天性白内障还有缝性白内障、纺锤形白内障和珊瑚状白内障、粉尘状白内障。

（4）一些患者合并其他眼病或异常，如斜视、眼球震颤、先天性小眼球、视网膜和脉络膜病变、瞳孔扩大肌发育不良以及晶状体脱位、晶状体缺损、先天性无虹膜、先天性虹膜和/或脉络膜缺损、瞳孔残膜、大角膜、圆锥角膜、永存玻璃体动脉等。

【诊断】

（1）主要根据晶状体混浊形态和部位来诊断。

（2）为明确诊断，应针对不同情况选择一些实验室检查。

【治疗原则】

（1）对视力影响不大时，一般不需治疗，宜定期随诊观察。

（2）明显影响视力时，应尽早选择晶状体切除术、晶状体吸出术、白内障囊外摘除术进行手术治疗。

（3）因风疹病毒引起的先天性白内障不宜过早手术。以免手术时可使这些潜伏在晶状体内的病毒释放而引起虹膜睫状体炎，有可能因炎症而引起眼球萎缩。

（4）无晶状体眼需进行屈光矫正和弱视训练，常用的方法有：眼镜矫正、角膜接触镜、人工晶状体植入。人工晶状体的植入一般最早在2岁时进行，术后需及时进行弱视治疗。

【治疗目标】

手术摘除混浊的晶状体，恢复视力，减少弱视、斜视甚至失明的发生。

第三节　外伤性白内障

外伤性白内障为眼球钝挫伤、穿通伤和爆炸伤等引起晶状体混浊。多见于儿童或年轻人，常单眼发生。

【临床表现】

（1）钝挫伤所致白内障　根据挫伤轻重不同，可有晶状体前表面Vossius环混浊，相应的囊膜下混浊、放射状混浊、板层白内障、局限混浊或完全混浊。还可伴有前房出血、前房角后退、晶状体脱位、继发性青光眼等。

（2）穿通伤所致白内障　根据眼球穿通伤引起晶状体囊膜破裂伤口的大小，可形成局限混浊或晶状体全部混浊。

（3）爆炸伤所致白内障　爆炸时气浪可引起类似钝挫伤所致的晶状体损伤。爆炸物本身或掀起的杂物也可造成类似于穿通伤所致的白内障。

（4）电击伤所致白内障　可引起晶状体前囊及前囊下皮质混浊。多数病例静止不发展，也可逐渐发展为全白内障。

（5）视力障碍与伤害程度和部位有关　瞳孔区晶状体受伤后视力很快减退。当晶状体囊膜广泛受伤时，除视力障碍外，还伴有眼前节明显炎症或继发性青光眼。

【诊断】

根据受伤史和晶状体混浊的形态和程度可做出诊断。

【治疗原则】

（1）影响视力不大的晶状体局限混浊，可随诊观察。

（2）当晶状体皮质突入前房，可用糖皮质激素、非甾体抗炎药及降眼压药物治疗，待前节炎症反应消退后手术摘除白内障。

（3）经治疗后炎症反应不减轻，或眼压升高不能控制，或晶状体皮质与角膜内皮层接触时，应及时摘除白内障。

（4）当晶状体全混浊，但光觉和色觉仍正常时，应进行白内障摘除术。

（5）由于外伤性白内障多为单眼，白内障摘除术后应尽可能同时植入人工晶状体。

【治疗目标】

手术摘除混浊的晶状体，恢复视力，减少术眼失明的发生。

第四节　代谢性白内障

一、糖尿病性白内障

白内障是糖尿病的并发症之一，可分为真性糖尿病性白内障和糖尿病患者的年龄相关性白内障。糖尿病时血糖增高，进入晶状体内葡萄糖增多，己糖激酶作用饱和，葡萄糖转化为 6－磷酸葡萄糖受阻。此时醛糖还原酶的作用活化，葡萄糖转化为山梨醇。山梨醇不能透过晶状体囊膜，在晶状体内大量积聚，使晶状体内渗透压增加而吸收水分，纤维肿胀变性而导致混浊。

【临床表现】

1. 糖尿病患者的年龄相关性白内障　较多见，与年龄相关性白内障相似，但发生较早，进展较快，容易成熟。

2. 真性糖尿病性白内障

（1）多发生于 30 岁以下病情严重的幼年型糖尿病患者中。

（2）常为双眼发病，进展迅速，晶状体可能在数天、数周或数月内全混浊。

（3）开始时在前后囊下的皮质区出现无数分散的、灰色或蓝色雪花样或点状混浊。可伴有屈光变化。

【诊断】

根据糖尿病的病史和白内障的形态可做出诊断。

【治疗原则】

当白内障明显影响视力，妨碍患者的工作和生活时，可在血糖控制下进行白内障摘除术。

【治疗目标】

手术摘除混浊的晶状体，植入人工晶状体，恢复视力。

二、半乳糖性白内障

半乳糖性白内障为常染色体隐性遗传。患儿缺乏半乳糖－1－磷酸尿苷转移酶和半乳糖激酶，使半乳糖不能转化为葡萄糖而在体内积聚。组织内的半乳糖被醛糖还原酶还原为半乳糖醇。醇的渗透性很强，在晶状体内的半乳糖醇吸水后，晶状体囊膜破裂，引起晶状体混浊。

【临床表现】

可在生后数天或数周内发生。多为板层白内障。

【诊断】

对于先白内障患儿应先筛查尿中半乳糖。如测定红细胞半乳糖－1－磷酸尿苷转移酶的活性可明确诊断半乳糖－1－磷酸尿苷转移酶是否缺乏，应用放射化学法可测定半乳糖激酶的活性，可有助于诊断。

【治疗原则】

给予无乳糖和半乳糖饮食，可控制病情的发展或逆转白内障。

【治疗目标】

控制白内障的发展。如果影响视力，应行手术摘除混浊晶状体。

三、手足搐搦性白内障

手足搐搦性白内障又称低钙性白内障，为血清钙过低引起。低钙患者常有手足搐搦，故称为手足搐搦性白内障。多由于先天性甲状旁腺功能不足，或甲状腺切除时误切了甲状旁腺，或因营养障碍，使血清钙过低。低钙增加了晶状体囊膜的渗透性，晶状体内电解质平衡失调，影响了晶状体代谢。

【临床表现】

（1）患者有手足搐搦、骨质软化。

（2）双眼晶状体前后皮质内有辐射状或条纹状混浊，与囊膜间有透明带隔开。囊膜下可见红、绿或蓝色结晶微粒。混浊可逐渐发展至皮质深层。

（3）如果间歇发作低钙血症，晶状体可有板层混浊，发展为全白内障或静止发展。

【诊断】

有甲状腺手术史或营养障碍史，血钙过低，血磷升高，以及全身和眼部的临床表现可有助于诊断。

【治疗原则】

（1）给予足量的维生素 D、钙剂，纠正低钙血症，有利于控制白内障发展。

（2）当白内障明显影响视力时可进行白内障摘除术。术前应纠正低钙血症。术中容易出血，应当予以注意。

【治疗目标】

给予足量维生素 D、钙剂，控制白内障发展。当白内障明显影响视力时应手术摘除白内障。

第五节　并发性白内障

并发性白内障为眼部炎症或其他疾病引起的晶状体混浊。常见于葡萄膜炎、视网膜色素变性、视网膜脱离及玻璃体切割术后、青光眼、眼内肿瘤、高度近视眼及低眼压等。

【临床表现】

（1）患者有原发病的表现。

（2）常为单眼发生。

（3）由眼前节疾病引起的并发性白内障多由前皮质开始。

（4）由眼后节疾病引起的并发性白内障先于晶状体后极部囊膜及囊膜下皮质出现颗粒状灰黄色混浊，形成较多空泡，逐渐向晶状体核中心部及周边部扩展，呈放射状，形成玫瑰花样混浊。继之向前皮质蔓延，逐渐使晶状体全混浊。以后水分吸收，囊膜增厚，晶状体皱缩，并有钙化等变化。

（5）由青光眼引起者多由前皮质和核开始。

（6）高度近视所致者多为核性白内障。

【诊断】

根据晶状体混浊的形态、位置和原发病，可以诊断。

【治疗原则】

（1）治疗原发病。

（2）并发性白内障已影响工作和生活时，可进行手术摘除白内障。

（3）各种炎症引起的并发性白内障对手术的反应不同，有的可引起严重的并发症，应根据原发病的种类，在眼部炎症得以控制后再考虑手术。

（4）对白内障摘除后是否植入人工晶状体应慎重考虑。

【治疗目标】

手术摘除混浊的晶状体，恢复视力。

第六节　药物性白内障

长期应用或接触对晶状体有毒性作用的药物或化学药品导致的晶状体混浊，称为药物性白内障。容易引起晶状体混浊的药物有糖皮质激素、氯丙嗪、缩瞳剂等，化学药品有三硝基甲苯、二硝基酚、萘和汞等。

【临床表现】

（1）患者有与上述药物或化学药品的接触史。

（2）糖皮质激素所致的白内障　用药剂量大和时间久，发生白内障的可能性大。开始时后囊膜下出现散在的点状和浅棕色的细条混浊，并有彩色小点，逐渐向皮质发展。后囊膜下形成淡棕色的盘状混浊，其间有彩色小点和空泡，最后皮质大部分混浊。

（3）缩瞳剂所致的白内障　晶状体混浊位于前囊膜下，呈玫瑰花或苔藓状，有彩色反光。一般不影响视力。有些病例发现过晚，混浊可扩散到后囊膜下和核，停药后混浊不易消失，但可停止发展。

（4）氯丙嗪所致的白内障　长期大量服用氯丙嗪后对晶状体和角膜产生毒性作用。开始时晶状体表面有细点状混浊，瞳孔区色素沉着。以后细点混浊增多，前囊下出现排列成星状的大色素点，中央部较密集，并向外放射。重者中央部呈盘状或花瓣状混浊。并向皮质深部扩展。当前囊下出现星状大色素点时，角膜内皮和后弹力层有白色、黄色或褐色的色素沉着。

（5）三硝基甲苯所致的白内障　长期与三硝基甲苯接触有发生白内障的危险。首先晶状体周边部出现密集的小点混浊，以后逐渐进展为由尖端向着中央的楔形混浊连接成环形的混浊。混浊环与晶状体赤道部有一窄的透明区。继之中央部出现小的环形混浊，大小与瞳孔相当。重者混浊致密，呈花瓣状或盘状，或发展为全白内障。

【诊断】

根据接触药物和化学药品史，以及晶状体混浊的形态、位置等，可以做出诊断。

【治疗原则】

（1）停用特定药物和中止与化学药品的接触。

（2）当白内障严重到影响患者工作和生活时，手术摘除白内障和植入人工晶状体。

【治疗目标】

停止接触特定药物和化学药品。恢复视力。

第七节　放射性白内障

因放射线，如红外线、电离辐射、微波所致的晶状体混浊称为放射性白内障。

【临床表现】

1. 红外线所致白内障　多发生于玻璃厂和炼钢厂的工人中。初期后皮质有空泡、点状和线状混浊，类似蜘蛛网状，有金黄色结晶样光泽，以后逐渐发展为盘状混浊，最后发展为全白内障。有时前囊膜下也有轻微混浊。

2. 电离辐射所致白内障　中子、X线、γ线及高能量的β线照射晶状体后会导致白内障，发生白内障的潜伏期与放射剂量大小和年龄直接有关。剂量大、年龄小者潜伏期短。初期晶状体后囊膜下有空泡和灰白色颗粒状混浊，逐渐发展为环状混浊。前囊膜下皮质有点状、线状和羽毛状混浊，从前极向外放射。后期可有盘状及楔形混浊，最后形成全白内障。

3. 微波所致白内障　微波来源于太阳射线、宇宙射线和电视、雷达、微波炉等。大剂量的微波可产生类似于红外线的热作用。晶状体对微波敏感，因微波的剂量不同可产生晶状体不同的损害，类似于红外线所致的白内障。晶状体出现皮后点状混浊，后囊膜下混浊和前皮质羽状混浊。

【诊断】

根据长期接触放射线的病史，以及晶状体混浊形态、位置等，可做出诊断。

【治疗原则】

当白内障影响患者工作和生活时，可手术摘除白内障和植入后房型人工晶状体。

【治疗目标】

停止接触放射线。当白内障影响患者工作和生活时，摘除白内障。

第八节　后发性白内障

后发性白内障指白内障囊外摘除术后或外伤性白内障部分皮质吸收后所形成的晶状体后囊膜混浊。

【临床表现】

（1）视物变形和视力下降。

（2）晶状体后囊膜出现厚薄不均的机化组织和 Elschnig 珠样小体。常伴有虹膜后粘连。

（3）影响视力的程度与晶状体后囊膜混浊程度和厚度有关。

【诊断】

有白内障囊外摘除术或晶状体外伤史，以及晶状体后囊膜混浊，可以确诊。

【治疗】

（1）后发性白内障影响视力时，应以 Nd：YAG 激光将瞳孔区的晶状体后囊膜切开。

（2）如无条件施行激光治疗，可进行手术将瞳孔区的晶状体后囊膜刺开或剪开。

（3）术后眼部滴用糖皮质激素或非甾体滴眼液，预防炎症反应，并注意观察眼压的变化。

【治疗目标】

以 Nd：YAG 激光或手术切开晶状体后囊膜，恢复视力。

第九节　晶状体异位和脱位

晶状体悬韧带部分或全部破裂或缺损，可使悬挂力减弱，导致晶状体位置异常。若出生时晶状体就不在正常位置，称为晶状体异位。若出生后因先天因素、眼球钝挫伤或一些疾病，（如马凡（Marfan）综合征、马奇山尼（Marchesani）综合征、葡萄肿、牛眼，使晶状体位置改变，称为晶状体脱位。

【临床表现】

1. 晶状体全脱位　晶状体悬韧带全部断裂，患眼的视力为无晶状体眼视力，前房加深，虹膜震颤。晶状体可脱位至下列位置。

（1）前房内　晶状体多沉于前房下方。晶状体透明时呈油滴状，混浊时则呈白色盘状物。虹膜被脱位的晶状体挤压，因而影响到前房角，房水外流受阻而致眼压急性升高。

（2）玻璃体腔内　呈一透明的球状物，脱位早期尚可活动，长期脱位后固定于下方，并与视网膜粘连。日久后晶状体变混浊。可导致晶状体过敏性葡萄膜炎和继发性青光眼，甚至引发视网膜脱离。

（3）晶状体嵌于瞳孔区　晶状体一部分突至于前房内，影响房水循环而致眼压急性升高。

（4）严重外伤时角巩膜缘破裂，晶状体可脱位至球结膜下，甚至眼外。

2. 晶状体半脱位

（1）瞳孔区可见部分晶状体，散瞳后可见部分晶状体赤道部，该区悬韧带断裂。Marfan 综合征的晶状体常向上移位，Marchesani 综合征和同型胱氨酸尿症的晶状体常向下移位。

（2）前房深浅不一致，可诱发继发性青光眼。脱位范围较大时可见晶状体或虹膜震颤。

（3）如果半脱位的晶状体前后轴仍在视轴上，则仅出现由于悬韧带松弛、晶状体凸度增加而引起晶状体性近视。

（4）可产生单眼复视。检查眼底可见到双像。

【诊断】

根据病史、症状和裂隙灯下检查结果，可以做出诊断。

可对不同原因引起的晶状体脱位做出鉴别诊断。

【治疗原则】

1. 晶状体全脱位

（1）脱入前房内和嵌于瞳孔区晶状体应立即手术摘除。

（2）脱入玻璃体腔者，可行玻璃体切除手术取出脱位的晶状体，一期或二期行人工晶状体悬吊。

（3）脱位于结膜下者，应手术取出晶状体并缝合角巩膜伤口。

2. 晶状体半脱位

（1）如晶状体透明，且无明显症状和并发症时，可不必手术，但应密切随访。所引起的屈光不正可试用镜片矫正。

（2）如晶状体半脱位明显，有发生全脱位危险或所引起的屈光不正不能用镜片矫正，或引起继发性青光眼等并发症时，可行手术摘除晶状体。

【治疗目标】

改善或恢复视力。

第十节　晶状体形态异常

晶状体形态异常包括球形晶状体、圆锥形晶状体、晶状体缺损和晶状体脐状缺陷等，属晶状体先天性异常。

【临床表现】

1. 球形晶状体

（1）多为双侧。

（2）晶状体呈球形，直径和体积小，前后径较长。

（3）晶状体悬韧带松弛，晶状体前移，易加重瞳孔阻滞。滴用缩瞳剂后可使睫状肌收缩，晶状体悬韧带更松弛，晶状体前移而加重瞳孔阻滞，而导致药物性青光眼。

（4）球形晶状体屈折力增大可致高度近视。

（5）常发生晶状体不全脱位，有时可发生全脱位。

（6）由于晶状体悬韧带延长牵拉力减弱，因而无调节功能。

2. 圆锥形晶状体

（1）晶状体前面或后面突出呈圆锥形或球形，通常为皮质突出。

（2）为少见的晶状体先天异常，前圆锥形晶状体多见于 Alport 综合征等疾病，裂隙灯下后照法呈油滴样外观，并可能自发或外伤后出现晶状体囊膜破裂。

（3）可伴有不同类型的先天性白内障。

（4）晶状体囊膜表面曲率改变可引发高度近视，严重时不能通过戴镜矫正。

3. 晶状体缺损

（1）多为单眼，也可为双眼。

（2）晶状体下方偏内赤道部有切迹样缺损，形状大小不等。

（3）缺损处晶状体悬韧带减少或缺如。

（4）晶状体各方向屈光力不等，呈近视散光。

4. 晶状体脐状缺陷 极少见。在晶状体前表面或后表面有一小的陷凹。

【诊断】

根据裂隙灯下晶状体的形态可做出诊断。

【治疗原则】

（1）无症状和无并发症时一般不必治疗。

（2）合并晶状体脱位，或视力明显下降且不能通过眼镜校正时，可行手术治疗。

【治疗目标】

无症状和无并发症时一般不必治疗。合并晶状体脱位或不能矫正的严重视力下降时，可行手术治疗。

（赵 亮 杨 柳）

第七章　青光眼与低眼压综合征

第一节　原发性闭角型青光眼

原发性闭角型青光眼是指无眼部继发因素的情况下，周边部虹膜机械性堵塞前房角，房水外流受阻而引起眼压升高的一类青光眼。

【临床表现】

（1）多见于40岁人群。女性为多见。秋冬季易发病，情绪波动可能为发病的诱因。

（2）患眼一般具有眼轴短、角膜小、前房浅、前房角窄、晶状体厚等解剖特征。

（3）患眼常为远视眼。

（4）具有一定的遗传倾向。

（5）双眼可先后发病。

（6）根据发病不同时期，可有不同的临床表现。

①临床前期：可能有原发性闭角型青光眼的阳性家族史或对侧眼曾有原发性闭角型青光眼急性发作，患眼具有前房浅、前房角窄的解剖特点，患者可以无任何不适。

②前驱期：出现阵发性视物模糊，虹视、患侧头痛、眼眶痛、鼻根酸胀等症状。眼压升高。眼部可有轻度充血或不充血，角膜轻度雾状水肿，瞳孔可稍扩大，对光反应迟钝。前房角部分关闭。休息后可缓解，除浅前房外多无永久性损害。可反复多次发作。

③急性期：眼压急剧升高。表现为剧烈头痛、眼痛，伴有恶心、呕吐等症状。患眼视力急剧下降。球结膜混合充血，角膜水肿，前房浅，前房角关闭，虹膜脱色素；房水可有混浊，甚至出现絮状渗出物；瞳孔中度大，对光反射消失，常呈竖椭圆形，可有局限性瞳孔缘后粘连；如可见眼底，可发现视网膜中央动脉搏动，视乳头水肿或出血。

④缓解期：急性期经过治疗后，眼压恢复正常；症状消失，视力可部分或全部恢复；球结膜充血减退；角膜恢复透明，但角膜后可有色素性沉着物；前房角大部分或全部开放，但可发现周边部虹膜前粘连；虹膜呈现扇形萎缩，色素脱失；瞳孔无法恢复正常形态和大小；晶状体可有青光眼斑。

⑤慢性期：急性期未经及时、恰当的治疗，可转为慢性期。眼压下降，但未恢复正常；自觉症状减轻，但未完全消失；球结膜可充血或不充血，角膜透明或轻度雾状水肿，前房角部分关闭，周边部虹膜前粘连，视乳头出现凹陷扩大、盘沿变窄和萎缩等青光眼性改变，视力下降，视野出现青光眼性缺损。一些患者可不经过前驱期或急性期而直接进入慢性期，轻度眼胀或无任何症状，眼压升高，眼前节除前房浅、前房角窄之外无其他异常可见，视乳头和视野出现青光眼性改变。

⑥绝对期：无光感；眼压持续升高；自觉症状时消时现，有时会有剧烈疼痛；球结膜混合充血；角膜混浊，可有大疱性角膜病变；视神经已遭严重损伤。

【诊断】

1. 临床前期和前驱期患者　根据家族史、临床症状、前房浅和前房角窄的特点，判断是否为原发性闭角型青光眼疑似者，然后进行暗室俯卧试验或进行明、暗光线下的超声活体显微镜检查，如果能获得阳性结果，或发现前房角关闭，并除外引起眼压升高的继发因素，即可诊断为临床前期或前驱期原发性闭角型青光眼。

2. 急性期和缓解期患者　根据典型的临床症状和体征，眼压升高，前房角关闭等特征，即可以诊断。

3. 慢性期患者　根据眼压高、前房浅、前房角部分关闭、视乳头青光眼性改变、视野青光眼性缺损，可以诊断。必要时应测量昼夜眼压曲线，以证实是否眼压升高。进行超声活体显微镜检查可以证实或发现前房角狭窄或关闭。

4. 绝对期患者　原发性闭角型青光眼患者无光感时，即可诊断。

【治疗原则】

（1）急性闭角型青光眼为双眼疾病，一旦诊断，双眼均应接受诊疗。

（2）临床前期和前驱期患者：应尽快进行激光或手术周边虹膜切除术。在手术之前应滴用缩瞳剂，如1%~2%毛果芸香碱滴眼液，缩小瞳孔，防止前房角关闭和急性发作。

（3）急性期和缓解期患者

①急性期时，应采取紧急综合治疗措施，同时应用各种药物尽快降低眼压，保护视功能。

缩瞳剂：如1%~2%毛果芸香碱滴眼液。可根据眼压高低增减用药次数，最频时可达每5~10分钟滴用1次，但应防止药物过量而中毒。

减少房水生成药物：眼部滴用β肾上腺能受体阻滞剂，如0.5%马来酸噻吗洛尔滴眼液或2%盐酸卡替洛尔滴眼液，每天2次。口服醋甲唑胺25~50mg，每天2次。

脱水剂：静脉滴注20%甘露醇，1~2g/kg。

药物治疗仍无法控制眼压，或患者存在用药禁忌时，可试行前房穿刺放液减低眼压。

②辅助治疗：全身症状严重者，可给予止吐、镇静、安眠的药物。眼部滴用糖皮质激素有助于减轻眼部充血和炎症反应。

③手术治疗：当急性期得以控制，或进入缓解期时，应根据眼压和前房角关闭范围确定手术方式。如果眼压稳定在21mmHg以下，前房角开放范围达1/2周以上时，应进行激光或手术周边虹膜切除术，否则应选择小梁切除术等外滤过性手术。

（4）慢性期患者

①药物治疗：滴用缩瞳剂：如1%~2%毛果芸香碱滴眼液，每天2~4次。

②手术治疗：与急性期和缓解期患者的治疗相同。

（5）绝对期患者　以解除痛苦为主。可采用睫状体冷冻或睫状突激光光凝术等降低眼压。

（6）对于原发性闭角型青光眼患者，都应定期复查，了解眼压、视乳头和视野状况。

【治疗目标】

防止或逆转前房角关闭，控制眼压升高和视功能损伤，保持生活质量。

第二节　原发性开角型青光眼

原发性开角型青光眼是指不伴有眼部或全身引起的其他眼部改变、前房角始终开放的情况下，眼压升高所引起视神经萎缩和视野缺损的一种眼病。本病具有遗传因素。

【临床表现】

（1）通常双眼患病，但发病时间不一。

（2）发病隐匿，进展缓慢，不易察觉。少数患者可有轻度眼胀、雾视、头痛，多数患者无任何症状。

（3）眼压升高，眼压波动幅度大。

（4）视神经乳头青光眼性损害，包括以下几个方面。

①盘沿局限性变窄或缺失，特别是在上、下方盘沿。

②视乳头凹陷扩大。

③视乳头或盘沿浅层出血。

④视网膜神经纤维层缺损。当视乳头杯盘比>0.6，或双眼视乳头杯盘比值相差>0.2时应为可疑损害，应进一步检查。

（5）视野出现青光眼性缺损，包括以下几个方面。

①相对性或绝对性旁中心暗点。

②不完全或完全的与生理盲点相连的弧形暗点。

③环形暗点。

④鼻侧阶梯。

⑤管状视野和颞侧视岛。

（6）大多数患者的前房角为宽角，部分患者为窄角，但均为开角。

【诊断】

（1）由于患者多无自觉症状，很少主动就诊，因此病变早期极易漏诊。

（2）根据眼压升高、典型的青光眼性视神经乳头改变和视网膜神经纤维层改变、青光眼性视野改变、眼压升高时前房角开放等特征，原发性开角型青光眼诊断并不困难。如有阳性家族史，则更加支持诊断。

（3）对于不典型的病例，明确诊断有相当大困难。定期随诊可望及时发现病情进展，有助于诊断。

【治疗原则】

（1）应根据患者初诊时眼压、视神经损害和视野缺损程度、有无增加青光眼性损害的危险因素，如高血压、糖尿病、心血管疾病、高度近视等，确定治疗每只患眼的目标眼压，即视神经和视功能不再进一步损害的眼压水平的最高值。无论采取何种治疗，都应将患者的眼压控制在目标眼压以下。

（2）药物治疗　多类药物可降低眼压。可根据患者状况选择一种或不同类的几种药物联合使用控制眼压。

①前列腺素制剂：为开角型青光眼一线用药。如0.005%拉坦前列腺素滴眼液、0.03%贝美前列腺素滴眼液、0.004%曲伏前列腺素或0.0015%他氟前列腺素等，每晚1次。

②β受体阻滞剂：如0.5%噻吗洛尔滴眼液、0.5%盐酸左布诺洛尔滴眼液、2%卡替洛尔滴眼液和0.5%倍他洛尔滴眼液，每天2次。

③肾上腺素能药物：如选择性α肾上腺素受体兴奋剂0.2%溴莫尼定滴眼液，每天2～

3 次。

④缩瞳剂：如 1% ~2% 毛果芸香碱滴眼液，每天 2 ~4 次。

⑤碳酸酐酶抑制剂：如眼部滴用的 2% 多佐胺（dorzolamide）滴眼液，每天 3 次。口服或注射用的醋氮酰胺、口服用的甲酰唑胺等。

（3）激光治疗

①氩激光小梁成形术。

②选择性小梁成形术。

（4）手术治疗　一般认为当药物治疗不能满意地控制眼压或无法长期耐受而采用药物治疗时应进行手术治疗。也有人主张一旦诊断明确，首选手术治疗。选择的手术包括小梁切除术和非穿透小梁切除术。

【治疗目标】

控制眼压，防止或延缓视功能进一步损害，保持生活质量。

第三节　高眼压症

高眼压症指眼压高于正常值上限，即 21mmHg，但没有青光眼性视神经损伤，也没有视野缺损，前房角开放的一种临床情况。大多数高眼压症经长期随诊，并不出现视神经和视野的改变，仅有少部分高眼压症最终发生原发性开角型青光眼。

【临床表现】

（1）多数患者没有任何临床症状。

（2）眼压最高值 >21mmHg。

（3）前房角开放。

（4）视神经乳头和视网膜神经纤维层正常。

（5）无视野缺损。

【诊断】

根据眼压 >21mmHg，但视神经乳头和视网膜神经纤维层正常，无视野缺损，即可诊断。

【治疗原则】

（1）密切随诊观察，定期检查眼压、视神经乳头和视野。

（2）药物治疗　对于高眼压症患者，可给予降眼压药物，降低眼压。一般选择 β 受体阻滞剂、α_2 受体兴奋剂、前列腺素类制剂等。

【治疗目标】

可以随诊观察，或给予降眼压药物治疗，防止视乳头损伤和视野缺损的发生。

第四节　正常眼压性青光眼

正常眼压性青光眼是指眼压在统计学确定的正常眼压范围内，但具有青光眼性视神经乳头改变和视野缺损的一类开角型青光眼。

【临床表现】

（1）发病隐匿，无任何自觉症状。

（2）早期视力无影响，晚期视力逐渐下降。

（3）眼压不超过 21mmHg。昼夜眼压波动较大，多在 8mmHg 以上。眼压易受体位影响。

（4）前房深度正常，前房角为开角，大多为宽角。

（5）青光眼性视神经乳头改变，如凹陷扩大，盘沿变窄，视乳头片状出血等。

（6）视网膜神经纤维层局限性或弥漫性缺损。

（7）青光眼性视野缺损。

（8）眼动脉压和眼灌注压偏低，眼血流速度低于正常人。

（9）血液流变学异常，如血液黏稠度增加、血细胞比容增高等。

（10）多伴有全身病，如低血压、动脉硬化、糖尿病、冠心病等。

【诊断】

眼压低于 21mmHg，出现青光眼性视神经乳头改变和视网膜神经纤维层缺损、青光眼性视野缺损，前房角为开角，并除外其他引起视神经改变和视野缺损的疾病后，可诊为正常眼压性青光眼。

【治疗原则】

（1）降低眼压　应用药物、激光或眼外滤过术将眼压降至目标眼压。具体治疗参见原发性开角型青光眼一节。

（2）改善视神经乳头的血液供应　如中药复方丹参、葛根素等全身治疗。

（3）治疗伴发的全身病，改善视神经乳头的血液供应。

【治疗目标】

控制眼压，防止视乳头进一步损伤和视野进一步缺损。

第五节　先天性或发育性青光眼

一、婴幼儿型青光眼

婴幼儿型青光眼是指新生儿或 3 岁内发病，主要因小梁网或前房角发育异常，导致房水外流受阻的一种青光眼。其发病有遗传因素。

【临床表现】

（1）具有畏光、流泪、眼睑痉挛三联征，尤其是在强光下。

（2）角膜增大，横径 >12mm。

（3）角膜雾状水肿，有后弹力层破裂（Haab 线）。

（4）眼球增大，前房深。

（5）常为轴性近视眼。

（6）眼压升高。

（7）前房角镜下可见前房角为宽角，虹膜根部附着点靠前，虹膜根部前基质层变薄，可见充血迂曲的血管绊，小梁网出现鱼皮革样粗糙外观等。

（8）视神经乳头凹陷扩大，进展较快。

【诊断】

根据患儿典型的症状和体征，诊断并不困难。

【治疗原则】

1. 药物治疗　除了滴用缩瞳剂有可能升高眼压外，其他用于成人的降眼压药物都可使用。

2. 手术治疗

（1）控制眼压可采用前房角切开术、小梁切开术或小梁切除术等。

（2）如果眼压控制后角膜持续混浊，可考虑行穿透性角膜移植术。

【治疗目标】

原则上都应手术治疗，控制眼压。

二、青少年型青光眼

青少年型青光眼指 3 岁至 30 岁期间发病、主要因小梁网或前房角发育异常，导致房水外流受阻的一种青光眼，又称为发育性青光眼。发病机制与婴幼儿型青光眼相同。但由于青光眼的症状出现较晚，因此外观无眼球扩大。

【临床表现】

（1）发病隐匿。早期无症状。发展到一定程度时可出现虹视、眼胀、头痛、恶心等症状。

（2）眼压升高。

（3）视神经乳头出现青光眼性损害，表现与原发性开角型青光眼相同。

（4）视野出现青光眼性缺损，表现与原发性开角型青光眼相同。

（5）前房角为宽角，周边虹膜附着位置较前，可有较多的虹膜突或小梁色素沉着。

（6）常合并近视眼，并进展较快。

【诊断】

根据发病年龄、临床症状、眼压升高、视神经乳头和视野的改变、前房角宽等特征，诊断并不困难。

【治疗原则】

与原发性开角型青光眼相同。

【治疗目标】

控制眼压，防止视神经进一步损伤和视野进一步缺损。

三、合并其他眼部或全身发育异常的先天性青光眼

这是一类同时伴有角膜、虹膜、晶状体、视网膜、脉络膜等先天异常，或伴有全身其他器官发育异常的先天性青光眼。其中有些发生于婴幼儿期，有些可发生于任何年龄。

【临床表现】

这一类青光眼有多种，常见的有以下几种。

1. 前房角发育不全综合征（Axenfeld – Rieger 综合征） 确诊年龄常为 5 ~ 30 岁，男女发病相同，伴有家族史，常为常染色体显性遗传。一般为双眼发病。有角膜后胚胎环，周边部虹膜组织条带向前伸展，附着于突出的 Schwalbe 线上，虹膜基质发育不良、变薄、失去正常纹理、色素上皮层外翻和萎缩、基质缺损导致虹膜裂孔形成，瞳孔移位变形，或呈多瞳孔或瞳孔膜闭。全身可有牙齿发育不良、缺损和形态异常，小牙颌，面部畸形等。50% 以上的患者合并青光眼。

2. Peter 异常 常在出生时就已发生，大多数有家族史。为双侧性，角膜中央混浊，仅在角膜近周边部有一极窄的透明区。混浊角膜的后部基质有缺损，相应部位的后弹力层和角膜内皮细胞层变薄或消失。中央部虹膜可与后部角膜的缺损边缘发生粘连，有时可与晶状体粘连在一起。前房角发育不良。约半数患者合并青光眼。

3. 先天性无虹膜 是一种以虹膜发育不良为主要特征的双眼发育性疾患，累及全眼球的先天性眼病，可伴有全身缺陷，包括智力低下、泌尿生殖器先天异常和 Wilm 瘤。50% ~75% 患者并发青光眼，主要是由于前房角结构发生进行性改变所致，一般发生在婴幼儿期或青少年期。

4. 原始玻璃体持续增生症 是一种出生时就已出现的单侧性先天异常，眼球多小于正常，表现为部分或全部白瞳症，可并发眼内出血、继发性闭角型青光眼和角膜混浊。

5. 伴有颜面部血管瘤和脉络膜血管瘤的青光眼（Sturge – Weber 综合征） 颜面部皮肤毛细血管瘤位于三叉神经第一或第二分支分布区域，常为单侧性，以面部中线为分界，个别病例的血管瘤越过中线。少数患者为双侧性。常伴有脑膜葡萄状血管瘤，累及大脑的枕叶及颞叶。X 线检查显示出血管瘤下的脑皮质常有进行性钙化改变。血管瘤可侵犯眼睑、浅层巩膜、结膜、虹膜睫状体和脉络膜。约 30% 的患者伴有青光眼，是由于前房角异常或上巩膜静脉压增高所致。

6. 真性小眼球 为胚胎发育过程中眼球在胚胎裂闭合后停止发育所致。表现为眼球小、高度远视或伴有黄斑变性，晚期出现慢性闭角型青光眼的特点。

【诊断】

根据患儿典型的症状和体征，特别是先天异常，可以明确诊断。

【治疗原则】

同先天性婴幼儿型青光眼。

【治疗目标】

原则上都应手术治疗，控制眼压。大多数情况下，应用降眼压药物只是手术前控制眼压的暂时措施。真性小眼球手术时，易发生严重脉络膜渗漏，应同时行涡状静脉减压术。

第六节　继发性青光眼

一、继发于角膜内皮细胞层病变的青光眼

（一）虹膜角膜内皮综合征

继发于角膜内皮细胞层病变的青光眼是一组具有原发性角膜内皮异常的眼前节疾病，包括三种互相重叠的综合征：原发性虹膜萎缩、Chandler 综合征和虹膜痣综合征（Cogan –

Reese 综合征）。异常的角膜内皮细胞可跨越前房角异常增殖，覆盖小梁网。这些异常组织的收缩可导致前房角关闭。

【临床表现】

（1）患者一般为中青年，很少有家族史。

（2）常单眼发病。但有时可发现对侧眼的角膜也有符合本病的轻度改变。

（3）早期无症状，视力进行性下降。

（4）患者可发现虹膜不规则的异常形态。并自觉患眼视物模糊、眼疼。

（5）角膜水肿，角膜内皮细胞层有局限的金箔样改变。中央前房深。

（6）虹膜的异常改变

①原发性虹膜萎缩：虹膜明显变薄，导致虹膜孔洞和瞳孔变形移位。

②Chandler 综合征：虹膜轻度变薄，瞳孔轻度变形。在三种类型的综合征中角膜变化最为明显，即使眼压正常时，角膜也发生水肿。

③虹膜痣综合征：虹膜表面有色素结节，虹膜萎缩呈现多样性。这些改变也可以在 Chandler 综合征和原发性虹膜萎缩中出现。

（7）眼压升高，大多在 40～60mmHg 之间。视神经乳头出现病理性凹陷，视野缺损。

（8）角膜内皮显微镜检查，可发现角膜内皮细胞计数明显减少，正常的六角型镶嵌边界不清，细胞层出现暗区，局灶性细胞缺失等。

（9）前房角镜检查，可发现周边部虹膜前粘连，常超越 Schwalbe 线。前房角关闭。

【诊断】

根据角膜、虹膜和前房角的改变，以及眼压升高，可做出诊断。

【治疗原则】

（1）除非出现青光眼和角膜水肿，否则无需治疗。

（2）为解除角膜水肿和控制青光眼，采用降眼压药物治疗。眼压应降至角膜不发生水肿为度。

（3）角膜水肿治疗　局部滴用 50% 葡萄糖溶液，4 次/天，有助于减轻角膜水肿。

（4）当药物治疗不能将眼压降低到不出现角膜水肿时，或视神经损害和视野缺损进展时，可采用眼外滤过手术。但单纯滤过术疗效差，应在术中加用丝裂霉素或植入房水引流装置。

（5）如果眼压正常，但角膜持续严重水肿时，可行穿通性角膜移植术。

【治疗目标】

控制眼压，尽量保护视功能。

（二）角膜后部多形性营养不良

角膜后部多形性营养不良是一组双侧性、进行性、家族性角膜内皮营养不良疾病。约有 15% 的患者发生继发性闭角型青光眼或继发性开角型青光眼。前者可能是由于异常的角膜内皮细胞或上皮细胞及其基底膜样物质从周边部角膜向下越过前房角，延伸到虹膜表面，随后此膜收缩导致虹膜角膜粘连、前房角关闭、瞳孔移位、虹膜萎缩和瞳孔缘色素外翻。后者的机制尚未肯定，可能是虹膜在巩膜嵴之前高附着地嵌入后部小梁网，高附着的虹膜起着压迫作用，导致小梁柱萎缩，小梁网间隙缩小，增加了房水外流阻力。

【临床表现】

（1）家族性疾病　通常为常染色体显性遗传。

（2）双侧发病，但病情并不一定对称。

（3）虽然本病为先天性，但出生后至成年期可无症状。早期视力正常。

（4）裂隙灯活体显微镜检查，可发现角膜后部相当于后弹力膜水平呈现典型的不规则损害，出现小疱、带样增厚和地图状混浊。小疱多呈直线或成簇分布，并由灰色雾样晕轮围绕。

（5）角膜内皮镜面反射显微镜检查发现，角膜改变呈现两种形式：①局限性小泡，类似弹坑或炸面包圈样损害和蜗牛轨足迹等特点。角膜仍保持透明。②地图状并伴有后弹力层和深层角膜基质模糊，常有虹膜角膜粘连和青光眼发生。上述变化是进行性的，在某一年龄段病变呈局限性，其后随年龄增加病变扩展甚至累及整个角膜。

（6）前房角镜检查可发现周边虹膜细小、宽基底或广泛的前粘连，可扩展或越过Schwalbe线。严重者伴有虹膜萎缩、瞳孔变形、瞳孔缘色素外翻。也可发现前房角完全开放，但虹膜根部附着点通常位于巩膜嵴前房的小梁网后部。

（7）部分患者发生青光眼，可分为青年性开角型青光眼、成年开角型青光眼和成年闭角型青光眼三类。

【诊断】

根据双侧性和家族性，角膜的特征性改变和眼压升高，可做出诊断。

【治疗原则】

（1）大多数患者角膜异常局限，可无症状，一般无需治疗。

（2）如有角膜水肿，眼部滴用5%氯化钠滴眼剂或50%葡萄糖溶液，4次/天。

（3）如发展至角膜基质水肿，可行穿通性角膜移植术。

（4）如发生青光眼，可以应用降眼压药物控制眼压。如果药物控制眼压不满意，应采用眼外滤过手术。

【治疗目标】

（1）如无症状，角膜异常局限，可行观察。

（2）如发生青光眼，控制眼压。

二、与虹膜和睫状体疾病相关的青光眼

（一）色素性青光眼

色素性青光眼是指色素播散综合征合并眼压升高、青光眼性视神经乳头损害和视野缺损的一种眼病。色素播散综合征指小梁网色素病理性增多，并有虹膜中周部辐射状透照缺损，角膜内皮层色素沉着增加。

【临床表现】

（1）多见于男性，20～45岁中青年，近视眼者。

（2）双眼发病，但并不对称。

（3）多无症状，或自觉运动或瞳孔散大后视物模糊、眼痛、虹视。

（4）进行眼后部透照试验时，相当于虹膜与晶状体悬韧带接触处的虹膜中周部可见斑

片状或辐射状透光区。

（5）前房角镜下可见360°小梁网上稠密的均匀的色素沉着，色素分级常为3~4级。睫状体宽，周边部虹膜后凹。

（6）角膜后壁垂直梭形色素沉着（Krukenberg's spindle），典型时刚好位于视轴下方。

（7）晶状体赤道部表面、Schwalbe线有色素沉着。有时在虹膜上也有色素沉着，以至产生虹膜异色。

（8）眼压升高、眼压波动大。当眼压波动大时，前房内可见漂浮的色素颗粒。

（9）视神经乳头凹陷增大，青光眼性视野缺损。

【诊断】

根据发作性视力下降和虹视的病史，裂隙灯活体显微镜下可见虹膜透照缺损，角膜后色素沉着，前房角改变，眼压升高，视神经乳头和视野改变，可以明确诊断。

【治疗原则】

（1）根据有无眼压升高、视神经乳头状况，视野改变程度，确定治疗方法。

（2）仅有色素播散，而无青光眼的症状和体征，只需密切随诊。

（3）对于轻、中度青光眼，应控制眼压。

（4）首诊时发现已是晚期青光眼时，应当一开始就应用最大耐受量的药物进行治疗。

（5）具体的治疗

①滴用缩瞳剂。

②其他用于治疗原发性开角型青光眼的药物可适用于色素性青光眼的治疗。

③色素性青光眼对氩激光小梁成形术的反应较好，尤其是年轻患者，这一点与原发性开角型青光眼正好相反。

④如果药物和激光治疗仍不能控制眼压，应行小梁切除术。但这些年轻的近视患者术后发生低眼压黄斑病变的危险比较大。

⑤激光周边虹膜切除术后可减少色素的释放，但目前对这种治疗仍有不同意见。

（6）定期随诊。根据青光眼的严重程度，每1~6个月随诊1次，每6~12个月进行视野检查。

【治疗目标】

控制眼压。

（二）**高褶虹膜**

高褶虹膜常在对诊断为瞳孔阻滞引起的闭角型青光眼施行周边虹膜切除术后效果不好时被考虑到。分为两类：①高褶虹膜形态：前房角镜检查时发现前房角关闭，但虹膜面平坦，中央前房深度正常。相对性瞳孔阻滞在其发病中只起部分作用。周边虹膜切除术可治愈其中的大部分病例。②高褶虹膜综合征：此类患者在高褶虹膜形态中只占一小部分，是真正由于高褶虹膜机制引起的青光眼。尽管虹膜切除孔通畅，但当瞳孔散大时周边部虹膜仍关闭前房角。超声生物显微镜检查发现睫状突位置前移，从虹膜后面将虹膜顶向小梁网，阻碍了虹膜切除后周边部虹膜后退。

【临床表现】

（1）通常无症状。当发生急性闭角型青光眼时，可有视力下降、搏动性眼痛、恶心、呕吐。

（2）虹膜面较平坦，中央前房深度正常，前房角镜下可见周边部虹膜前凸，虹膜附着点靠前。当高褶虹膜并发急性闭角型青光眼时，中央前房深度仍是正常的，但周边虹膜可阻塞前房角。

（3）所引起的闭角型青光眼可能呈急性发作的表现，也可以呈慢性的过程。

【诊断】

如果中央前房深度正常或接近正常，周边前房浅，前房角镜下可见虹膜附着点靠前，虹膜前凸，使虹膜面并不膨隆时，应考虑为高褶虹膜形态。如进行周边虹膜切除术后，当瞳孔散大后前房角仍然关闭，眼压升高，则可诊断为高褶虹膜综合征。

【治疗原则】

（1）如果发生急性闭角型青光眼，应用药物治疗尽快降低眼压。具体治疗方法见原发性闭角型青光眼一节。

（2）药物控制眼压后进行激光周边虹膜切除术。

（3）进行虹膜切除术后 1 周，滴用弱散瞳剂，如 0.5% 托吡卡胺滴眼液进行散瞳。如果眼压增高，应诊断为高褶虹膜综合征，长期滴用弱缩瞳剂，如 0.5% ~ 1% 毛果芸香碱滴眼液，每天 3 ~ 4 次，或行激光周边虹膜成形术。

（4）虹膜切除术后，尽管虹膜切除孔通畅，但仍发生闭角型青光眼时，也应考虑有高褶虹膜综合征，按上述方法进行治疗。

（5）如果患者对药物治疗和周边虹膜切除术的疗效不好，可考虑行激光周边虹膜成形术。必要时行眼外滤过术。

（6）如果诊为高褶虹膜形态，做完激光虹膜切除术后眼压控制良好，应在 1 ~ 2 周内行对侧眼的激光虹膜切除术。

【治疗目标】

明确诊断，控制眼压。

三、继发于眼内炎症的青光眼

（一）继发于虹膜睫状体炎的青光眼

可因炎症引起房水生成量和成分改变，房水中的炎性细胞、纤维蛋白渗出及组织碎片阻塞小梁网，炎症波及小梁网后产生水肿，而使房水外流受阻，导致继发性开角型青光眼。也可因炎症发生瞳孔缘虹膜后粘连，前后房房水通道受阻，虹膜膨隆，周边部虹膜与小梁网相贴，或因周边部虹膜和睫状体水肿和炎性渗出，引起周边部虹膜前粘连，导致继发性闭角型青光眼。

【临床表现】

（1）具有虹膜睫状体炎的症状，如畏光、疼痛、视物模糊。

（2）具有虹膜睫状体炎的体征，如睫状充血、角膜后沉着物、房水中炎性细胞和闪光阳性、瞳孔缘虹膜后粘连等。

（3）眼压升高。

（4）前房深度正常或周边前房明显变浅。

（5）前房角可为开角或有周边虹膜前粘连。

（6）青光眼性视神经乳头改变和视网膜神经纤维层缺损。

（7）青光眼性视野缺损。

【诊断】

根据虹膜睫状体炎和青光眼的临床表现，可以明确诊断。

【治疗原则】

1. 虹膜睫状体炎的治疗

（1）眼部滴用糖皮质激素，如1%强的松龙，根据眼部炎症情况，可以每1～6小时1次。

（2）眼部滴用非类固醇类抗炎药。

（3）眼部滴用睫状肌麻痹剂，如复方托吡卡胺滴眼液，每天2次，每次1～3滴间隔5分钟；或1%阿托品滴眼液，每天2～4次。

2. 青光眼的治疗

（1）眼部滴用β受体阻滞剂，如0.5%噻吗洛尔滴眼液、0.5%左布诺洛尔滴眼液或2%卡替洛尔滴眼液，每天2次。

（2）口服碳酸酐酶抑制剂，如醋氮酰胺，125～250mg，每天2～4次；醋甲唑胺，25～50mg，每天2～3次。

（3）必要时静脉滴注高渗剂，如20%甘露醇1～2g/kg静脉注射。

（4）对于因瞳孔阻滞引起的继发性闭角型青光眼，应及时行激光虹膜切除术，但切除口要大。

（5）联合应用降眼压药物后，眼压仍控制不满意者需行眼外滤过手术，并在术中或术后应用抗代谢药物。

【治疗目标】

（1）控制炎症。

（2）控制眼压升高。

（二）青光眼－睫状体炎危象

青光眼－睫状体炎危象常称青睫综合征，又称Posner－Schlossman综合征，是以反复发作性的虹膜睫状体炎和眼压升高为特征的一种综合征。

【临床表现】

（1）好发于中青年。

（2）常单眼发作，只同眼受累。少数双眼发病者，也不同时发病。

（3）发作时眼部眼压升高，一般为40～60mmHg。

（4）发作时一般患眼不充血，均仅有轻度睫状充血。

（5）眼压升高与自觉症状不成比例，只有轻度不适、轻微疼痛，虹视。不会出现原发性闭角型青光眼急性期出现的恶心、呕吐、剧烈头痛和眼痛等症状。

（6）视力正常或轻度下降。

（7）角膜上皮可有轻度水肿。发作后3天内角膜后出现一个或几个大小不等、孤立、无色素的灰白色羊脂状沉着物，多位于角膜中央或下半部。眼压恢复正常后几天至1个月内角膜后沉着物消失。

（8）前房轻度炎症反应，房水中有少细胞，轻度房水闪光。无虹膜后粘连。

（9）前房角为开角，一般无周边虹膜前粘连。

（10）预后较好，但部分患者仍会出现青光眼性视神经损害。

【诊断】

根据眼压升高、轻度虹膜睫状体炎、发作时视功能无明显影响的临床特点，可以诊断。

【治疗原则】

（1）药物降低眼压。可用β受体阻滞剂：0.5%噻吗洛尔滴眼液、2%卡替洛尔滴眼液或0.5%左布诺洛尔滴眼液；α受体兴奋剂：0.2%溴莫尼定滴眼液；碳酸酐酶抑制剂：乙酰唑胺125～250mg，每天3次，或醋甲唑胺25～50mg，每天2次。如果眼压急性升高，可应用高渗剂，如20%甘露醇静脉滴注，1～2g/kg。

（2）滴用糖皮质激素滴眼液：1%强的松龙滴眼液或0.1%地塞米松滴眼液，每天4次。

（3）全身应用抑制前列腺素合成的药物，如吲哚美辛25～50mg，每天3次；氟灭酸200mg，每天3次；肠溶阿司匹林，25mg，每天3次。

（4）如有眼痛，可滴用睫状肌麻痹剂。

【治疗目标】

（1）控制炎症。

（2）药物降低眼压。

四、新生血管性青光眼

新生血管性青光眼指由于纤维血管膜长入虹膜和前房角组织引起的青光眼。开始时前房角开放，但表面的纤维血管膜阻塞前房角，导致眼压升高。前房角的纤维血管膜最终会收缩，引起周边部虹膜前粘连，导致继发性闭角型青光眼。纤维血管膜的发生原因是眼部组织缺血多。

【临床表现】

（1）可能无任可症状，或诉有眼痛、眼红、畏光和明显视力减退。

（2）新生血管性青光眼的临床发展可分为以下三期。

①第Ⅰ期：瞳孔缘和/或小梁网出现非放射状、走行杂乱的异常血管。无青光眼体征。

②第Ⅱ期：在第Ⅰ期表现的基础上出现眼压升高，为继发性开角型青光眼期。

③第Ⅲ期：由于小梁网纤维血管膜的收缩引起部分或全部前房角关闭，为继发性闭角型青光眼期。常见周边虹膜前粘连和虹膜红变。

（3）患眼常有结膜充血，当眼压升高时可有角膜水肿，轻度前房房水细胞和闪光。瞳孔散大，瞳孔缘色素外翻。可出现青光眼性视神经乳头和视网膜神经纤维层改变、视野缺损。

（4）晚期发生剧烈眼痛，头痛，出现大疱性角膜病变。

【诊断】

（1）患有引起眼部缺血疾病，如糖尿病性视网膜病变、视网膜中央静脉阻塞（尤其是缺血型）、眼缺血综合征（颈动脉阻塞性疾病），以及其他眼病，如视网膜分支静脉阻塞、慢性葡萄膜炎、陈旧性视网膜脱离、眼内肿瘤、外伤及其他眼血管性疾病等。

（2）前房角和虹膜有新生血管。

（3）眼压升高。

【治疗原则】

（1）对于虹膜红变，但眼压尚未升高的患者，应找出发生纤维血管膜的原因，及时处理，防止眼压升高，例如因视网膜病变引起纤维血管膜，可采用氩激光全视网膜光凝治疗。如屈光间质混浊不宜采用激光治疗时可采用全视网膜冷冻术。玻璃体腔内注射抗血管内皮生长因子，有助于新生血管的消退。

（2）药物降低眼压

①β 受体阻滞剂，如 0.5% 噻吗洛尔滴眼液、0.5% 左布诺洛尔滴眼液，每天 2 次。

②α 受体兴奋剂，如 0.2% 溴莫尼定滴眼液，每天 2～3 次。

③全身或眼部使用碳酸酐酶抑制剂，如口服乙酰唑胺 125～250mg，每天 2～4 次，醋甲唑胺 25～50mg，每天 2 次，1% 布林唑胺滴眼液，每天 2～3 次滴患眼。

④减轻疼痛和炎症，可眼部滴用 1% 强的松龙滴眼液或 0.1% 地塞米松滴眼液，每 1～6 小时 1 次；滴用睫状肌麻痹剂，如 1% 阿托品滴眼液，可缓解眼痛。在前房角关闭时，滴用阿托品也可能增加房水经非常规通道外流，因此可降低眼压。

⑤必要时可给予高渗剂，如甘露醇。

（3）手术治疗

①虹膜新生血管较少者，可选用小梁切除术。术前应行前房角和虹膜周边部新生血管氩激光光凝术，以便减少术中出血。

②对于前房深者，可行青光眼房水引流装置植入术。

（4）对于无光感眼，治疗的目的是减轻患者痛苦，可选用睫状体冷冻术、激光睫状体光凝术、无水乙醇球后注射等。

【治疗目标】

（1）控制新生血管的发展。

（2）有视功能时，应尽快降低眼压，保存视功能。

（3）无视功能时，应尽量解除患者的痛苦。

五、糖皮质激素性青光眼

糖皮质激素性青光眼是指眼部或全身长期使用糖皮质激素后，发生房水外流障碍，导致眼压升高甚至视神经乳头和视网膜神经纤维层损害、视野缺损的一种眼病。眼压升高程度与所用糖皮质激素的种类、剂量、浓度、频度及持续时间有关。

【临床表现】

（1）一般无自觉症状。

（2）眼压升高。

（3）眼压升高初期是可逆的。停用糖皮质激素后，眼压可恢复至治疗前水平。

（4）如果眼压持续升高，就会产生类似于原发性开角型青光眼的视神经乳头和视网膜神经纤维层改变，以及视野缺损。

（5）眼部出现糖皮质激素所致的其他损害，如晶状体下后囊膜下混浊。

【诊断】

（1）有明确的使用糖皮质激素史。

（2）眼压升高程度、持续时间和眼部损伤的程度与糖皮质激素用量、持续时间相一致。

（3）停用糖皮质激素后数天到数周眼压可恢复正常。

（4）眼部出现类似于原发性开角型青光眼的损害。

（5）眼部可能存在糖皮质激素所致的其他损害。

【治疗原则】

（1）停用糖皮质激素。

（2）如因眼部或全部疾病治疗需要，不能停用糖皮质激素时，应尽量减少使用，或选用对眼压影响较小的药物。

（3）改用非甾体类激素眼液抗炎，如氟比洛芬滴眼液、普拉洛芬滴眼液。

（4）已发生视神经乳头改变和视野缺损时，治疗原则同原发性开角型青光眼。

【治疗目标】

（1）控制眼压。

（2）防止或阻止视功能损伤。

六、晶状体源性青光眼

（一）剥脱性青光眼

剥脱性青光眼又称囊膜剥脱综合征或假性晶状体囊膜剥脱综合征，是一种广泛的基底膜疾病。灰白色脱屑物广泛沉积于晶状体表面、虹膜、睫状突上皮和小梁网，可合并眼压升高，引起青光眼。

【临床表现】

（1）多为双眼发病，但进展情况不一。

（2）发展缓慢，早期常无症状。

（3）灰白色碎屑样物质沉积于瞳孔缘、晶状体前囊膜、虹膜表面、前房角及晶状体悬韧带。

（4）瞳孔不易散大。散瞳后检查可见晶状体前囊表面分为三个区域：中央为半透明盘状区，有剥脱物，常有卷边；中间为透明区；周边为颗粒状沉积物区，常呈放射状分布。

（5）透照试验可显示瞳孔周围的虹膜透照缺损。

（6）晶状体悬韧带剥脱物聚集增加脆性，易发生晶状体不全和完全脱位。

（7）有青光眼的体征，如眼压升高、青光眼性视神经乳头改变和视网膜神经纤维层缺损、青光眼性视野缺损。

（8）前房角为开角，老年患者的前房角较窄。前房角有灰白色碎屑样沉着物。小梁上不规则色素沉着，下方较重。

【诊断】

根据晶状体前囊膜特征性改变和眼压升高、视神经乳头和视野改变，一般可以确诊。

【治疗原则】

（1）药物治疗　与原发性开角型青光眼相同。

（2）可行激光小梁成形术。

（3）如果药物和激光治疗控制眼压不满意可行滤过性手术。

（4）无青光眼的剥脱综合征患者应6～12个月复查一次。除非已经发生青光眼，否则不按青光眼处理。

【治疗目标】

及时积极地控制眼压，防止或阻止视功能损伤。

（二）晶状体溶解性青光眼

可溶性晶状体物质从看似完整的晶状体囊袋内渗入前房，阻塞前房角，晶状体蛋白刺激炎症反应和巨噬细胞反应，巨噬细胞吞噬晶状体蛋白后进一步阻塞房水外流，引起眼压升高，导致青光眼。多见于过熟期白内障。

【临床表现】

（1）多数为老年患者，单眼发生，长期视物模糊、眼疼，多发生过熟期白内障。由于外伤或其他原因使晶状体脱位进入玻璃体腔内，也可发生本病。少数成熟期或未成熟期白内障也可发生本病。

（2）大多数突然发病，患眼及眶周疼痛、视力下降、流泪、畏光，可有恶心、呕吐。

（3）眼压显著升高。

（4）结膜混合充血、角膜水肿、前房深、房水浮游细胞和闪光阳性，角膜后壁、房水、房角、虹膜及晶状体表面可见白色晶状体皮质或彩色反光的颗粒。

（5）可见典型的过熟期白内障，晶状体囊膜皱缩，或有核下沉。

（6）偶见假性前房积脓。

（7）前房角为开角。下方前房角可见巨噬细胞团块。

（8）房水细胞检查　显微镜下可见透明膨胀巨噬细胞。

（9）房水生化检查　房水中高分子量可溶性晶状体蛋白的含量增高。

【诊断】

（1）根据病史、裂隙灯活体显微镜检查和前房角镜检查结果，一般可以诊断。

（2）如有怀疑，可行前房穿刺进行房水细胞学和生化检查。

【治疗原则】

（1）应用降眼压药物积极控制眼压，减轻炎症反应。

①降眼压滴眼液，如β受体阻滞剂：0.5%噻吗洛尔或0.5%左布诺洛尔滴眼液，开始时滴1滴，以后每天2次；α受体兴奋剂：0.2%溴莫尼定滴眼液，每天2次；碳酸酐酶抑制剂：布林佐胺滴眼液，每天3次。

②口服碳酸酐酶抑制剂：醋氮酰胺125～250mg，每天4次；或醋甲唑胺，25～50mg，每天2次。

③滴用睫状肌麻痹剂：1%阿托品滴眼液，每天3次。

④滴用糖皮质激素：1%强的松龙滴眼液或0.1%地塞米松滴眼液，开始第1个小时内每15分钟1次，以后每小时1次。

⑤如有必要，静脉滴注高渗剂：20%甘露醇静脉滴注，1～2g/kg。

（2）药物治疗不可能满意地控制眼压，因此尽快做白内障摘出术，最好于发病后24～36小时内进行，并彻底冲洗前房残留皮质。通常此时没有必要联合进行青光眼手术。

【治疗目标】

（1）尽早摘除白内障。

（2）控制炎症，降低眼压。

（三）晶状体颗粒性青光眼

晶状体颗粒性青光眼又称晶状体皮质残留性青光眼，由于外伤或晶状体手术，使晶状体皮质散布于前房，堵塞前房角，阻碍房水外流，引起眼压升高。

【临床表现】

（1）近期有眼部外伤或白内障囊外摘除手术史。

（2）患眼疼痛、视物模糊、眼红、流泪、畏光。

（3）眼压升高。

（4）结膜充血、角膜水肿。

（5）可见前房内白色晶状体皮质碎片。前房房水细胞及闪光阳性。

（6）前房角为开角，可能有晶状体皮质滞留。

（7）外伤病例可见晶状体囊膜破裂。

（8）房水细胞学检查可见晶状体颗粒及巨噬细胞。

（9）检查视神经乳头，根据其凹陷大小可推测患者耐受眼压升高的时间。

【诊断】

根据病史、眼压升高、前房和前房角检查结果，一般可以确诊。

【治疗原则】

（1）应用降眼压药物积极控制眼压，减轻炎症反应。

①眼部滴用降眼压药物。

②口服碳酸酐酶抑制剂。

③滴用睫状肌麻痹剂：1%阿托品滴眼液，每天3次。

④滴用糖皮质激素：开始增加滴眼频率，以后酌减。

⑤如有必要，静脉滴注高渗剂：20%甘露醇静脉滴注，1～2g/kg。

（2）如果药物治疗不能控制眼压，尽快手术，清除残留的晶状体皮质。

【治疗目标】

尽快降低眼压，尽早清除残留的晶状体皮质。

（四）晶状体皮质过敏性青光眼

晶状体皮质过敏性青光眼是晶状体皮质过敏性眼内炎的一种表现，比较少见。它是在白内障手术或晶状体受损伤后，个体对自身晶状体蛋白起免疫反应，累及房水外流通道，引起房水外流障碍，眼压升高，导致继发性青光眼。

【临床表现】

（1）有眼部外伤或白内障摘除手术史，晶状体物质残留在眼内，特别是晶状体核残留于玻璃体中。

（2）手术后经过一段时间出现严重的慢性肉芽肿样炎症，如前房渗出和浮游细胞、羊脂状角膜后沉着物，主要发生在手术眼残留的晶状体物质周围，或者对侧眼进行白内障囊外摘除或超声乳化白内障吸除术后。

（3）青光眼只是晶状体皮质过敏性眼内炎的一种少见表现。急性反应期眼压多降低，当小梁网和前房角受损后眼压升高，并有眼红、眼痛。

（4）此外还有结膜充血、角膜水肿、虹膜充血水肿、瞳孔缩小。后部葡萄炎症时可有玻璃体黄白色反光。

（5）前房穿刺抽取房水检查可发现大量白细胞。

【诊断】

根据白内障手术史或晶状体外伤史、手术或外伤至发病的时间、眼部肉芽肿样炎症、眼压升高，一般可以确诊。

【治疗原则】

（1）眼部和全身应用糖皮质激素控制炎症。

（2）应用药物积极降低眼压。

（3）手术摘除晶状体和清除残留的晶状体物质。术后继续应用糖皮质激素。

【治疗目标】

药物降眼压的作用是暂时的，应尽早摘除白内障或清除残留的晶状体物质，控制炎症，降低眼压。

（五）白内障膨胀期继发青光眼

年龄相关性白内障膨胀期继发急性眼压升高是一种继发性闭角型青光眼，由于晶状体水肿、变大变厚，引起晶状体虹膜隔前移，瞳孔阻滞增加，虹膜膨隆，前房角变窄关闭，眼压升高，导致青光眼发生。

【临床表现】

（1）长期视力减退病史。

（2）明显眼疼、偏头痛，严重者伴恶心呕吐。

（3）睫状充血，角膜上皮水肿，瞳孔中度散大。

（4）前房浅，尤其是中央前房明显比对侧眼浅。

（5）晶状体混浊，水肿加重，皮质下仍有部分透明区，虹膜投影阳性。

（6）眼压明显升高。

（7）前房角镜检查可见前房角部分或全部关闭。

【诊断】

根据白内障史和眼压突然升高、前房浅，一般可以确诊。

【治疗原则】

（1）开始可应用药物降低眼压。

（2）行激光虹膜周边切除术，可能有助于控制眼压。

（3）行白内障摘除术。如果病程较长，前房角发生周边虹膜前粘连者，应施行青光眼白内障联合手术。

【治疗目标】

药物降眼压的作用是暂时的，应尽早摘除白内障。

（六）晶状体脱位继发青光眼

外伤引起晶状体悬韧带断裂以及先天性晶状体悬韧带发育不全或松弛无力这两种情况，均能引起晶状体脱位或半脱位，都可继发青光眼。

【临床表现】

（1）外伤引起者，有眼部钝挫伤史。

（2）先天性晶状体脱位者，多为遗传病，以双侧为多见。

（3）晶状体全脱位，悬韧带全部断离，可有以下几种情况。

①晶状体脱入前房，多沉于前房下方，呈油滴状，虹膜推向后方，影响房水排出，可致眼压升高。

②晶状体脱入玻璃体腔内，可见前房深，虹膜震颤。玻璃体腔内有透明球状物，早期可活动，久后与视网膜粘连。可发生晶状体皮质过敏性眼内炎及青光眼。

③晶状体嵌于瞳孔区，部分突至前房，可因瞳孔阻滞引起急性青光眼。

④严重外伤时，角巩膜缘破裂，晶状体脱入球结膜下，甚至脱至眼外。此种情况不会引起青光眼。

（4）晶状体半脱位

①瞳孔区可见部分晶状体，散瞳时可见部分晶状体赤道部。

②前房深浅不一，可见虹膜震颤。

③眼底可见双像，大小不一。

④常伴眼压升高。

【诊断】

根据晶状体脱位或半脱位，以及眼压升高，一般可以确诊。

【治疗原则】

（1）半脱位

①晶状体透明，对视力无明显影响且无青光眼时，可随诊观察。如引起屈光改变，可予镜片矫正。

②晶状体不全脱位继发青光眼，常由于瞳孔阻滞所致。如果晶状体透明，无明显视力障碍，可应用药物降低眼压；但缩瞳剂有可能加重瞳孔阻滞，应慎用。可长期滴用睫状肌麻痹剂，行激光虹膜切除术，以便解除瞳孔阻滞。如果不能满意地控制眼压，可行眼外滤过术或手术摘除晶状体。

（2）全脱位 无论脱位于前房、瞳孔区或玻璃体腔内，都应摘除晶状体。

（3）术后应观察眼压，如控制不满意，应加用降眼压药物治疗。

【治疗目标】

根据晶状体脱位情况，选用药物或手术治疗，控制眼压。

七、继发于眼外伤的青光眼

（一）前房角退缩性青光眼

前房角退缩性青光眼指眼球钝挫伤后引起前房角撕裂，导致眼压升高、视神经乳头和视网膜神经纤维层损伤，以及视野缺损。

【临床表现】

（1）有明确的眼球钝挫伤史。

（2）常单眼发病。

（3）典型的病例无任何症状。

（4）眼压升高。

（5）患眼周边前房均匀或不均匀加深。

（6）前房角镜检查发现前房角撕裂处虹膜根部附着点靠后、虹膜突缺失、睫状体带明显增宽。由于前房角后退，前房角镜下见巩膜突明显变白。有时360°前房角均受累，需与对侧眼比较才容易确认前房角后退的区域。

（7）前房角后退分级（Howard，1965）

Ⅰ度：浅层撕裂，睫状体表面色素膜小梁撕裂，睫状体带和巩膜突裸露。

Ⅱ度：中度撕裂，睫状肌撕裂，前房角深而宽，睫状体带为正常的 1～3 倍，后退范围常超过180°。

Ⅲ度：重度撕裂，睫状肌内有深裂隙，其尖端不能窥见，后退范围可达360°。

（8）可有外伤的其他体征，如瞳孔缘括约肌撕裂、虹膜根部离断、外伤性白内障及视网膜改变等。

【诊断】

根据眼球钝挫伤史、眼压升高和前房角特征性改变，可以明确诊断。

【治疗原则】

（1）治疗原则与原发性开角型青光眼治疗相同。

（2）不宜使用缩瞳剂，因其可减少葡萄膜巩膜的房水流出而导致眼压升高。

【治疗目标】

可采用药物或手术治疗，控制眼压。

（二）**出血性青光眼**

出血性青光眼指眼钝挫伤后，前房大量出血，阻塞前房角而致眼压升高。

【临床表现】

（1）有眼球钝挫伤史。

（2）眼痛、胀痛、视力下降。

（3）结膜充血，房水闪光阳性。

（4）前房有大量积血，可见积血液平或血细胞弥散于前房内。

（5）眼压升高，与出血量有关，当出血超过前房1/2时易引起继发性青光眼。

（6）角膜血染　当眼压升高、前房积血较多较久后，会引起角膜血染。角膜内皮细胞层不正常时即使眼压正常，也可引起角膜血染。

（7）晚期可导致视神经萎缩。

【诊断】

根据眼部钝挫伤史、前房积血和眼压升高，可以明确诊断。

【治疗原则】

（1）无并发症的前房出血，可采用非手术治疗：口服止血药、双眼包扎、高枕卧位、静卧休息。

（2）眼压高时，需用药物降低眼压。

（3）药物治疗后仍不能控制眼压或前房内形成凝血块时，可手术冲洗前房出血或取出凝血块。

（4）随访时观察前房出血吸收情况，注意眼压升高对角膜的影响。

【治疗目标】

促进前房积血吸收，控制眼压。

（三）溶血性青光眼

眼内出血，尤其是玻璃体积血后，红细胞在眼内破坏后的产物和含有血红蛋白的巨噬细胞机械地阻塞小梁，引起急性眼压升高。

【临床表现】

（1）有眼外伤或眼内出血的病史。

（2）自觉视力下降、眼痛和头痛。

（3）结膜明显充血，角膜水肿。前房内有大量血细胞浮游，前房角开放，小梁呈微红或棕红色。

（4）眼压升高。

（5）房水细胞检查，含有棕色色素的巨噬细胞。

【诊断】

根据眼内出血史，前房内血细胞浮游，眼压升高，可以诊断。如果必要，可进行前房水细胞学检查。

【治疗原则】

（1）眼部滴用或口服降眼压药物。

（2）冲洗前房，必要时反复冲洗。

（3）行玻璃体切除术。

【治疗目标】

去除眼内出血，清洗前房，控制眼压。

（四）血影细胞性青光眼

血影细胞性青光眼指各种原因所致玻璃体积血后，经过一段时间后红细胞变性，其形态和柔韧性改变，成为土黄色、圆形、僵硬的血影细胞，阻塞前房角使眼压升高。引起青光眼的程度与血影细胞的数量有关。

【临床表现】

（1）外伤、手术等原因造成的玻璃体积血史。

（2）自觉眼痛、头痛、视力下降。

（3）眼压升高。

（4）结膜充血，角膜水肿。

（5）前房及玻璃体中可见棕色颗粒细胞。前房内血影细胞多时，积聚在前房内呈黄褐色，称假性前房积脓。

（6）前房角开放，小梁网呈棕黄色，或房角结构完全被遮盖，下方尤为明显。

（7）房水细胞学检查，可见血影细胞。

【诊断】

根据病史、眼压和前房中棕黄色颗粒，可以明确诊断。必要时进行房水细胞学检查。

【治疗原则】

（1）发病初应用降眼压药物。

（2）前房冲洗，特别是在前房内似有积脓时应尽早冲洗前房。

（3）行玻璃体切除术清除血影细胞。

【治疗目标】

施行药物治疗、冲洗前房或玻璃体切除术，控制眼压。

八、眼部手术后青光眼

（一）恶性青光眼

恶性青光眼又称睫状环阻滞性青光眼，大多发生于抗青光眼滤过术后，也可发生于白内障等手术后。好发于浅前房、窄前房角、眼轴短、角膜小和晶状体过大的闭角型青光眼患者中，由于其睫状环与晶状体赤道部之间间隙狭窄，在外伤、睫状体炎或滴用缩瞳剂等诱因下，发生睫状体水肿、睫状肌痉挛、晶状体韧带松弛、晶状体前移，导致睫状环与晶状体赤道部相贴而发生睫状环阻滞，迫使房水流向异常，向后倒流至玻璃体腔内，使玻璃体前移，挤推睫状突、晶状体或人工晶状体、虹膜，继发前房角关闭。

【临床表现】

（1）手术后自觉视力下降，畏光、头痛、眼胀。开始时较轻，以后加重。

（2）前房浅或消失，中央前房尤甚。虹膜膨隆不明显。前玻璃体腔内可能见到透亮液腔。

（3）眼压升高。

（4）滴用缩瞳剂不能降低眼压。

（5）超声生物显微镜检查（UBM）检查提示晶状体－虹膜隔前移，前房整体变浅或消失，后房消失。

【诊断】

根据手术后浅前房或无前房，以及眼压升高，可以做出诊断。

【治疗原则】

1. 药物治疗

（1）滴用睫状肌麻痹剂和散瞳剂　1%～3%阿托品滴眼液，每天4次；2.5%新福林滴眼液，每天4次。

（2）应用碳酸酐酶抑制剂　或醋氮酰胺片500mg即刻口服，后改为250mg，每天4次；或醋甲唑胺，50mg即刻口服，后改为25～50mg，每天2次。

（3）高渗剂　20%甘露醇静脉滴注，1～2g/kg。

（4）眼部滴用β受体阻滞剂及α受体兴奋剂。

（5）上述处理数天后，如果前房加深，眼压正常，可逐渐减药，但有些患者可能终身需滴用睫状肌麻痹剂。

2. 手术治疗

（1）如果患眼是无晶状体眼或人工晶状体眼，可用 Nd：YAG 激光击穿玻璃体前膜和晶状体后囊膜。

（2）行氩激光睫状突光凝术。

（3）玻璃体腔水囊抽吸，或核心部玻璃体切除联合前房形成术。

（4）晶状体切除联合玻璃体前膜切开。

（5）必要时进行玻璃体切除术。

【治疗目标】

控制眼压，防止或阻止视功能进一步损伤。

（二）白内障摘除联合人工晶状体植入术后青光眼

白内障术后任何时间都可发生暂时性或持续性眼压升高，可能由一种或多种机制引起。前房角开放时眼压暂时性升高可因黏弹剂前房内残留、前房出血、术中色素播散、术后眼内炎症反应等引起；眼压持续性升高可因原有的原发性开角型青光眼、术后对糖皮质激素反应引起的糖皮质激素性青光眼、前房内有玻璃、出血后发生的血影细胞性青光眼、术后严重的眼内炎症等引起。前房角关闭时眼压升高可因以下原因引起：①眼内残留空气泡、玻璃体前界膜、人工晶状体、晶状体后囊膜造成瞳孔阻滞增加而导致前房角粘连关闭；②术后严重的眼内炎症所致的瞳孔闭锁和前房角粘连关闭；③前房出血导致的前房角粘连关闭；④术后伤口漏、瞳孔阻滞增加、脉络膜脱离和恶性青光眼造成的周边前房浅和前房角粘连关闭；⑤术后上皮前房内植入；⑥原有的闭角型青光眼。由于植入的前房或后房型人工晶状体位置不佳可引起眼压升高、前房内有细胞、房水闪光阳性、前房出血，称为葡萄膜炎青光眼前房积血综合征。

【临床表现】

白内障术后眼压升高。

【诊断】

根据白内障手术史和眼压升高，可以明确诊断。应根据术前有无青光眼临床表现，仔细检查眼部，尽量确定眼压升高的具体原因。

【治疗原则】

（1）术后早期由于黏弹剂残留等原因所致眼压升高 >30mmHg 时，可自手术角膜辅助切口放出部分前房水。

（2）可滴用 β 受体阻滞剂或 α 受体兴奋剂。如果眼压控制不满意，应口服碳酸酐酶抑制剂。

（3）术后炎症严重时，应加大糖皮质激素的用量或结膜下注射糖皮质激素。

（4）患有恶性青光眼或葡萄膜炎青光眼前房积血综合征时应滴用睫状肌麻痹剂和散瞳剂。

（5）对瞳孔膜闭者，可应用 Nd：YAG 激光将机化膜击开，或行激光虹膜切除术。

（6）葡萄膜炎青光眼前房积血综合征如出现虹膜周边前粘连或黄斑囊样水肿，应考虑采用手术对人工晶状体调位、重置或取出。

（7）如采用上述方法后仍不能控制眼压，应行房水引流装置植入术。

【治疗目标】

根据引起眼压升高的原因，采取适当降低眼压的措施。

（三）角膜移植术后继发性青光眼

穿透性角膜移植术后早期和晚期都可能发生青光眼。术后早期眼压升高的机制与其他眼内手术中发生眼压升高的机制一样，包括术后葡萄膜炎、出血、瞳孔阻滞、使用糖皮质激素。此外，还有以下两种特殊的机制引起眼压升高，特别是在无晶状体眼中。①小梁网的塌陷：可能由于角膜后弹力层切开，小梁网失去了前方的支持。在无晶状体眼中，由于缺少晶状体悬韧带的张力而丧失了后方的支持，加重了小梁网的塌陷。②前房角的压缩：可能由于常规的穿透性角膜移植术造成的。术后晚期眼压升高可能与多种因素有关。无晶状体眼穿透性角膜移植术后几个月前房逐渐变浅，这与完整的玻璃体前表面有关。如发生角膜移植片排斥反应，需要长时间使用糖皮质激素。一些人工晶状体眼术后发生色素播散综合征。此外还可能与周边虹膜前粘连、上皮植入有关。

【临床表现】

眼压升高。

【诊断】

根据穿透性角膜移植术的病史和眼压升高，可以明确诊断。

【治疗原则】

（1）药物治疗　除非是瞳孔阻滞引起眼压升高，否则都应先试用药物治疗，但常常不能满意地控制术后早期眼压升高。碳酸酐酶抑制剂、β受体阻滞剂对控制长期眼压升高有效。眼压很高时可以用高渗剂暂时地控制。缩瞳剂和肾上腺素制剂也有一定效果。

（2）当眼压升高威胁视神经乳头和角膜移植片时，就应选择手术治疗。但没有一种手术完全适用于控制眼压和保持角膜移植片的透明。小梁切除术、房水引流装置植入术、睫状体剥离术、睫状体冷冻术、睫状体光凝术都可选用。

【治疗目标】

控制眼压，保存角膜移植片。

（四）视网膜玻璃体手术相关的继发性青光眼

1. 巩膜扣带术后青光眼　巩膜扣带术后可在少部分患者中发生暂时性前房变浅、眼压升高。其原因可为：①术后眼球容积减小，晶状体虹膜隔前移，导致暂时性浅前房和前房有关闭；②巩膜环扎带过紧时，可造成晶状体前移，与虹膜接触紧密，引起瞳孔阻滞加大；③因巩膜环扎带过紧且偏前，环扎带压迫涡状静脉，造成睫状体肿胀和前旋，前推虹膜根部，导致浅前房和前房角前闭；④环扎带压迫涡状静脉后，睫状突产生的房水富含蛋白质，造成房水外流阻力增大。

【临床表现】

（1）巩膜扣带手术史。

（2）可能无症状，也可发生眼痛、恶心、呕吐等症状。

（3）球结膜混合充血，角膜水肿，前房浅，虹膜不明显膨隆。

（4）眼压高，可达40～60mmHg。

（5）前房角关闭。

（6）眼部超声检查可发现脉络膜增厚、水肿。超声活体显微镜检查可发现睫状体上腔积液，睫状体肿胀。

【诊断】

根据手术史和眼压升高，可以诊断。

【治疗原则】

（1）睫状肌麻痹剂解除睫状肌痉挛　1%阿托品滴眼液，每天3～4次。

（2）糖皮质激素减轻炎症，防止前房角粘连　全身和局部给药。

（3）降眼压药物　眼部滴用β受体阻滞剂、口服碳酸酐酶抑制剂，必要时静脉滴注高渗剂。

（4）如药物治疗无明显疗效，可行脉络膜上腔放液术。必要时放松环扎带，取出巩膜填充物。

【治疗目标】

药物或手术治疗来控制眼压。

2. 视网膜光凝术后青光眼　全视网膜激光光凝术后可发生浅前房眼压升高。一些患者前房角开放，引起眼压升高的机制并不清楚。另一些患者在眼压升高期的前房角是关闭的。眼压升高是由于睫状体肿胀或脉络膜的液体大量流入玻璃体内，引起晶状体虹膜隔前移而使周边虹膜关闭前房角。

【临床表现】

（1）全视网膜光凝后眼压升高。

（2）前房变浅，前房角关闭。

【诊断】

根据全视网膜光凝史和眼压升高，可以诊断。

【治疗原则】

与巩膜扣带和环扎术后引起的闭角型青光眼治疗方法相同。

【治疗目标】

以药物治疗控制眼压。

3. 眼内气体填充术后青光眼　现代玻璃体视网膜手术中，眼内注入气体后最常见的并发症之一是术后高眼压或术后青光眼。其发病机制为注入气体后房水流体动力学改变、注气过多或因气体膨胀，导致晶状体–虹膜隔前移。术后散瞳和维持俯卧位，由于晶状体重力作用又前推虹膜，导致前房角变窄和关闭，引起继发性闭角型青光眼。青光眼的发生与膨胀气体的浓度成正比。

【临床表现】

（1）眼内气体填充史或术后前往高海拔地区及乘坐飞机。

（2）眼部疼痛、恶心、呕吐。一般无虹视。

（3）视力下降，可至光感或无光感。

（4）眼睑肿胀、眼部充血，角膜上皮水肿或后弹力层皱纹，前房浅或正常。

（5）前房角可为开放或关闭。

（6）眼压升高。用压平眼压计测量较准确。压陷眼压计测出的眼压比实际眼压低。

【诊断】

根据眼内气体填充术后眼压升高，可以明确诊断。

【治疗原则】

（1）局部使用多种房水生成抑制剂和口服碳酸酐酶抑制剂。

（2）如果药物控制眼压不满意，可行角膜缘或睫状体平部穿刺放气术。

【治疗目标】

首先以药物治疗来控制眼压。必要时行眼内气体放出术。

4. 硅油填充术后青光眼 硅油填充术后会发生青光眼，其机制为：①眼内硅油注入过多，无晶状体眼中硅油产生瞳孔阻滞或硅油进入前房阻塞前房角；②注入眼内的硅油乳化，进入前房，阻塞小梁网，或硅油引起的炎症或细胞吞噬硅油后阻塞小梁网，增加房水经小梁网外流的阻力。

【临床表现】

（1）硅油填充术后几小时内发生眼压升高，可为一过性（常在术后6周以内）或持续存在（超过6周）。按眼压升高程度，所发生的青光眼可分为：轻度，眼压为22～30mmHg；中度，眼压为31～40mmHg；重度，眼压超过40mmHg。

（2）术后早期在无晶状体眼可发现6点虹膜周边切除孔被渗出膜封闭，瞳孔区形成一层致密膜。也可见瞳孔散大，硅油充满前房。

（3）术后晚期可发生硅油乳化，前房角粘连关闭或虹膜红变，眼压持续升高。

【诊断】

根据眼内硅油填充史和眼压升高，可以诊断。

【治疗原则】

（1）无晶状体眼硅油瞳孔阻滞或进入前房，可试行 Nd：YAG 激光击穿后膜周切口的渗出膜，配合俯卧位，可能解除瞳孔阻滞。其他因硅油引起的青光眼，应首选硅油取出术。早期取出硅油可逆转硅油引起的小梁内皮的改变和胶原化、小梁网的硬化和塌陷。

（2）眼部和全身使用抗青光眼药物。

（3）用药物控制眼压不满意者可选用小梁切除术及术中应用丝裂霉素，或睫状体冷冻、激光睫状体光凝术、房水引流装置物植入术。

（4）对于视力已无法恢复者，可考虑睫状体破坏术。

【治疗目标】

首先以药物治疗来控制眼压，必要时取出部分硅油。

第七节　低眼压综合征

低眼压综合征是指与低眼压相关的视功能障碍和眼前节、眼底改变的一种眼病。低眼压原因有：①手术或外伤后伤口渗漏、睫状体脱离、眼球壁穿孔、严重虹膜睫状体炎、视网膜或脉络膜脱离；②青光眼眼外滤过术后房水外渗过多；③同时应用碳酸酐酶抑制剂和β受体阻滞剂后；④全身性情况，如肌强直性萎缩，以及一些导致血液高渗的情况，如脱水、尿毒症、糖尿病等；⑤血管阻塞性疾病，如眼缺血综合征、巨细胞性动脉炎、视网膜中央静脉或动脉阻塞；⑥葡萄膜炎导致睫状体休克。

【临床表现】

（1）可有轻度至重度的眼痛，视力下降。

（2）眼压低，通常小于 7mmHg。但也有眼压小于 10mmHg 就发生低眼压综合征，也有眼压小于 2mmHg 没有任何症状者。

（3）角膜水肿，后弹力层皱褶，房水中细胞和闪光阳性，前房浅，视网膜水肿，脉络膜皱褶和脱离，视神经乳头水肿。

【诊断】

根据眼压和眼部症状、体征，诊断低眼压综合征并不困难，但应进一步确定低眼压的原因，需注意以下几点。

（1）病史　有无眼部手术和外伤史，有无肾病、糖尿病或强直性肌萎缩，有无恶心、呕吐、寒战、昏睡和多尿等全身症状，有无服药史。

（2）进行全面眼科检查，检查前房角有无前房角劈裂，检查眼底有无视网膜和脉络膜脱离。

（3）进行荧光素染色试验（Seidel 征），了解手术或外伤伤口有无渗漏。

（4）进行 B 超或超声活体显微镜检查，了解前房角、睫状体、视网膜和脉络膜的情况。

（5）如为双眼低眼压，应进行血糖、尿素氮和血肌酐检查。

【治疗原则】

（1）如果症状和体征进行性加重，则需治疗。

（2）伤口渗漏时

①大的伤口渗漏应重新缝合。小的伤口渗漏可滴用抗生素眼膏后加压包扎，促使伤口自然愈合。同时给予 β 受体阻滞剂滴眼或口服碳酸酐酶抑制剂，可减少伤口的渗漏，有利于伤口的愈合。

②结膜瓣下渗漏时，可考虑氩激光光凝或冷凝滤过泡，滤过泡自体血注射，必要时重新缝合伤口。

（3）睫状体脱离时　通过缝合、激光光凝、冷凝和透热治疗，使脱离的睫状体复位。

（4）巩膜穿孔　缝合伤口，或进行冷凝治疗。

（5）虹膜睫状体炎　滴用糖皮质激素滴眼液和睫状肌麻痹剂，控制眼内炎症。

（6）视网膜脱离　手术复位。

（7）脉络膜脱离　滴用糖皮质激素滴眼液和睫状肌麻痹剂。当发生接吻式脉络膜脱离、晶状体与角膜接触、持续浅前房和无前房时，应及时引流脉络膜上腔渗液。

（8）药物影响　减少或停用导致低眼压的药物。

（9）全身疾病　请内科医师诊治。

【治疗目标】

针对引起低眼压的不同原因进行处理，维持正常眼压水平。

（赵　亮　杨　柳）

第八章　葡萄膜疾病

第一节　葡萄膜炎

一、前葡萄膜炎

前葡萄膜炎是指累及虹膜和睫状体的炎症，包括虹膜炎、虹膜睫状体炎和前部睫状体炎三类，是临床上最常见的葡萄膜炎。其病因多为原发性或与 HLA－B27 相关性，少数可合并眼内其他疾病或全身性疾病。

【临床表现】

1. 症状　眼红、眼痛、畏光、流泪及视物模糊。慢性期患者可无任何症状或症状轻微。

2. 体征

（1）球结膜睫状充血或混合性充血。

（2）角膜后有沉着物（KP），急性炎症多为灰白色尘状或羊脂状。陈旧性 KP 多为色素性。

（3）房水闪辉及房水中有浮游细胞，严重时可见纤维素性渗出。

（4）虹膜结节　Koeppe 结节出现于肉芽肿和非肉芽肿性前葡萄膜炎、Busacca 结节出现于肉芽肿性前葡萄膜炎。虹膜肉芽肿是虹膜内在的结节，不透明，呈粉红色，可有新生血管，多见于类肉瘤病。

（5）虹膜色素脱失和实质的萎缩。

（6）前房积脓，多见于外源性或内源性革兰阳性细菌感染者，也见于血清阴性的椎关节疾病伴发的急性前葡萄膜炎和 Behçet 病。

（7）虹膜后粘连、前粘连和瞳孔后粘连、瞳孔渗出膜甚至膜闭。

（8）前房角改变，包括前房角结节、新生血管、幕状周边虹膜前粘连。

（9）眼压升高。

（10）晶状体前囊色素沉着。

（11）前玻璃体浮游细胞和混浊。

（12）黄斑囊样水肿和视乳头水肿。

3. 并发症　可有并发性白内障、继发性青光眼、低眼压和眼球萎缩等。

【诊断】

（1）根据症状和体征，可以诊断。

（2）实验室检查　为明确病因，应作相关辅助检查，如 HLA－B27、骶髂关节像、抗核抗体等。如果怀疑是感染因素所致的葡萄膜炎，可做相关的病原体检查。

【治疗原则】

（1）滴用糖皮质激素滴眼液，常用制剂有 1%、0.5%、0.25% 的醋酸强的松龙，

0.1% 地塞米松或氟米龙。根据炎症程度选择滴药浓度及频率，根据炎症控制情况逐渐减量，浓度由高到低，滴药频率由多到少。

（2）滴用睫状肌麻痹和散瞳剂。应根据临床需要选择药物，如阿托品、新福林、托品酰胺、盐酸环戊醇胺酯、后马托品、东莨菪碱滴眼液等。混合散瞳剂（阿托品＋肾上腺素）结膜下注射可以拉开新鲜的虹膜后粘连。

（3）滴用非甾体类抗炎药　如双氯芬酸钠、普拉洛芬等。

（4）糖皮质激素全身治疗　只有当前房出现成型性或纤维素样渗出时，给予强的松口服，首次剂量为 1～2mg/（kg·d），逐天递减，一般 3 天后即可停药。

（5）前葡萄膜炎中医归于"瞳神紧小"和"瞳神干缺"，辨证以肝经风热、肝胆火炽的实证或肝肾阴虚证为多见，治宜提高自身抗病能力，防止复发。如实证选用龙胆泻肝丸；虚症选用杞菊地黄丸等。

【治疗目标】

（1）症状消失。

（2）炎症消退。

（3）视力恢复。

（4）防止并发症。

二、中间葡萄膜炎

中间葡萄膜炎累及睫状体平坦部、玻璃体基底部、周边视网膜和脉络膜的一种炎症性和增生性疾病。病因尚不完全清楚，可能是一种自身免疫病。它可伴发其他全身疾病。其发病无性别、种族及遗传的差异。好发于儿童及青壮年。多数病例累及双眼。

【临床表现】

（1）发病隐匿，可无任何症状，或有眼前黑影、视物模糊。偶可出现眼红、眼痛等。

（2）体征

①下方玻璃体雪球样混浊及下方睫状体平坦部雪堤样改变。雪堤一般表现为前缘锐利，后缘不整齐，常增厚或形成指样突起伸入玻璃体内。

②前节炎症轻微，可有角膜后沉着物、前房闪辉、少量房水细胞、虹膜周边粘连、前房角凝胶状沉积物和粘连、虹膜后粘连。少量儿童患者可出现急性虹膜睫状体炎的表现。

③周边部视网膜可有白色渗出灶；周边视网膜有血管炎、血管周围炎。

（3）并发症　黄斑囊样水肿、后囊下白内障较常见。此外可出现视乳头水肿、视网膜新生血管、视网膜脱离、玻璃体积血等。

【诊断】

（1）根据症状和体征，特别是下方睫状体平坦部雪堤样改变，可以诊断。

（2）荧光素眼底血管造影可明确视网膜血管炎、黄斑囊样水肿及视乳头水肿等改变。

【治疗原则】

根据病情决定治疗方案。对视力大于 0.5 且无明显眼前节炎症者可不予治疗，定期观察。当视力小于 0.5 或玻璃体内有大量漂浮物，应给予下述治疗。

（1）糖皮质激素　口服泼尼松，1～2mg/（kg·d）。根据炎症控制情况逐渐减量。维持量一般为 20mg/d。在泼尼松减量过程中，如果炎症复发致视力明显下降，可给予眼周注射醋酸甲泼尼松龙（40mg/次）。对于有眼前节炎症时可滴用糖皮质激素滴眼液。应用糖皮质激素应注意眼部和全身的不良反应。

（2）免疫抑制剂　在糖皮质激素减量过程中炎症复发或糖皮质激素治疗效果不满意时，可加用免疫抑制剂。常用药物有环磷酰胺 2mg/（kg·d）、环孢霉素 A 5mg/（kg·d）、硫唑嘌呤 1～2.5mg/（kg·d）。免疫抑制剂与小剂量糖皮质激素联合应用可提高疗效并防止激素减量反弹。

（3）手术治疗　对于出现雪堤样改变的患者，如果药物治疗不满意或周边视网膜出现新生血管，可采用睫状体冷凝治疗。尽量采用激光光凝封闭新生血管。对于持续密集的玻璃体混浊、玻璃体积血、牵拉性视网膜脱离等，可行玻璃体切除手术。

（4）中医对本病归于视瞻昏渺，辨证应分辨虚实，实者多为痰浊上泛，治宜化痰降浊，选用温胆丸；虚者为肝肾阴虚，治宜补益肝肾，选用杞菊地黄丸，虚实兼有为阴虚火旺，选用知柏地黄丸等。

【治疗目标】

（1）症状消失。

（2）炎症消退。

（3）视力恢复。

三、后葡萄膜炎

后葡萄膜炎是一组累及脉络膜、视网膜、视网膜血管和玻璃体的炎性疾病。由于炎症的原发位置不同，在临床上可表现出多种类型，如视网膜炎、视网膜血管炎、脉络膜炎或几种炎症类型同时存在的情况。其病因有四类：①感染，如病毒、细菌、真菌、寄生虫等；②合并全身性疾病，如 Behçet 病、Vogt – 小柳原田综合征、Crohn 病、溃疡性结肠炎、结节病、结节性多动脉炎、Wegner 肉芽肿病、系统性红斑狼疮、多发性硬化等；③原发于眼部疾病，如交感性眼炎、鸟枪弹丸视网膜脉络膜病变、地图状脉络膜视网膜炎、急性后极部多灶性鳞状色素上皮病变、急性视网膜色素上皮炎、多灶性易消散性白点综合征、全葡萄膜炎等；④恶性肿瘤，如淋巴瘤、白血病、转移癌等。

【临床表现】

1. 症状　眼前黑影飘动、视物变形或视力下降。偶有眼红、眼痛。有些患者无明显症状。

2. 体征

（1）玻璃体内炎症细胞和混浊。

（2）局灶性视网膜或脉络膜浸润灶。

（3）视网膜血管炎的表现，如血管旁出血、渗出，血管白鞘、白线等。

（4）黄斑水肿。

（5）眼前节炎症轻微。

【诊断】

（1）根据症状和眼底的改变，可以诊断。

（2）荧光素眼底血管有助于明确病变位置和范围。实验室检查对诊断某些后葡萄膜炎的病因有重要价值，包括以下几个方面。

①血液学检查：血清弓形体滴度测定、血管紧张素转化酶（ACE）水平、血清荧光密螺旋体吸附试验（FTA-ABS）、快血清反应素（RPR）、血沉（ESR）、抗核抗体（ANA）、HLA-B5、HLA-A29、弓蛔虫滴体、Lyme 免疫荧光测定或酶联免疫吸附测定（ELISA）。对于新生儿和免疫缺陷者，进行巨细胞病毒抗体滴度、单纯疱疹、带状疱疹、水痘、风疹病毒检查。如果怀疑感染性疾病，应进行血培养。

②结核菌素试验。

③胸部 X 线片。

④对于免疫缺陷患者，应进行尿巨细胞病毒检查。

⑤怀疑网织细胞瘤或 HIV 相关的机会性感染时应进行头颅 CT 检查和腰穿检查。

⑥如有必要，可进行房水病原学检查或诊断性玻璃体切除术。

【治疗原则】

（1）针对病因进行治疗。

（2）对非感染因素引起的后葡萄膜炎，当有威胁视功能的炎症时，应采用免疫抑制剂治疗。

①糖皮质激素：如强的松 1mg/（kg·d）口服。

②免疫抑制剂：常用药物包括环孢素 A 5mg/（kg·d）、硫唑嘌呤（50～150mg/d）、环磷酰胺（50～200mg/d）、甲氨蝶呤（7.5～15mg/w）、苯丁酸氮芥（5～10mg/d）。免疫抑制剂的选择要根据病种及患者对药物的敏感性，联合用药时可减少每种免疫抑制剂的用量，从而减少其副作用并增加疗效，一般可两种或三种药联合应用。

③生物制剂：必要时可以选用生物制剂，尤其是关节炎相关性葡萄膜炎、白塞病等。

（3）前节有明显活动性炎症时，可加用糖皮质激素滴眼液及睫状肌麻痹剂。

（4）后葡萄膜炎中医归为云雾移睛、视瞻昏渺，应用辨证实证为湿热蕴蒸，治宜清热利湿，如龙胆泻肝丸；虚者为阴虚火旺证，治宜滋养肝肾降火，如知柏地黄丸或明目地黄丸等。

【治疗目标】

消除炎症，保存视力，预防并发症和复发。

四、与强直性脊柱炎相关的葡萄膜炎

强直性脊椎炎为主要累及轴骨骼的慢性炎症性疾病，多发生于 20～40 岁成人，其病因尚不完全清楚。约有 25% 的患者并发急性前葡萄膜炎。

【临床表现】

（1）绝大多数患者伴发急性、非肉芽肿性前葡萄膜炎，极少数患者可出现后葡萄膜炎。

（2）伴发性葡萄膜炎的患者绝大多数为男性。

（3）多为双眼受累，但发病有先后。

（4）易复发，双眼往往交替发作。

（5）葡萄膜炎一般发生在强直性脊柱炎之后。

（6）X 线检查可发现骶髂关节和脊椎的软骨下骨板模糊、骨侵蚀、骨硬化，关节间隙纤维化、钙化、骨化及骨性强直等改变。

【诊断】

（1）根据骶髂关节和脊椎的改变和葡萄膜炎的临床特征，可以诊断。

（2）HLA－B27 阳性对诊断有一定帮助。

【治疗原则】

1. 针对强直性脊柱炎的治疗 应用非甾体类抗炎药。进行物理疗法预防和减轻脊柱变形。

2. 针对葡萄膜炎的治疗

（1）尽早扩瞳治疗。

（2）在前葡萄膜炎急性期，应频繁滴用糖皮质激素滴眼液。严重病例应每 10 分钟滴眼一次，或结膜下注射或全身给予糖皮质激素，并逐渐减量。

（3）不宜用糖皮质激素者可给予非甾体类抗炎药。

（4）发生白内障或青光眼时，则根据病情进行相应手术或药物治疗。

（5）对于合并明显玻璃体混浊者，可行玻璃体切除术。

（6）反复发作，虚实夹杂，多以阴虚火旺为主，应用滋阴降火的原则，提高自身抗病能力，如知柏地黄丸等。

【治疗目标】

（1）消除炎症。

（2）保存视力。

（3）预防并发症和复发。

五、Vogt－小柳原田综合征（VKH 综合征）

Vogt－小柳原田综合征（VKH 综合征）是一种累及全身多系统的炎症性疾病，主要表现为双侧肉芽肿性全葡萄膜炎。多发于 20～50 岁成人。病因尚不清楚，可能与自身免疫反应有关，还与 HLA－DR4、HLA－DRw53 相关。

【临床表现】

1. 眼部表现

（1）前驱期 有类似病毒感染的表现，如发热、恶心、乏力、头痛、颈部强直、眼眶疼痛、畏光流泪、头晕等，甚至颅神经麻痹和视神经炎。

（2）葡萄膜炎期 约持续数周。突然双眼视物模糊，一些患者可发生肉芽肿性前葡萄膜炎，更多则表现为后葡萄膜炎，出现脉络膜增厚，视乳头充血、水肿，视乳头周围视网膜脉络膜水肿隆起。脉络膜炎常为多灶性，伴有视网膜色素上皮损害。多发性视网膜下积液可导致多发性浆液性视网膜脱离，最终形成全葡萄膜炎。

（3）慢性期 可持续 3 个月或数年。活动性葡萄膜炎症逐渐消退，脉络膜色素脱失，眼底出现 Dalen－Fuchs 结节和相应的萎缩灶。眼底出现晚霞状改变，并可出现视乳头苍白。

（4）复发期 恢复期患者在劳累、感冒、精神刺激、过敏时可使葡萄膜炎复发，并呈慢性迁延不愈。出现慢性肉芽肿性全葡萄膜炎，并伴有肉芽肿性前葡萄膜炎的急性发作。

虹膜出现 Bussaca 结节和 Koeppe 结节，局灶性萎缩。可出现多种并发症，如继发生青光眼、白内障、脉络膜新生血管、视神经萎缩而导致视力严重下降或丧失。

2. 眼外表现

（1）皮肤和毛发改变　头发和皮肤对触摸敏感，眉毛、睫毛和头发变白。发病后 1～3 个月可发生白癜风。

（2）神经系统改变　可出现颈部强直、头痛、意识模糊。脑脊液淋巴细胞增多。少数患者出现脑膜表现，如颅神经麻痹。轻度偏瘫、失语。还可出现横断性脊髓炎和睫状神经节炎。个别患者出现人格改变。

（3）听觉系统的改变　发病时可出现听力下降，持续数月甚至数年。也常有耳鸣。

3. 其他

（1）早期脑脊液淋巴细胞增高。

（2）HLA 分型　HLA－DR4、DRw53 与本病有密切相关性。

（3）荧光素眼底血管造影　活动期：早期多发性高荧光点，以后逐渐扩大，融合成片。恢复期：弥漫性色素移行和视网膜色素上皮萎缩。

【诊断】

（1）根据典型病史和特征性改变，可以诊断。美国葡萄膜炎研究学会的诊断标准（1978 年）如下所述。

1）患者无眼外伤或内眼手术史。

2）下面 4 个体征中至少有 3 个：①双侧慢性虹膜睫状体炎；②后葡萄膜炎，包括渗出性视网膜脱离、视乳头充血或水肿、晚霞状眼底改变；③神经系统的一些表现：耳鸣、颈项强直、颅神经或中枢神经异常或脑脊液淋巴细胞增多；④皮肤改变：白癜风、脱发、毛发变白等。

（2）荧光素眼底血管造影、腰椎穿刺、眼超声扫描、眼电生理检查和免疫学检查有助于诊断。

【治疗原则】

（1）早期大剂量全身糖皮质激素治疗，主要以强的松口服，开始剂量可为 1～2mg/（kg·d）），于 10～14 天开始减量，维持量为 20mg/d。治疗可能需 8 个月以上。

（2）眼部滴用糖皮质激素滴眼液。

（3）对于复发患者，应用其他免疫抑制剂，如环磷酰胺 1～2mg/（kg·d）、苯丁酸氮芥 0.1mg/（kg·d）、硫唑嘌呤 1～2.5mg/（kg·d）、FK506 0.1～0.15mg/kg/天等，可与糖皮质激素联合应用。

（4）眼部滴用睫状肌麻痹剂。

（5）针对继发性青光眼和白内障等并发症进行治疗。

（6）以前葡萄膜炎为主的 Vogt－小柳综合征归为瞳神紧小，多以虚实夹杂为主，治宜知柏地黄丸；以后葡萄膜炎为主的原田综合征归为视瞻昏渺，治宜明目地黄丸；病情缠绵不愈，配合健脾利湿药物参苓白术散，提高自身免疫抗病能力。

【治疗目标】

消除炎症，保存和恢复视力，预防并发症和复发。

六、Behçet 病

Behçet 病是一种以葡萄膜炎、口腔溃疡、皮肤损害和生殖器溃疡为特征的多系统受累的疾病。其病因可能与细菌、单纯疱疹病毒感染有关，主要通过诱发自身免疫反应致病。

【临床表现】

（1）眼部　反复发作的前葡萄膜炎，为非肉芽肿性。主要表现为眼红、眼痛、畏光、流泪、视力下降、尘埃状角膜后沉着物、房水闪辉及细胞、发生和消退快的前房积脓、虹膜后粘连，偶尔有前房出血。绝大多数患者发生典型的后葡萄膜炎，主要表现为视网膜脉络膜炎和视网膜血管炎，后期出现视网膜血管闭塞。常见并发症为并发性白内障、继发性青光眼、增生性视网膜病变和视神经萎缩。

（2）口腔溃疡　反复发作，疼痛明显，多发性。

（3）皮肤损害　呈多形性改变，表现为结节性红斑、痤疮样皮疹、溃疡性皮炎、脓肿等。皮肤针刺处易出现结节和疱疹。

（4）生殖器溃疡　疼痛明显，愈合后可遗留瘢痕。

（5）其他　可出现关节红肿、血栓性静脉炎、神经系统损害、消化道溃疡、附睾炎等。

【诊断】

根据眼部损害、口腔溃疡、皮肤损害、生殖器溃疡等临床表现可以诊断。

国际 Behçet 病研究组的诊断标准（1990 年）如下所述。

（1）复发性口腔溃疡（1 年内至少复发 3 次）。

（2）下列四项中出现两项即可确诊。

①复发性生殖器溃疡或生殖器瘢痕。

②眼部损害（前葡萄膜炎、后葡萄膜炎、玻璃体内细胞或视网膜血管炎）。

③皮肤损害（结节性红斑、假毛囊炎或脓丘疹或发育期后的痤疮样结节）。

④皮肤过敏反应性阳性。

【治疗原则】

（1）对于眼前节受累者，滴用睫状肌麻痹剂。

（2）糖皮质激素

①眼前节受累时，滴用糖皮质激素滴眼液。

②眼后节受累者，大剂量短期应用糖皮质激素。

③可与其他免疫抑制剂联合使用。

（3）其他免疫抑制剂　可选用苯丁酸氮芥、环磷酰胺、环孢毒素 A、FK506 等。

（4）针对出现的并发症，如白内障和继发性青光眼进行治疗。

（5）Behçet 中医归属狐惑病，应用清泻肝火、清热利湿、滋阴降火为主，提高自身免疫能力。辨证发作期实症为主清理肝胆湿热龙胆泻肝丸联合丹红化瘀口服液；后期虚实夹杂滋阴降火知柏地黄丸。

【治疗目标】

（1）消除炎症。

（2）保存或恢复视力。

（3）预防并发症和复发。

七、Fuchs 虹膜异色性葡萄膜炎

Fuchs 虹膜异色性葡萄膜炎是一种以虹膜脱色素为特征的慢性非肉芽肿性葡萄膜炎，通常单眼受累，发病隐匿，活动度低，常并发白内障。

【临床表现】

（1）一般无明显眼部不适。可有视物模糊、眼前黑影。

（2）有中等大小或星形的角膜后沉着物可散见于整个角膜。

（3）房水轻度闪辉和少量细胞。

（4）虹膜脱色素或萎缩，易出现 Koeppe 结节。不发生虹膜后粘连。

（5）前玻璃体内可有混浊和细胞，眼底下方周边部有视网膜脉络膜炎症病灶。

（6）易发生晶状体后囊膜下混浊和眼压升高。

【诊断】

根据临床表现，可以诊断。

【治疗原则】

（1）一般情况下，不需要糖皮质激素眼部和全身治疗。

（2）如果前房炎症明显，可应用糖皮质激素滴眼液治疗。

（3）对于并发性白内障，可行白内障摘除和人工晶状体植入术。

（4）对于眼压升高者，给予降眼压药物，必要时抗青光眼滤过术。

【治疗目标】

（1）消除炎症。

（2）保存或恢复视力。

（3）预防并发症和复发。

八、眼弓形体病

眼弓形体病是由弓形体感染引起的局灶性、坏死性视网膜脉络膜炎。通过人胎盘使胎儿感染引起先天性弓形病；通过消化道，破损的皮肤黏膜，日常密切接触感染动物，以及输血或器官移植感染引起后天获得性弓形体病。

【临床表现】

（1）有与猫接触史或食生肉史。

（2）症状　活动期表现为眼前漂浮物、视物模糊或中心暗点；若炎症轻微或病灶位于周边部，可无症状。

（3）先天性

①以视网膜脉络膜炎为主要病症。

②此外还有小眼球、无眼球、先天性无虹膜、脉络膜缺损、玻璃体动脉残存、视神经萎缩、先天性白内障和斜视等。

③眼底陈旧病灶：常为双侧性，眼底呈瘢痕性改变，多位于黄斑部。有时位于视乳头

周围或赤道部。病灶中央为灰白色增殖组织，无新生血管，周围色素沉着，呈锯齿状排列。与正常视网膜境界清楚。

④眼底再发病灶：再发年龄多为 11～40 岁。急性期表现为局灶性黄白色渗出病灶，视网膜水肿，轻度隆起，边界不清。病灶区内视网膜血管管径不规则，动脉呈节段状改变，静脉周围白鞘，玻璃体混浊。结 2～3 个月后炎症逐渐消退，血管炎消失，病灶境界清楚，边缘逐渐出现色素，1～2 年后呈典型陈旧病灶。

（4）后天性　为局限性渗出性视网膜脉络膜炎，与先天性再发病灶相似。可单眼或双眼发病。视力下降。

（5）并发症　视神经萎缩、视网膜脱离、脉络膜新生血管、玻璃体积血和继发性青光眼等。

【诊断】

（1）根据食生肉和与猫接触史，以及眼底的改变，可以诊断。

（2）实验室检查

①血清学检查：可查弓形体抗体 IgM 和 IgG。

②PCR：检测弓形体特异的基因 mRNA，取材可以是玻璃体标本或病变组织。

【治疗原则】

（1）治疗指征　根据病变大小、位置、活动性及视功能是否受损而定。病变位于黄斑区或视乳头旁，或周边部较大的病变导致广泛玻璃体混浊时，均需治疗。

（2）药物治疗　采用三联用药。

①乙胺嘧啶：首次剂量口服 75～100mg，24 小时后改为 25mg，1～2 次/日，根据临床反应调整用量及用时，一般服 4～6 周。

②磺胺嘧啶：1.0～2.0g，4 次/日，服用 4～6 周。

③强的松：60～100mg/d，服用 3 天，改为 20～40mg/d，根据临床反应调整用量及用时，一般服用 2～6 周。

（3）合并前部葡萄膜炎时，可滴用糖皮质激素滴眼液。

（4）对出现严重玻璃体混浊和增生性玻璃体视网膜病变者，可考虑施行玻璃体切除术。

【治疗目标】

（1）查找病因。

（2）控制活动性病变。

（3）改善视力。

九、结节病

结节病是一种累及多系统的非干酪样坏死性肉芽肿的疾病，亦称类肉瘤病，原因不明。多发生于 20～50 岁之间，女性略多于男性。约25%患者可累及眼部。

【临床表现】

（1）前葡萄膜炎　多数表现为慢性肉芽肿性前葡萄膜炎，表现为角膜后羊脂状沉着物，伴有虹膜结节，虹膜后粘连。也可发生急性前葡萄膜炎，角膜后沉着物细小，病程自限。小梁网也可出现类肉瘤病性结节，呈半球状，灰白色或略带黄色，也可伴有新生血管。

（2）后葡萄膜炎

①玻璃体内雪球样改变：常在下方赤道部，位于视网膜表面。

②视网膜：可发生沿视网膜静脉蜡滴状病损。视网膜静脉旁常有白鞘，可导致周边小范围静脉阻塞。黄斑部出现囊样水肿。

③脉络膜：深层出现黄色的脉络膜损害，如 Dalen-Fuchs 结节，视网膜色素上皮呈现斑驳状改变。

④视乳头：可出现新生血管、水肿。

⑤其他：可出现眼睑皮肤结节、泪腺肿大、睑结膜和球结膜结节状浸润、干燥性角结膜炎、钱币型和带状角膜钙化、巩膜上结节、眼眶浸润、眼外肌麻痹等。

（3）其他系统　可出现肺部病变，最典型的是肺门淋巴腺病；此外还有肺功能下降；患者有呼吸困难、干咳和胸痛。皮肤病变表现为结节性红斑、冻疮样狼疮、斑丘疹和肉芽肿结节。周围淋巴结可肿大，为无痛性。可有急性或慢性骨关节炎。神经系统可有肉芽肿性软脑膜炎，累及垂体和下丘脑、脑实质内肉芽肿可引起脑病变或癫痫等。

（4）血清血管紧张素转化酶增高。血清溶菌酶水平可能增高。Kveim 试验阳性。

【诊断】

（1）根据临床表现，对于典型的病例可以诊断。

（2）血清血管紧张素转化酶、血清溶菌酶检测，Kveim 试验，胸部 X 线检查，组织活体病理检查有助于诊断。

【治疗原则】

（1）糖皮质激素　对于急性前葡萄膜炎，滴用糖皮质激素滴眼液的反应良好。对于慢性前葡萄膜炎及后葡萄膜炎，需全身应用糖皮质激素。

（2）滴用睫状肌麻痹剂。

【治疗目标】

（1）消除炎症。

（2）保存或恢复视力。

（3）预防并发症和复发。

十、术后眼内炎

眼内炎一般指葡萄膜和视网膜的感染性炎症。眼内炎容易导致失明，后果十分严重。内眼手术后 1 天至数天内发生的眼内炎为急性感染。最常见的感染源为表皮葡萄球菌、金黄色葡萄球菌、链球菌，少见的有革兰阴性菌（假单胞菌、变形杆菌、流感嗜血杆菌、克雷伯菌属、埃希菌属、类杆菌属、肠杆菌属）和厌氧菌。如在术后 1 周至 1 月甚至更长时间发生的眼内炎为迟发感染。常见的病原体有真菌、痤疮丙酸菌属等。

【临床表现】

1. 急性感染

（1）突然发生的视力进行性下降。

（2）眼红、眼痛加重。有脓性分泌物。

（3）比所施行的眼内手术预计的眼内炎症更重。前房内重度闪辉和大量细胞。玻璃体内也有大量细胞。可有前房积脓，眼睑水肿，结膜水肿，眼底红光反射减弱。

（4）角膜水肿，虹膜充血。

2. 迟发感染

（1）缓慢视力下降，眼红和眼痛加重。

（2）前房和玻璃体内炎症，可有前房积脓，虹膜前表面和瞳孔缘有渗出的团块，玻璃体脓肿。

（3）角膜浸润和水肿。

【诊断】

（1）根据内眼手术后视力下降，眼内炎症加重，可以诊断。

（2）血常规检查可了解外周血白细胞是否增加。眼超声检查可显示玻璃体混浊，有助于证实诊断。

【治疗原则】

1. 抗感染治疗

（1）药物　对尚不清楚是何种细菌引起者，可选择对革兰阳性菌和革兰阴性菌敏感的两种药物联合应用，如选用头孢菌素、万古霉素、庆大霉素或丁胺卡那霉素。对病因明确者给予敏感的抗菌药物进行治疗。对于真菌性眼内炎，给予两性霉素 B、5 - 氟胞嘧啶等治疗。

（2）给药途径　玻璃体内注射、静脉注射、结膜下注射和滴眼等，严重的眼内炎需要施行玻璃体切除术和玻璃体内注射药物。

2. 糖皮质激素　应当在应用有效足量的抗菌药物的情况下，可以结膜下注射、滴眼、玻璃体内注射或全身应用糖皮质激素。

3. 玻璃体切除术　严重的病例或药物治疗无效者应及时行玻璃体切除术并进行标本微生物涂片、染色、培养及药敏试验。

【治疗目标】

积极控制炎症，尽可能挽救眼球。

十一、内源性细菌性眼内炎

内源性细菌性眼内炎指起自体内其他部位的化脓性病灶，如败血症、化脓性骨髓炎、脓疱疮、蜂窝织炎、产褥热和一些急性传染病，使毒性极强的细菌进入眼内血管，引起眼内组织，特别是葡萄膜和视网膜的化脓性炎症。常见的致病菌为链球菌、脑膜炎奈瑟菌、白色葡萄球菌、金黄色葡萄球菌、流感嗜血杆菌、蜡样芽孢杆菌等。由于眼球对感染的自然抵抗力差，眼内结构易受细菌所致的炎症损害，可导致患眼失明。

【临床表现】

（1）起病急骤，患眼剧痛、畏光、流泪。

（2）眼睑和结膜水肿和充血，角膜水肿混浊，前房积脓。

（3）玻璃体混浊，眼内呈黄色反光。

【诊断】

（1）根据临床表现，可以诊断。

（2）前房水或玻璃体等眼内液的细菌涂片和细菌培养，可确定诊断，并可确定病原体。

【治疗原则】

（1）全身应用广谱抗菌，可选择：头孢唑林 0.5～1g/次，2～4 次/日；庆大霉素静脉滴注或肌内注射，4 万～8 万单位/次，2～3 次/日；环丙沙星静脉滴注，200mg/次，2 次/日。

（2）滴用睫状肌麻痹剂，如 1% 阿托品滴眼液，3 次/日。

（3）眼部滴用糖皮质激素滴眼液，如 1% 强的松龙滴眼液或 0.1% 地塞米松滴眼液，次数依前节炎症情况而定。

（4）结膜下注射抗生素，如妥布霉素或庆大霉素。

（5）必要时玻璃体腔内注入抗生素。

（6）必要时行玻璃体切割术，并对标本进行微生物涂片、染色及药敏试验。

【治疗目标】

控制炎症，挽救眼球。

十二、晶状体过敏性眼内炎

晶状体过敏性眼内炎是对暴露的晶状体蛋白抗原的自身免疫反应，通常发生于一眼晶状体手术、外伤或囊膜破裂后 1 天至数周，但有时可诱发另一侧白内障眼或健眼的炎症反应。正常情况下晶状体蛋白被完整的囊膜包裹，是一种隐蔽性抗原。一旦囊膜破裂，皮脂溢出，与相应的免疫活性细胞接触，产生抗体或致敏淋巴细胞，引起免疫反应。如果所引起的炎症反应较轻，则为晶状体过敏性葡萄膜炎。如果引起的炎症较重，使整个眼内组织产生炎症，就称为晶状体过敏性眼内炎。

【临床表现】

（1）患眼疼痛、畏光、眼红、视力下降。

（2）产生严重的前房反应，前房内较多的细胞和闪辉，可有前房积脓，羊脂状角膜后沉着物。前房内可见晶状体皮质的碎片。

（3）眼睑水肿、结膜水肿、虹膜后粘连。

（4）眼压升高。

（5）视网膜面散在的黄白色沉状物及视网膜血管炎、视神经炎等。

【诊断】

（1）根据患眼成熟期或过熟期白内障，或行白内障手术、外伤后发生眼内炎，可诊断。

（2）晶状体蛋白皮肤过敏试验及血清中抗晶状体蛋白抗体效价测定，可有助于诊断。

【治疗原则】

（1）眼部滴用糖皮质激素滴眼液，如 1% 强的松龙滴眼液或 0.1% 地塞米松滴眼液，每 1～2 小时滴用 1 次。

（2）球结膜下注射糖皮质激素，如地塞米松 2～3mg。

（3）如果眼压升高，应用降眼压药物治疗。

（4）对于病情严重者，应全身应用糖皮质激素，如口服泼尼松 80～100mg。

（5）及时取出残留的晶状体皮质和囊膜。

【治疗目标】

控制炎症，挽救眼球。

十三、交感性眼炎

交感性眼炎指发生于一眼穿通伤或内眼手术后的双侧肉芽肿性葡萄膜炎。受伤眼称为诱发眼，另一眼称为交感眼。主要是由外伤或手术造成眼内抗原暴露并激发自身免疫反应所致。

【临床表现】

（1）大多数病例发生于穿通伤后 4～8 周，但可发生于伤后 5 天至数年内。

（2）发病隐匿。可发生前葡萄膜炎、后葡萄膜炎、中间葡萄膜炎，但以全葡萄膜炎为多见。

（3）眼前节受累表现为双眼急性肉芽肿性前葡萄膜炎，羊脂状角膜后沉着物，但前房炎症相对较轻。

（4）可出现中度或重度玻璃体炎。眼底改变为典型的 Dalen－Fuchs 结节，为周边多发奶酪状病灶，位于视网膜下，早期视网膜被推起，继而萎缩。可发生视乳头水肿、视神经萎缩、视网膜血管炎及视网膜脱离。

（5）荧光素眼底血管造影　急性活动期为视乳头和 Dalen－Fuchs 结节渗漏，眼底可见多发点状高荧光病灶，但与脉络膜水平。视网膜血管多属正常。

（6）诱发眼和交感眼的表现相同。

【诊断】

（1）根据眼球穿通伤或手术史，以及双侧肉芽肿性葡萄膜炎，可以诊断。

（2）荧光素眼底血管造影有助于诊断。

【治疗原则】

（1）眼前节受累时，滴用糖皮质激素滴眼液和睫状肌麻痹剂。

（2）对于眼后节受累或全葡萄膜炎，口服糖皮质激素或其他免疫抑制剂。

（3）加强诱发眼处理，如果诱发眼无视功能，必要时行眼球摘除术。

（4）中医归属于物损真睛致瞳神紧小，应用清热祛风泻火药用龙胆泻肝丸，提高自身抗病能力。

【治疗目标】

控制炎症，挽救视功能。

十四、急性视网膜坏死综合征

急性视网膜坏死综合征是一种以视网膜坏死、视网膜动脉炎、玻璃体混浊和后期视网膜脱离为特征的疾病，可发生于任何年龄，多单眼受累。它可能是由疱疹病毒感染所引起的。

【临床表现】

（1）隐匿发病，出现眼红、眼痛或眶周疼痛。

（2）早期出现视物模糊，眼前黑影。病变累及黄斑区时视力严重下降。

（3）眼前节可有轻至中度炎症反应，易发生眼压升高。

（4）中周部视网膜坏死病灶，呈斑块状，逐渐融合向后极部发展。

（5）出现以视网膜动脉炎为主的视网膜血管炎。

（6）早期就有玻璃体混浊，以后发展为中度以上混浊，出现纤维化。

（7）视网膜坏死区形成多处视网膜裂孔，引起视网膜脱离。

【诊断】

（1）根据临床表现可以诊断。

（2）实验室检查，如血清抗体测定、玻璃体及视网膜组织活检、PCR 检测眼内液中水痘 - 带状疱疹病毒 DNA 等，有助于诊断。

【治疗原则】

（1）抗病毒制剂　应用阿昔洛韦，每天 1500mg/m^2（体表面积），分 3 次静脉点滴，持续 10～14 天，以后逐渐减量。也可使用伐昔洛韦 500mg，1 日 3 次，或伐昔洛韦 1g，1 日 3 次。根据病情，可考虑玻璃体腔内注射抗病毒药物，包括膦甲酸钠或更昔洛韦。

（2）抗凝剂　可用肝素，或用小剂量阿司匹林口服（125～650mg/d）。

（3）糖皮质激素　抗病毒治疗开始后可给予口服强的松治疗。

（4）激光光凝及手术　激光光凝对预防视网膜脱离有一定作用。如发生视网膜脱离，应做玻璃体手术。

【治疗目标】

控制炎症，挽救视功能。

第二节　葡萄膜囊肿和肿瘤

一、虹膜囊肿

虹膜囊肿是少见的单眼病变，可分为原发性和继发性两类。原发性虹膜囊肿可发生于虹膜色素上皮层或基质层。继发性虹膜囊肿可因内眼手术、眼外伤、长期滴用缩瞳剂、炎症渗出和寄生虫感染等原因所引起。

【临床表现】

（1）原发性　一般为静止，无症状。发生于色素上皮的虹膜囊肿为深棕色、圆形或椭圆形囊样小体，透照试验阳性。它可位于瞳孔缘、虹膜中周部或虹膜周边部。发生于基质层的虹膜囊肿见于儿童，囊肿的前壁清晰，包含液体。

（2）继发性　发生手术后和外伤后的虹膜囊肿包含液体，囊肿前壁清楚。囊肿常增大，可导致前葡萄膜炎和继发性青光眼。

（3）炎症渗出性和寄生虫性虹膜囊肿可伴有前房炎症反应。

（4）如果囊肿向后房膨出，则经瞳孔区可见到虹膜后方黑色隆起团块。

【诊断】

（1）根据虹膜改变的形态，可以诊断。

（2）超声扫描，有助于确诊。

【治疗原则】

（1）对于无症状或较小的虹膜囊肿，应密切观察。

（2）对于炎症渗出性虹膜囊肿，可给予糖皮质激素治疗。

（3）采用激光光凝治疗。

（4）手术治疗　尽可能彻底切除，以免复发。

【治疗目标】

根据虹膜囊肿的大小以及有无并发症，给予相应的处理。

二、脉络膜血管瘤

脉络膜血管瘤即 Sturge – Weber 综合征的眼底表现，是母斑病中的一种。它是在先天性血管发育不良的基础上发展起来的一种良性肿瘤。可孤立地出现于眼底后极部，或弥漫地侵入大部分脉络膜。

【临床表现】

（1）眼前有黑影、视力减退、视物变小变形。随着病程进展，视力与视野不断恶化，最终失明。

（2）眼底所见

①多位于眼底后极部，邻近视乳头或黄斑区，为杏黄色或橘红色、圆形或近似球形的隆起，表面可有色素沉着。

②后照法透红光。大多伴有不同程度的浆液性视网膜脱离。

③视网膜呈微囊样变性。视网膜血管细窄，甚至发生视网膜和视神经萎缩。

（3）荧光素眼底血管造影　视网膜动脉充盈前期出现似脉络膜血管形态的强荧光。渗漏迅速，融合扩大，出现浓密的强荧光。其间有更高的荧光亮点，持续至晚期不退。肿瘤表面及边缘处的色素增生，遮挡荧光或为低荧光纹或斑点。有时可见视网膜毛细血管扩张。

（4）超声检查　A 型超声表现为内反射强，波峰与波峰的间隔和高度相似，波谷与波谷的间隔和高度也相似，排列均匀。B 型超声显示扁平隆起的病灶，常伴有浆液性视网膜脱离。

（5）视野　由于肿瘤压迫血管，可出现视神经缺血的视野改变。长期视网膜下积液，亦导致视野相应缩窄。

【诊断】

（1）根据眼底所见，可以诊断。

（2）荧光素眼底血管造影、超声扫描有助于诊断。

【治疗原则】

（1）激光光凝　采用氩激光或氪激光光凝，操作方便，定位准确，可直接封闭瘤体表面来自脉络膜的血管，使其不再渗漏。术后脱离的神经上皮与色素上皮粘连，促进黄斑部视网膜脱离复位。

（2）经瞳孔温热疗法　系用810nm红外激光大光斑2mm或3mm，以60秒或更长时间照射，促使瘤体表面血管萎缩。可反复治疗，方便易行。

（3）光动力疗法有一定疗效。

（4）密切注意眼压变化。

【治疗目标】

稳定视力，瘤体萎缩，荧光素眼底血管造影无渗漏。

三、脉络膜痣

脉络膜痣常为先天性改变，由来自神经嵴的含不同色素不典型的良性黑色素细胞（痣细胞）组成。多数脉络膜痣局限于脉络膜毛细血管层以外的脉络膜组织内，但也累及脉络膜毛细血管层。

【临床表现】

（1）好发于眼底后极部或赤道部。大小变异很大，直径为0.5～10mm。可为单眼单个或多个，也可双眼同时发生。

（2）非黄斑区的脉络膜痣无主观症状。黄斑区附近的脉络膜痣可有渗出性视网膜神经上皮脱离，引起视物模糊、小视症和视物变形等症状。

（3）眼底表现

①为扁平圆形、石灰色、微隆起、表面光滑、边缘清楚但不太规则的病变。

②肿物所含色素量不等，颜色深浅不一。有的痣部分有色素，部分无色素。偶有无色素的痣。

③病变表面可有橙色的色素斑、玻璃膜疣。病变位于黄斑部时常有渗出性视网膜脱离。有时在痣的周围有一圈黄色或不规则的光晕，称为晕轮痣。

（4）荧光素眼底血管造影

①根据痣内色素多寡、位于脉络膜组织的深浅、视网膜色素上皮改变情况，有不同的荧光表现。痣内色素少荧光就强，反之则呈弱荧光。

②脉络膜痣位于脉络膜深层时，荧光素血管造影相对正常。如脉络膜痣较厚并侵占或替代脉络膜毛细血管时，则显示低荧光。

③大而厚的脉络膜痣可使其表面视网膜色素上皮有改变而呈斑驳状荧光，脉络膜背景荧光增强。

（5）视野检查　有与脉络膜痣相对应的视野缺损。

【诊断】

（1）根据病变的位置、大小、形态特征，定期观察多年大小不变，可以诊断。

（2）荧光素眼底血管造影和超声扫描有助于诊断。

【治疗原则】

无需治疗。

【治疗目标】

密切观察，了解病灶变化，谨防恶变。

四、脉络膜恶性黑色素瘤

脉络膜恶性黑色素瘤是成人常见的眼内恶性肿瘤。在我国仅次于视网膜母细胞瘤，为第二位眼内恶性肿瘤。根据其在眼底的生长形态，可分为结节型和弥漫型。

【临床表现】

（1）肿瘤位于黄斑区时，早期即出现视物变形、小视或大视、色觉改变、相对性或绝对性视野缺损等表现。

（2）肿瘤位于眼底周边部时可无自觉症状。

（3）晚期时可有眼压高、眼红、眼胀、头痛，甚至恶心、呕吐、眼痛及眼球突出等表现。

（4）眼底所见

①结节型：多见。为高低不平的局限隆起，表面有黄白色玻璃膜疣及棕色色素颗粒。肿瘤生长顶端突破玻璃膜后，迅速向视网膜下增大，形成蘑菇状形态。视网膜呈现无孔性波浪状实体性脱离。

②晚期因肿瘤高度坏死，瘤体血管或瘤体表面视网膜血管破裂而致玻璃体内大量积血。瘤细胞种植到虹膜和前房角，可发生继发性青光眼。虹膜有新生血管形成，导致新生血管性青光眼。有时并发眼内炎、全眼球炎和并发性白内障。

③临床上结节型脉络膜恶性黑色素瘤小于 7mm×7mm×2mm 者为较小的肿瘤，大于（7~10）mm×（10~15）mm×（3~5）mm 者为中等大小的肿瘤，大于 15mm×15mm×3mm 者为大肿瘤。

④弥漫型：少见。沿脉络膜平面发展，使脉络膜普遍增厚。眼底表现类似转移性脉络膜肿瘤，或为橘红色、稍发暗的广泛的浆液性视网膜脱离。

（5）荧光素眼底血管造影

①造影早期：肿瘤部位为无荧光背景上出现斑驳状荧光。如果肿瘤表面视网膜有破坏，则出现迂曲回旋的异常血管形态，荧光素迅即渗漏，融合成片。

②动静脉期：一些肿瘤血管与视网膜血管同时显示荧光，呈双循环现象。随荧光造影时间延长，出现更强的荧光点。在肿瘤边缘可见视网膜血管扩张。肿瘤全部呈现高、低荧光混杂的斑驳状态。

③造影晚期：肿瘤部位表现为较弥漫性荧光，其外围有高荧光晕或弧。

（6）视野检查　有与肿瘤部位相对应的视野缺损。

（7）超声扫描　可显示：①蘑菇状或圆顶状；②低到中等的内反射；③内部结构较规则；④有血液循环。

（8）磁共振（MRI）　能较好地显示肿瘤与视网膜下的积液。T1W1 显示肿瘤为中或高信号；T2W1 像上显示肿瘤为低信号，视网膜下的积液为高信号。即使黑色素瘤很少，仅 1cm 厚度，MRI 便可显示。无色素性脉络膜黑色素瘤缺乏此特征。

【诊断】

（1）根据症状和眼底改变，可以诊断。

（2）巩膜后透照检查、荧光素眼底血管造影、超声扫描、CT 和 MRI 检查，有助于确诊。

【治疗原则】

（1）定期观察　如果初诊患者的肿瘤较小或中等大小并生长缓慢，应每3~4个月定期随访。如无变化，每6个月复查一次。以后如病情无变化，可改为每6个月~1年随访。

（2）光凝治疗　适应证为：①肿瘤高度小于5D，范围小于30度；②肿瘤表面无视网膜脱离；③肿瘤部位必须易被光凝包绕；④肿瘤不邻近视乳头或在视网膜中央血管环内；⑤屈光间质清晰；⑥瞳孔能充分散大；⑦肿瘤表面没有大的视网膜血管经过；⑧能定期复查。

（3）放射治疗　行质子光束照射或氦离子放射，既可保持视力又不损伤患者的生存。也可用镥敷贴器、碘敷贴器及钴敷贴器等治疗。

（4）局部切除　适应证：①经过观察，肿瘤确为生长活跃，肿瘤基底部尚未超过4个钟点的睫状突范围。②肿瘤确为逐渐长大，位于眼球后极而近赤道或赤道关，直径小于15mm。

（5）眼球摘除　适应证为：①就诊时肿瘤很大且失明，放疗或局部切除手术均不可能施行。②已有视网膜全脱离或并发青光眼的患眼。③经过多次随访，证实小的或中等大的肿瘤继续长大，并侵及视神经实质。

（6）眶内容剜出术　适用于脉络膜恶性黑色素瘤已向眼外伸展，或眼球摘除术后眶内有肿瘤复发，但尚无全身性黑色素瘤转移者。

【治疗目标】

（1）根据不同情况分别给予定期观察、光凝、放射和手术等治疗。

（2）肿瘤生长停止或缩小，渗出性视网膜脱离消退。

五、脉络膜转移癌

脉络膜转移癌为其他部位的恶性肿瘤细胞经血运或淋巴系统转移到眼内组织。可为单眼或双眼先后发病。好发于中老年患者。原发癌多为乳腺癌、肺癌，其次为消化道癌。

【临床表现】

（1）可无任何症状。80%的患者因肿瘤位于眼底后极部，可有视力减退并有闪光感、羞明及视物变形。少部分患者因癌肿压迫睫状神经，在早期就有眼痛及头痛。也有并发新生血管性青光眼的病例。

（2）眼底所见

①肿瘤呈奶黄色或灰黄色、鳞片状或圆形的扁平隆起。有时肿瘤在眼内为多结节状，生长较快。

②肿瘤上或旁可有黄白渗出或出血。有些肿瘤表现为圆顶状高度隆起，表面有色素上皮继发性的增生或游走。个别病例癌瘤穿破玻璃膜增长如蕈状。

③病程长者会发生继发性视网膜脱离，可局限于肿瘤附近黄斑区，或脱离广泛。视网膜下液体可随头位改变而移动，尤其肺癌转移时，还可有周边部脉络膜渗漏如葡萄膜渗漏综合征。

④如肿瘤向前至睫状区，上巩膜血管可被充盈迂曲，患眼疼痛。

⑤因肿瘤生长快，短期内眼底就有较大变化。

（3）荧光素眼底血管造影

①造影早期：瘤体表现为无脉络膜背景荧光的暗区，看不到任何血管形态。

②动静脉期：可见视网膜血管爬行其上，常伴有毛细血管扩张及血管瘤样改变。

③肿瘤区内逐渐出现斑点状荧光，常先出现于边缘部，有时可有轻度渗漏和融合，其间夹杂遮档荧光斑片，使整个病变区成斑驳状。晚期仍然很强。

（4）视野　病变相应处视野缺损。如有视网膜脱离，视野缺损远较视网膜脱离范围为小。

（5）超声扫描　转移癌的内反射为中等到高，内部结构不规则。少数表现为低反射。

【诊断】

（1）根据视力减退，浮体飘动及闪光感，眼底的特征性改变，可以诊断。

（2）荧光素眼底血管造影、超声扫描和视野检查有助于确诊。

（3）全身肿瘤排查或者正确诊断全身肿瘤，有助于转移癌的诊断。

【治疗原则】

（1）尚未确诊眼内转移癌前，勿轻易使用糖皮质激素，避免癌瘤细胞蔓延，恶化病情。

（2）极少数扁平生长不活跃的脉络膜转移癌，其表面有成堆的色素上皮，并没有视网膜脱离时，可以随诊观察。如果脉络膜转移癌呈弥漫发展，并有视网膜脱离，应积极治疗原发癌。并每隔 2~4 个月定期复查眼底。

（3）对黄斑区受累者，放射治疗可使肿瘤变小，视网膜脱离消失，视力可有所提高。

（4）除患者因继发性青光眼疼痛难忍外，不必摘除眼球。

（5）注意原发肿瘤的治疗。

【治疗目标】

根据肿瘤的大小、位置进行观察，或行放射治疗。

六、脉络膜骨瘤

脉络膜骨瘤是一种骨性迷离瘤。好发于女性。双眼居多，可同时发生或间隔数年。患者一般无全身疾病或家族史。

【临床表现】

（1）视力下降，眼前出现旁中心暗点，或有复视、视物变形。可伴有同侧偏头痛。偶而伴有恶心、喷射性呕吐等。

（2）眼底所见

①眼底后极部或视乳头黄斑区有黄白色、卵圆形或不规则如地图状或扇贝状的轻微隆起的肿物。多数脉络膜骨瘤邻近或绕视乳头。

②病变周围呈橙红色，边界圆钝不整齐有如伪足状。肿瘤大小和隆起度不等，表面凹凸不平，有棕色素沉着，有时有出血。

③肿瘤表面可见由微小血管分支组成的血管丛。很多脉络膜骨瘤侵犯黄斑区，并可有新生血管膜出血、浆液性视网膜脱离。

（3）荧光素眼底血管造影　造影早期病变处为强荧光。造影过程中荧光逐渐加强。造影晚期呈斑驳状荧光染色。如有视网膜下新生血管，早期可有网状的荧光素渗漏，色素和出血会遮挡荧光。

（4）超声检查 显示超高的反射和极强的声影。

（5）CT 检查 眼底后极部有 CT 值增高与骨密度相同的病灶。

【诊断】

（1）根据症状和眼底所见，可以诊断。

（2）荧光素眼底血管造影、超声检查和 CT 检查有助于确诊。

【治疗原则】

（1）激光光凝 可用不同波长封闭血管渗透点。

（2）经瞳孔温热疗法 促使肿瘤萎缩，即使病变侵犯黄斑区亦可采用。

（3）抗血管生成因子或者激素药物玻璃体腔注射有助于渗出液的吸收。

【治疗目标】

控制瘤体大小，保护视功能。

第三节 葡萄膜先天异常

一、无虹膜

先天性无虹膜是一种少见的、与常染色体显性遗传有关的先天性虹膜发育不良。

【临床表现】

（1）几乎都是双眼受累。

（2）视力差，通常低于 0.1。

（3）虹膜完全缺失或者仅残留少许根部虹膜组织，可直接看到晶状体赤道部边缘、悬韧带及睫状体。

（4）常伴有其他的眼部异常，如角膜混浊、青光眼、白内障、黄斑和视神经发育不良、眼球震颤、斜视等。

【诊断】

根据典型临床表现可以确诊。

【治疗原则】

（1）为减轻畏光等不适可戴有色眼镜或角膜接触镜。

（2）对伴发的青光眼可用降眼压药或者施行房角切开术、小梁切开术、房水引流装置植入术或睫状体冷冻术等。

（3）白内障 因为角膜透明度下降、虹膜的支撑又不够、悬韧带比较脆弱和不完整，白内障囊外摘除术和人工晶状体植入术难度较大。可选用带虹膜隔人工晶状体。

【治疗目标】

（1）减轻症状。

（2）保护视功能。

二、虹膜缺损

胎裂不闭合或闭合不全，会发生视网膜、脉络膜、睫状体和虹膜的缺损，为典型的视网膜脉络膜缺损。如果仅系视杯边缘部分未闭合，出现单纯性虹膜缺损。这种虹膜缺损为先天性的。此外，虹膜缺损也可为后天获得的。

【临床表现】

1. 先天性虹膜缺损

（1）通常单眼发生，也有单眼多发。

（2）典型的缺损位于虹膜下方，瞳孔向下伸展到角膜边缘，并愈向周边愈窄，形成尖向下的梨形。也有形状为裂隙、三角形等。缺损的基底向着瞳孔。瞳孔缘的色素边缘和瞳孔括约肌一直由瞳孔缘沿缺损部延续到角膜缘。常伴其他先天畸形如睫状体或者脉络膜缺损。

（3）单纯性虹膜缺损不合并其他异常。表现为瞳孔缘切迹，虹膜的孔洞，虹膜周边缺损，虹膜基质和色素上皮缺损，不影响视力。

2. 后天性虹膜缺损 可见于手术、变性、炎症、角膜虹膜内皮综合征等。

【诊断】

根据典型的体格检查可以确诊。

【治疗原则】

无特殊治疗，如有并发症可对症处理，如行瞳孔修补术，虹膜隔植入术，配戴特殊的角膜接触镜等。

【治疗目标】

（1）观察。

（2）如有并发症，对症治疗，减轻症状。

三、先天性脉络膜缺损

先天性脉络膜缺损与胚胎裂的发育异常密切相关。常为双侧发病，多数伴发其他发育异常，如眼球内陷、小眼球、小角膜、虹膜缺损、黄斑发育不良、视乳头发育不良等。

【临床表现】

（1）视力较差，常伴有斜视或眼球震颤。

（2）眼底所见

①常位于视乳头下方胚裂处，呈三角形、盾形或横椭圆形，缺少脉络膜层。大小不一，小者仅为1~2DD，大者超过一个象限。大的缺损区上部可包括视乳头。视乳头亦可有部分缺损或发育不良。缺损区的边缘划限，境界明显，常有不规则的色素沉着斑或有色素围绕。缺损区下部边界可有一宽窄不等的正常区带。有时缺损边界不清，逐渐移行入眼底的正常部分。

②相应视网膜组织菲薄，厚薄不匀，可透见其下巩膜的颜色呈白或淡蓝色调。表面可见到视网膜血管，行径大致正常或有中断现象，亦有沿缺损区的边缘绕行。

③缺损区内看不到脉络膜毛细血管，有时可见残存的脉络膜大血管。偶尔缺损区累及黄斑，有时伴发永存玻璃体动脉。

④脉络膜缺损发生在眼底非胚裂位是非典型的脉络膜缺损，一般范围较典型者为小，多为单独一块缺损，不涉及视乳头，经常显出低凹而边缘划限的暴露巩膜区。如果发生在黄斑区，无异于黄斑缺损。

（3）视野检查 与缺损区相对应的相对性或绝对性暗点。因缺损边缘及近边缘处尚有较正常功能的视网膜，所以视野缺损的范围较眼底所见的病变区为小。

【诊断】

根据视力较差，典型的眼底改变，可以诊断。

【治疗原则】

（1）黄斑正常，视力尚好者，定期观察。

（2）并发视网膜脱离后，需早行手术治疗。

①脉络膜缺损合并局限视网膜脱离、网膜下积液较少时，可用激光沿缺损区外有色素的视网膜上光凝包围脉络膜缺损区。其视网膜裂孔往往在缺损区内，形成堤坝式色素性激光瘢痕可将裂孔限制在缺损区内。

②视网膜下积液较多的视网膜脱离，可作玻璃体手术和眼内光凝。

【治疗目标】

观察。如有并发症，进行针对性治疗。

四、瞳孔残膜

瞳孔残膜又称永存瞳孔膜，是由于瞳孔部的第一和第二中央动脉弓及其伴同的中胚叶组织在胚胎发育过程中萎缩和消失不全所引起的。临床上多见。

【临床表现】

（1）虹膜残膜与虹膜连续　可表现为一两根细丝在瞳孔区浮游；或者多根细丝从虹膜小环区出发，末端互相缠绕如花环；或者几根细丝，两端与虹膜小环相连，横跨瞳孔区，瞳孔缩小时细丝放松，瞳孔扩大时细丝牵拉紧张；或者多条细丝进入瞳孔区，组成细网或薄膜。

（2）虹膜瞳孔板增厚　虹膜小环区组织延展跨越瞳孔缘，在虹膜前编织成网状，或者增厚的虹膜瞳孔板没入肥厚的虹膜基质，环绕瞳孔，似在正常瞳孔之上又形成另一瞳孔，但不收缩。

（3）虹膜残膜与晶状体附着　来自虹膜的膜或条索粘在晶状体前囊上，在黏附处晶状体可有局限性混浊；或者晶状体前囊上有色素残迹，色素颗粒分布于瞳孔区如星状，与虹膜不相连续。

（4）虹膜残膜黏着于角膜　细丝从虹膜小环发出，在前房内互相交织如网，最后黏附在角膜内表面；或者残膜厚，向前附着于角膜，附着处角膜混浊。

（5）虹膜残膜脱落的色素浮游于前房中。

【诊断】

根据典型的临床表现可以确诊。

【治疗原则】

无特殊治疗。如瞳孔残膜稠密，影响视力，可考虑以激光或手术切除瞳孔残膜。

【治疗目标】

保存或恢复视力。

（张文博　杨　柳）

第九章　玻璃体疾病

第一节　玻璃体变性和后脱离

一、玻璃体混浊

玻璃体混浊是由于玻璃体内漂浮的混浊物在光线照射下投射到视网膜上形成了阴影。在明亮的背景下，眼前可出现飞蚊样飘动现象，所以又称为飞蚊症。其发生可在老年性、高度近视眼玻璃体变性，或炎症、出血、外伤、异物等因素影响下，玻璃体内透明质酸解聚，析出结合的水分，形成液化腔。同时组成玻璃体支架网的胶原细纤维发生变性，浓缩聚集而形成混浊体，形成点状、线状、蜘蛛网状等各种形态的飘浮物。玻璃体内漂浮物还可能是红细胞、白细胞、色素颗粒、肿瘤细胞、寄生虫等。玻璃体混浊可分为生理性及病理性两类。

【临床表现】

（1）可隐匿发病或突然出现。

（2）可以单眼或双眼发生。

（3）生理性

①自觉眼前的飘浮物是较透明的。

②偶尔出现，数目较少。

③不影响视力。

④不会逐渐增多。

⑤眼底镜检查不一定能发现。

（4）病理性

①自觉眼前较多或数不清的飘浮物。

②飘浮物可逐渐增多或突然增多。

③眼底镜下可见玻璃体内出现较多或密集的点状、片状及线状飘浮物。

④飘浮物呈暗色，随眼球转动而飘浮。

【诊断】

（1）根据散瞳后玻璃体所见，可以诊断。

（2）B超检查有助于诊断并了解混浊的程度及是否有玻璃体后脱离。

【治疗原则】

（1）对于生理性玻璃体漂浮物，无需治疗，可以观察；严重者可试行特殊的 YAG 激光消融术。

（2）对于病理性玻璃体漂浮物，应查明发生原因，并进行针对性治疗。

【治疗目标】

生理性玻璃体飘浮物，无需治疗；病理性玻璃体飘浮物，应针对发生原因进行治疗。

二、玻璃体变性

玻璃体变性主要表现为玻璃凝胶主体出现凝缩和液化，是透明质酸解聚的结果。玻璃体变性可发生于老年人、高度近视眼、玻璃体积血、眼外伤、玻璃体炎症、感染、玻璃体内药物治疗，以及视网膜激光、电凝、冷凝后。

【临床表现】

（1）玻璃体漂浮物　眼前出现各种形状的暗影。

（2）老年性玻璃体变性　出现急性玻璃体后脱离，眼前突然出现飘浮物，伴有闪光感。

（3）高度近视眼玻璃体变性　与老年性玻璃体变性相似，但更易发生视网膜裂孔和脱离。

（4）白星状闪辉症　玻璃体内可见数以百计的白色球形或碟形的小体，如雪球飘浮在玻璃体中。

（5）闪辉性玻璃体液化症　液化的玻璃体内出现白色的结晶体。

（6）玻璃体淀粉样变性　视力减退，玻璃体内可见线样或棉絮状混浊。有的与视网膜相接触。

【诊断】

（1）根据散瞳后玻璃体所见，可以诊断。

（2）眼部超声扫描有助于诊断。

【治疗原则】

（1）如不影响视力，无需治疗。

（2）玻璃体淀粉样变性时可能严重影响视力，可考虑行玻璃体切除术。

【治疗目标】

不影响视力时无需治疗；严重影响视力时可行玻璃体手术。

三、玻璃体后脱离

在玻璃体发生液化的过程中，尚未液化的胶样玻璃体较水样液稍重。当在玻璃体中央部形成的液腔移至后部视网膜之前时，胶样玻璃体下沉并前移，使玻璃体后皮质与视网膜完全分开，形成玻璃体后脱离。

【临床表现】

（1）眼前出现不同形状的飘浮物，随眼球运动而改变位置。

（2）视物模糊，眼前闪光，常见于暗照明下，多位于颞侧。

（3）检查玻璃体可发现一个或多个分散的浅灰色玻璃体混浊物，常呈环形，悬浮于视乳头之前，称为 Weiss 环。

（4）当眼球运动时，玻璃体内混浊的飘浮物来回移动。

（5）可有玻璃体积血，周边视网膜或视乳头边缘出血。

（6）前玻璃体内出现色素性细胞。

（7）可有视网膜裂孔或脱离发生。

【诊断】

（1）根据患者的自觉症状和散瞳后玻璃体内所见，可以诊断。

（2）眼部超声扫描可证实诊断。

【治疗原则】

（1）对于后玻璃体脱离，无需治疗。

（2）如合并有视网膜裂孔，应尽快施行激光或冷凝治疗，以免发生视网膜脱离。

（3）如症状明显，可试行玻璃体 YAG 激光消融术。

【治疗目标】

玻璃体后脱离无需治疗。如有视网膜裂孔或玻璃出血应给予相应的治疗。

第二节　玻璃体积血

当视网膜、葡萄膜或其他部位血管破裂，使血液流入和积聚在玻璃体腔内时，称为玻璃体积血。玻璃体积血可见于各种原因，常见的有视网膜血管性疾病，如视网膜静脉周围炎、糖尿病性视网膜病变中视网膜静脉阻塞等，以及视网膜裂孔、眼外伤、手术、年龄相关性黄斑变性、外层渗出性视网膜病变、玻璃体后脱离、视网膜血管瘤病、脉络膜黑色素瘤及系统性血管和血液病、蛛网膜或硬脑膜下隙出血等。出血可进入玻璃凝胶的间隙中。当玻璃体为一完整凝胶时，来自视网膜血管的出血常被局限于玻璃体与视网膜之间的间隙中，称为玻璃体前界膜下出血。玻璃体积血不仅影响视力，而且出血长期不吸收会导致玻璃体变性及增生性病变。

【临床表现】

（1）玻璃体少量出血时患者可有飞蚊症。出血前玻璃体对视网膜有牵拉时，可有闪光感。出血量较多时可有暗点及红视症。大量出血时严重影响视力，直至无光感。

（2）玻璃体前界膜下出血常不凝固，可随体位的变换而改变其形态。

（3）血液进入玻璃体的间隙后可凝固。少量出血玻璃体内可见灰尘状、条状、絮状血性浮游物。较多出血时玻璃体内出现形状不一的血凝块。新鲜积血的血凝块呈鲜红色，时间久则发暗，以后分解、吸收变成棕黄或灰白混浊。大量积血时玻璃体腔完全被出血充满，眼底不能窥入。

（4）玻璃体积血可发生玻璃体凝缩、玻璃体炎症、玻璃体机化、铁血黄色素沉着、溶血性青光眼和血影细胞青光眼等并发症。

（5）超声波检查可提示玻璃体积血。

【诊断】

根据视力突然减退、眼前漂浮物飘动、玻璃体可见血性浮游物、出血混浊块等可以做出诊断。超声波检查提示玻璃体积血，可明确诊断。

【治疗原则】

（1）针对引起出血的病因治疗。

（2）新鲜积血时应半卧位休息，必要时包扎双眼 2~3 天。可应用止血药物及中药或给予碘剂、纤维蛋白溶解酶和透明质酸酶等。

（3）定期随诊，无法查眼底者需 B 超检查排除视网膜脱离。

（4）积血不吸收，严重影响视力或反复积血者，发现视网膜脱离者及时予以玻璃体切除手术治疗。

【治疗目标】

清除积血，玻璃体恢复透明，治疗病因。

第三节　玻璃体炎症

常见的玻璃体炎症有化脓性炎症和无菌性炎症。化脓性炎症多因眼球破裂伤或内眼手术后细菌感染，或长时间使用抗菌、免疫抑制剂后真菌感染所致。无菌性炎症多因葡萄膜炎引起。玻璃体炎性混浊是眼内炎的重要表现。严重的急性化脓性眼内炎时玻璃体几乎完全变成灰白色浓稠状混浊。

【临床表现】

（1）视力下降。

（2）玻璃体呈尘状、白点状、絮状、灰白色云团状混浊。

（3）细菌性眼内炎时常有眼红、眼痛、前房渗出、积脓、角膜结膜水肿、眼底红光反射消失等改变。

（4）葡萄膜炎常伴角膜后灰白色沉着物及前房内浮游体、瞳孔后粘连、视网膜水肿和渗出。

（5）房水和玻璃体液涂片细菌学检查和细菌培养有助于化脓性眼内炎诊断。

【诊断】

根据临床表现，特别是玻璃体的改变，可以做出诊断。房水和玻璃体细菌学检查有助于化脓性眼内炎的诊断。血清学检查可对葡萄膜炎的诊治提供重要的依据。

【治疗原则】

1. 玻璃体化脓性炎症治疗　针对病因，局部和全身应用抗菌，以及玻璃体切除手术治疗。

2. 无菌性炎症治疗　局部及全身使用糖皮质激素以及免疫抑制剂。

【治疗目标】

采取药物及手术治疗，控制玻璃体炎症，玻璃体恢复透明。

第四节　增生性玻璃体视网膜病变

增生性玻璃体视网膜病变是孔源性视网膜脱离及其视网膜复位手术后的并发症，也是手术失败的主要原因，其发病机制是视网膜色素上皮细胞在炎性因子等刺激下，从视网膜裂孔内游离、移行、增生，并有表型转化，如变为纤维细胞样细胞，神经胶质细胞合成胶原，在视网膜表面和玻璃体后面广泛增生膜收缩、牵拉引起视网膜脱离。此病常见于视网膜复位术中冷冻或电凝过强、巨大视网膜裂孔、多发性视网膜裂孔、长期孔源性视网膜脱离、多次眼内手术、眼外伤及眼内炎症等。

【临床表现】

（1）视力下降，视物变形，视野缺损。

（2）早期病变较轻，仅有玻璃体色素颗粒样混浊，其临床分级为 A 级。

（3）视网膜表面皱褶形成，血管迂曲，视网膜裂孔边缘翻卷，其临床分级为 B 级。

（4）脱离的视网膜出现全层皱褶，视网膜活动度降低，其临床分级为 C 级。如仅累及一个象限为 C1 级，累及两个象限为 C2 级，累及三个象限为 C3 级。

（5）严重时累及全视网膜，呈全层固定皱褶，发生漏斗状视网膜脱离，其临床分级为 D 级。视网膜呈宽漏斗状脱离时为 D1 级；尚可见视乳头，视网膜呈窄漏斗状脱离时为 D2 级；如看不见视乳头，视网膜呈闭合漏斗状脱离时为 D3 级。

（6）眼压降低。

（7）超声波检查显示视网膜脱离。

【诊断】

根据孔源性视网膜脱离及视网膜复位史，以及玻璃体和视网膜的改变，可以明确诊断。

【治疗原则】

（1）局部或非漏斗状视网膜脱离行传统视网膜脱离手术，采用巩膜外冷冻，加压和/或环扎及放出视网膜下液。

（2）对视网膜固定皱褶、广泛或漏斗状视网膜脱离，应采用玻璃体切除手术。

【治疗目标】

手术治疗控制玻璃体视网膜的增生性病变。

第五节　玻璃体寄生虫

玻璃体寄生虫多见于猪囊尾蚴病。因食入猪绦虫的虫卵，在体内孵化成尾蚴随血流可进入眼内玻璃体及视网膜下，但以玻璃体内最为常见。

【临床表现】

（1）视力下降，其程度取决于囊尾蚴所在部位。

（2）视野中出现黑影晃动或局部缺损。

（3）眼底镜检查可见黄白色或灰白色半透明圆形囊尾蚴，其内可见致密的黄白色圆点，强光照射黄白点即囊尾蚴的头部可伸缩运动。

（4）可伴有葡萄膜炎、玻璃体混浊及视网膜脱离。

（5）血清酶联免疫吸附试验（ELISA）绦虫抗体检查呈阳性。

【诊断】

根据不同程度的视力减退、玻璃体或视网膜下有黄白色或灰白色半透明圆形囊尾蚴、在强光照射下可见猪囊尾蚴头部移动等临床特征，可以诊断。

【治疗原则】

（1）行玻璃体切除术。

（2）全身服用驱囊虫药物。

【治疗目标】

取出玻璃体内寄生虫，玻璃体恢复透明，视网膜复位。

第六节　家族性渗出性玻璃体视网膜病变

家族性渗出性玻璃体视网膜病变为双侧、缓慢进展的玻璃体视网膜异常，类似于早产儿视网膜病变，但没有早产及出生后吸氧史，为常染色体显性遗传。本病首先由 Criswick 和 Schepens 于 1969 年报告。

【临床表现】

依其临床特点，分为三期。

（1）第一期　玻璃体后脱离合并有雪花状混浊。

（2）第二期　玻璃体膜增厚，周边视网膜有新生血管和纤维膜形成。

（3）第三期　视网膜内和视网膜下渗出，玻璃体纤维化，最终由于纤维血管增殖，发生牵拉性或合并孔源性视网膜脱离。

（4）本病可合并白内障，新生血管性青光眼及玻璃体积血。

（5）荧光素眼底血管造影　显示视网膜血管分支密集，周边视网膜毛细血管无灌注区，血管与赤道部附近呈扇形中止，末端吻合，有异常血管渗漏。

【诊断】

（1）根据家族史，无早产和生后吸氧史，以及临床表现，可以诊断。

（2）荧光素眼底血管造影可为本病提供重要依据。

【治疗原则】

（1）对于不典型患者需经常随诊，以了解有无活动增生、视网膜裂孔及脱离。

（2）如出现新生血管增生，应对新生血管及无血管区进行激光光凝或冷凝。

（3）如有黄斑异位、视网膜条纹、囊样视网膜水肿、视网膜前膜形成及视网膜脱离，可行玻璃体切除术和巩膜扣带术。

【治疗目标】

酌情进行激光光凝、冷凝或行玻璃体手术，控制玻璃体视网膜病变。

第七节　玻璃体先天异常

一、玻璃体动脉残留

在胚胎发育到 8 个月左右，原始玻璃体内玻璃体动脉完全消失。若不退化或退化不完全，则形成玻璃体动脉残留。

【临床表现】

（1）临床上无症状，或感觉眼前条索状黑影飘动。

（2）视乳头直到晶状体后面的玻璃体内条索状、扇状或漏斗状灰白组织，可随眼球运动而相反运动。灰白组织内动脉可完全闭塞，也可以含有血液。

（3）视乳头前或玻璃体中可见漂浮的囊肿。

（4）晶状体后极部有灰白致密混浊点，与晶状体接触。

【诊断】

根据临床表现，可以诊断。

【治疗原则】

（1）玻璃体动脉残留不影响视力时，无需处理。

（2）残留的膜组织干扰光线进入眼内时，会影响视力发育，应行玻璃体切除手术。

【治疗目标】

残留的膜组织影响视力发育时，行玻璃体切除术。

二、永存原始玻璃体增生症

永存原始玻璃体增生症是原始玻璃体未退化的结果。

【临床表现】

（1）见于足月生产的婴儿或儿童，90% 单眼发病，伴斜视、小眼球、浅前房、小晶状体。

（2）瞳孔区发白，瞳孔不易散大。

（3）晶状体后灰白膜组织，轴心部较厚。有时膜组织内可见玻璃体动脉残留。

（4）晶状体周围看到拉长的睫状突。

（5）晶状体后囊破裂、晶状体混浊及晶状体吸收变小，纤维组织长入晶状体内。

（6）偶见视乳头周视网膜皱褶、视乳头纤维增生伴玻璃体纤维条索。

【诊断】

根据白瞳孔、晶状体后灰白膜组织、小眼球、浅前房和小晶状体等临床特征，可以诊断。

【治疗原则】

（1）无有效药物治疗。

（2）必要时行玻璃体切除术联合晶状体手术。

【治疗目标】

去除病灶，改善视功能。

三、遗传性玻璃体视网膜变性

遗传性玻璃体视网膜变性是一种常染色体显性遗传性疾病。玻璃体视网膜病变有两种类型，只有眼部改变的称 Wagner 病；同时有眼部和全身改变的称 Stickler 病。

【临床表现】

（1）中度或高度近视。

（2）晶状体后皮质点状混浊。

（3）玻璃体液化。

（4）赤道部可见白色，伴透明有孔的无血管膜。

（5）眼底脉络膜萎缩灶、周边视网膜血管旁色素沉着，血管白鞘和硬化。

（6）口面部形态及功能异常，骨骼及关节异常。

（7）常染色体显性遗传。

【诊断】

根据中、高度近视，晶状体、玻璃体和眼底的改变，可以诊断。

【治疗原则】

（1）对症治疗。

（2）支持疗法。

（3）玻璃体切除手术　玻璃体膜广泛，影响视力发育，则予以手术治疗。

【治疗目标】

改善视功能。

（张文博　杨　柳）

第十章　视网膜疾病

第一节　视网膜动脉阻塞

视网膜动脉阻塞可能是栓子阻塞血管或者血管内血栓形成，视网膜血管壁的炎症或者血管炎也可以引起血管阻塞或者血栓形成。任何年龄的视网膜动脉阻塞患者，都需要评估全身情况，除外颈动脉阻塞、巨细胞动脉炎、心脏疾病等情况。通常老年人与血栓相关，年轻人与血管炎或血液高凝状态相关。发生动脉阻塞时，还需要评估神经系统中风的危险。动脉阻塞患者，发生眼前节和/或眼后节新生血管危险性增加，随诊中需要关注视网膜缺血的程度。

一、视网膜中央动脉阻塞

视网膜中央动脉为终末动脉，供应视网膜内层，视网膜中央动脉阻塞导致视网膜组织急性缺血、缺氧，视力急剧下降，是致盲的眼科急症之一。本病多见于老年人，特别是伴有糖尿病、高血压及心脑血管疾病的老年人。男性多见，多为单眼发病，左右眼无差异。

【临床表现】

（1）发病时，视力突然无痛性急剧下降至0.1以下甚至数指。部分患者有先兆症状，即患眼出现无痛性、一过性黑矇，数分钟后可缓解反复发作，数次后视力突然严重下降，不能恢复。颞侧周边视野常保留一窄区域的光感。如果存在睫状视网膜动脉或者动脉呈不全阻塞，视力有时可达1.0。

（2）瞳孔散大，直接对光反应极度迟缓。极少数无光感者直接对光反应消失。

（3）眼底所见

①后极部视网膜呈灰白色水肿（神经节细胞及神经纤维肿胀），黄斑区呈樱桃红点（透见正常脉络膜血管的颜色）。如果视网膜水肿严重，则无樱桃红点。

②视乳头颜色苍白，边界模糊，轻压眼球后引不出视乳头上血管搏动。

③视网膜动脉管径显著狭窄，管径不规则，有时可见栓子。视网膜静脉可能稍变窄、略有扩大或正常。严重者由于动静脉血流停滞，红细胞聚集，使血柱呈节段状。

④如合并睫状循环阻塞，黄斑中心凹无樱桃红点，呈现暗褐色调。如有睫状视网膜动脉，在其供应区呈现正常眼底颜色，多为舌形或矩形橘红色区，并保留此区域相应的视网膜功能。

⑤4~6周后，视网膜恢复透明，动脉仍狭窄甚至更细，可有白鞘或者白线形成。视盘颜色苍白，黄斑区色素改变。

（4）由于毛细血管缺血渗漏，有时视盘附近可见小出血点。如果合并颈动脉狭窄，因长期视网膜低灌注，可导致新生血管性青光眼。

（5）荧光素眼底血管造影

①脉络膜充盈时间多为正常。约有 10% 患者的脉络膜完全充盈时间延长。在黄斑有"樱桃红"的眼底，若脉络膜充盈时间显著延长，应考虑存在眼动脉或睫状动脉阻塞。

②视网膜动脉显著地充盈迟缓或充盈不全。臂 - 视网膜循环时间延长，可长至 30 秒。阻塞动脉内荧光血柱普遍变细且不均匀，甚至呈节段状或串珠状移动。因荧光素几乎无法到达毛细血管，小动脉呈钝形残端，黄斑周围小动脉呈断支状。数周后，阻塞动脉重新开放，血流恢复，出现正常血管形态的荧光，但视网膜功能不恢复。

③视网膜静脉充盈显著延迟且不完全。自小静脉开始出现至静脉主干内充盈的时间延长。有睫状动脉供应区可见其附近小静脉出现荧光，之后大支静脉充盈，继而动脉小支逆行充盈。

④视乳头在造影晚期显示荧光素着染。

⑤大量毛细血管无灌注，不仅见于急性期，也见于发病数月至数年的患者。

⑥当存在睫状视网膜动脉时，FFA 可以清晰地显示睫状视网膜动脉的存在，其所供区域可免受损伤。

（6）OCT 检查　早期典型的改变为黄斑中心凹加深，内层视网膜反射增强，提示内层细胞水肿。3 ~ 4 周水肿消退后，内层视网膜因缺血萎缩而变薄。

（7）视野　根据阻塞的程度和范围有所不同，可保留部分周边视野（颞侧小岛状视野）。黄斑区如有睫状视网膜动脉供应，可保留中心视力。

（8）眼电生理检查　因双极细胞受损，视网膜电图（ERG）b 波下降，a 波一般正常。如果脉络膜血循环未受累，眼电图一般均正常。

【诊断】

（1）根据患眼无痛性急骤视力下降、瞳孔 RAPD 阳性、眼底典型改变，即可诊断。

（2）病情较陈旧者可作荧光素眼底血管造影、视野等检查。

【治疗原则】

作为眼科急症，需要紧急抢救！应用血管扩张剂、降低眼压等方法，力争阻塞的动脉重新畅通。

（1）按摩眼球　用接触镜压迫眼球或手指间歇性按摩眼球，扩张视网膜血管，增加视网膜血流量，驱逐栓子。

（2）降低眼压　早期可做前房穿刺，降低眼压增加眼灌注压。静脉注入醋氮酰胺亦可较快降低眼压。

（3）应用扩张血管剂　先用作用较快的药物，如立即吸入亚硝酸异戊酯，每安瓿 0.2ml 或舌下含硝酸甘油，每片 0.5mg。继以作用较长的血管扩张剂：妥拉苏林，口服 25mg，每 3 ~ 4 小时一次，肌内或静脉注射 25 ~ 50mg，球后注射 12.5 ~ 25mg；盐酸罂粟碱，口服 30 ~ 60mg，每 6 ~ 8 小时一次，静脉注射 30 ~ 100mg。静脉点滴 4% 亚硝酸钠 300 ~ 500ml，每天一次，可连续 10 天。

（4）吸氧　吸入 95% 氧气和 5% 二氧化碳混合气体，白天每小时吸一次，晚上入睡前与晨醒后各一次，每次 10 分钟，增加脉络膜血管氧含量，缓解视网膜缺氧状态。

（5）纤溶剂　对可能有血栓形成或纤维蛋白原增高的患者可应用纤溶剂，尿激酶 5 千至 1 万单位或去纤酶静脉点滴或缓慢注入，一天一次。每天需复查纤维蛋白原，若已下降至 200mg% 以下，即停止应用。有条件者可试行介入下溶栓治疗。

（6）其他药物　中药葛根、丹参静脉注射或口服。口服烟酸片、地巴唑、肠溶阿司匹林、双嘧达莫。肌内注射维生素 B_1、维生素 B_{12}，静脉注射 ATP，辅酶 A 等。

（7）相关病因治疗　如治疗高血压、高脂血症与糖尿病等全身疾病；如有炎性病灶，可用抗炎药物与糖皮质激素或吲哚美辛。

（8）戒烟、防冷、避免劳累。

【治疗目标】

视网膜中央动脉不同程度地恢复通畅，使视力不同程度地提高。

二、视网膜分支动脉阻塞

视网膜分支动脉发生阻塞，以颞上支动脉发病多见。常发生于患高血压、动脉硬化的老年人，年轻患者发病原因多与血管炎症或者血液黏滞度改变相关。

【临床表现】

（1）视力受损程度与眼底表现取决于视网膜动脉阻塞的部位和程度。

（2）视野缺损。

（3）眼底所见

①通常在视乳头附近或在大的动静脉交叉处，可见受累动脉变细窄，相应静脉亦略细。

②阻塞动脉内可见白色或淡黄色发亮的小斑块。

③阻塞动脉供应区域内，视网膜水肿呈象限形或扇形乳白色混浊。若影响黄斑血循环供应，可见"樱桃红"点。

（4）荧光素眼底血管造影

①与未阻塞支相比，阻塞动脉和相应静脉充盈迟缓，有的受累动脉至晚期仍无灌注。

②阻塞远端可见动脉逆行灌注，相应静脉仍无灌注。有的病例于静脉晚期阻塞处出现强荧光，管壁荧光素染色与渗漏。

③发病 2～3 周后视网膜水肿消退，阻塞动脉变细并有白鞘。荧光血管造影可恢复正常。

④少数与未阻塞支或睫状血管形成侧支循环。

（5）视野　为相应神经束或扇形缺损。即使视网膜水肿消退，视野缺损永久存在。

（6）视网膜电图（ERG）　正常或轻度异常。

【诊断】

根据视力下降和眼底所见，可以诊断。

【治疗原则】

（1）治疗相关的全身疾病，如高血压、高脂血症、糖尿病或颈内动脉粥样硬化等。

（2）药物治疗参考视网膜中央动脉阻塞。

（3）激光治疗

①近年来有报道激光碎栓术治疗视网膜分支动脉阻塞，并显示一定疗效。常使用Nd－YAG 激光治疗。

②荧光素眼底血管造影发现视网膜无灌注区或者新生血管时，可行播散性激光光凝防

止新生血管形成。

【治疗目标】

力争阻塞的视网膜动脉不同程度地恢复通畅。

三、睫状视网膜动脉阻塞

供应黄斑及其附近视网膜的睫状视网膜动脉单独发生阻塞，而中央视网膜动脉循环保持健全。多见于年轻患者。临床上睫状视网膜动脉阻塞可以单独发病，也可以伴随视网膜中央静脉阻塞和缺血性视乳头病变。

【临床表现】

（1）中心视力突然丧失。

（2）眼底所见

①视乳头颞侧缘到黄斑区，供应区视网膜呈现一舌形乳白色混浊，并有"樱桃红点"。
②行经该区的睫状视网膜动脉管径狭窄或局限性狭窄。

（3）荧光素眼底血管造影：脉络膜循环期，阻塞的睫状动脉无充盈，其供应区呈毛细血管无灌注的弱荧光区。

（4）视野 与病变区相应的视野缺损，包括中心暗点，周边视野正常。

【诊断】

根据中心视力突然丧失，周边视力和视野正常，以及眼底表现，可以诊断。

【治疗原则】

与视网膜中央动脉阻塞的治疗相同。

【治疗目标】

力争阻塞的视网膜睫状动脉不同程度地恢复通畅。

四、眼动脉阻塞

由于血管内栓塞等原因，眼动脉发生阻塞，其供养的视网膜和脉络膜组织急性缺血缺氧，可产生比视网膜中央动脉阻塞更严重的病变。在视网膜中央动脉阻塞病例中，约有5%患者为急性眼动脉阻塞。

【临床表现】

（1）视力突然下降至手动、光感甚至黑矇，不伴眼球疼痛，可以逐渐恢复部分周边视力。

（2）严重并且长时间的阻塞，瞳孔 RAPD 阳性。

（3）眼底所见 视盘色淡，全视网膜严重水肿，黄斑部暗浊，无樱桃红点。晚期视网膜与色素上皮均萎缩。

（4）荧光素眼底血管造影 视网膜循环和脉络膜循环均延迟，视盘无荧光、脉络膜荧光消失，视网膜色素上皮水平荧光素渗漏。

（5）视网膜电图（ERG） a 波和 b 波均下降或消失。

【诊断】

（1）根据患眼无痛性急骤视力下降、眼底典型改变，可以诊断。

（2）荧光素眼底血管造影有助于诊断。

【治疗原则】

（1）查找原因。

（2）与视网膜中央动脉阻塞的治疗相同。

【治疗目标】

紧急抢救，力争阻塞的眼动脉不同程度地恢复通畅。

（钱　彤）

第二节　视网膜静脉阻塞

视网膜静脉阻塞是指血栓阻塞视网膜静脉系统，是成人突然、无痛性视力下降的重要原因，是仅次于糖尿病视网膜病变的第二位致盲视网膜血管性疾病。根据阻塞部位不同分为视网膜中央静脉阻塞（CRVO）、分支静脉阻塞（BRVO）和黄斑分支静脉阻塞。

一、视网膜中央静脉阻塞

视网膜中央静脉阻塞多发生于筛板处。任何年龄均可发生，文献报道的发病年龄，最小9个月，最大90岁，平均60岁。90%发病于50岁以上，男女比例6∶4。根据发病机制的不同，可分为炎症性CRVO、低灌注性CRVO、并发于眼部或者全身疾病的CRVO、特发性CRVO。根据静脉阻塞的严重程度分为缺血型CRVO和非缺血型CRVO。随着病程的进展，部分非缺血型CRVO可以转化为缺血型CRVO。据中央静脉阻塞研究组（CVOS）报道，CRVO发生4个月，15%病例发展为缺血型；32个月，19%病例发展为缺血型；36个月，34%病例发展为缺血型。患者需要定期随诊，密切监测前段新生血管的发生。视力预后与疾病类型、阻塞程度相关，黄斑持续水肿视力预后差，缺血型预后差。

【临床表现】

因视网膜中央静脉阻塞程度不同，临床表现轻重程度不同，缺血型常较严重，非缺血型相对较轻。

（1）突然发生的无痛性视力下降，严重者可以降至数指或手动。也有于几天内视力逐渐减退者，或之前有一过性视力减退。90%缺血型患者视力低于0.1。

（2）相对传入性瞳孔阻滞（RAPD）　大部分非缺血型患者RAPD阴性，缺血型患者RAPD阳性。

（3）眼底所见

①视乳头充血、水肿，边界模糊。

②视网膜静脉迂曲扩张，管径不规则呈腊肠状，甚至结节状；血流瘀滞，色紫暗。

③视网膜动脉因反射性功能性收缩或已有动脉硬化而变细。

④视网膜水肿明显，伴有多少不等的出血斑，以后极部最为显著。视网膜浅层出血为火焰状或放射状，位于神经纤维层；深层出血为斑点状，位于视网膜内丛状层和内核层。随着出血逐渐吸收，可见软性渗出和硬性渗出掺杂于出血之间。

⑤黄斑区可见弥漫或囊样水肿、出血。

（4）荧光素眼底血管造影

①缺血型：视网膜循环时间延长。视乳头边界不清，其上毛细血管扩张、渗漏。眼底出血多时，遮蔽视网膜荧光，看不清视网膜毛细血管的情况，未被出血遮掩的静脉显著扩张、迂曲，管壁着染。发病2～3月后，出血大多吸收，荧光造影显示大量毛细血管无灌注区，在无灌注区周围可见毛细血管代偿性扩张和微血管瘤；在无灌注区内可见小动脉狭窄，动静脉短路，微血管瘤或新生血管形成。黄斑周围毛细血管渗漏致黄斑囊样水肿，造影晚期呈花瓣样荧光素积存。

②非缺血型：视网膜静脉充盈迟缓，静脉扩张、迂曲，部分静脉被视网膜出血和水肿遮挡。视乳头正常或有毛细血管扩张、轻度渗漏。视网膜毛细血管扩张、迂曲，呈微血管瘤样改变，有荧光素渗漏。黄斑周围血管弓显著充血扩张。视网膜中周部有少量毛细血管呈无灌注区。造影晚期静脉管壁着染、渗漏，黄斑区呈囊样水肿。

（5）OCT及OCTA

①OCT：可以对黄斑区病变的形态学变化进行追踪观察，通过黄斑区神经上皮厚度的改变了解水肿的变化。黄斑区水肿时，中心凹消失，神经纤维层增厚突起，其内可见大小不等的囊肿，还可见神经上皮脱离，晚期黄斑水肿消退，神经纤维层萎缩变薄。

②OCTA：可见黄斑部拱环破坏和扩大、微血管瘤形成，尤其是在视网膜深层毛细血管层。黄斑水肿的囊腔表现为界限呈圆形或者椭圆形区域，边界光滑，无OCT信号。可以显示黄斑区毛细血管无灌注区及新生血管，显示降低的血管密度。

（6）视野　周边视野正常或有不规则的向心性缩小，中心视野常有中心或旁中心暗点。

（7）并发症

①黄斑水肿：研究显示，30%非缺血型、73%缺血型CRVO并发黄斑水肿。静脉阻塞发生后，黄斑区呈弥漫性水肿，其发生时间和严重程度与阻塞部位和阻塞程度相关。轻者水肿数月后消退，黄斑区可见色素变动。持续的黄斑水肿可发展为囊样变性，严重影响视力。

②新生血管及新生血管性青光眼（NVG）：主要发生在缺血型CRVO，新生血管多发生于虹膜和前房角。NVG发生率为10%～20%，发生时间多在阻塞后3～4个月，文献报道最早发生于阻塞后2周，迟至34年。新生血管长入小梁网，堵塞前房角，致使虹膜前粘连，前房角关闭，眼压升高，角膜水肿，应用降眼压药物难以控制。按照疾病发展过程分为青光眼前期、开角型青光眼期、闭角型青光眼期。

【诊断】

（1）根据视力严重减退和眼底改变，可以诊断。

（2）荧光素眼底血管造影可判断是否为缺血型。

【治疗原则】

（1）寻找病因，针对病因治疗

①抗炎治疗：针对感染性疾病，如结核、链球菌感染等可以抗炎治疗；针对免疫性因素可以进行糖皮质激素联合免疫抑制剂治疗。

②治疗高血压、高脂血症、糖尿病等全身性疾病，防止对侧眼发病。

③治疗动脉粥样硬化、治疗颈动脉及眼动脉狭窄。

④治疗眼局部疾病，如开角型青光眼、视盘疾病（视乳头水肿、视盘炎、前部缺血性视神经病变）。治疗全身疾病，如红细胞增多症、高半胱氨酸血症、巨球蛋白血症等。

（2）药物治疗

①溶栓和抗凝药物：早期可用溶栓剂，如去纤酶、尿激酶、链激酶等，但血栓一经形成就开始机化，溶栓剂很难溶解机化物，仅在血栓刚形成的几小时内有效，溶栓剂可增加出血的可能。抗凝药物如阿司匹林无确切疗效，还可以引起脑出血等严重并发症，现已很少采用。

②降低血液黏稠度：20%低分子右旋糖酐，300~500ml静脉滴注，每天一次，10天为一疗程，但会增加视网膜出血，应该慎用。

③中成药：辨证施治以活血化瘀为主。选用云南白药、复方血栓通胶囊、和血明目片，川芎嗪或丹参注射液或血塞通注射液静脉滴注。

（3）CRVO合并黄斑水肿的治疗

①抗血管内皮生长因子（VEGF）治疗：静脉阻塞后玻璃体中显示VEGF水平增高，VEGF是导致血管渗漏、黄斑水肿的关键细胞因子，玻璃体腔注射抗VEGF药物能够消退黄斑水肿、改善视力，目前已广泛应用于临床，成为静脉阻塞所致黄斑水肿的首选治疗。抗VEGF药物治疗后需要定期检查，如果黄斑水肿复发，需要再注射治疗。目前临床上已有的抗VEGF药物包括雷珠单抗、贝伐单抗、康柏西普和阿柏西普。对于近期发生心脑血管意外的患者，需慎用抗VEGF药物。

②糖皮质激素治疗：炎症是静脉阻塞的重要致病因素，玻璃体腔注射糖皮质激素可以减少毛细血管渗漏，抑制VEGF基因表达、抑制VEGF和炎性因子的代谢途径，消退黄斑水肿，改善视力。目前使用的玻璃体腔糖皮质激素注射药物包括1mg曲安奈德和0.7mg地塞米松缓释植入剂。药物完全吸收后黄斑水肿可能复发，多次玻璃体腔注射此类药物会增加并发白内障和激素性青光眼等并发症的发生率。

③激光治疗：不提倡对CRVO所致的黄斑水肿进行黄斑格栅样光凝，美国CRVO研究组显示，格栅样光凝治疗视力低于0.4的黄斑水肿，可以减轻黄斑水肿，但3年研究结果显示治疗组与非治疗组的视力改善无显著差异，故此研究不支持对CRVO的黄斑水肿进行格栅样光凝。近几年研究显示，577nm微脉冲激光治疗静脉阻塞所致的黄斑水肿有一定疗效，重度黄斑水肿可以联合玻璃体腔注药治疗。

（4）CRVO合并新生血管的治疗

①缺血性CRVO激光治疗：中央静脉阻塞研究组（CVOS）定义缺血性CRVO为视网膜无灌注区面积（NPA）≥10视盘面积（DA），缺血型患者可做预防性全视网膜光凝治疗（PRP），防止产生虹膜和前房角新生血管，预防NVG。目前广角FFA中使用缺血指数（ISI）作为判定缺血型CRVO的新标准，但后极部NPA≥10DA仍然是缺血的重要标志。对于重度缺血的CRVO，CVOS建议，如果患者依从性好，可以每周检查一次，至少3~4个月，一旦发现虹膜新生血管，立即行PRP治疗。如果患者依从性差，建议当FFA发现NPA大于30DA时，可以预防性PRP。

②新生血管及NVG的治疗：虹膜、前房角或视网膜出现新生血管，立即行PRP治疗。如果PRP不足以控制新生血管，考虑联合抗VEGF药物治疗。一旦发生NVG，积极控制

眼压，包括前房穿刺快速降低眼压，降眼压药物局部点眼、口服、输液，睫状体光凝术。屈光间质清晰、前房角开放者，可以行抗 VEGF 治疗联合全视网膜光凝治疗。屈光间质不清晰、房角关闭者，抗 VEGF 治疗辅助下行抗青光眼手术治疗、抗青光眼联合白内障手术治疗、抗青光眼联合白内障摘除联合玻璃体切割手术治疗，最终完成全视网膜光凝术。

（5）视网膜静脉阻塞继发黄斑水肿中医归属暴盲，辨证多以脉络瘀阻，血溢脉外为主应用活血化瘀，健脾消肿中成药：如发作期复方血栓通胶囊、丹红化瘀口服液，恢复期配合参苓白术散、补中益气丸。

【治疗目标】

尽可能恢复视网膜循环，严密监测和治疗并发症，防止新生血管的发生，保存视力。

二、视网膜分支静脉阻塞

在 40 岁以上人群中，视网膜分支静脉阻塞的患病率是中央静脉阻塞的 4 倍，其最重要的危险因素是高血压，其他相关因素还有糖尿病、高脂血症、吸烟及肾脏疾病，眼局部相关因素为青光眼。约 2/3 患者阻塞发生在视网膜颞上象限，发生率与动静脉交叉压迫相关。视力预后较好。分支静脉阻塞中，视网膜新生血管发生率为 20%，视乳头新生血管发生率为 10%，NVG 较少发生。

【临床表现】

（1）视力正常或轻中度减退。阻塞位于鼻侧一般不影响视力；阻塞位于颞侧，病灶波及黄斑中心凹即视力下降，视力下降程度取决于黄斑拱环破坏的范围和黄斑水肿严重程度。

（2）眼底表现

①阻塞静脉引流区域的视网膜静脉迂曲扩张，可见视网膜出血、水肿、棉絮斑。

②与阻塞静脉相符的动脉常有硬化。

③黄斑部受累时，可发生水肿。

④晚期视网膜出血水肿吸收，静脉不再迂曲扩张，可见静脉白鞘，还可见侧支循环。视网膜新生血管最早于阻塞后 3 个月出现，一般发生在 7~12 个月以后，玻璃体积血多在 1 年之后发生。黄斑水肿消退，黄斑萎缩，可合并黄斑前膜。

（3）荧光素眼底血管造影

①早期阻塞静脉回流障碍，静脉充盈时间延长。由于阻塞近端视网膜出血遮蔽，可见阻塞远端静脉渗漏荧光素，管壁及周围组织着染。如中心凹外围毛细血管受累，则上或下半侧黄斑呈现囊样水肿。有时受累部位超过水平中线影响另一侧。

②病程晚期，视网膜出血吸收。轻度阻塞者可现毛细血管扩张，阻塞静脉扩张、管壁着染，微血管瘤形成，可见渗出，黄斑水肿；重度阻塞者可见大面积毛细血管无灌注区，异常血管通路（侧支循环和动静脉短路），血管囊样改变和新生血管。侧支循环不渗漏荧光，新生血管一般见于无灌注区边缘，早期就明显渗漏荧光。阻塞时间越长，无灌注区发生率越高，有研究显示，无灌注区多发生在阻塞后 4~6 个月，1~2 年后发生率达91.3%。无灌注区面积的大小与新生血管形成关系密切。

（4）OCT 及 OCTA OCT 可以发现黄斑水肿的位置和程度，随诊 OCT 可以判断黄斑水肿的变化及对治疗的反应。OCTA 可以直观地观察到分支静脉阻塞对黄斑拱环结构的破坏程度、血管密度的改变及无血流面积。

（5）视野　通常表现为符合阻塞静脉引流区域的、相对或者绝对性神经束状暗点。

（6）阻塞区域的暗适应可有减退，视网膜电图仍可表现正常。

【诊断】

（1）根据患者视力变化和眼底所见，可以诊断。

（2）荧光素眼底血管造影可了解阻塞的静脉血流状况。视野检查可了解视功能损伤状况。

【治疗原则】

寻找和治疗病因，治疗黄斑水肿和新生血管并发症。

（1）全身病因检查与溶栓和抗凝药物治疗。

（2）BRVO 合并黄斑水肿的治疗

①抗 VEGF 治疗：随着视网膜循环状态的改善，一部分轻度黄斑水肿可以缓解，对于黄斑水肿不消退或者加重的患者，应尽快行抗 VEGF 治疗。对于既往有青光眼病史者和年轻有晶状体患者，优先选择抗 VEGF 药物。参考 CRVO 黄斑水肿治疗。

②激光治疗：BRVO 长期黄斑水肿的原因是中心凹周围扩张的毛细血管，光凝治疗可以使扩张的血管萎缩，改善黄斑水肿。视网膜分支静脉阻塞（BVOS）研究小组研究显示，格栅光凝组与未治疗组比较，视力增加 ≥ 2 行患者比例，治疗组比未治疗组高近 2 倍，推荐黄斑格栅光凝治疗黄斑水肿。目前针对眼内注药治疗后黄斑水肿复发的患者，可以在 FFA 指导下行黄斑部毛细血管渗漏区格栅光凝治疗。不建议早期对扩张的毛细血管进行光凝，因为部分患者可以随着侧支循环的建立而缓解。近几年研究显示，577nm 微脉冲激光治疗静脉阻塞所致的黄斑水肿有一定疗效，重度黄斑水肿可以联合玻璃体腔注药治疗。

③糖皮质激素治疗：BRVO 合并黄斑水肿的随机对照研究（SCORE）显示，玻璃体腔注射曲安奈德（1mg 或 4mg，每 4 个月注射 1 次）和黄斑格栅光凝治疗 BRVO 黄斑水肿，一年后无论视力还是黄斑水肿改善如何，3 组间无统计学差异，但需要关注多次使用糖皮质激素的并发症。参考 CRVO 黄斑水肿治疗。

（3）BRVO 合并新生血管的治疗　BVOS 定义缺血型 BRVO 为视网膜无灌注面积≥ 5DA。缺血型 BRVO 合并黄斑水肿，抗 VEGF 治疗联合无灌注区播散样激光治疗。缺血型 BRVO 不合并黄斑水肿，密切随诊，一旦发生视网膜新生血管，即行播散样激光治疗。光凝时需尽量避免光斑融合及重叠，并注意勿过量光凝。光凝后定期随诊，4~6 周后仍有渗漏或新生血管不退，再补充治疗。以后每 3~6 个月复查 1 次，注意新生血管复发或在他区长出新生血管。

（4）玻璃体积血　不能吸收影响视力者可行玻璃体切割手术治疗。

（5）BRVO 伴发黄斑水肿中医归属暴盲，应用活血化瘀，健脾消肿如复方血栓通胶囊、丹红化瘀口服液与参苓白术散、补中益气丸。

【治疗目标】

尽可能恢复视网膜循环，严密监测和治疗并发症，保存视力。

三、视网膜黄斑分支静脉阻塞

视网膜黄斑分支静脉阻塞较为少见，因其位置近黄斑中心凹，因此早期视功能即受影响。黄斑分支静脉阻塞不发生视网膜新生血管。

【临床表现】

（1）视物变形，中心视力减退。

（2）眼底表现

①由于病变邻近或已波及中心凹，即使病变范围不大，视力也会受到不同程度的影响。

②黄斑区出血、水肿及外围环形渗出。

③发病初期，阻塞的分支小静脉往往被视网膜出血遮挡，又因位于黄斑，视网膜水肿严重，故不容易被发现。

④数月后，视网膜组织长期水肿，营养不良和变性，脂性渗出增多，形成环形或弧形的沉积。仔细观察可发现邻近的小支静脉不规则。

（3）荧光素眼底血管造影

①受累小静脉充盈迟缓，管径不均，管壁着染。

②附近毛细血管无灌注，其外围毛细血管扩张、微血管瘤，晚期明显渗漏，受累区域视网膜荧光素着染。

（4）OCT 及 OCTA　参考视网膜分支静脉阻塞。

【诊断】

（1）根据患者症状和眼底所见，可以诊断。

（2）荧光素眼底血管造影有助于诊断。

【治疗原则】

治疗原则同视网膜分支静脉阻塞。

【治疗目标】

尽可能恢复视网膜循环，治疗黄斑水肿，保存视力。

（钱　彤）

第三节　视网膜血管炎

视网膜血管炎是视网膜血管的炎症，常常侵犯视网膜静脉，动脉受累较少，有时动、静脉均受累。形成视网膜血管炎或视网膜血管周围炎的原因和类型错综复杂。

一、感染性视网膜血管炎

（一）梅毒性视网膜血管炎

梅毒是由梅毒苍白密螺旋体所致的一种全身病变。可侵犯全身各个器官和组织的血管。常由性接触传染，也可由母亲经过胎盘传染给胎儿形成先天性梅毒。梅毒性视网膜血管炎常由脉络膜或邻近炎症扩展而来，可侵犯视网膜和视网膜血管组织。

【临床表现】

（1）视力可以突然降低，中心视力下降，也可有环状暗点，或有夜盲。

（2）眼底所见

①玻璃体混浊：检查眼底玻璃体内有细小尘埃状混浊。

②视网膜：表现多种多样，有血管炎，虽可累及静脉与动脉，但以动脉更典型。常见有后极盾形视网膜炎、视神经炎、黄斑水肿、视网膜坏死、渗出性视网膜脱离等。后极盾形视网膜炎为梅毒病变的特征。

（3）数周或数月后炎症消退，视乳头颜色变淡，边界不清，呈污白色。视网膜血管变细，明显鞘化，有时完全呈白线样。视网膜萎缩，色素移行、沉着，有时色素增生类似骨细胞型，或聚集成团，为继发性视网膜色素变性。

（4）光学相干断层扫描　可在视网膜外层见到特征性的视网膜色素上皮上多发毛刺样改变。

（5）并发症　继发性色素变性，新生血管形成，玻璃体积血，视网膜增殖，严重者形成视网膜破孔和视网膜脱离等。

【诊断】

（1）根据病史和临床表现以及全身检查的结果　无业人员、驾驶员尤其是长途驾驶员及娱乐场所从业人员是高危人群。如经糖皮质激素治疗无效，病程较长者，应高度怀疑梅毒的可能。

（2）血清学检验　有两大类检验帮助诊断梅毒和其他密螺旋体疾病。第一大类为筛选性的、非密螺旋体试验，包括性病研究室（VDRL）试验和快速血浆反应素（RPR）试验，用类脂质抗原测出梅毒反应素，该类检查虽不能确定为梅毒感染但可以了解炎症活动度。第二大类为用特异性密螺旋体试验测出抗密螺旋体的抗体，包括荧光密螺旋体抗体 - 吸附（FTA - ABS）试验、苍白密螺旋体血凝集反应测定（TPHA）和苍白密螺旋体制动（TPI）试验，该类检查阳性可以确定曾感染梅毒但不能确定是否为活动性炎症，因为感染即使治愈亦终生阳性。所以临床应用中两类试验应互为参考。

【治疗原则】

（1）青霉素为各期梅毒的首选抗生素。视网膜梅毒应按神经梅毒治疗，可用水剂普鲁卡因青霉素 G 肌注，每天 60 万单位，共注射 10 天。或用苄星青霉素 G 240 万单位肌内注射可使血液浓度达到满意水平，并持续 2～4 周之久。对青霉素过敏者可用红霉素 500mg 口服，每 6 小时一次，共用 15 天。治疗后作血清学检验，阳性者可重复治疗。

（2）先天梅毒主要在于预防。对妊娠期患梅毒的妇女给予及时、适当的治疗，一般能治愈母亲和胎儿的感染。

（3）手术　晚期玻璃体积血、增生性视网膜玻璃体病变合并视网膜脱离者，需作玻璃体手术。

（4）晚期玻璃体积血中医归属于"云雾移睛"，治以祛瘀通络中成药改善眼底微循环功能，促进瘀血吸收。云南白药、和血明目片、止血祛瘀明目片等。

【治疗目标】

控制炎症，恢复视力。

（二）结核性视网膜血管炎

结核可发生在身体各个部位和组织，也可发生在眼的各种组织，如眼睑、结膜、巩膜、角膜、葡萄膜、视网膜和眼眶等。视网膜结核常由脉络膜、睫状体或视神经结核感染而来。结核菌直接经血流进入视网膜者少见，因对结核蛋白过敏而致病者多见。

【临床表现】

（1）根据病情轻重患者的症状差别很大，可无症状，或轻度视物模糊、眼前飞蚊等症状，重者可见视力突然减退至数指、手动、甚至光感。

（2）多数患者虽只有单眼主诉，但详查对侧眼可发现视网膜周边血管病变。

（3）眼底所见

①视网膜血管：血管炎常主要累及静脉为明显特征，静脉呈白鞘状，常扩张迂曲，伴有较多视网膜出血与水肿。

②玻璃体混浊：玻璃体不规则条状、块状或尘状混浊。

③严重时玻璃体内大量出血，并发纤维增殖，影响观察眼底病变。

④视网膜粟粒状结核或团球状结核：视网膜粟粒状结核在眼底后极部呈现黄色或黄白色小结节，为1/6～1/2DD，其附近视网膜水肿，数量多少不等，也有少量视网膜出血。病灶吸收后，留下色素紊乱或色素斑块沉着，也可吸收后不留明显痕迹。团球状结核通常在后极部脉络膜呈现一孤立的1～3DD的隆起灶，常位于后极部，颞侧多见。隆起灶上面的视网膜呈灰黄色深层水肿、结节呈黄色或黄白色，边界不清，其上视网膜血管扩张，形成局灶性脉络膜视网膜炎。如隆起很大，可发生视网膜脱离。偶尔结节可破裂进入玻璃体，使病灶扩散。

（4）荧光素眼底血管造影

①受累静脉多曲张，亦有不规则变细，管壁有荧光素渗漏和组织着染。

②可见微血管瘤、毛细血管扩张及渗漏。

③周边眼底有不同程度的毛细血管闭锁（无灌注区）。

④黄斑水肿，花瓣状荧光素积存。

（5）并发症　可伴有前、后葡萄膜炎（虹膜睫状体炎，或脉络膜炎）；增生性视网膜玻璃体病变；牵拉性视网膜脱离，如牵拉形成裂孔，可发展为孔源性视网膜脱离。晚期偶见并发性白内障和继发性青光眼。

【诊断】

结核性视网膜血管炎的诊断主要是根据：①与结核患者有过密切接触史，本人曾患过肺或肺外（如淋巴结、肠、骨、脑膜）结核，或胸部X线片显示有陈旧结核灶；②结核菌素皮肤试验、干扰素释放试验（T－spot试验或Quanti FERON TB Gold试验）阳性，并在排除了其他血管炎或葡萄膜炎的各种病因后应考虑此诊断。

【治疗原则】

（1）病因治疗　有活动结核者应用抗结核治疗。可采用以下药物：①异烟肼：口服100mg，每天3次。②利福平：口服，每天600mg。③乙胺丁醇：口服，每天每千克体重15～25mg，总量每天2～2.5g。④链霉素：肌内注射，每天1g。以上药物视病情三联或四联应用，足程、足量原则，同时使用时应注意其毒副作用。

如果全身糖皮质激素治疗，虽可好转但易复发并且进行性加重。应进行结核菌素皮肤试验测试。酌情加用抗结核药物后，复发明显减少乃至消失。

（2）一般疗法　眼底新鲜出血时，少活动，高枕，丰富营养，补充钙剂、维生素C和B族维生素，增强身体抵抗力。

（3）糖皮质激素治疗　病因治疗的同时，可以加用局部糖皮质激素或小剂量全身糖皮质激素，降低机体炎症反应。

（4）视网膜激光光凝治疗　针对眼底荧光血管造影中的毛细血管无灌注区。

（5）手术　晚期增生性视网膜玻璃体病变合并牵拉者，需作玻璃体切割手术联合眼内光凝。

（6）当晚期玻璃体积血时可辅助祛瘀通络中成药治疗，改善眼底微循环功能，促进瘀血吸收，如和血明目片、止血祛瘀明目片等。

【治疗目标】

控制炎症，恢复视力。

二、非感染性视网膜血管炎

（一）结节病性视网膜血管炎

结节病是侵犯多器官的肉芽肿性疾病，主要侵犯肺和末梢淋巴结，25%有眼部病变，最多见者是葡萄膜炎，也有缺乏全身病的眼结节病。

【临床表现】

（1）本病发展缓慢，多发生于30~40岁，女性较多。

（2）合并慢性前葡萄膜炎者，病程缓慢，自觉症状不明显，有羊脂KP、Koeppe结节，有时虹膜有多发结节，比结核者为大，更富于血管呈粉红色；大的虹膜肉芽肿性结节易误诊为虹膜肿物。结节常自发消退或玻璃样变。严重病例发生虹膜后粘连、继发青光眼和并发性白内障。

（3）眼睑、泪腺、结膜、巩膜、视神经均可发生结节病的肉芽肿，并可发生干燥性角膜炎。

（4）眼底所见

①眼底有灰黄色、灰白色渗出，多为圆形、略圆形，数目不一，大小不等，多位于后极部，沿血管分布，有的位于血管周围所谓蜡滴状渗出。这种渗出可完全吸收；但存在于色素上皮下的小渗出为肉芽肿性愈后遗留小萎缩斑。

②常伴有视网膜血管炎特别是视网膜静脉周围炎是本病的特征之一。

③玻璃体有尘埃状、串珠样或雪球状混浊。

④可发生视乳头水肿和视神经炎。

（5）全身改变　最多见者是双侧肺门淋巴结肿大，早期约半数无症状但在X线片上可见改变，严重者有肺实质病变。

最多见的症状有咳嗽，有少量黏痰；体重减轻，有时乏力、发热、食欲减退；当发展为肺纤维化时有活动后的气急、发绀，也可发生咳血。其次是末梢淋巴结肿大，皮肤结节性红斑，也可侵犯神经系统、肝、脾、肾、胃肠等出现相应的各种症状。

【诊断】

可根据临床表现和活体病理检查结果诊断。胸片、血管紧张素转化酶、支气管肺泡灌洗液都有诊断价值。

【治疗原则】

（1）口服泼尼松或泼尼松龙$1mg/(kg \cdot d)$，长疗程，逐渐减量。

（2）如有前葡萄膜炎，眼部滴用糖皮质激素滴眼液和睫状肌麻痹剂。

（3）非特异性抗炎药物及碘剂以及中医中药治疗等。

（4）中医药以清热、健脾利湿辨证治疗，如五苓散、和血明目片。

【治疗目标】

控制炎症，恢复视力。

（二）Behçet 病性视网膜血管炎

本病为慢性多系统损害的疾病，Behçet（1937）首先提出本病的四大特点，即复发性口腔溃疡、阴部溃疡、皮肤改变和葡萄膜炎。男性多于女性，20 ~ 40 岁发病较多。病程较长，可达 10 ~ 20 年，葡萄膜炎反复发作可导致多数患者失明。原因不明。中东和亚裔多发，主要病理改变是闭塞性血管炎，现已证明是由免疫复合物 Arthus 反应所致。高凝状态，中性白细胞的功能异常，活性氧亢进，中毒因素以及遗传因素（HLA – B5、HLA – B51、HLKA – DR5 检出率高）都可能与之有关。

【临床表现】

1. 眼底表现

（1）早期改变　以视网膜血管炎为主，静脉扩张，在其附近往往有毛刷样出血；动脉变细，有的血管闭塞成白线；小静脉、毛细血管的通透性增强而引起后极部视网膜弥漫性水肿混浊。

（2）晚期改变　可发生视网膜血管分支阻塞，视网膜有大片出血和渗出，甚至发生新生血管伸向玻璃体而引起玻璃体积血。小动脉闭塞性血管炎引起缺血性病变，导致视网膜浅层坏死，呈灰白色的视网膜栓塞。疾病反复发作可伴持续性水肿混浊和黄斑部水肿，血管周围继发性纤维增生也可引起视网膜脱离。视神经乳头充血，边界不清，最终视神经萎缩。

2. 前葡萄膜炎　仅眼前节发生炎症，多次反复，表现为急性渗出性虹膜睫状体炎，有较多细小 KP，往往出现前房积脓，其特点是出现快，消失也快。反复发作发生各种并发症。

3. 玻璃体炎　反复玻璃体混浊，并可见视网膜静脉扩张，视网膜水肿，但无出血和渗出。

4. 全身表现　常有早期前驱症状，如低热、食欲不振、反复咽喉炎等。逐渐出现以下改变。

（1）口腔溃疡　为最多见，常侵犯口唇、齿龈、舌和颊部黏膜。初起发红，轻度隆起 1 ~ 2 天后形成灰白色溃疡，直径 2 ~ 12mm，7 ~ 10 天消失，不遗留瘢痕。

（2）外阴部溃疡　男性比女性多发。

（3）皮肤改变　常见者有结节性红斑、皮疹、毛囊炎，以及皮肤针刺反应。

（4）血管炎　大、中、小血管都被侵犯，特别是静脉，浅层血栓性静脉炎最为多见。

（5）关节炎　为多发性关节炎，多侵犯下肢。

（6）消化道症状　严重者胃黏膜溃疡。

（7）神经精神症状　可出现中枢神经和脑膜刺激症状，有时有记忆力减退和性格改变等。

【诊断】

根据反复性口腔溃疡、阴部溃疡、皮肤病和葡萄膜炎可以诊断。皮肤针刺反应和 HLA 有诊断价值。

【治疗原则】

（1）需长期治疗　急性期全身应用强的松或强的松龙起始 1mg/（kg·d），逐渐减量，以期快速控制炎症；同时应予免疫抑制剂长期控制炎症，如环孢素、环磷酰胺、苯丁酸氮芥，单独或联合使用，免疫抑制剂均有副作用，如骨髓抑制、肝肾功能损伤，治疗过程中应检查血常规和肝肾功能，根据情况调整药物。在疗效不佳时可以考虑生物制剂，如抗肿瘤坏死因子 - α 拮抗剂。

（2）如有前葡萄膜炎，眼部滴用糖皮质激素滴眼液和睫状肌麻痹剂。

（3）其他药物有血管扩张药、抗凝药、消炎痛及维生素 C、维生素 E 等。

（4）本病中医归属狐惑病，应用清热利湿、清肝利湿、滋阴降火全身辨证为主，提高自身免疫能力。发作期龙胆泻肝丸；后期攻补兼施知柏地黄丸或益气健脾人参养荣丸。

【治疗目标】

控制炎症，恢复视力。

三、特发性视网膜血管炎

（一）视网膜静脉周围炎

视网膜静脉周围炎以前称为 Eales 病，为慢性和复发性静脉炎为主的炎症，多见于青年男性，常双眼发病，邻近动脉也会累及。其病因仍不清楚，过敏可能是本病的病因。

【临床表现】

（1）视力突然减退至数指、手动甚至光感。有的在发病前数天先有视力轻度模糊或有眼前飞蚊症状。

（2）多数患者主诉只有单眼发病，详查其对侧眼发现视网膜周边血管病变。

（3）眼底所见　发病时因玻璃体内大量出血，看不见眼底。当玻璃体积血吸收，能看清眼底时才发现病变。

①玻璃体混浊：玻璃体积血遗留或多或少的不规则条状、块状或尘状混浊。

②视网膜血管：眼底周边部小静脉扩张、迂曲，管径不规则。静脉旁常伴有白鞘。在病变小静脉附近，有小点片状、火焰状视网膜出血、渗出，常形成边缘不清、宽窄不一的白色条带或白色结节，或不规则片块状物覆盖于小静脉上或位于其邻近。

③开始时病变只限于眼底周边部，侵犯某支或某几支小静脉。以后逐渐增多，波及大支静脉。

（4）荧光素眼底血管造影

①受累静脉多曲张，亦有不规则变细，管壁有荧光素渗漏和组织着染。

②可见微血管瘤、毛细血管扩张及渗漏。

③周边眼底有不同程度的毛细血管闭锁（无灌注区）。

④黄斑水肿，可有花瓣状荧光素积存。

（5）并发病　前、后葡萄膜炎（虹膜睫状体炎或脉络膜炎）；增生性视网膜玻璃体病

眼科诊疗常规

变；牵拉性视网膜脱离，如牵拉形成裂孔，可发展为孔源性视网膜脱离。晚期偶见并发性白内障和继发性青光眼。

【诊断】

根据发病前数天视力轻度下降，或有眼前飞蚊症状，发病时视力突然减退，以及玻璃体和眼底，特别是周边部视网膜静脉的改变，可以诊断。

注意除外结核。

【治疗原则】

（1）病因治疗

（2）一般疗法 眼底新鲜出血时，少活动，高枕，丰富营养，补充钙剂、维生素 C 和 B 族维生素，增强身体抵抗力。

（3）糖皮质激素治疗 控制全身病灶的同时，谨慎地加用糖皮质激素，降低机体高敏反应。

（4）视网膜激光光凝治疗 根据近期荧光素眼底血管造影，确定毛细血管无灌注的部位和范围。视网膜有大片无灌注，或已有微血管瘤出现，宜早作视网膜激光光凝治疗。

（5）手术 晚期增生性视网膜玻璃体病变合并牵拉者，需作玻璃体手术联合眼内光凝。

（6）中医中药 应用全身辨证，清热凉血及止血祛瘀中成药，如和血明目片、止血祛瘀明目片、云南白药胶囊。待出血稳定后，可选用活血化瘀药物，如复方血栓通胶囊、丹红化瘀口服液。

【治疗目标】

控制炎症，恢复视力。

（二）特发性视网膜血管炎、动脉瘤、视神经视网膜炎（IRVAN）综合征

特发性视网膜血管炎、动脉瘤、视神经视网膜炎（IRVAN）综合征是一种原因不明的血管病，好发于年轻女性，常双眼受累。

【临床表现】

（1）视物模糊或视物变形。

（2）除视网膜血管炎、后极视网膜有大量黄白色渗出及黄斑水肿外，眼底最具特征的是视盘上或视网膜动脉的第一、二分支管壁分叉处出现多个圆、椭圆或梭形的瘤样扩张，FFA 下更明显。

（3）周边视网膜则有大片无灌注区，后期并发新生血管，新生血管出血致玻璃体积血。

（4）黄斑渗出、水肿以及玻璃体积血是本病视力严重下降的主要原因。

【诊断】

根据视力下降，视网膜血管炎、后极视网膜有大量黄白色渗出及黄斑水肿，以及典型的动脉血管瘤样扩张可以诊断。

【治疗原则】

（1）传统给予全身糖皮质激素，但疗效并不理想。

（2）周边视网膜出现无灌注时应给予激光光凝治疗。

（3）玻璃体积血不吸收时，进行玻璃体切割手术有助于提高视力。

（4）有明显渗出、水肿及新生血管者可玻璃体腔注射抗 VEGF 药物。

（5）选用中成药活血化瘀，如和血明目片、止血祛瘀明目片。

【治疗目标】

控制炎症，恢复视力。

（侯　婧）

第四节　Coats 病

Coats 病又称视网膜毛细血管扩张症，好发于少年男性。也有小至刚出生的婴儿老至 70 岁长者，一般全身健康。单眼发病较多，但双眼表现不对称。

【临床表现】

（1）症状　早期病变位于眼底周边部时无自觉症状。病变波及黄斑时视力减退。儿童出现斜视或于瞳孔区出现猫眼征才来就诊。家长发现患儿看电视头位不正或眯眼。

（2）眼底所见

①玻璃体一般清晰，偶见轻度混浊。

②视神经乳头正常或稍充血。

③视乳头或黄斑附近出现单块或多块白色或黄色不规则而高起的渗出。

④视网膜血管：早期小动脉和小静脉和毛细血管迂曲扩张，主要以小动脉为重，并有球形或梭形瘤样局部扩张或呈扭曲状花圈状弯曲，多见于颞侧周边，也可先起于鼻侧者。可有动静脉短路，有微管壁瘤形成，继而毛细血管闭塞，无灌注区形成。引力作用流到后极部，浆液性成分可被视网膜血管吸收。

⑤浆液性局部或全部视网膜脱离，脱离呈球形，在其上或未脱离区可见异常血管和粟粒状动脉瘤，有的直到脱离至晶状体。出血性视网膜囊样隆起及新生血管，玻璃体积血等不同期病变。

⑥晚期可有增生性病变、虹膜睫状体炎、白内障、继发新生血管性青光眼等严重并发症，最终可眼球萎缩。

（3）荧光素眼底血管造影

①视网膜毛细血管管壁扩张，末端有梭形或球形及串珠状的微管壁瘤和管壁瘤形成。这些异常血管极易渗漏，使病变区被荧光素着染成一片强荧光。

②病变区内毛细血管扩张、迂曲，动静脉短路，无灌注区及新生血管形成，血流缓慢。如有出血则遮挡荧光。渗出是不显荧光的，浓厚的可遮蔽荧光。

③黄斑受损，在其外丛状层沉集大片渗出。内层视网膜荧光素储存呈花瓣状。黄色渗出刺激血管向内生长和纤维瘢痕组织形成，与 CNV 形成的瘢痕不好鉴别。

④如有条件可行超广角 FFA：可以发现周边部眼底表现。

【分期】

Shields 等（2000 年）

1 期：仅有视网膜毛细血管扩张。

2 期：毛细血管扩张和渗出并存。

A：渗出未累及黄斑中心凹。

B：渗出累及黄斑中心凹。

3A1 期：渗出性视网膜脱离、次全脱离未累及黄斑区。

3A2 期：渗出性视网膜脱离、次全脱离累及黄斑区。

3B 期：视网膜全脱离。

4 期：全视网膜脱离并发青光眼。

5 期：终末期（定义为无光感，无痛，全视网膜脱离伴白内障和眼球萎缩）。

【诊断】

（1）根据症状和眼底所见，可以诊断。

（2）超广角荧光素眼底血管造影有助于诊断。

【治疗原则】

（1）观察。

（2）药物　无药物可阻止病情发展，糖皮质激素可促进水肿和渗出的吸收，缓解病情。

（3）视网膜激光光凝治疗　早期用激光光凝管壁瘤及毛细血管扩张区，可使异常血管封闭、萎缩。

（4）冷凝　如视网膜下积液多，渗出广泛，可行视网膜下放液，加以冷凝，或放液术后激光光凝治疗及冷凝治疗。

（5）抗 VEGF 治疗　可改善血管屏障功能，减少视网膜下液及黄斑水肿。

（6）手术治疗　严重视网膜脱离者可考虑。

（7）联合治疗。

【治疗目标】

（1）保护和提高视力。

（2）如果视力已不可挽回地丧失，要保持视网膜在位和眼球的完整性。

（齐慧君）

第五节　黄斑旁中心凹毛细血管扩张症

无明显病因视网膜血管扩张仅发生于黄斑周围。简化分型：MacTel 1 型目前认为是 Coats 病疾病谱，单眼多见，随着影像学技术的发展，发现病变不仅仅在黄斑部。为发育性或先天性毛细血管扩张，男性多，年龄在 40 岁左右，Mactel 2 型即获得性黄斑旁中心凹毛细血管扩张，目前认为是 Müller 细胞的缺失和变性，毛细血管扩张为继发性的改变，多见双眼发病，男女均可发病，年龄一般在 50 ~ 60 岁。

【临床表现】

1. 症状　视力轻度减退，或有视物变形，但有的病例无自觉症状。

2. 眼底所见 黄斑部水肿，视网膜增厚，毛细血管扩张。

（1）Mactel 1 型 微管壁瘤，偶有小出血斑。在水肿区边缘有黄白色硬性渗出环。病变可围绕中心凹，多见其颞侧。

（2）Mactel 2 型 黄斑区透明度下降，毛细血管扩张局限于黄斑周围，无可见管壁瘤，非增生期黄斑旁毛细血管扩张，渗漏，渗出，萎缩，增生期黄斑旁毛细血管扩张，可以有视网膜下新生血管形成，出血和纤维化。

3. 荧光素眼底血管造影

（1）Mactel 1 型 造影早期，病变区视网膜毛细血管扩张和充盈迟缓，邻近的小动脉和小静脉呈囊样扩张，有毛细血管无灌注区及大小不等的微管壁瘤。黄斑拱环破坏，环缘不规整，环外毛细血管网眼间隙扩大。

（2）Mactel 2 型 毛细血管扩张局限于黄斑周围，渗漏，无可见管壁瘤。

在造影过程中，病变区异常血管渗漏明显。造影晚期：持续强荧光。Mactel 2 增生期可以有视网膜下新生血管形成渗漏和纤维化。

【诊断】

根据眼底所见和荧光素眼底血管造影结果，可以诊断。

【治疗原则】

如持续的黄斑水肿影响视力，需要治疗。Mactel 1 型：激光光凝联合抗 VEGF 治疗。激光光凝治疗需谨慎，注意不伤害黄斑拱环，还可联合微脉冲激光治疗。Mactel 2 型：非增殖期无有效治疗，增生期可抗 VEGF 治疗。

【治疗目标】

根据病情，进行激光光凝治疗及抗 VEGF 治疗，以保存部分视力。

（齐慧君）

第六节　早产儿视网膜病变

【概述】

早产儿视网膜病变（ROP）发生于早产和低体重儿。由于视网膜发育不成熟、视网膜缺血、视网膜纤维增生而最终导致牵拉性视网膜脱离的增生性视网膜病变，严重时可导致失明。多为双眼发病，且病变程度相近。

【临床表现】

为更好地记录视网膜疾病的临床表现，将视网膜分为 3 个区，又将 ROP 的严重程度分为 5 期。病变的范围以钟点表示，顺时针方向记录 1 至 12 个钟点。

1. 分区

（1）Ⅰ区为以视盘为中心，以 2 倍视盘至黄斑的距离为半径的圆形区域。

（2）Ⅱ区是指以视盘为中心以视盘到鼻侧锯齿缘为半径 1 区以外的环形部分。

（3）Ⅲ区指 2 区以外剩下颞侧半月形部分。

2. 分期

（1）1 期　周边视网膜有血管区与无血管区之间有一细的白色界线，分界线位于视网膜平面。

（2）2 期　分界线变宽、增高呈白色或粉色的嵴样隆起突出视网膜面。后缘有细小血管进入；嵴后可有簇状、孤立的新生血管团呈"爆米花样"改变。

（3）3 期　凸出于视网膜表面的纤维增殖。有时与嵴后缘相连使嵴呈粗糙外观；或有新生血管由嵴侵入玻璃体内，根据侵入玻璃体的纤维增殖程度分为轻、中、重度；轻度仅少量的纤维增殖可以检查到，中度为大量的纤维增殖由嵴后侵入玻璃体，重度为粗大的纤维增殖由嵴后侵入玻璃体。

（4）4 期　局限视网膜脱离。视网膜脱离的范围取决于纤维牵拉的范围和收缩程度，视网膜脱离常常起始于纤维血管膜附着在视网膜处。未波及黄斑即黄斑未脱离者为 4A 期；波及黄斑即黄斑脱离者为 4B 期。

（5）5 期　视网膜全脱离。呈漏斗状，通常是牵拉性即纤维膜收缩牵拉造成。视网膜脱离有四种类型：①前后部漏斗均较宽，视网膜脱离通常呈一凹面结构延伸至视盘；②前后部漏斗均窄，视网膜脱离往往位于晶状体后；③少见，呈前部漏斗宽，后部漏斗窄；④极少见，前部漏斗窄，后部漏斗宽，这些视网膜脱离有时可用超声波检查。如视网膜仅表现为周边部无血管区，则记录为未成熟视网膜或 0 期 ROP。

3. 附加（Plus）病变　后部视网膜血管扩张、迂曲超过两个象限；严重者虹膜血管扩张，瞳孔强直不易散大，可有玻璃体混浊；记录为"＋"如 ROP2 期病变并伴有 Plus 病变为"ROP2 期 ＋"，Plus 病变是 ROP 病变具有活动性并可能迅速进展的标志。

4. 进展性后部 ROP（AP－ROP）　不常见，进展迅速；如未及时治疗可进展至 5 期。此类型的特征是病变常位于后部视网膜并伴有明显的 Plus 病变，多发生在Ⅰ区或Ⅱ区的后部；早期后部视网膜 4 个象限的血管扩张、扭曲，视网膜内血管之间吻合，动静脉由于血管高度扩张、扭曲而不易区分，血管区与无血管区的连接处可有出血。另一特征是病变由 1 期进展至 2 期再到 3 期可直接由 1 期进展为 3 期，病变环形蔓延并伴有环形血管，可能仅表现为血管区与无血管区连接处扁平的新生血管网，容易漏诊。此类患儿瞳孔可能不易散大，虹膜表面可看到迂曲血管。

5. 阈值病变　3 期视网膜病变位于Ⅰ区或Ⅱ区，且视网膜病变连续大于 5 个钟点或累积达 8 个钟点并伴有 Plus 病变。

6. 阈前病变

（1）Ⅰ型阈前病变　Ⅰ区伴有附加病变的任何期病变、Ⅰ区不伴有附加病变的 3 期病变、Ⅱ区伴有附加病变的 2 期和 3 期病变。

（2）Ⅱ型阈前病变　Ⅰ区不伴有附加病变的 1 期和 2 期病变，Ⅱ区不伴有附加病变的 3 期病变。

7. ROP 回退　大部分 ROP 可自行回退。回退即由血管增生阶段转为纤维化阶段，回退具有周边、后部视网膜及血管的多种变化。首先 ROP 急性阶段静止而停止进展，由视网膜的血管区与无血管区的交界处开始向周边部视网膜进行血管化。病变的范围由Ⅰ区退至Ⅱ区或Ⅱ区退至Ⅲ区，嵴由淡红变为白色。周边视网膜的变化为明显的无血管区、拱廊形血管分叉和毛细血管的扩张；视网膜色素变化如大面积的减少或沿血管和视网膜下的色素增加。出现由中心凹变形的细微变化至严重的颞侧血管移位等牵拉现象；严重的可出现牵拉和孔源性视网膜脱离。视网膜病变急性期越重，同样进入瘢痕期的退行病变也越重。

8. 后期并发症 近视、散光、斜视、弱视、白内障、角膜水肿、角膜白斑、继发青光眼、黄斑异位、视网膜皱褶、视网膜脱离、角膜或巩膜葡萄肿、眼球萎缩。

【诊断】

根据早产、吸氧和缺氧史，以及双眼眼底改变不难诊断。但需与 Coats 病、视网膜母细胞瘤、原始玻璃体增生、家族渗出性玻璃体视网膜病变相鉴别。

【治疗】

本病主要在预防。首先应控制早产儿用氧的时间，在不妨碍治疗的情况下，尽量缩短用氧时间。对于早产儿应按时筛查，定期随访，以便早期发现，及时治疗。

1. ROP 筛查策略及管理模式 2004 年我国首次发布中国早产儿视网膜病变筛查指南，2014 年进行修订。对于出生体重小于 2000 克或孕周小于 32 周，患有严重疾病或有明确长时间吸氧史或儿科医生认为比较高危的患者可适当扩大筛查范围。如因技术因素不能在原医疗单位进行 ROP 筛查，应将该早产儿送往上级单位进行筛查，以免贻误最佳治疗时机。

对于符合筛查标准的早产儿，检查前禁食 2 小时并取得患儿家长的同意。可在眼科门诊直接进行，而对于不能离开监护的危重早产儿则需在儿科医生监测其全身的情况下床边检查。如诊断为 ROP 的早产儿，3~4 周后复查眼底，直至周边部视网膜血管化；对于有 ROP 改变的婴儿，每 1~2 周复查眼底，直至 ROP 发生退行性改变或达到 ROP 阈值改变或 I 型阈前病变；对于已经达到治疗指征的尽可能在 72 小时内治疗，如果无治疗条件应及时转诊。

2. 激光治疗 ROP 阈值改变或 I 型阈前病变是其适应证。激光光凝直接针对视网膜，定位准确，眼内出血的发生率较低，治疗过程简单，严重的脉络膜、视网膜损伤较轻，术后近视及散光的发生率低于冷凝治疗。术前常规用复方托品酰胺眼药水点眼，每 10 分钟点一次，共 3 次。术前 4 小时禁食母乳（配方奶需禁食 6 小时），2 小时禁水，麻醉医师在密切监测心率、呼吸、血压、血氧饱和度的情况下进行全身麻醉，以减轻患儿的手术痛苦、减少术中并发症及保证手术的顺利进行；如果患儿全身情况极差无法进行全身麻醉，为防止视网膜病变的发展可在麻醉医师密切监测下或新生儿监护室床旁进行表面麻醉下进行激光治疗；在 +20D 或 28D 非球面镜辅助下，对嵴前周边视网膜无血管区进行间接眼底镜光凝，远周边部的视网膜则需在巩膜压迫器顶压下行嵴前无血管区的激光至锯齿缘，瞄准光应聚焦在视网膜面以减少其他组织的吸收而引起其他并发症的发生，每次增加 10~30mW 能量至光斑反应为灰白色二级光斑，激光斑紧密而不融合，每个光斑间距为 0.5~1 光斑，光斑数多少取决于无血管区的大小，激光斑靠近嵴但不能伤及嵴；术后 3~7 天检查激光效果，如发现遗漏及时补充激光，必要时可进行眼底荧光血管造影，对嵴后无灌注区的光凝治疗。术后糖皮质激素眼水点眼每天 4 次，共一周。如果视网膜病变进展或控制不佳需联合抗 VEGF 治疗或联合玻璃体手术治疗。术后定期进行眼底、屈光等检查，避免弱视的出现。激光治疗后视网膜瘢痕可能会影响患儿的视野。

3. 冷凝治疗 美国 ROP 冷凝研究小组建议阈值病变是冷凝适应证，可使 ROP 后部视网膜皱褶和视网膜脱离发病率减少 50%，长期疗效安全、可靠。术前准备与激光治疗相同；在间接眼底镜下冷凝器行嵴前视网膜无血管区连续冷凝，冷凝斑灰白色，同样不能冷冻嵴以免引起出血，Ⅰ区视网膜病变冷冻时操作困难，易引起新生儿窒息、心动过缓、玻璃体积血等并发症，晚期冷凝瘢痕后缘可出现视网膜裂孔，有报告视网膜裂孔可发生在术后 1~3 年，且近视发生率明显增高。术后联合应用抗生素、类固醇激素及睫状体麻痹剂眼水以减轻炎症反应。

4. 抗 VEGF 治疗　抗 VEGF 治疗 ROP 的 1 区病变和 AP–ROP 更具有优势。抗 VEGF 药物注入玻璃体腔具有可使视网膜病变消退，视网膜血管继续向视网膜周边部生长和治疗后无视网膜瘢痕形成的优点。本操作快捷，尤其适用于全身情况极差又需要治疗且不能耐受长时间治疗的患儿。抗 VEGF 治疗应在手术室内进行。注药后常规检查眼压、眼前节、玻璃体、视网膜（间接眼底镜眼底检查广角数字眼底照相系统摄眼底像），并观察和记录眼内组织炎症反应、视网膜 Plus 消退、视网膜病变退行时间和视网膜血管生长的情况。如果视网膜病变控制不佳或复发情况可考虑重复注射或联合激光治疗，如视网膜病变进一步发展出现牵拉性视网膜脱离可考虑玻璃体手术或巩膜扣带术。尽管视网膜病变消退仍需定期随访管理屈光及视功能发育情况。

5. 手术治疗

（1）巩膜扣带术　ROP 如果早期治疗不及时，病变将进一步发展为伴有或不伴有渗出的牵拉视网膜脱离，牵拉来自增殖的纤维血管膜。4 期 ROP 或 5 期开放漏斗性视网膜脱离用巩膜扣带术的目的是解除视网膜的牵引，使视网膜复位，阻止病变发展。手术在全麻下进行。主要步骤有：①冷凝视网膜无血管区；②必要时放网膜下液；③放置环扎带或局部外垫压块。由于早产儿眼球小、巩膜薄、眼部的血供易受眼压的影响，环扎带不能扎太紧，并且为了不影响眼眶及眼球发育，宜在视网膜复位术后 3~6 个月拆除，局部外垫压块适用于局限性视网膜脱离且位于周边部视网膜者。如果有发生视网膜脱离危险者拆除时间可适当延长。有些患者则需联合玻璃体手术来提高手术成功率。

（2）保留晶状体的玻璃体手术　视网膜脱离发生在晚期 ROP，由于存在大量纤维血管膜，扣带术无法使视网膜复位，需去除增殖的纤维血管膜解除其对视网膜的牵引。本术式适用于玻璃体积血、视网膜脱离且具有睫状体平坦部放置玻璃体灌注头的玻璃体空间。三切口闭合玻璃体切除同成人常规，但在做切口前，常规应用间接眼底镜检查眼底尤其是锯齿缘，注意避开晶状体后增生的纤维膜，防止医源性视网膜裂孔；并注意患儿睫状体平坦部切口距角膜缘的距离，切除玻璃体，剥除增生膜，眼内器械的操作注意与视轴平行，避免伤及晶状体。并发症有视网膜裂孔、高眼压、视网膜全脱离、白内障等。

（3）晶状体切除联合玻璃体切除术：常用于视网膜全脱离的 ROP 患儿。其特点是广泛的视网膜脱离，表面的纤维血管膜将脱离的视网膜牵至晶状体的后面，无常规放置睫状体平坦部灌注的空间。此外还有以下特点：①眼球和睑裂小，因此手术操作空间小；②视网膜脱离为牵拉性，纤维膜广泛而与视网膜粘连紧密，手术难度大，纤维膜难以全部剥除干净，影响视网膜复位；③患儿不能配合术后体位，无法行玻璃体腔硅油填充，对玻璃体手术技巧要求高，手术成功率低，一旦出现视网膜裂孔，可能会加速眼球萎缩。而此期患儿如不治疗，除失明外还会引起继发青光眼、角膜白斑及角巩膜葡萄肿等严重后果。手术方法有以下两种。

①开罐式玻璃体切除术：适用于 5 期 ROP。手术在全麻下进行，先将角膜取下（同角

膜移植）用营养剂保护，冷冻囊内摘除晶状体或用玻璃体切除器械切除晶状体后，尽可能剥除视网膜前纤维膜至锯齿缘，间断或连续缝回角膜后，玻璃体腔内注入黏弹剂。手术优点是手术视野宽阔，周边视网膜前的纤维膜容易剥除干净；缺点是由于是开放空间后极部视网膜前的纤维膜处理较困难，注意及时清理出血，注意鉴别纤维膜与视网膜，避免强力牵引视网膜切忌出现医源性视网膜裂孔。术后应用抗生素、糖皮质激素眼水及复方托品酰胺眼药水以减轻炎症反应。因手术操作复杂，因此术中及术后并发症较多，例如可能出现医源性视网膜裂孔、角膜水肿、角膜混浊、前房及玻璃体积血、高眼压、瞳孔异位和视网膜再增殖等。

②闭合晶状体玻璃体手术：适用于 5 期 ROP。手术在全麻下进行，角膜缘三切口，行晶状体切除，尽可能清除视网膜前纤维膜，缝合关闭角膜缘切口后玻璃体腔注入空气。手术切口小、眼压易控制、后极部组织易暴露；但周边视网膜前的纤维膜不易暴露，手术操作空间小，剥膜难度较开放晶状体玻璃体切除术更大。剥膜时尽量双手操作不要牵拉视网膜，避免产生视网膜裂孔。术中术后并发症及术后用药与开放晶状体玻璃体切除术相同。

【治疗目标】

尽早发现，积极干预，尽量保存部分视力。

（尹　虹）

第七节　视网膜色素上皮病变

一、急性色素上皮炎

急性色素上皮炎侵犯视网膜色素上皮，多发于中青年。可能与病毒感染有关。

【临床表现】

（1）起病急，视力减退，伴有视物变形，常为双眼受累。

（2）眼底　急性病灶如灰白小斑，排列成簇或成串，数周后病变自行消退，遗留色素紊乱、脱失或少有增殖。

（3）荧光素眼底血管造影显示"内黑外亮"呈葡萄串样的病变，色素增生处呈弱荧光，外围色素脱失处为强荧光。

【诊断】

（1）根据中青年患者，有急性视力减退史，以及眼底改变，可以诊断。

（2）荧光素眼底血管造影有助于诊断。

【治疗原则】

（1）本病自限，视力预后好。

（2）尚无特殊处理。

【治疗目标】

本病尚无特殊处理，可以自限。

二、急性后部多灶性鳞状色素上皮病变

急性后部多灶性鳞状色素上皮病变是由于急性多灶性缺血性脉络膜病变所致的疾病，最早由 Gass 描述，视网膜色素上皮病变为继发性改变。主要发生于 30 岁以上的成年人，无性别、种族差异。

【临床表现】

（1）起病急，50% 患者有头痛、上呼吸道症状及结节性红斑。部分患者伴有脑血管炎，脑脊液中淋巴细胞增多，尿中可有管型。

（2）多数为双眼同时受累。视力明显减退。50% 患者有轻度前葡萄膜炎及玻璃体炎。

（3）眼底所见

①眼底后极部，也可远至赤道部，出现较多多边形或鳞状灰白色云彩状或似奶油状病灶，边界不清，偶尔融合成片，甚至如地图状。

②病变多起自黄斑后极部位于 RPE 水平，一般于数天至 10 天内消退，形成脱色素斑块。在同一眼底可见不同时期的病灶。陈旧者较为清晰，随之有色素沉着和/或脱色素。

③有时伴有视神经乳头炎及视网膜血管炎。

④黄斑囊样水肿极少见。

（4）荧光素眼底血管造影　急性期病变处早期为弱荧光，其后有弥漫强荧光出现。病灶边缘为色素上皮脱失所致窗样缺损强荧光。晚期病变色素增生明显，色素始终遮挡其下荧光。

（5）急性期 EOG 及 ERG 均不正常。

（6）OCT 检查　陈旧病例中可见视网膜变薄，IS/OS 层及 ELM 不见或不完整，局限脉络膜毛细血管层萎缩。

【诊断】

（1）根据急性期视力轻度减退或严重降低，眼前节可合并上巩膜炎、虹膜炎、角膜周边变薄等，以及眼底后极部多灶性病损呈鳞状黄白色斑，平复，大小不等，可以诊断。

（2）急性期和晚期的荧光素眼底血管造影均各有特征性表现，可有助于诊断。

【治疗原则】

（1）寻找病因，抗炎治疗。

（2）急性期可合并应用糖皮质激素，单用激素效果差的可联合免疫抑制剂。

【治疗目标】

控制炎症，恢复视力。

三、眼底黄色斑点症

眼底黄色斑点症是双侧进行性家族遗传性眼底病，实际上与 Stargardt 病是相同的眼病。为常染色体隐性遗传，少数为显性遗传。

【临床表现】

（1）常发生于青少年，双侧发病。

（2）早期的视力下降程度与眼底镜下所见改变不成比例。

（3）眼底所见

①眼底后极部散布着黄色或黄白色斑点，形状与大小均可有变异。旧的斑点消退后新的斑点还可出现，可伴有少许色素斑点。

②疾病早期，视神经乳头、视网膜血管与周边眼底均为正常。但在晚期病例，视乳头颜色变浅，视网膜血管狭窄。中周部也能发现黄色斑点，在远周边部，这些斑点形成网织状。组织病理学研究发现，视网膜色素上皮有不规则的弥漫性改变。

（4）荧光素眼底血管造影

①脉络膜背景荧光发暗，包括整个眼底，且双眼对称。

②黄斑中心凹弱荧光，环以一圈窗样透见的强荧光有如"牛眼"外观。于中心区外有斑驳状窗样缺损。

③晚期脉络膜毛细血管与视网膜色素上皮完全萎缩，可暴露出大脉络膜血管。

④在病变进行期，斑点不仅见于黄斑，也延至中周部及后极部。在远周边眼底，这些斑点形成网织状形态。荧光造影呈现出不规则的低荧光线条，外围以强荧光。

（5）OCT检查　黄斑区光感受器细胞层结构破坏及缺失，伴有或不伴有视网膜内层薄变。

（6）视功能　暗适应多正常或轻度减低。EOG亦正常或稍低。

【诊断】

（1）根据眼底改变，可以诊断。

（2）荧光素眼底血管造影可有助诊断。

【治疗原则】

（1）尚无特殊有效的治疗方法。

（2）可给予血管扩张剂，B族维生素、维生素C与维生素E等支持药物。

【治疗目标】

无有效治疗方法和预防措施。

（齐慧君）

第八节　黄斑部疾病

一、中心性浆液性脉络膜视网膜病变

中心性浆液性脉络膜视网膜病变多见于20～45岁青壮年。应激事件、过劳和情绪波动可能为诱发因素，糖皮质激素使用史、A型性格、妊娠等为本病发病的高危因素。其发病机制可能为脉络膜血管通透性增强和视网膜色素上皮（RPE）失代偿，屏障功能受损所致浆液性神经视网膜脱离。本病有自限的倾向，但易复发。双眼发病者不少见。

【临床表现】

（1）自觉程度不等的视力下降，视物变形、变小，伴有色觉改变。

（2）出现中心或旁中心相对或绝对暗点。

（3）眼底改变

①黄斑部出现 1～3DD 的盘状浆液性视网膜浅脱离区，中心凹光反射消失或弥散。

②部分可见相应视网膜下灰黄色小点或玻璃疣样改变。

③可伴有 RPE 脱离和/或色素紊乱。

④病程长的病例中，眼底改变广泛，RPE 广泛色素变动，或有大小不等的 RPE 萎缩区。

（4）荧光素眼底血管造影

①可见渗漏点，表现为圆点扩大型和墨渍弥散型或喷出型，呈冒烟状。也有显示极缓慢的渗漏或极不明显的渗漏。

②局限区域的 RPE 渗漏染色。

③浆液性 RPE 脱离。

④除上述改变外，伴发 RPE 萎缩带。

（5）吲哚菁绿血管造影（ICGA）表现　典型表现为造影早期或中期存在脉络膜高荧光区，提示脉络膜血管扩张或高通透。

（6）OCT 检查　显示神经视网膜浆液性脱离，伴随 RPE 脱离。深度增强成像 OCT 可观察到本病患者脉络膜厚度较健康人明显增厚。

【诊断】

（1）根据患者的症状、眼底改变，可以诊断。

（2）荧光素眼底血管造影、吲哚菁绿造影及 OCT 可确定诊断和了解病变的活动性以及范围。

【治疗原则】

（1）改善全身的应激状态，去除诱因，戒烟酒，避免过分劳累，停用糖皮质激素等。

（2）对于初发、急性发病、病程较短的患者可以暂时密切随访，部分患者可自愈。但如病情迁延 4～6 个月以上则会引起不可逆的视力损伤，因此要把握观察时间及治疗时机。

（3）半剂量光动力疗法（PDT）为目前一线治疗方式，通过肘正中静脉注射维替泊芬后对吲哚菁绿造影上显示的病变部位用光斑完全覆盖病灶照射，可有效降低脉络膜血管通透性和渗漏。

（4）如果渗漏点不在黄斑中心凹，可选择对局部色素上皮渗漏点进行激光光凝治疗，但普通激光治疗并不能改善脉络膜血管的渗漏及高通透情况，因此远期疗效不佳并且容易复发。

【治疗目标】

控制眼底病变，恢复视力。

二、特发性脉络膜新生血管

特发性脉络膜新生血管曾被称为中心性渗出性脉络膜视网膜病变，排除了合并眼部其他异常或其他疾病。多见于 20～40 岁青壮年。常单眼患病。

【临床表现】

（1）中心视力下降，视物变形，或有中心暗点。未累及中心凹者可不明显影响视力。

（2）眼底改变　可见黄斑部视网膜下孤立的圆形灰红色病灶，周围可伴有出血、视网膜水肿、硬性渗出等。

（3）荧光素眼底血管造影　早期显示典型的视网膜下新生血管荧光渗漏，可呈"花边"状充盈，晚期荧光素着染，呈边界不清的高荧光区，合并出血及色素增生时出现荧光遮蔽。恢复期可见病变区透见荧光或色素增生致荧光遮蔽。对于位于色素上皮下的隐匿性脉络膜新生血管则无经典型表现，呈现早期色素上皮下的强荧光区，晚期出现不规则或边界欠清晰的组织着染或荧光素渗漏。

（4）OCT 检查　在色素上皮层之上可见新生血管组织或色素上皮层下可见新生血管，可合并神经视网膜脱离，浆液性/血性色素上皮脱离。

（5）吲哚菁绿血管造影　对位于色素上皮下的新生血管组织，相较于荧光素眼底血管造影上找不到原发渗漏灶，吲哚菁绿血管造影上可呈现局部或斑片状的强荧光。

【诊断】

（1）根据患者的症状、眼底改变，可以诊断。

（2）荧光素眼底血管造影和吲哚菁绿血管造影、OCT 有助于诊断和了解病变范围和活动程度。

【治疗原则】

（1）抗血管内皮生长因子（VEGF）玻璃体腔内注射　对于活动性的脉络膜新生血管可以减少血管的渗漏性并抑制脉络膜新生血管形成，从而可以取得较好疗效。

（2）视网膜激光治疗　对位于黄斑中心凹以外的脉络膜新生血管膜可进行视网膜激光光凝治疗。中心凹下病变可进行光动力疗法或经瞳孔温热激光治疗（目前已较少使用）。

（3）手术治疗　目前有视网膜下新生血管膜取出术、色素上皮移植术等，可以治疗中心凹下或中心凹旁的脉络膜新生血管膜。但是由于手术难度大、创伤大、术后视力提高有限等原因，目前较少采用。

【治疗目标】

使脉络膜新生血管膜静止或萎缩。

三、年龄相关性黄斑变性

年龄相关性黄斑变性又称老年性黄斑变性，是致盲的重要眼病之一。多起病于 50 岁以上，发病率随年龄增加而增加。其发病可能与遗传因素、环境影响、慢性光损害、营养失调、有毒物质侵害、免疫性和心血管疾病有关。根据临床表现可分为非渗出性（干性）和渗出性（湿性）两型。

【临床表现】

（1）症状：非渗出型患者在早期无任何症状。以后中心视力进行性下降，出现中心暗点或视物变形。渗出型患者双眼可先后发病。视力下降迅速，视物时直线或边缘扭曲，中心或周边视野出现暗点。

（2）Amsler 方格表显示中心暗点或视物变形。

（3）眼底改变

①非渗出型：几乎总是双眼先后发病。黄斑区色素紊乱，散在玻璃膜疣，视网膜色素

上皮增生和萎缩，视网膜和脉络膜毛细血管萎缩融合，最终出现地图状萎缩。

②渗出型：黄斑部玻璃疣融合，黄斑部脉络膜新生血管，视网膜和/或色素上皮有浆液和/或出血性脱离、视网膜下出血、渗出和机化瘢痕。脉络膜新生血管和视网膜下出血是引起渗出型老年黄斑变性中心视力丧失的最主要原因。

（4）荧光素眼底血管造影

①非渗出型：造影早期玻璃膜疣及色素脱失处窗样缺损的高荧光，随背景荧光而增强、减弱或消退。造影晚期荧光增强。脉络膜毛细血管萎缩、闭塞、色素沉着处呈低荧光区。

②渗出型：造影早期可显示脉络膜新生血管，造影过程中新生血管迅速渗漏荧光素，并互相融合。晚期背景荧光消退后，病变处仍呈现相对高荧光。有时所显示的脉络膜新生血管边界不清，称为隐匿性新生血管。

（5）OCT 检查　可以显示黄斑部视网膜厚度的改变、视网膜下液、色素上皮脱离等。可以作为观察病情进展及治疗效果良好的无创检查手段。

【诊断】

根据视力改变，眼底改变的特征，荧光素眼底血管造影和 OCT 的检查结果，可以诊断。

【治疗原则】

（1）抗血管内皮生长因子（VEGF）玻璃体腔内注射，对控制渗出型黄斑变性的脉络膜新生血管膜有较好疗效，是目前一线治疗手段。

（2）光动力疗法（PDT）　中心凹下脉络膜新生血管膜可以选择光动力治疗。对较小的膜可以延缓发展。

（3）视网膜激光光凝治疗　位于黄斑中心凹 $200\mu m$ 以外的脉络膜新生血管膜可采用激光光凝治疗。

（4）也可选择黄斑转位术或视网膜下脉络膜新生血管膜取出手术治疗，但因手术难度大，手术损伤及并发症较多等原因目前较少采用。

（5）对晚期视功能严重受损病例可使用助视器改善生活质量。

（6）干性 AMD 中医归属视瞻昏渺，辨证多以气血亏虚、肝肾不足为主，治宜补益气血人参养荣汤或滋补肝肾明目地黄丸；湿性 AMD 中医归属于"视直如曲""暴盲"，局部辨病多配合应用止血祛瘀明目片、和血明目片，促进出血和渗出吸收，减少复发。

【治疗目标】

（1）补充维生素、胡萝卜素和某些微量元素如锌等抗氧化剂可降低年龄相关性黄斑变性向晚期发展的风险。

（2）对渗出型病例采用抗 VEGF 药物玻璃体腔内注射，对控制病情和维持视力有良好效果。

四、卵黄样黄斑变性

卵黄样黄斑变性又称为 Best 病，大多数为常染色体显性遗传性疾病，也存在非典型性常染色体隐性遗传病例，绝大多数由 BEST1 基因突变引起。发病年龄为 5～15 岁（平均 6 岁），常合并远视浅前房、闭角型青光眼和屈光不正性斜视。

【临床表现】

（1）视力轻中度下降　可多年稳定于 0.4～0.6，低于 0.1 者少见。

（2）眼电图（EOG）异常　光峰/暗谷比值（Arden 比）严重降低或平坦（<1.5）为特征性改变。

（3）视网膜电图（ERG）a、b 波正常，c 波下降或消失。暗适应正常。

（4）根据视力受损程度，出现不同程度色觉障碍。

（5）视野早期有相对中心暗点，晚期为绝对暗点。

（6）眼底表现，可分为 5 个不同阶段。

0 期：视网膜黄斑区表现相对正常，眼电图异常。

Ⅰ 期：黄斑区表现为斑点状色素紊乱。

Ⅱ 期：黄斑区出现典型的卵黄样病损，表现为圆形、均一、界限清晰、约 1DD 大小的黄色囊样病灶，后期可退变为"煎鸡蛋"样外观。

Ⅲ 期：卵黄样病损囊内的黄色物质渐液化，出现液面，呈现假性前房积脓样外观。

Ⅳa 期：以上病变继续发展，出现黄斑区视网膜色素上皮萎缩。

Ⅳb 期：黄斑区纤维瘢痕形成。

Ⅳc 期：黄斑区视网膜下新生血管膜形成。

最终，本病发展为多灶性卵黄样病损，最终黄斑萎缩或者机化膜形成。

（7）荧光素眼底血管造影　由于卵黄样物质遮蔽，病灶区可表现弱荧光；卵黄样物质部分或全部吸收后，由于色素上皮萎缩，表现为透见高荧光。发生脉络膜新生血管时，可有荧光素渗漏。

（8）OCT 检查　病变不同阶段表现不同。主要在视网膜色素上皮层。

（9）眼底自发荧光　脂褐素累积可导致高自发荧光，色素上皮萎缩则出现低自发荧光。

【诊断】

（1）根据视力轻度到中度下降，以及眼底特征性改变，可以诊断。

（2）EOG 异常是本病特征性的改变。荧光素眼底血管造影、视野、色觉检查有助于诊断。

（3）对患者及亲属进行基因检测发现 BEST1 基因突变为诊断本病的强有力证据。

【治疗原则】

本病视力预后较好，目前无有效治疗方法。合并脉络膜新生血管时，可进行相应治疗。

【治疗目标】

正确诊断本病，尚无特殊治疗方法。

五、黄斑囊样水肿

黄斑囊样水肿在临床上常见，可由于视网膜血管疾病、葡萄膜炎等多种眼部疾病或眼部手术，如白内障摘除术（Irvine－Gass 综合征）引起。

【临床表现】

（1）中心视力缓慢减退，可有相对或绝对中心暗点。严重者可有视物变形。

（2）早期，黄斑可以基本正常，多有中心凹光反射弥散或消失。病程发展中视网膜水肿区呈不同程度反光增强，视网膜增厚。晚期，黄斑水肿呈蜂窝状或囊状外观；囊壁厚薄不均匀，可见蜂窝状内部的分隔及血管暗影。有的小囊可以十分薄，甚至形成裂孔。

（3）荧光素眼底血管造影

①造影早期：囊样水肿区遮挡脉络膜背景荧光，故黄斑水肿范围内呈较大的暗区。

②静脉期：黄斑区毛细血管能见度增加，可见毛细血管扩张，血管逐渐变得模糊且有染料渗漏，形成黄斑区强荧光。

③造影后期：荧光素积存于黄斑区各小囊腔或融合的大囊腔内，形成特有的花瓣形、轮辐状或片状荧光素积存。

（4）OCT 检查　神经视网膜内囊样低反射空隙，厚度增加，黄斑中心凹形态消失。

（5）视野中心相对或绝对暗点，Amsler 表显示中心暗点和变形更明显。

【诊断】

根据中心视力缓慢减退，可有相对或绝对中心暗点，以及眼底检查和荧光素眼底血管造影，可以确诊。

【治疗原则】

（1）治疗原发病　如控制血糖、血压，治疗视网膜静脉阻塞、葡萄膜炎、脉络膜新生血管等。

（2）药物治疗　糖皮质激素或非甾体类消炎药适用于因炎症所致的黄斑囊样水肿，用以抑制炎症。对于局部滴眼用药效果不佳者或炎症较重者可以采用玻璃体腔注射曲安奈德。此外，玻璃体腔内注射抗血管内皮生长因子对部分病例有效。

（3）对一些不明原因的黄斑囊样水肿，可口服碳酸酐酶抑制剂治疗。

（4）手术治疗　一些玻璃体视网膜牵引引起的黄斑囊样水肿，尤其是 Irvine – Gass 综合征，或视网膜前膜、玻璃体黄斑牵引综合征引起的黄斑囊样水肿，可行玻璃体切除术和/或膜剥离术治疗。

（5）激光治疗

①白内障术后玻璃体巩膜伤口嵌塞引起的黄斑囊样水肿，可用 YAG 激光断离牵引的玻璃体条索。

②糖尿病视网膜病变合并黄斑囊样水肿，行全视网膜光凝术后部分患者黄斑水肿消退。

③黄斑区激光治疗，黄斑区格栅样光凝，能量仅限于 I 级反应。光凝后 3～6 个月，荧光造影显示还存在水肿者，可以重复治疗一次。目前也有报道使用微脉冲激光治疗黄斑水肿，但仍有争议。

【治疗目标】

控制黄斑部水肿，尽可能恢复视力。

六、黄斑裂孔

黄斑裂孔是指黄斑区神经视网膜缺失或者断裂。如果黄斑区神经视网膜组织未完全缺损，称黄斑板层孔。根据发病原因，黄斑裂孔可分为特发性黄斑裂孔和继发性黄斑裂孔，比如高度近视黄斑裂孔、外伤性黄斑裂孔等。

【临床表现】

（1）中心视力下降。视物中央黑影或视野中央视物变形。

（2）Gass 基于眼底镜下表现将特发性黄斑裂孔分为 4 期。1 期为黄斑孔前期，黄斑区可见中心黄点或黄色小环，中心凹陷形态消失，无玻璃体黄斑分离。2 期为黄斑裂孔形成且直径小于 $400\mu m$，黄色圆环边界内侧可见偏心性椭圆形，半月形或马蹄形裂孔，或中央圆形视网膜缺损，裂孔瓣被玻璃体牵拉翘起。3 期为黄斑裂孔合并中心凹玻璃体后脱离，不伴视盘处玻璃体后脱离，黄斑中央圆形视网膜缺损，孔径大于 $400\mu m$。4 期为黄斑裂孔合并完全性玻璃体后脱离。

（3）FFA 可显示黄斑区视网膜裂孔处呈窗样缺损。

（4）OCT 显示黄斑区神经视网膜全层缺损或部分缺损。

【诊断】

（1）根据中心视力下降，黄斑区发红的圆形或椭圆形视网膜裂孔，可以诊断。

（2）OCT、FFA 检查有助于诊断和分期。

【治疗原则】

1. 随诊观察 无视力减退及 1 期或 2 期较小的特发性黄斑裂孔可以暂时密切随诊观察，部分患者可自愈。

2. 手术治疗 视力出现减退，2 期以上的特发性黄斑裂孔以及出现视网膜脱离者，可行玻璃体切除类手术。

【治疗目标】

进行随诊观察或手术治疗，尽可能恢复中心视力。

七、黄斑部视网膜前膜

黄斑部视网膜前膜又称黄斑前膜，指黄斑部视网膜内表面生长的无血管性纤维增生膜。根据发病原因常分为特发性黄斑前膜和继发性黄斑前膜。

【临床表现】

（1）不同程度视力减退和视物变形。

（2）黄斑反光增强，有菲薄半透明、灰白色增生膜，常伴有视网膜细褶，视网膜血管迂曲。

（3）光相干断层扫描检查黄斑增厚和/或视网膜囊腔形成，其表面高反射层。

（4）荧光血管造影可见黄斑部荧光素渗漏或视网膜血管迂曲，荧光素渗漏。

【诊断】

（1）根据临床症状和黄斑部改变，可明确诊断。

（2）OCT 检查有助于诊断和分期。

【治疗原则】

（1）轻度黄斑前膜不影响或轻微影响视力时，可随诊观察，不需手术治疗，部分患者可自发缓解。

（2）黄斑前膜明显，视力减退，伴有黄斑水肿时予以玻璃体切割手术剥离黄斑前膜。

【治疗目标】

进行随诊观察或手术治疗，尽可能恢复视力。

（姚昱欧）

第九节 高度近视眼底改变

高度近视眼底改变指高度近视眼中由于眼轴延长引起的脉络膜视网膜变性改变。

【临床表现】

（1）远视力降低，近视力正常。集合减弱，可有眼位外斜或外隐斜，常有视疲劳。

（2）多为轴性近视，眼球明显变长，眼球向外突出，前房较深。瞳孔较大而反射较迟钝。

（3）眼底所见

①视乳头异常：可异常变小、变大或视盘斜入呈椭圆形，长轴位于垂直方向。常见视盘旁近视弧。

②后巩膜葡萄肿：高度近视眼眼球后部显著增长，后极部局限性巩膜扩张，边缘成斜坡或陡峭，与凹底屈光差别明显，多位于视盘周围或后极部黄斑区。眼底镜下葡萄肿周边现出暗棕色的半月形线条。视网膜血管呈屈膝状爬出。

③豹纹状眼底：由于色素上皮层弥漫萎缩导致的脉络膜大血管暴露，其间色素增多，大多数在后极。

④漆裂纹：为 RPE – Bruch 膜复合体破裂形成，表现为很细的线形或星状，粗细不规则的黄白色条纹。漆裂纹附近可并发黄斑区视网膜下出血或脉络膜新生血管。

⑤Fuchs 斑：黄斑区突起类圆形色素性病灶，多由脉络膜新生血管消退后或出血吸收后色素增生引起。

⑥周边视网膜变性：包括格子样变性及萎缩性视网膜裂孔等。

（4）并发症

①玻璃体变性：玻璃体液化发生较正常人早。

②白内障：多较早出现核性或后囊下型白内障。

③视网膜裂孔及孔源性视网膜脱离：在周边视网膜格子样变性区或萎缩区内出现视网膜裂孔，或者玻璃体后脱离牵拉导致马蹄形裂孔，在牵拉视网膜及玻璃体液化的共同作用下液体进入视网膜下导致脱离。

④在黄斑区眼轴延长，玻璃体变性牵拉，可发生黄斑劈裂及黄斑裂孔。

⑤视网膜下出血或脉络膜新生血管膜：可诱发急性无痛性视力下降，常伴随视物变形。

⑥高度近视眼合并开角性青光眼或正常眼压性青光眼比正常眼多 6～8 倍。

【诊断】

根据远视力、屈光度及眼底所见，可以诊断。

【治疗原则】

（1）提倡优生优育，尽量避免遗传因素。

（2）培养正确阅读及用眼习惯。减少近距离用眼时间，增加户外活动时间。

（3）注意全身健康与营养均衡，有助于高度近视的防治。

（4）及时矫正屈光不正，睫状肌麻痹下验光，配用适当的眼镜或角膜塑形镜。

【治疗目标】

（1）预防高度近视的产生最为关键。

（2）定期检查，防止并发症的发生。

（3）针对并发症进行治疗。

（钱　彤）

第十节　视网膜脱离

一、孔源性视网膜脱离

孔源性视网膜脱离是指视网膜神经上皮与色素上皮之间积聚液体而发生分离。由视网膜裂孔引起的视网膜脱离称为孔源性视网膜脱离。视网膜裂孔和玻璃体液化是形成孔源性视网膜脱离的两大原因。常见于高度近视眼、周边部视网膜格子样变性眼及玻璃体不全脱离眼。

【临床表现】

（1）眼前浮影飘动和闪光感。

（2）视力不变或突然下降、视物变形。

（3）视网膜脱离的相对应方向出现视野暗区。

（4）玻璃体液化、混浊及后脱离。

（5）视网膜隆起或脱离，其表面光滑，并可见视网膜裂孔，但视网膜脱离时间较久则出现视网膜皱褶及增生膜。

（6）眼超声波扫描提示视网膜脱离。

【诊断】

（1）临床症状提示视网膜脱离。

（2）眼底检查可发现视网膜脱离，并有裂孔，可明确诊断。

（3）眼超声波扫描有助于诊断。

【治疗原则】

（1）无视网膜脱离的视网膜裂孔或局限视网膜浅脱离可予以激光光凝或冷冻封闭视网膜裂孔。

（2）施行巩膜外冷冻、放液、巩膜外加压手术。

（3）复杂性的孔源性视网膜脱离，如多发孔、巨大孔、伴有明显的玻璃体混浊或积血、脉络膜脱离、增生性视网膜病变等，施行玻璃体切割术。

【治疗目标】

（1）视网膜复位。

（2）保存视功能。

二、牵拉性视网膜脱离

牵拉性视网膜脱离常因视网膜玻璃体增殖牵拉视网膜而形成。常见于增生性糖尿病视网膜病变、视网膜静脉周围炎、早产儿视网膜病变等视网膜血管性疾病以及眼球穿通伤等。

【临床表现】

（1）视力下降或视野缺损，抑或无症状。

（2）玻璃体内和视网膜前可见增生膜。

（3）超声波扫描可发现玻璃体视网膜前膜状物与视网膜粘连、视网膜脱离。

【诊断】

视力不变或不同程度减退，视网膜脱离伴玻璃体视网膜前增生膜，合并有糖尿病、视网膜静脉周围炎、眼外伤或玻璃体视网膜手术后等均可诊断此病。

【治疗原则】

（1）周边部局限的增生膜引起牵拉性视网膜浅脱离，可行巩膜扣带术来松解增生膜对视网膜的牵拉。

（2）行玻璃体切除手术，剥离、切除或切断增生膜，解除增生膜对视网膜的牵拉。

【治疗目标】

（1）视网膜复位。

（2）尽可能保存视功能。

三、渗出性视网膜脱离

渗出性视网膜脱离是一种继发性视网膜脱离，主要因视网膜毛细血管和色素上皮屏障功能受到破坏，导致脉络膜大量渗出血浆和液体，并积聚在视网膜下而形成视网膜脱离。常见于视网膜或脉络膜肿物、炎症、体液增多如肾病、贫血、怀孕及其他血液和血管性疾病等。

【临床表现】

（1）视力减退、变形。

（2）脱离的视网膜表面较光滑、无皱褶和裂孔，视网膜脱离可随体位改变。

（3）眼超声波扫描可提示视网膜脱离和/或占位性病变。

（4）荧光素眼底血管造影可见病变部位荧光素渗漏。

【诊断】

根据视力下降，玻璃体无增殖，脱离的视网膜可随体位改变，表面较光滑，无视网膜裂孔，则可以诊断。荧光素眼底血管造影可见渗漏，并伴有全身或局部的原发病灶。

【治疗原则】

（1）主要针对病因治疗。

（2）若视网膜下液体长期不吸收可考虑手术治疗。

【治疗目标】

（1）治疗原发病。

（2）视网膜复位。

（3）尽可能保存视功能。

（梁建宏）

第十一节　视网膜变性疾病

一、视网膜色素变性

视网膜色素变性为双眼视网膜慢性进行性遗传性营养不良性退行性病变。有明显的遗传性倾向，主要为常染色体隐性遗传，也有常染色体显性遗传、性连锁隐性遗传和散发病例，双基因和线粒体遗传也有报道。

【临床表现】

（1）夜盲是最早发生的症状。部分患者在昏暗光线下视力下降。晚期中心视力差和辨色困难。

（2）进行性视野缩小。

（3）典型表现为眼底镜下可见视网膜骨细胞样色素改变。首先出现在视网膜赤道部，随病程延长范围增大。视乳头呈蜡黄色。视网膜血管一致性狭窄。这三种体征构成视网膜色素变性三联征。

（4）非典型改变

①无色素性视网膜色素变性：色素较少，其余改变与典型的视网膜色素变性相同。

②单侧性视网膜色素变性：病变只累及单眼。

③象限性视网膜色素变性：病变只累及部分象限。

④中心性视网膜色素变性：色素改变在黄斑区内，患者畏光，视野表现中央部暗点。

（5）视网膜电图　早期潜伏期延长，振幅进行性降低或消失。

（6）视野　杆锥型变性时 30°~50° 环状暗区，锥杆型 5°~30° 环状暗区。

（7）暗适应　杆锥型变性时视杆细胞阈值高于 3.5Log 单位，锥杆型变性时视杆细胞阈值低于 2.0Log 单位。

（8）自发荧光　对应外层视网膜萎缩区表现为低的自发荧光，在黄斑区可以看到高自发荧光。

（9）OCT 检查　可有光感受器内外节连接层断裂或缺失、外核层逐渐变薄、RPE 萎缩等。

【诊断】

（1）根据患者夜盲、视力下降等病史和眼底镜下所见可以诊断。

（2）电生理和暗适应检查有助于确定非典型性病变。

（3）鉴别诊断包括自身免疫性视网膜病变、癌相关性视网膜病变、视网膜血管炎、弥漫性单侧亚急性神经视网膜炎、先天性梅毒和维生素 A 缺乏症视网膜病变等。

（4）基因检测有助于明确致病基因及遗传方式。

【治疗原则】

除 RPE65 等位基因变异的色素上皮变性可进行基因治疗外，其他尚无有效疗法，可适量补充维生素 A 和维生素 E。

【治疗目标】

目前无特效治疗方法，可配戴变光眼镜避免视网膜光损伤。

二、结晶样视网膜变性

结晶样视网膜变性又称 Bietti 结晶状视网膜营养不良。多于 20～40 岁发病。结晶样物质多位于眼底后极部，部分患者近角膜缘部角膜实质浅层也可见到沉积的结晶。为遗传性疾患，多为常染色体隐性遗传。

【临床表现】

（1）夜盲，进行性视力减退和视野缩小。

（2）视网膜不同层次上可见较多不规则的黄色结晶样反光点，眼底后极部和黄斑区较密集。同时也可见色素的游离及增生性改变。

（3）视网膜电图（ERG）和眼电图（EOG）结果异常。

【诊断】

根据患者夜盲和眼底典型改变可以确诊。为常染色体隐性遗传，基因检测主要致病基因为 CYP4V2。

【治疗原则】

无有效治疗方法。

【治疗目标】

目前无特殊治疗方法和有效预防措施。

（黄旅珍）

第十二节 视网膜劈裂症

一、获得性视网膜劈裂症

视网膜劈裂症是指视网膜神经上皮层层间裂开。获得性视网膜劈裂症发生于邻近内核层的外丛状层。有双眼对称发病的倾向。多见于老年人，发病与性别、屈光状况无明显关系。

【临床表现】

（1）早期病变位于眼底颞侧周边部，进行期之前无症状出现。以后可出现眼前飞蚊幻视、闪光感及视力减退。

（2）眼底所见

①早期：在视网膜劈裂前缘有一窄的囊变区将劈裂区与锯齿缘隔开。

②进行期：向玻璃体内球形隆起的突出面为劈裂的内层，其上可见视网膜血管，常有白鞘伴随，受牵拉可破裂出血。劈裂外层可见大小与形态不一的蜂窝或筛孔样圆形或卵圆形的孔洞。

（3）劈裂向后发展致黄斑受累，常出现绝对性视野缺损。

（4）中心凹周围的视网膜劈裂常合并有周边的视网膜劈裂。劈裂腔位于中心凹的外周。

【诊断】

根据与眼底相应的视力症状和眼底改变，可以诊断。

【治疗原则】

（1）早期视网膜劈裂，只需每年随诊 1~2 次，复查眼底与视野，记录病变区是否扩大。当病变区不断扩大时，可考虑作预防性治疗。

（2）进行性劈裂可行光凝或冷凝整个劈裂区，促使其完全平复。

（3）当劈裂外层有裂孔尚未隆起时，患者可定期复查，至少每半年一次。

（4）若视网膜劈裂的内外层上均有裂孔，常有发生广泛视网膜脱离的危险，应立即手术。

【治疗目标】

控制病变的发展，尽可能保存视功能。

二、先天性视网膜劈裂症

本病主要位于视网膜神经纤维层。病变处视网膜神经纤维层裂开，多见双侧发病。常为性连锁隐性遗传。

【临床表现】

（1）绝大多数为男性。常在儿童期因自发性玻璃体积血为首发症状。

（2）患眼常为弱视、废用性外斜。双眼视力低下则易出现眼球震颤。

（3）眼底所见

①玻璃体：非典型的细纤维凝聚、空泡形成、后脱离与浓缩。

②劈裂的视网膜：通常呈球形，常位于颞下象限伸延至两个象限以上。劈裂的内层上血管经常可见白鞘。该层上可出现多发性圆形与卵圆形裂孔。劈裂的外层上可能也有很小裂孔。双层均有裂孔时可能发生视网膜脱离。如劈裂仅局限于后极部，通常不发生裂孔。

（4）黄斑型的先天性视网膜劈裂与获得性者相类似。

（5）视野　先天性视网膜劈裂症常有相对性中心暗点。黄斑型视网膜劈裂可有一小环形暗点。相应于球形劈裂区则有绝对的周边视野缺损。

（6）玻璃体积血常见于年轻患者进行期中。出血在玻璃体内机化、收缩与牵拉，可产生全层视网膜裂孔与固定的视网膜皱褶。

【诊断】

根据自幼患眼视力差及眼底所见，可以诊断。如有与眼底改变相符的视野缺损可证实诊断。基因检测主要致病基因为 RS1 基因。

【治疗原则】

（1）视网膜劈裂如无发展，可只定期随诊。

（2）预防性措施　可在劈裂进行性尚未危及到黄斑时，用激光光凝劈裂后缘尚未隆起的视网膜，作一预防性堤坝式包围，以限制劈裂扩大至后极部。

（3）如有玻璃体积血，卧床休息几天，并每月随诊一次，有助于看清眼底。能看清劈裂处，可用激光封闭不正常的血管。

（4）一旦发生视网膜脱离，需手术治疗。

（5）国外有报道用2%多佐胺滴眼液进行治疗，有一定疗效。

【治疗目标】

以临床观察及并发症治疗为主。基因筛查在诊断和鉴别诊断中占据优势，对疾病的早期诊断及遗传咨询等具有重要的意义。

（黄旅珍）

第十三节　视网膜肿瘤

一、视网膜母细胞瘤

视网膜母细胞瘤是婴幼儿期最常见的眼内恶性肿瘤，可累及单眼或双眼，有遗传因素。目前已经确定该肿瘤的发生是由基因突变引起的。

【临床表现】

（1）病变累及黄斑区时影响视力，出现斜视，或瞳孔区有黄白色反射如"猫眼"或称"白瞳症"。

（2）眼底

①早期肿瘤小，呈扁平透明或淡白色，长大后为白色或稍带粉白色的实体肿物。

②肿瘤长大后突破内界膜向玻璃体内生长（内生型），或向外突破外界膜至视网膜神经上皮与色素上皮间潜在间隙生长（外生型）。在脱离较高的视网膜下可见有单个或多个结节状肿物并伴有钙化点，最后视网膜全部脱离。

③晚期可向视神经蔓延，向后波及到视交叉及颅内；亦可向前侵及虹膜、睫状体和前房内。瘤细胞在角膜缘处破溃向外发展迅速，或向球外、球后生长。

④肿瘤细胞可在视网膜内呈弥漫性浸润性发展，视网膜增厚不明显，无症状，临床上很易被漏诊和误诊。

（3）虹膜可有新生血管，以致发生前房出血或新生血管性青光眼、眼压高、角膜混浊、患儿疼痛哭闹，不思饮食。

（4）肿瘤的恶性度很高，未经治疗的病例几乎无生存的可能。

（5）眼超声检查　A 型超声扫描可显示极高的反射波，但坏死液化区为超低的反射波；可有单个回声源和声影。B 型超声扫描显示视网膜组织破坏，形状不规则的肿块和声影。

【诊断】

（1）根据患者为婴幼儿、有斜视或猫眼的外观、眼底的改变，可以诊断。

（2）眼眶X线检查、CT检查及眼超声检查有助于确诊。

【治疗原则】

（1）在挽救生命的前提下，尽可能地保留眼球和保存视力。

（2）晚期肿瘤施行眼球摘除，如果病理检查存在肿瘤转移的高危因素则联合全身化疗。

（3）早、中期肿瘤可保眼治疗。

（4）放疗不作为眼内期肿瘤的首选治疗。

【治疗目标】

控制肿瘤发展，积极挽救生命和视力。

二、视网膜大动脉瘤

视网膜大动脉瘤又称获得性视网膜大动脉瘤，是在视网膜动脉管壁上呈现纺锤状或梭形血管瘤样膨胀。多为60岁以上老年人。与高血压、动脉硬化等周身情况有关。

【临床表现】

（1）早期多无症状。随着病情进展可影响中心视力。当瘤体破裂时，大量出血可使视力降至光感。

（2）眼底

①绝大多数动脉瘤位于颞上、下血管分支，或动静脉交叉处，呈纺锤状或梭形血管瘤样扩张，其大小约为视乳头上大血管直径至1/4DD。

②动脉瘤附近形成环形或半环形黄色类脂质沉着，可侵犯黄斑。

③动脉瘤表面及其附近可有出血，部分或完全将瘤体掩盖。其可穿破视网膜内界膜进入玻璃体内。

④最后，瘤体逐渐缩小、机化，瘤腔闭塞，硬性渗出逐渐消退。

（3）荧光素眼底血管造影

①有出血遮掩时，视网膜大动脉瘤不能显影，呈现低荧光。

②典型病变在动脉期显影。晚期仅有管壁少许着染，有的则显著渗漏。亦可见毛细血管扩张与渗漏。环绕动脉瘤附近，动脉周围有毛细血管无灌注，微血管瘤以及动脉至动脉的侧支血管。

（4）黄斑部黄色类脂质沉着，特别浓厚者会遮挡荧光。

【诊断】

根据视力改变，眼底情况和荧光素眼底血管造影所见，可以诊断；出血多时，吲哚菁绿血管造影及OCT有助于确诊。

【治疗原则】

（1）无症状者可无需治疗。

（2）如果黄斑渗出威胁中心凹，或瘤体反复出血并危及黄斑，可早予以激光光凝治疗，黄斑水肿可进行抗 VEGF 治疗。

（3）出现明显的玻璃体积血可施行玻璃体切割术。

【治疗目标】

控制瘤体发展，尽可能保存视功能。

三、视网膜血管瘤

（一）视网膜毛细血管瘤

视网膜毛细血管瘤是系统性母斑瘤中的一种。它可为孤立性视网膜血管瘤，亦可为常染色遗传性疾病 von Hippel–Lindau 综合征（合并小脑血管瘤）的组成部分。多见于 10 ~ 30 岁青少年，无性别差异。

【临床表现】

（1）早期多无自觉症状。当血管瘤长大，黄斑区出现渗出、出血、水肿和纤维膜后，可有不同程度的视力减退或视物变形。

（2）眼底所见

①血管瘤位于眼底周边部。最早期为细小密集成团状的毛细血管扩张，生长缓慢，逐渐有供养动脉和回流静脉吻合形成血管瘤，呈暗红色或淡红色，或有白色不透明组织覆盖。

②血管瘤上扩张迂曲的动静脉中至少各有一支与视网膜中央动静脉相连，为供养动脉和回流静脉，其色调相似，有时难以区别。多发性血管瘤每一个肿瘤上均有一对迂曲扩张的血管。

③少数血管瘤位于视乳头附近。随时间推移，毛细血管瘤周围的视网膜出现水肿与渗出，因而根据临床表现可分为以下二型。

a. 渗出型：黄斑部星芒状渗出，或伴有小出血斑。渗漏逐渐增多，数月后，视网膜下积液可随头位而转动。当视网膜下脂性渗出渐增多，并有胆固醇结晶，易误诊为 Coats 病。

b. 玻璃体视网膜型：血管瘤不断渗出，玻璃体视网膜纤维结缔组织增生，使毛细血管瘤被遮盖而不易发现。有时纤维条索严重牵拉，视网膜血管瘤与视网膜表面脱离呈"悬浮"状。以后还可出现新的血管瘤。

（3）荧光素眼底血管造影　早期显示供养动脉迅速充盈，随即荧光充满肿瘤及回流静脉，并可见血管瘤周围的毛细血管扩张。随着染料外漏，肿瘤边界模糊，附近组织着染。血管瘤本身的强荧光可持续至晚期。造影可显示黄斑区渗漏与囊样水肿。

【诊断】

（1）根据出现的症状和详细检查眼底，能发现血管瘤的临床特点，可以诊断。

（2）荧光素眼底血管造影、眼部超声检查对确诊视网膜血管瘤帮助极大。

【治疗原则】

（1）主要为破坏血管瘤，以便控制其发展。

（2）光凝治疗　主要位于后部眼底者，易于操作。

（3）冷凝　球后麻醉下，对周边部视网膜血管瘤在间接眼底镜直视下进行冷凝治疗。

（4）肿瘤较大并引起渗出性视网膜脱离者可以放射敷贴施行局部放疗。

（5）出现玻璃体积血、增殖牵拉膜者可施行玻璃体切割术。

（6）如渗出明显，可行玻璃体腔注射抗 VEGF 药物。

（7）视乳头上或视乳头旁血管瘤可行光动力疗法或联合抗 VEGF 治疗。

【治疗目标】

控制瘤体发展，尽可能保存视功能。

（二）视网膜海绵状血管瘤

视网膜海绵状血管瘤是系统性母斑瘤中的一种，是罕见的视网膜血管错构瘤。常伴有皮肤及中枢神经系统的海绵状血瘤。多为单眼发病，青少年多见。

【临床表现】

（1）常无眼部自觉症状。少数患者偶有视物模糊，或因玻璃体积血而见到浮游物。

（2）眼底所见

①典型的视网膜海绵状血管瘤是由多数薄壁囊状的血管瘤组成的无蒂肿瘤，呈葡萄串状外观；大小不一，位于视网膜的内层，微隆起，有时可突于视网膜的表面。

②血管中充满暗红色的静脉血。有时可见小囊内的血浆血球分离平面，表明其内血流相对停滞。部分瘤体的表面有白色的胶质纤维覆盖。

③少数病例肿瘤处视网膜下少量出血，甚至有玻璃体积血。视网膜或其下面没有脂质渗出物。

④视网膜血管管径及行径大致正常。

（3）荧光素眼底血管造影

①因瘤体表面有白色胶质纤维膜而呈弱自发荧光。

②视网膜海绵状血管瘤充盈非常缓慢且不完全。早期通常为低荧光，往往从周边部开始充盈荧光，缓慢发展。

③中晚期可见一些血管瘤腔内呈现高荧光，终至血管瘤出现雪片状荧光，十分醒目。

④荧光残留时间长。由于囊腔内上方的血浆染荧光，而下方沉淀的血细胞遮挡荧光，因此不少血管瘤仅上半部充盈荧光，呈现具有特征性的"帽状荧光"。

⑤显示视网膜海绵状血管瘤与视网膜循环系统相对独立。造影过程中无渗漏。

【诊断】

（1）根据眼底所见的血管瘤形状、表面有白色胶质纤维膜覆盖、瘤体周围视网膜无硬性渗出，可以诊断。

（2）荧光素眼底血管造影有助于诊断。

【治疗原则】

（1）一般不需要治疗。

（2）光凝、冷冻或电透热可成功地破坏瘤体，但亦可能引起玻璃体积血和（或）瘢痕收缩。

【治疗目标】

（1）一般不需要治疗。

（2）必要时以光凝、冷冻或电透热等控制瘤体发展。

（梁建宏）

第十四节 全身疾病的眼底改变

一、糖尿病性视网膜病变

糖尿病性视网膜病变（DR）是糖尿病全身小血管病变的一部分，其严重程度主要取决于病程长短以及血糖控制状况。糖尿病性视网膜病变已经是一种主要的致盲眼病。

【临床表现】

（1）有闪光感和视力减退的主诉。

（2）非增生性玻璃体视网膜病变

①早期出现微血管瘤、小点状或圆形出血、硬性渗出、棉絮斑。

②视网膜血管病变：视网膜小动脉硬化、闭塞。视网膜静脉充盈、扩张、管径不规则和血管白鞘。毛细血管闭锁、代偿性扩张及视网膜内微血管异常。微血管的异常可导致渗漏，引起视网膜水肿。

（3）增生性玻璃体视网膜病变

①新生血管形成：开始出现在毛细血管无灌注区的边缘，可沿血管生长，可与毛细血管、小动脉及小静脉相连接，受牵拉易于破裂出血。

②玻璃体增生性病变：新生血管在视网膜与玻璃体之间，使玻璃体产生后脱离；在玻璃体内形成纤维血管膜，其收缩、牵拉可致玻璃体积血、视网膜脱离，亦可形成视网膜前膜、视网膜下膜及黄斑皱褶等。

（4）黄斑病变 黄斑区水肿、渗出、出血、缺血及增生性病变、黄斑下膜及黄斑前膜等。

（5）视乳头病变 视乳头水肿、缺血和视乳头新生血管生成。

（6）临床分期

①我国将糖尿病性视网膜病变分为非增生性和增生性两大类。

类型	期别	特征
非增生期	Ⅰ期	微血管瘤或合并小出血点
	Ⅱ期	硬性渗出合并Ⅰ期病变
	Ⅲ期	棉絮斑合并Ⅱ期病变 *
增生性	Ⅳ期	视盘新生血管或合并有玻璃体积血
	Ⅴ期	纤维血管增生，玻璃体机化
	Ⅵ期	牵拉性视网膜脱离

*注：此期含增生前期，临床上其标志为：视网膜出血见于4个象限，静脉串珠见于两个象限，中等严重的视网膜内微血管异常（IRMA）至少出现在一个或更多象限。

②国际分类

国际临床糖尿病性视网膜病变严重程度分级如下所述。

疾病严重程度	散瞳后检眼镜下所见
无明显的糖尿病性视网膜病变	无异常
视网膜病变	
轻度非增生性糖尿病性视网膜病变	仅有微血管瘤
中度非增生性糖尿病性视网膜病变	不仅有微血管瘤，但其程度轻于重度非增生性糖尿病视网膜病变
重度非增生性糖尿病性视网膜病变	具有下列各项中任何一项： 1. 四个象限中任何一个象限有 20 个以上的视网膜内出血点 2. 两个以上象限中有明确的静脉串珠样改变 3. 一个以上象限中出现明确的视网膜内微血管异常 此外，无增生性视网膜病变的体征
增生性糖尿病性视网膜病变	具有下列各项中一项或多项： 1. 新生血管形成 2. 玻璃体/视网膜前出血

③糖尿病性黄斑水肿严重程度分级如下所述。

病变严重程度	散瞳后检眼镜下所见
糖尿病性黄斑水肿明确不存在	在后极部没有明显的视网膜增厚及硬性渗出
糖尿病性黄斑水肿明确存在	在后极部有明显的视网膜增厚或硬性渗出

如有糖尿病性黄斑水肿，则可按如下规定分类。

黄斑水肿严重程度	散瞳后检眼镜下所见
轻度黄斑水肿	后极部视网膜有一定程度增厚及硬性渗出，但距黄斑中心较远
中度黄斑水肿	后极部视网膜有一定程度增厚及硬性渗出，接近黄斑中心，但并未累及
重度黄斑水肿	后极部视网膜有一定程度增厚及硬性渗出，累及黄斑中心

（7）荧光素眼底血管造影 微血管瘤呈清晰圆形强荧光斑；小点状视网膜出血表现为形态大小与之相符的荧光遮挡；浓厚的硬性渗出可遮挡其下脉络膜背景荧光。棉絮斑表现为弱荧光区。扩张的毛细血管管壁着染，有渗漏呈强荧光。早期新生血管显示血管芽形态，渗漏明显，呈强荧光团块。纤维血管增生膜早期遮挡呈弱荧光，晚期着染呈强荧光。黄斑部可显示毛细血管扩张、黄斑拱环结构破坏，黄斑区毛细血管闭塞。黄斑水肿表现为染料积存，晚期于拱环外围呈花瓣状或环形强荧光。

（8）OCT 检查 可早期发现累及黄斑区病变。

【诊断】

（1）根据糖尿病病史和眼底改变，可以诊断。

（2）荧光素眼底血管造影有助于诊断和了解眼底病变的严重程度。

【治疗原则】

1. 药物治疗 控制血糖及其他全身疾病如高血压、高脂血症及肾病等。酌情使用改善眼部微循环的药物。

2. 激光治疗

（1）非增生期作局部激光光凝，主要封闭有渗漏的微血管瘤、视网膜内微血管异常及黄斑病变。

（2）增生前和增生期作全视网膜激光光凝。

3. 冷凝治疗　增生期病变病情严重，虹膜有新生血管时，可考虑巩膜外表面冷凝视网膜周边部。部分 NVG 患者需要睫状体冷冻治疗。

4. 抗 VEGF 治疗　可有效抑制新生血管及黄斑水肿。

5. 手术治疗　当严重的玻璃体积血、增生性玻璃体视网膜病变引起牵拉性视网膜脱离、纤维增生膜已侵犯黄斑或发生视网膜裂孔等并发症时需要玻璃体切割类手术处置。

【治疗目标】

控制眼底病变的进展，尽可能保存视功能。

二、动脉硬化和高血压视网膜改变

【概论】

视网膜动脉硬化可发生于视神经乳头周围的视网膜动脉及睫状动脉，主要有粥样动脉硬化和高血压性动脉硬化两型。不论原发性或继发性高血压，视网膜血管都会发生不规则收缩和扩张，导致小区域的血循环障碍，出现高血压性视网膜病变。

【临床表现】

1. 动脉粥样硬化的眼底改变

（1）视网膜中央动脉细，走行平直，分支呈锐角。

（2）视乳头附近视网膜动脉管径不规则，有局限性变细。

（3）狭窄处出现白色混浊斑点，严重时出现白鞘，甚至血管呈白线状。

2. 高血压性动脉硬化的眼底改变

（1）视网膜动脉反光增宽及血柱颜色变浅，重者可呈铜丝和银丝状反光。

（2）动静脉交叉征　视网膜静脉被交叉处硬化动脉顶起呈桥状。当硬化加重时，动脉压迫静脉，两侧的静脉血柱变细呈尖峰状，或者完全中断看不见，称为 Salus 征或者 Gunn 征。

（3）视网膜动脉狭窄。若合并痉挛，动脉狭窄而不规则。

3. 高血压性视网膜病变

（1）视网膜动脉明显狭窄　相应动静脉管径之比可到 1：2，甚至 1：3。

（2）视网膜水肿　视网膜失去正常透明度，呈灰色或灰白色，以视乳头附近最为明显。

（3）视网膜出血斑　呈线条状、火焰状或放射状。少数呈圆形或不规则形。

（4）棉絮斑　为边界模糊、不规则形的白斑或灰白斑，边缘可有出血。

（5）硬性渗出　位于黄斑者呈放射状排列，呈星芒状或扇形。

（6）视乳头水肿　在高血压病急进型或在缓进型基础上病情突然加重，出现视乳头水肿，称为高血压性视乳头视网膜病变。

（7）高血压性脉络膜病变　脉络膜毛细血管斑块状无灌注，其后可见中央色素增殖，边缘色素脱失。

（8）荧光素眼底血管造影　视网膜血循环时间迟缓。棉絮斑处毛细血管无灌注。环绕毛细血管缺血区，可见扩张的毛细血管及微血管瘤。视乳头水肿时，视乳头周围可见毛细血管异常的扩张。造影晚期，视乳头附近渗漏显著。

【诊断】

（1）根据动脉硬化和高血压病史和眼底改变，可以诊断。

（2）荧光素眼底血管造影有助于诊断和了解病变程度。

【治疗原则】

（1）降低血压是防治眼底病变最根本的措施。

（2）症状性高血压伴有全身及视力症状者，需作系统的原因检查，针对其主要原因进行治疗，如肾性高血压、嗜铬细胞瘤及妊娠高血压综合征等。

（3）联合应用中医药，控制病情。

【治疗目标】

积极控制高血压，防止视网膜病变的进展。

三、血液病眼底改变

（一）贫血的眼底改变

任何类型的贫血都会出现眼底改变，而且其轻重一般与贫血程度有关。

【临床表现】

（1）视神经乳头边缘模糊，颜色浅淡。有时可隆起数个屈光度。

（2）视网膜动脉大致正常或轻度扩张，视网膜静脉颜色接近动脉，在视乳头附近两者很难区别。

（3）视网膜出血常分布于视乳头附近和后极部。可为火焰状、线条状、圆点状、不规则形和视网膜内界膜出血。还有的出血中央具有白芯（Roth 斑）。

（4）多见棉絮斑和硬性渗出小点。少见为黄斑星芒状渗出和视网膜脱离。

（5）视网膜水肿呈现出弥漫的模糊的带灰色状态。

（6）眼底颜色呈现苍淡色调。

【诊断】

根据贫血史和眼底改变，可以诊断。

【治疗原则】

（1）大多数贫血随着原发病因的去除或原发疾病的治疗可得到不同程度的纠正。

（2）营养性缺铁性贫血可以根治。

【治疗目标】

治疗贫血，控制眼底病变的进展。

（二）白血病和淋巴瘤的眼底改变

各种类型的白血病均可有眼底改变，一般较多见于急性和粒细胞型。通常为双侧性。

【临床表现】

（1）视乳头边界模糊，水肿可累及周围视网膜，隆起可高达数屈光度，酷似颅内压增高时的视乳头水肿。

（2）视网膜动静脉常呈黄红色或带黄色，两者颜色相近。以后动脉显扩张，静脉更加明显。严重者静脉肿胀迂曲，在动静脉交叉处呈腊肠状或节段状；慢性粒细胞性白血病，周边静脉可有白鞘伴随，周边视网膜还可有微血管瘤。

（3）不同形状、大小的出血分布于眼底不同部位。较典型者也可见 Roth 斑。

（4）视网膜水肿、渗出、棉絮斑、结节状白斑，严重时还可产生渗出性视网膜脱离。

（5）眼底颜色改变　晚期或严重病例可变为淡黄色、苍白黄色甚至略带苍绿色。

（6）血常规　贫血、血小板减少。红细胞愈少，出血的机会愈多。白细胞总数及不成熟白细胞比例的增加。

【诊断】

根据白血病和淋巴瘤的病史和眼底改变，可以诊断。视网膜出血，静脉白鞘，视网膜白色渗出与视乳头水肿都是重要的眼底改变。

【治疗原则】

（1）治疗白血病。

（2）如果眼部淋巴细胞浸润，对全身化疗的反应不佳，可加用局部放射线治疗。

【治疗目标】

治疗白血病，控制眼底病变的进展。

（三）红细胞增多症的眼底改变

【概论】

红细胞增多症是外周血液中单位体积的血红蛋白浓度、红细胞计数和红细胞压积明显高出正常范围的总称。任何一型红细胞增多症引起的眼底改变均相似。

【临床表现】

（1）视乳头正常或充血水肿，边缘不清，水肿可伸延到附近视网膜。

（2）视网膜动脉轻度扩张，色较暗，接近正常静脉的颜色。静脉高度扩张，呈深紫色或熟紫葡萄色。在动静脉交叉处呈腊肠样。动静脉走行迂曲，静脉更显著，不仅累及大支，且延及最小分支。所有血管中心光线均增宽，偶见白线条伴随。

（3）视网膜出血或有渗出。

（4）视网膜发绀伴发视网膜动脉痉挛性阻塞，还可并发视网膜中央静脉或分支静脉阻塞。

（5）偶见继发性青光眼。

【诊断】

根据红细胞增多症的病史和眼底改变，可以诊断。

【治疗原则】

全身内科治疗。

【治疗目标】

治疗红细胞增多症，控制眼底病变的进展。

（四）血小板减少性紫癜的眼底改变

【概论】

血小板减少性紫癜分为原发型与继发型。前者原因不明，后者常伴有其他血液病，如再生障碍性贫血、白血病，继发于药物中毒、过量放射治疗以及肝脏疾病等。血小板低于 5×10^{10}/L 时开始出现出血倾向，容易在皮肤、黏膜和其他器官组织中出血。

【临床表现】

（1）视乳头可有轻度水肿，边界模糊。有时视乳头隆起甚高。

（2）视乳头附近浅层小出血，有的出血可有白芯，继发于血液病者则合并有其他眼底改变。

（3）偶尔发生眼外直肌麻痹。

【诊断】

根据血小板减少性紫癜的病史和眼底改变，可以诊断。

【治疗原则】

全身内科治疗。

【治疗目标】

治疗血小板减少性紫癜，保存视功能。

（五）视网膜脂血症的眼底改变

【概论】

视网膜脂血症为少见病。多发生于年轻伴有严重酸中度的糖尿病患者；少数发生于非糖尿病原发性血脂过多症或高脂血症患者。

【临床表现】

（1）视乳头色正常或浅淡。

（2）视网膜血管颜色橙黄、黄色、黄白色以至乳白色。动静脉颜色难以分辨，呈扁平带状，血管反光消失或存在，血管旁常伴有黄白色浅条。

（3）偶有小出血斑。

（4）视网膜可有水肿与渗出。

（5）眼底背景颜色大致正常或脉络膜血管有类似改变而稍苍白。

（6）少数病例的眼底后极部有广泛的硬性渗出，小的如点状，有的位于视网膜血管之上，有的密集在血管旁呈白鞘状；有的融合呈大片斑块，位于视网膜血管之下。

【诊断】

根据视网膜脂血症的病史和眼底所见，可以诊断。

【治疗原则】

主要治疗高脂血症，应用减少脂类的药物，控制脂类食物。

【治疗目标】

治疗视网膜脂血症，控制眼底病变的发展。

四、大动脉炎的眼部改变

大动脉炎是一种累及主动脉及其主要分支的非特异性慢性进行性炎症。当病变累及头臂动脉时，臂颈部脉搏消失，上肢血压不能自肘部测出。可引起眼部缺血性综合征。好发于年轻女性。

【临床表现】

1. 全身症状　病变累及主动脉弓和头臂动脉时，一侧或双侧上肢乏力、麻木、头痛、咀嚼无力乃至晕厥、偏瘫及失语等一系列缺血症状。

2. 眼部改变

（1）单眼或双眼闪光感，一过性黑矇。视力可轻度减退，甚至完全失明。有时伴眼痛；可突然发生或逐渐发展。发作时限从几秒钟到几分钟。有的一次发作后即完全失明。视力障碍的发生与体位的改变有关。

（2）结膜及上巩膜血管扩张；角膜混浊；瞳孔扩大或大小不等，调节麻痹；虹膜萎缩，虹膜新生血管形成；青光眼；白内障及轻度眼球内陷。

（3）可有低眼压、视野缺损等表现。

（4）眼底所见

①早期眼底可正常。眼动脉压显著降低，当视网膜中心动脉压降低到眼压水平时，视乳头上可见自发的动脉搏动。

②随病程延长，视网膜出现出血点、微血管瘤，甚至棉絮斑。

③视网膜静脉扩张、迂曲、管径不匀。重者可呈梭形或串珠状扩张，甚至呈节段状。有时可见聚集的血球缓慢流动。视网膜动静脉间可出现吻合，短路及侧支血管。常在视乳头周围形成花圈状新生血管。

④眼底改变可因体位不同而变化。卧位或低头位置时，眼底的异常可有明显改善。

⑤病情发展至晚期，视神经乳头萎缩，视网膜周边血管消失。剩下视乳头附近的大支，形成动静脉大环。视网膜动脉静脉不能分辨，呈银丝状。

⑥当主－肾动脉或大动脉广泛受累时，眼底出现高血压性视网膜小动脉痉挛、视网膜动脉硬化、高血压性视网膜病变。严重者可为高血压性视乳头视网膜病变。

【诊断】

根据大动脉炎的病史和眼部改变，特别是眼底的改变，可以诊断。

【治疗原则】

（1）首先必须明确诊断，寻找引起病变的相关因素，并作相应治疗。

（2）在病变活动期，可用糖皮质激素治疗。

（3）如有结核或有链球菌感染，可同时给予抗结核药物或青霉素治疗。

（4）抗凝治疗在部分病例中效果良好。

（5）病变较为局限者可行血管外科手术。

（6）可采取针刺及中药治疗，以温经散寒，活血化瘀为主。

【治疗目标】

针对引起大动脉炎的相关因素进行治疗，控制眼部病变的进展。

五、眼部缺血综合征

眼部缺血综合征是颈内动脉狭窄或阻塞所致的眼前后节缺血综合征。患者主要为老年人。

【临床表现】

1. 脑部症状 反复发作性、暂时性或永久性对侧偏瘫，也有暴发脑血管意外以致死亡。罕见为脑的局灶性病变，症状类似脑瘤但颅内压不高。或产生广泛的脑组织变性，如老年前期痴呆样精神症状。

2. 眼部表现

（1）早期为暂时性同侧黑矇，可合并暂时性对侧偏瘫。也有一次急性发作完全失明者。

（2）可有眼痛或眉部钝痛，可放射至颞部。

（3）可有虹膜新生血管。严重病例有虹膜色素外翻。常有前房闪辉。

（4）眼底所见

①当黑矇发作前及恢复后立即观察，视网膜血管无异常。于视力丧失之际观察，可见视网膜动脉塌陷、自发性视网膜动脉搏动。

②眼底长期供血不足，可出现视网膜动脉狭窄，视网膜静脉扩张（一般不迂曲），视网膜出血、微血管瘤、棉絮斑、视乳头和（或）视网膜新生血管、黄斑"樱桃红点"、视网膜动脉自发搏动。

（5）荧光素眼底血管造影　眼底血循环时间延长，可见迟缓或斑块状充盈。延长视网膜动脉至静脉充盈时间，血管着染，黄斑水肿，微血管瘤，视网膜毛细血管扩张与无灌注。

3. 特殊检查

（1）视野　偶尔急性视力减退时可有扇形视野缺损，并持续数小时不恢复。同侧性偏盲比较少见。

（2）视网膜电图　a、b 波均降低。

（3）颈动脉造影　同侧颈内动脉或颈总动脉阻塞。

【诊断】

（1）根据眼部症状和体征，特别是眼底的改变，可以诊断。

（2）颈动脉造影可发现同侧颈内动脉或颈总动脉阻塞，有助于诊断。

【治疗原则】

（1）早期可用抗凝剂。

（2）如发生新生血管性青光眼，可选用全视网膜光凝术、房水引流装置植入术、睫状体冷凝术，以及抗血管内皮生长因子玻璃体腔内注射治疗。

（3）近代血管外科及血管内激光手术，动脉内膜切除术。

【治疗目标】

主要针对颈动脉供血不足进行治疗，控制眼部病变的进展。

六、亚急性细菌性心内膜炎眼底改变

亚急性细菌性心内膜炎眼底改变是指患有亚急性细菌性心内膜炎时，带有细菌的赘生物脱落进入血流，在视网膜动脉内发生细菌性栓塞而引起眼底病变。其致病菌多为非溶血性链球菌，此外还有草绿色链球菌、葡萄球菌、脑膜炎双球菌等。

【临床表现】

（1）全身起病缓慢，发热、倦怠、脾肿大，白细胞增多及其他器官血管栓塞等。

（2）眼部表现

①一般无视力症状。如眼底出血、渗出累及黄斑区或出现视网膜中央动脉阻塞，则视

力可突然明显下降，甚至黑矇。

②眼睑可出现小出血点，球结膜下可有反复性小出血。

③眼底所见

a. 脓毒性视网膜炎型：由细菌的脓毒性栓子引起。主要表现为视网膜出血和渗出，多位于视乳头附近，通常不出现于黄斑区。一般为小圆形，或呈火焰状，偶见视网膜前出血。典型的出血斑中央呈小圆形或椭圆形灰白色斑，称为 Roth 斑。常伴有视乳头炎，偶见棉絮斑。

b. 视网膜血管栓塞型：由心瓣膜赘生物脱落栓子所致，较少见。主要表现为视网膜中央动脉或分支动脉阻塞。

c. 细菌栓子引起转移性眼内炎。

【诊断】

根据全身症状，眼睑和球结膜下反复性小出血，眼底的典型出血斑或视网膜中央或分支动脉阻塞，可以诊断。

【治疗原则】

（1）全身治疗　根据药物敏感试验，尽早选择敏感的抗菌药物。

（2）针对不同的眼部表现对症治疗，如发生视网膜动脉阻塞，立即给予血管扩张剂等抢救。

【治疗目标】

（1）治疗亚急性细菌性心内膜炎。

（2）控制眼部病变的进展。

七、药物和营养物质毒性引起的眼底改变

（一）庆大霉素对视网膜的毒性作用

以庆大霉素为代表的氨基糖苷类抗生素在眼科中应用广泛，如球结膜下注射和玻璃体腔内注射治疗眼内炎等。氨基糖苷类抗生素除了致耳神经毒性及肾功能损害之外，对视网膜的毒性也不容忽视。

【临床表现】

（1）全身　耳神经毒性及肾功能的损害。

（2）眼底表现　玻璃体腔内注射庆大霉素 4000μg，可出现玻璃体混浊、视网膜水肿、出血及视乳头水肿，引不出视网膜电图波形。注药达 10000μg 后 5 分钟内可出现视网膜苍白、黄斑中心凹樱桃红点、视网膜动脉变细、静脉扩张，亦可有视网膜出血；90 分钟后视网膜电图引不出波形。也有报告球结膜下注射庆大霉素 20mg，1 周后出现黄斑区苍白，中心凹樱桃红点，后极部散在出血。

（3）荧光素眼底血管造影显示后极部视网膜血管完全闭塞。

【诊断】

（1）根据庆大霉素用药史，用药后视力显著减退、出现急性视网膜缺血性改变，可以诊断。

（2）眼底荧光素造影有助于确诊。

【治疗原则】

（1）采用与紧急抢救视网膜中央动脉阻塞患者的相同措施。

（2）如玻璃体腔内注射庆大霉素，而且注射的时间不长，可立即行玻璃体切除术。

【治疗目标】

紧急救治，保护视功能。

（二）氯喹和羟氯喹引起的眼底改变

应用氯喹和羟氯喹治疗后可引起与累积剂量相关的色素性视网膜病变。这两种药物对黑色素具有选择性亲和性，其最早的组织学改变是形成膜性胞浆小体，光感受器外节变性，导致溶酶体损伤，磷脂崩解。

【临床表现】

（1）白发，多发。

（2）角膜轮状沉淀。

（3）眼底　起初表现为黄斑区色素变动，逐渐发展为旁中心凹的横卵圆形色素环，如"牛眼状"黄斑病变。可有周边色素性视网膜病变并伴有周边视野缺损。

（4）视力下降与黄斑病变的程度有关。

（5）静态阈值视野检查的发现比眼底检查、荧光血管造影为早。

（6）普通视野、暗适应、视网膜电图、眼电图的改变较小。即使有变化也是在疾病的较晚期。

【诊断】

（1）根据氯喹和羟氯喹的用药史，以及眼部的改变，可以诊断。

（2）静态阈值视野检查有助于了解视功能的改变。

（3）根据病史中用氯喹和羟氯喹的剂量、时间，计算患者用药的总量。一般认为，羟氯喹的毒性较氯喹小。氯喹引起视网膜毒性的限量为 2mg/（磅·天），羟氯喹为 3mg/（磅·天）。

【治疗原则】

（1）早诊断，早停药，视网膜毒性作用多可减低。

（2）由于其排泄率低，即使停药后，眼底病变还可进展。

【治疗目标】

（1）早发现，早停用氯喹和羟氯喹。

（2）保存视功能。

八、巨细胞病毒性视网膜炎

巨细胞病毒是单纯疱疹病毒中的一种。典型的感染在儿童期发生，初次感染后病毒潜伏隐藏于各种组织中，包括血细胞、涎腺和泪腺中。病毒被定期地释放到血液、尿道和呼吸道中。当免疫功能低下进一步加重时，从血液中培养出巨细胞病毒的概率增加。大多数人免疫缺陷病毒感染者是血清巨细胞病毒阳性者。巨细胞病毒感染是最常见的眼部机会性感染，是人类免疫缺陷病毒相关性眼病引起视力丧失的最主要原因，多发生于 CD4$^+$T 淋巴细胞计数小于 100/ml 的患者。当 CD4$^+$T 细胞计数小于 50/ml 时，40% 的患者将发生巨细胞病毒性视网膜炎。单眼发病多见。如果诊治不及时，对侧眼发病达100%，并可出现视网膜脱离及视神经受累而失明。

【临床表现】

（1）由于巨细胞病毒病变主要累及周边部视网膜，因此大多数患者可无症状。如病变累及眼底后极部，可有显著的不可逆的视力丧失、眼前飘浮物、闪光和视野缺损。

（2）典型的病变呈奶油状、黄白色全厚层视网膜混浊。并有数量不等的视网膜出血。病变较大，常为多个，沿视网膜血管分布。病变呈"奶油加番茄酱"样改变。

（3）呈视网膜血管炎改变，呈现程度不等的狭窄、阻塞和血管白鞘。

（4）玻璃体透明或轻微混浊。

（5）角膜后可有细小色素性沉着物。

（6）晚期表现　视网膜萎缩呈灰色、视网膜血管硬化狭窄、视网膜色素上皮萎缩、脉络膜血管清晰可见、视网膜破孔出现于病损萎缩区与正常视网膜交界处，并可发生渗出性/孔源性视网膜脱离。

（7）荧光素眼底血管造影所见　早期病变区遮挡背景荧光，晚期荧光染色。病变区内视网膜血管荧光渗漏。出血遮蔽背景荧光。

【诊断】

如发现原因不明的视网膜棉絮斑、黄白色坏死区、视网膜出血、微血管瘤及视网膜血管炎时，应进行 HIV 抗体检查，如阳性，则可考虑为巨细胞病毒性视网膜炎。

【治疗原则】

（1）全身采用强效联合抗病毒治疗（HAART，即"鸡尾酒"疗法）。

（2）眼部玻璃体腔注射 Ganciclovir 200～400μg，甚至可以用到2mg，1～2 次/周。

【治疗目标】

控制眼部炎症，保存视功能。

九、梅毒性视网膜炎

梅毒性视网膜炎是由梅毒螺旋体引起的一种性传播或血源性传播的性疾病，它可分为先天性和获得性两种类型，二者均可引起眼部病变。5%～10%的二期梅毒患者发生葡萄膜炎。

【临床表现】

梅毒性视网膜炎呈多样性，视网膜炎大多以伴有脉络膜更为严重，但也可以单独视网膜受累，病变主要集中在后极部，表现为局部的视网膜水肿、视网膜血管炎和玻璃体炎。荧光血管造影可见血管壁着染以及血管和视盘处的荧光素渗出，并且可以看到一些视网膜深层的病变。

梅毒也可以表现为周边视网膜的坏死性视网膜炎，开始可表现为小片状病变，逐渐融合成大片病变。不同于急性视网膜坏死的是本病进展缓慢，对青霉素反应快，预后较好。

【诊断】

根据眼底临床表现，以及血清学康氏、华氏检验阳性可以确诊。

【治疗原则】

（1）全身抗梅毒治疗，肌内注射。

（2）眼部对症治疗。

（3）抗梅毒同时可根据病情是否加用少量激素。

【治疗目标】

控制眼部炎症，保存视功能。

（程　湧）

第十一章　视神经、视路和瞳孔路疾病

第一节　视神经乳头水肿

视神经乳头水肿是指视乳头无原发炎症的被动性水肿，常由颅内压增高引起，常见原因有颅内肿瘤、炎症、外伤及先天畸形等；其他原因则有恶性高血压、肺气肿、眶内占位性病变、低眼压等。

【临床表现】

（1）多双眼受累。

（2）早期视力可正常，或暂时性视物模糊，常由体位迅速变化而诱发。

（3）晚期视力可严重下降，甚至完全失明。

（4）典型的视神经乳头水肿分为四期：早期、进展期、慢性期和萎缩期。

①早期：可见视乳头充血水肿，边界模糊，隆起较轻，视乳头附近可有线状出血，视神经纤维层水肿。

②进展期：可见视乳头明显充血水肿，隆起显著，甚至达到 8～10 个屈光度，视乳头附近可有火焰状出血，视网膜静脉可迂曲充盈，神经纤维层可有棉絮状斑，黄斑可有星形渗出或出血。

③慢性期：视乳头呈圆形隆起，视乳头凹陷消失，视乳头充血水肿减轻，视网膜静脉充盈怒张亦减轻，出现闪亮的硬性渗出。

④萎缩期：视乳头色泽灰白，视网膜血管变细、有血管鞘形成，黄斑部可有色素改变。

（5）视野　早期生理盲点扩大；若有视神经乳头水肿所致的视网膜水肿累及黄斑，可同时存在相对性中心暗点；慢性期发展至视神经萎缩时，可有向心性周边视野缩窄。

（6）其他辅助检查　视盘 OCT 提示水肿的视乳神经纤维层增厚。VEP 提示 P100 振幅下降，潜伏期延长。

（7）可伴有致病因素导致的局部或全身症状，如眼球突出、头痛、呕吐等。

【诊断】

（1）根据与体位改变相关的双眼视物模糊，眼底改变，可以诊断。

（2）发现导致视乳头水肿的局部或全身疾病的临床表现时，有助于诊断。

（3）完善视野、视盘 OCT，VEP 检查，有利于鉴别诊断。

（4）头颅及眶部增强 CT 及增强 MRI，完善神经系统检查，明确病因。必要时作腰穿检查明确颅内压，均有助于诊断。并可考虑作甲状腺、糖尿病、自身免疫疾病或血液病等方面的检查。

【治疗原则】

（1）请相关科室会诊，尤其请神经科会诊，针对导致视神经乳头水肿的原发病因积极治疗。

（2）支持疗法　可给予甲钴胺及 B 族维生素等营养性药物辅助治疗。

【治疗目标】

主要是针对导致视神经乳头水肿的原发病因进行治疗，同时也可给予营养视神经等药物，作为辅助治疗。

（孙摇遥）

第二节　视神经炎

视神经炎是发生在视神经的炎症，可分为视乳头炎和发生在视神经眶内段、管内段和颅内段的球后视神经炎。根据病因可以分为特发性脱髓鞘性视神经炎、自身免疫相关性视神经炎、感染相关性视神经炎以及无法分类的视神经炎。特发性脱髓鞘性视神经炎是视神经炎中最常见的类型，因与中枢神经系统脱髓鞘性疾病如多发性硬化、视神经脊髓炎关系密切而得名。系统性红斑狼疮、Wegener 肉芽肿、Behçet 病、干燥综合征、结节病等自身免疫性疾病也可引起视神经的非特异性炎症。感染相关性视神经炎在临床相对少见，常见的包括梅毒螺旋体、各种病毒等。

【临床表现】

（1）多为单侧，感染性及自身免疫相关性也可累及双眼。

（2）发病初期，可有前额部或眼球后疼痛和压迫感，特别是在眼球转动时。偶有运动后或体温升高后症状加重的现象（Uhthoff 征）。

（3）视力下降程度不一，可在发病后数小时到数天内发生，严重者可至无光感。

（4）视乳头炎早期眼底可见视乳头轻度充血，边界模糊。随着病情发展，视乳头充血明显、扩大，边界极度模糊，但视乳头隆起度一般不超过 3D。急性期可同时出现视网膜静脉扩张迂曲，动脉正常或较细。可累及附近视网膜，出现视网膜水肿、渗出和出血，此时称为视神经视网膜炎。黄斑部也可波及，渗出物呈现扇形或星芒状排列。晚期视乳头可出现继发性萎缩，视盘呈局限性或弥漫性变白，同时出现视盘周围神经纤维层变薄。

（5）球后视神经炎的早期无眼底异常表现，晚期也出现视神经萎缩。

（6）单眼发病或双侧发病但严重程度不对称者可见相对性瞳孔传入阻滞（RAPD）阳性。

（7）合并多发性硬化、视神经脊髓炎患者可有眼外肌麻痹、上睑下垂、眼球震颤、Horner 综合征等，全身可出现感觉和运动障碍。

（8）FFA　视乳头炎表现为视盘毛细血管扩张渗漏，晚期呈强荧光，炎症消退后渗漏现象消失。球后视神经炎无异常表现。

（9）视野检查　典型表现为大的致密的中心暗点，也可见哑铃状暗点、弓形暗点或周边视野向心性缩小，严重者视野全盲。

（10）视觉诱发电位（VEP）　可有 P100 波潜伏期延长，振幅降低。但无特异性，也可见于其他性质的视路疾病。

【诊断】

（1）根据临床症状、体征可诊断视神经炎。

（2）头颅 MRI 应常规施行，以排除颅内脱髓鞘改变。T1 加权像的短 T1 反转回复序列（STIR）或者联合使用脂肪抑制技术和快速液体衰减反转回复序列（FLAIR）的 T2 加权像是显示视神经炎的最佳方法。

（3）血液检查 怀疑全身感染性或免疫性疾病时需行相应血液检查。建议进行 AQP4 及 MOG 抗体检测，以协助判断患者预后。

（4）脑脊液检查 怀疑颅内感染时有助于明确诊断。

（5）需要鉴别的疾病包括 单眼视神经炎主要与缺血性视神经病变、假性视盘水肿、Leber 视神经病变、压迫性视神经病变、葡萄膜炎、后巩膜炎等相鉴别；双眼视神经炎主要与颅压高引起的视盘水肿、高血压性视神经病变、中毒或代谢性视神经病变、伪盲、癔病相鉴别。

【治疗原则】

（1）认真寻找病因，针对病因进行治疗。

（2）糖皮质激素治疗 全身给予大剂量糖皮质激素静脉冲击，后改为口服激素，逐渐减量。临床上应尽量避免单纯给予口服激素治疗。

（3）支持疗法 可给予甲钴胺、鼠神经生长因子等营养神经辅助治疗。

【治疗目标】

（1）针对病因进行治疗。

（2）尽量保存视功能、防止复发。

（曲进锋）

第三节 缺血性视神经病变

缺血性视神经病变按病因可分为动脉炎性和非动脉炎性。按照部位可分为前部缺血性视神经病变（AION）和后部缺血性视神经病变（PION），前者累及视乳头筛板前区、筛板区及筛板后区，后者累及视神经眶内段、管内段和颅内段。

一、动脉炎性缺血性视神经病变

动脉炎性缺血性视神经病变约占全部缺血性视神经病变的 5%，常见的病因包括巨细胞动脉炎、Wegner 肉芽肿、系统性红斑狼疮（SLE）等。以下仅介绍其中最常见的巨细胞动脉炎（GCA）。GCA 是一种原因不明的系统性坏死性血管炎，主要累及主动脉弓起始部的动脉分支和腹主动脉，亦可累及中小动脉（如颞动脉、颅内动脉、眼动脉、睫状后动脉、视网膜中央动脉等），眼部症状可发生在全身症状之前，可引起眼部前部或后部缺血性视神经病变、脉络膜缺血、视网膜动脉阻塞。

【临床表现】

（1）本病见于 50～90 岁人群，平均发病年龄为 70 岁，多见于女性。

（2）全身症状包括乏力、体重下降、发热、咀嚼疼痛、下颌偏斜、听力丧失、发作性脑缺血、间歇性跛行等。最常见的症状为剧烈头痛、头皮触痛，眼部症状包括突发无痛性视力严重下降，多为单侧起病，可迅速发展至双侧。

（3）累及前部视神经者，发病早期视乳头苍白肿胀，有时可见视盘表面线形出血。累及后部视神经者，发病早期眼底无异常发现。可能合并视网膜棉絮斑、视网膜动脉阻塞、脉络膜缺血。视盘水肿一般 1~2 个月消退，出现视乳头萎缩和视杯扩大。

（4）可出现颞动脉搏动减弱、僵硬或结节化，早期即可有上睑下垂、复视等体征。

（5）视野可表现为多种类型，多见与生理盲点相连的大片视野缺损。

（6）FFA　可见脉络膜充盈延迟。累及前部视神经者，视乳头缺血区在造影早期呈局限性弱荧光、中晚期呈荧光渗漏。合并视网膜动脉阻塞者可见相应视网膜充盈延迟。

（7）视网膜神经纤维层分析　累及前部视神经者早期可见局部神经纤维层增厚，晚期视神经萎缩后可见与视野缺损区对应的神经纤维层变薄。

（8）VEP 异常。

（9）血液检查　血沉（ESR）和 C 反应蛋白（CRP）显著增高；血常规检查可存在轻到中度正细胞正色素性贫血、血小板增加、白细胞增加等改变。

（10）颞动脉活检　活检阳性可确定诊断，但阴性不能排除此诊断。

【诊断】

1. GCA 的诊断标准

有以下 ≥ 3 条即可确诊。

（1）发病年龄≥50 岁。

（2）新近出现的头痛。

（3）颞动脉压痛或触痛、搏动减弱，除外颈动脉硬化所致。

（4）血沉≥50mm/h。

（5）颞动脉活检示血管炎，其特点为单核细胞为主的炎性浸润或肉芽肿性炎症，常有多核巨细胞。

2. 鉴别诊断

非动脉炎性缺血性视神经病变、视神经炎、压迫性视神经病变等。

【治疗原则】

（1）确诊后应尽快行糖皮质激素静脉冲击，然后改为糖皮质激素口服，逐渐减量直至血沉正常。

（2）支持疗法　可给予神经营养药物。

（3）糖皮质激素使用有顾虑或效果差时可考虑联合免疫抑制剂治疗。

【治疗目标】

尽量改善视功能，改善全身症状，治疗并发症。

二、非动脉炎性缺血性视神经病变

非动脉炎性缺血性视神经病变的危险因素包括两个方面：一方面为视神经本身的危险因素，包括小视盘、视盘水肿、视盘玻璃膜疣、高眼压等；另一方面为全身的危险因素，包括动脉硬化、高血压、糖尿病、高脂血症、颈内动脉狭窄、血液高凝状态、高同型半胱氨酸血症、睡眠呼吸暂停综合征、急性低血压或急性贫血、某些药物。

【临床表现】

（1）本病多见于 50 岁以上人群，平均发病年龄为 60 岁。

（2）突发性无痛性视力减退，视力下降的程度不一。累及前部视神经者视力下降多为中度，累及后部视神经者视力丧失更为严重，可以无光感。

（3）累及前部视神经者开始多为单眼，数周或数年后，另眼也可发生。累及后部视神经者通常为双眼同时发生。

（4）累及前部视神经者，发病早期视乳头轻度肿胀呈淡红色，多有节段性灰白水肿，视盘旁可见线形出血；累及后部视神经者，发病早期眼底无异常发现。发病 4~8 周后可见视神经呈萎缩改变。

（5）视野　可表现为多种缺损类型，典型者与生理盲点相连。

（6）累及前部视神经者，视乳头缺血区在造影早期呈局限性弱荧光、中晚期呈荧光渗漏。

（7）视网膜神经纤维层分析　累及前部视神经者早期可见局部神经纤维层增厚，晚期视神经萎缩后可见与视野缺损区对应的神经纤维层变薄。

（8）VEP 异常。

（9）血沉正常。

【诊断】

（1）根据临床症状、体征可诊断。

（2）鉴别诊断　非动脉炎性缺血性视神经病变、视神经炎、压迫性视神经病变、癔病等。

【治疗原则】

（1）针对危险因素进行治疗。

（2）支持疗法　可给予营养神经和扩张血管性药物辅助治疗。

（3）糖皮质激素　全身糖皮质激素的使用尚有争议。

【治疗目标】

尽量改善视功能、改善全身症状、治疗并发症。

（曲进锋）

第四节　遗传性视神经萎缩

遗传性视神经萎缩是指与遗传因素有关的一类特发性视神经萎缩，可分为 Leber 遗传性视神经病变（LHON）、常染色体显性遗传性视神经萎缩（DOA）和 Wolfram 综合征等三种类型。LHON 为线粒体遗传，女性皆为携带者，子女中有 50%~70% 的男性和 10%~15% 的女性为显性，男性不会传递本病。Wolfram 综合征为常染色体隐性遗传。

【临床表现】

1. Leber 遗传性视神经病变（LHON）

（1）发病年龄多在 15~35 岁。

（2）开始时多单眼视力无痛性急剧下降，通常在数天至数月内累及对侧眼，而后缓慢进展，一般在 3 ~ 4 个月内停止发展，很少有 6 个月后仍进行发展者。偶有患者在发病数年后出现自发的视力恢复。视力可介于无光感和 1.0 之间，多数为 0.1 至数指。

（3）早期眼底可以正常，其后可有视盘表面或者视盘周围毛细血管扩张，视盘周围神经纤维层水肿，但无出血和渗出。晚期视乳头颞侧苍白或全部苍白。

（4）视野特征性改变为中心暗点内的注视点部位有更加浓密的绝对性暗点核，另外可有部分或扇形视野缺损。

（5）FFA　病变早期因视盘毛细血管扩张而呈现高荧光但是并没有渗漏。

（6）VEP　P100 潜伏期延长和振幅降低。

2. 常染色体显性遗传性视神经萎缩（DOA）

（1）发病一般在 10 岁之前，多数在 4 ~ 6 岁发病。

（2）双眼对称性视力下降，瞳孔对光反射消失。

（3）眼底视乳头色淡或苍白，视网膜周边可见色素改变，黄斑中心凹反光消失。

（4）眼球震颤明显。

（5）视野　典型表现为中心暗点、旁中心暗点，也可出现双颞侧偏盲。

（6）VEP　轻者振幅下降，潜伏期延长，重者呈熄灭型。

3. Wolfram 综合征

（1）多在 6 ~ 7 岁开始出现视力减退，常于 1 型糖尿病诊断后 2 ~ 3 年出现。

（2）视神经萎缩进展快，类似 Leber 病。

（3）同时伴有感音性耳聋、糖尿病、尿崩症。

（4）可伴有其他神经系统异常，如共济失调、癫痫、肌阵挛、呼吸暂停等。也可伴有内分泌失调、精神异常等。

【诊断】

根据患儿的发病年龄、家族史、双眼眼底改变、视电生理检查以及全身相应的伴随症状可以做出临床诊断，基因检查可以帮助明确诊断。

【治疗原则】

尚无有效治疗方法。虽然针对特定基因突变类型的 LHON 的基因治疗对部分患者有一定效果，但是由于 LHON 患者偶有自发的视力恢复，因此最终的结论还有待于进一步观察。

【治疗目标】

对患者进行基因遗传方面的指导。控制全身情况。

（曲进锋）

第五节　营养中毒性视神经病变

中毒性视神经病变的病因包括过度吸烟或饮酒、严重营养不良、药物（如奎宁类、水杨酸类、麦角类、异烟肼、乙胺丁醇等）、重金属或化学制剂中毒。

【临床表现】

（1）双眼视力无痛性逐渐减退，重金属或化学制剂中毒多为急性病程。

（2）大部分患者有色觉异常。

（3）可见颞侧视乳头色泽苍白。药物或化学制剂中毒性视神经病变可有视乳头水肿、视网膜水肿、视网膜血管或色素等的改变。

（4）有时可见眼外肌麻痹、眼球震颤等。

（5）可有瞳孔大小和对光反射异常。如奎宁中毒，发病时瞳孔缩小，不久瞳孔很快扩大，对光反射迟钝或消失。

（6）药物或化学药物中毒可产生相应的全身伴随症状：如奎宁中毒常有头晕、耳鸣、耳聋等。铅及其化合物中毒可出现消化道紊乱，牙龈蓝线，口炎等。汞及其化合物中毒可产生性格改变、失语、听力障碍等。

（7）视野　烟中毒性视神经病变患者的典型视野改变为中心注视点至生理盲点之间的哑铃状暗点。奎宁中毒的典型视野改变为明显的向心性缩小。铅中毒可见中心暗点及周边视野缩小。

（8）视神经纤维层检查　以双眼乳斑束受累为早期表现的神经纤维层变薄萎缩，严重者全周萎缩。

（9）VEP　P100 潜伏期延长和振幅下降。

（10）化验　全血细胞计数：恶性贫血患者有相应异常；血清维生素 B_1、维生素 B_{12}、叶酸水平检测可有异常；血重金属（铅、铊）筛查可有异常。

【诊断】

（1）根据病史、临床表现可以确诊。

（2）鉴别诊断　双眼球后视神经炎、压迫性视神经病变、正常眼压青光眼、其他原因引起的双眼视神经萎缩等。

【治疗原则】

（1）针对病因治疗，立即停止接触引起中毒的物质，改善饮食结构。必要时请内科、职业病科协助治疗。

（2）急性期应洗胃排除药物，24 小时内应大量饮水或服用腹泻剂，以加速排泄药物。

（3）应用大剂量 B 族维生素以及能量合剂等营养神经和扩张血管性药物辅助治疗。奎宁中毒时同时给予血管扩张剂。

【治疗目标】

抢救生命的同时尽量保存和恢复视功能。

（曲进锋）

第六节　视神经萎缩

视神经萎缩是视网膜神经节细胞及其轴突广泛损害，神经纤维丧失，神经胶质增生所导致的严重视功能障碍性疾病。常见病因为颅内高压或颅内肿瘤，视网膜和视神经炎症、退变、缺血、外伤、肿瘤压迫、糖尿病等代谢性疾病和某些遗传性疾病等。临床上主要分为原发性视神经萎缩和继发性视神经萎缩两大类。前者的萎缩过程是上行的，后者的萎缩过程是下行的。

【临床表现】

（1）不同程度的视力下降，严重者甚至失明。

（2）有后天获得性色觉障碍，尤以红绿色觉异常多见。

（3）眼底改变

①原发性视神经萎缩：视乳头色泽淡或苍白，边界清楚，视杯上筛孔清晰可见，视网膜血管一般正常。

②继发性视神经萎缩：视乳头色泽灰白、秽暗，边界模糊，生理凹陷消失；视网膜血管动脉变细，血管旁伴有白鞘，后极部视网膜可有硬性渗出或未吸收的出血。

（4）视野检查　可出现中心暗点、鼻侧缺损、颞侧岛状视野，向心性视野缩小或管状视野等。

（5）视觉电生理的改变　原发性视神经萎缩时视诱发电位（VEP）振幅降低，潜伏值延长。继发性视神经萎缩时，除 VEP 异常外，还可有视网膜电图（ERG）的异常。

【诊断】

（1）根据视功能障碍明显，眼底视乳头改变，可以诊断。

（2）视野和电生理检查有助于诊断。

【治疗原则】

（1）积极治疗原发病，必要时请神经科协助诊治。

（2）对于某些原发性视神经萎缩，早期可采用手术治疗，如视神经管减压术、脑垂体肿瘤摘除术等。

（3）应用大剂量营养神经和扩张血管性药物治疗。

【治疗目标】

治疗原发病，尽可能保存和恢复视功能。

（孙摇遥）

第七节　视神经乳头发育异常

一、视神经发育不良

从胎儿期的最初胚芽期、器官发生期至第三个月末的发育过程中，都可能因某种原因生长停滞或发育异常。视神经发育不良的眼中，其视网膜神经纤维层变薄或缺如，神经节细胞数目减少或消失。

【临床表现】

（1）视力较差，与视神经发育不良程度有关。轻者视力略低下或大致正常，重者可为全盲。

（2）视力弱者常有斜视和眼球震颤。

（3）多数患者的视网膜电图 b 波振幅轻度减低。

（4）眼底所见

①视乳头部分或全部缺损。

②视乳头周围有境界不清、裸露的巩膜或增生的纤维组织。有时伴有不规则的色素沉着。缺损的表面可见异常组织残留。

③视乳头无缺损处仍可见视网膜中央血管出入，行径无明显异常。视乳头缺损较大或近于全部缺损者，其血管多呈不正常分布。

（5）荧光素眼底血管造影　视乳头缺损处早期低荧光，晚期高荧光。视乳头周围病变区透见荧光增强，脉络膜毛细血管无灌注，晚期高荧光。

（6）视网膜电图 b 波振幅多数轻度减低。

【诊断】

（1）根据眼底特别是视乳头的改变，可以诊断。

（2）荧光素眼底血管造影可有助于诊断。

【治疗原则】

无特殊治疗。

【治疗目标】

目前无特殊治疗和预防措施。

二、先天性视乳头小凹

本病是视乳头发育异常，在视乳头的神经实质内有局部的先天性缺损，可能与胚胎裂闭合不全有关。多为散发性，无明显遗传倾向。可伴有其他先天异常，如视乳头部分缺损、视乳头下弧、视乳头前膜、残存玻璃体动脉等。并可合并黄斑部浆液性视网膜脱离，最终发生囊样变性，甚至破孔，造成永久性视力障碍。

【临床表现】

（1）病史　无自觉症状。一旦发生黄斑部浆液性脱离，视力可急剧下降并有视物变形。

（2）70% 的视乳头小凹发生于视乳头颞侧，20% 发生于视乳头中心，其他位置的小凹约为 10%。

（3）眼底表现　视乳头直径较对侧大，形态不规则，在小凹处呈梨形扩大。小凹由发育不全的原始视网膜组成，其中有纤维组织填充，凹内可见小血管支，表面可见不完整薄膜。可合并与视乳头相连的黄斑浆液性脱离。

（4）荧光素眼底血管造影特点

①动脉前期与动脉期：视乳头小凹部位呈现边缘清楚的无荧光区。

②静脉期以后：小凹部位的无荧光区逐渐出现荧光，并逐渐增强。

③晚期：小凹内充满荧光，在视乳头内有轻度扩散，并形成一高荧光小区。

④合并有黄斑浆液性脱离时：脱离区晚期有染料积存，无渗漏点。

（5）视野检查　可为正常，亦可有旁中心暗点或与盲点相连的束状暗点。

【诊断】

根据眼底的改变和眼底荧光造影的结果，可以诊断。

【治疗原则】

（1）未发生黄斑部浆液性视网膜脱离时，可定期随诊。

（2）合并黄斑部浆液性视网膜脱离者，需尽早行激光视网膜光凝治疗，必要时行玻璃体切割手术治疗。

【治疗目标】

定期复查，如发生合并症则对症治疗，保存视功能。

三、视乳头玻璃疣

本病系玻璃样物质出现在视乳头部位。多数双眼发病。病因尚未确定，可能为先天性发育异常。本病有家族遗传性。视乳头玻璃疣也合并出现于其他眼底病如血管性疾病、视乳头炎、视神经萎缩、眼底变性类疾患及母斑病等。

【临床表现】

（1）无自觉症状，视力多为正常。有时可有阵发性视物模糊，可能由于疣体所致血管反射性痉挛而致暂时性缺血。偶有一过性视野缺损。

（2）眼底所见

①当视乳头玻璃疣位置表浅时，呈黄色、带白色或蜡黄色半透明的、发亮的圆形小体。可为单个，也可多发，排列成串，或堆集成桑葚状，并可融合成不规则的较大团块，向玻璃体内突出。

②深埋在视神经组织内者称埋藏视乳头玻璃疣。视乳头稍扩大，隆起达 1/2～3D，边界不清，呈不规则起伏状。视网膜血管在视神经乳头上弯曲爬行，呈现假性视乳头水肿外观。视网膜血管行径正常，有时在玻璃疣表面稍隆起，或被遮蔽，或呈起伏不平。视网膜静脉可充血。视乳头邻近可见视网膜出血。偶见渗出斑，甚至新生血管。

（3）荧光素眼底血管造影

①浅表的视乳头玻璃疣自发荧光。此后渐被视乳头深部毛细血管网渗漏的荧光素着染。

②造影过程中荧光强度逐渐增强，晚期显示结节状荧光着染及不规整的视乳头边界。

③视乳头埋藏玻璃疣所致的假性视乳头水肿，凹陷不明显，其上毛细血管不似视乳头水肿时那样扩张，亦不渗漏荧光。视网膜血管也不怒张，血管无渗漏，晚期管壁无着染。

（4）视野　疣体较多但浅在者，虽然眼底改变明显，但视野可长期正常，或只有轻度改变，如生理盲点扩大，扇形或不规则缺损等。位于筛板前的深层玻璃疣，由于疣体直接压迫视神经纤维或压迫血管引起前部缺血性视神经改变，视野可出现与生理盲点相连的神经束状暗点。

（5）OCT　视盘相应位置高反射及声影明显。

【诊断】

（1）根据视乳头的改变，可以诊断。

（2）荧光素眼底血管造影有助于诊断。必要时再作视野检查。

（3）必要时行 VEP 及视盘 OCT 检查，有助于鉴别诊断。

【治疗原则】

（1）浅表及为数不多的埋藏视乳头玻璃疣对视力及视野的危害不明显，无需治疗。

（2）深在的较多玻璃疣长期存在，可致视力下降与视野缺损。宜给予神经营养支持药物及血管扩张剂。

【治疗目标】

根据视乳头玻璃膜疣的位置，及其对视力和视野影响程度，决定是否给予药物治疗，保护视功能。

四、视神经乳头缺损

视神经乳头缺损是由于胚胎裂不完全闭合所致，是少见的先天性病变。虽然本病可以是常染色显性遗传，但大多数是散发的。可以是单眼发生，也可双眼发生。在一些患者中还有全身性病变。

【临床表现】

（1）视力较差，与视乳头缺损程度有关，重者可至全盲。

（2）常伴有斜视和眼球震颤。

（3）眼底所见

①视乳头部分或全部缺损。视乳头有一不规则的漏斗形凹陷，小者局限于视神经鞘内，类似大的生理凹陷；大者深达 7~10mm，或伴有球后囊肿。凹陷最深处常位于下方，或稍偏向一侧。凹陷的底部平滑，看不见筛板的灰白色斑点。

②视乳头周围有境界不清和不规则的发亮白环，为裸露的巩膜或增生的纤维组织，有时伴有不规则的色素沉着。缺损的表面可见异常组织残留。

③视乳头缺损较大或近于全部缺损者，其血管多呈不正常分布。

（4）荧光素眼底血管造影

①视乳头缺损处早期低荧光，晚期高荧光。

②视乳头周围病变区透见荧光增强。

③脉络膜毛细血管无灌注，晚期高荧光。

④视网膜中央血管系统于上下盘缘发出多支辐射状血管从隆起嵴上呈屈膝状爬出。

【诊断】

（1）根据视乳头的改变，可以诊断。

（2）荧光素眼底血管造影有助于诊断。

【治疗原则】

无治疗方法。

【治疗目标】

目前无特殊治疗方法和有效预防措施。

五、牵牛花综合征

牵牛花综合征是一种先天性视神经视乳头发育不全的表现。男性略多于女性，眼别无差异。常为单侧，很少双眼发生。大多数病例没有全身性异常。

【临床表现】

（1）视力差，自幼患眼外斜。

（2）眼底所见

①相当于视乳头的部位较正常视乳头明显增大。底部凹陷，常被绒毛状或不透明白色组织填充，其边缘不规整，且隆起似一环形嵴，其上有色素沉着。嵴环外为视网膜脉络膜萎缩区。

②有较多支血管（一般为20支）从相当于视乳头边缘处，或穿过中央不透明组织，爬出嵴环向四周视网膜分布，走行平直，很少分支。其动静脉不易分辨，管径均细窄，有的伴有白鞘。

③在双目间接镜下，中央凹陷区内增殖的组织有如一蒂，四周环形嵴及众多血管爬出，辐射状向周边走行，隆起嵴外萎缩区又呈一环，好像一朵盛开的牵牛花，故名牵牛花综合征。

（3）荧光素眼底血管造影

①视乳头早期低荧光。

②早期视乳头周围萎缩区内窗样缺损，透见高荧光。眼底可见脉络膜毛细血管无灌注。晚期视乳头上增殖的组织着染，持续高荧光。由于眼底早晚期均有高荧光出现及众多平直血管，使荧光血管造影分外醒目。

（4）眼电生理检查有异常结果。

【诊断】

（1）根据视力低下、眼球震颤，以及眼底特征性的改变，可以诊断。

（2）荧光素眼底血管造影有助于诊断。

【治疗原则】

无特殊治疗，如合并视网膜脱离，可行玻璃体切除术。

【治疗目标】

目前尚无特殊治疗方法和有效预防措施。

（孙摇遥）

第八节　视神经肿瘤

一、视神经胶质瘤

视神经胶质瘤为一种起源于视神经内胶质细胞的良性或低度恶性肿瘤。视神经胶质瘤占神经系统胶质瘤的1%～2%，占眶内肿瘤的1%～6%。

【临床表现】

（1）患者多为10岁以下儿童，新生儿也可患病。成人发病者恶性程度较儿童高。

（2）女性多见。

（3）进度缓慢，多为良性，也可为低度恶性，不常发生血性或淋巴转移。

（4）常先出现视力下降，继而出现进行性眼球突出，常为非搏动性和不能压回的突眼，多数向正前方。但如果肿瘤过大，可使眼球前突偏向颞下方。

（5）眼球运动一般不受限。如果肿瘤过大，也可影响眼肌，发生眼球运动障碍。

（6）肿瘤较大，或距眼球较近者，可压迫眼球，导致脉络膜视网膜皱折，或致视乳头水肿或视神经萎缩。少数人可因视神经受压而引起视网膜中央静脉阻塞。

（7）多为单侧，近眶尖部肿瘤可沿视神经交叉向对侧蔓延累及对侧。

（8）儿童视神经胶质瘤常伴有神经纤维瘤病。

（9）影像学检查　X 线检查可见视神经孔扩大。超声探查可示肿大的视神经和视乳头水肿。CT 和 MRI 扫描可清晰地显示肿瘤的部位、形状、边界、肿瘤实质和范围。

【诊断】

根据患者年龄、视力损害、单侧突眼，X 线片、CT 和 MRI 的检查，可以明确诊断。

【治疗原则】

（1）如果视力尚好，眼球突出不明显，在影像学监视下病变无进展，可严密观察。

（2）一旦发现肿瘤有蔓延趋势应立即手术切除。

【治疗目标】

根据视力和肿瘤有无蔓延趋势决定是否密切观察和手术切除，尽量保存视功能。

二、视神经脑膜瘤

视神经脑膜瘤起于视神经外周的鞘膜，由硬脑膜或蛛网膜的内层细胞组成。偶尔也可来自视神经鞘内的纤维组织，称为神经纤维瘤。通常肿瘤均起源于眶内段视神经，可经视神经孔逐渐向颅内生长，也可位于视神经孔处，以后逐渐向眶内及颅内两边发展。肿瘤自视神经外周鞘膜发生，逐渐向外生长，通常不侵入软脑膜以内的视神经实质，因此视神经仅受到机械性压迫的影响。偶尔也有少数病例中肿瘤向内生长，侵入视神经、巩膜，甚至侵及脉络膜和视网膜。脑膜瘤生长缓慢，为良性肿瘤。也可恶变，恶变后发展迅速。发病年龄越小，恶性程度越高。

【临床表现】

（1）好发于中年女性。

（2）进行性眼球突出，多向正前方。后期可因肿瘤较大，占据眶内大部分空间时，眼球突出可偏向颞下方。

（3）当眼球缓慢前突相当长一段时间后，视力逐渐减退。

（4）当眼外肌受肿瘤压迫时，眼球运动受限。

（5）眼睑和结膜水肿。眼睑及眼眶显得极为丰满，眶内压力高。

（6）当球后段视神经受肿瘤压迫时，可有视乳头水肿和视神经萎缩，有时可并发视网膜中央静脉阻塞。有时可有脉络膜视网膜皱褶。

（7）影像学检查　X 线检查和 CT、MRI 检查可见视神经孔扩大、视神经管壁硬化；眶壁骨质增生与破坏同时存在。CT 与 MRI 还可显示视神经增粗，钙化及车轨征图像。超声检查可显示增粗的视神经，视神经与眼球间构成角度增加，边界清楚，内回声减少而衰减明显。有时病变处有钙化。

【诊断】

根据患者是女性、中年以后发病、单眼突出、视力缓慢下降、视神经孔扩大和眼眶扩大、骨质吸收等要点，可以明确诊断。必要时进行穿刺活组织病理检查，以便确定诊断。

【治疗原则】

（1）尽早手术摘除肿瘤。

（2）不宜手术或手术未能完全摘除者可采用放射治疗，但并不敏感。

【治疗目标】

尽早手术摘除肿瘤。

三、视神经乳头血管瘤

视神经乳头血管瘤为先天性发育性血管肿瘤。可单眼或双眼同时发病。可伴有视网膜毛细血管瘤。分为内生型和固着外生型两类。

【临床表现】

（1）早期无任何症状。累及黄斑时可影响视力。

（2）眼底所见

①内生型：为红色球形完全局限的血管性病损，边缘清楚，有包膜。它可向玻璃体内生长突出，无明显的供养和回流血管的特征。视乳头边界清楚，但偶尔血管瘤的边缘也可模糊不清，易与视乳头水肿、视神经炎相混淆。

②外生型：常位于视乳头偏中心部位并遮挡视乳头的边缘。肿瘤境界不清，呈橘黄色，常从视乳头边缘伸入邻近的视网膜下间隙。瘤体内血管扩张可侵及视网膜深层组织。视网膜常有黄色渗出。如果视网膜下积聚较多渗出，可导致视网膜脱离。

（3）荧光素眼底血管造影　造影早期瘤体迅速形成强荧光，其大小、形态基本保持不变。晚期无明显渗漏，周围组织无着染。视网膜尤其黄斑区有脂肪渗出者，则显示轻微荧光遮蔽。

（4）并发症　主要为继发性视网膜脱离、视网膜下出血，玻璃体积血、葡萄膜炎及继发性青光眼，导致患者失明。

【诊断】

（1）根据视乳头和眼底其他部位的检查，可以诊断。

（2）荧光素眼底血管造影有助于诊断。

【治疗原则】

（1）如果血管瘤不发展，可定期观察，不必治疗。

（2）如果血管瘤发展，或有并发症时，应当采用电凝、光凝或冷凝视网膜的血管瘤。采用经瞳孔温热疗法或光动力疗法联合抗 VEGF 疗法有一定效果。

【治疗目标】

根据血管瘤是否发展，可采取定期观察，或电凝、光凝或冷凝血管瘤的治疗。

四、视神经乳头色素细胞瘤

视神经乳头色素细胞瘤是视神经先天性良性黑色瘤。无性别差异，双侧发病罕见。常因体检而被发现就诊。

【临床表现】

（1）一般不影响视力。肿瘤很大时，视力可轻度降低。

（2）即使视力正常的患眼，也会出现瞳孔输入纤维功能障碍。

（3）常有视野缺损。

（4）眼底所见

①玻璃体清亮。

②视乳头内或其上有灰至深黑色的肿瘤，边界不规则，轻度隆起，一般为 1～2mm。个别的"瘤子"还可落至玻璃体内。通常肿瘤占视乳头一个象限。大多数肿瘤位于视乳头的颞下象限，但有的可累及整个视乳头。

③可有视乳头水肿的表现。

④视神经色素瘤可与典型的脉络膜痣相连接。

（5）荧光素眼底血管造影　肿瘤处为低荧光区。在瘤以外的视神经乳头组织，可见神经纤维被推向一侧，常有毛细血管轻度扩张造成该处染料的渗漏。

（6）视野　根据肿瘤的大小和范围，视野有不同表现：视野正常、生理盲点扩大、神经纤维束缺损或鼻侧阶梯。

（7）超声检查　为高反射、内部结构规则、伴有浆液性视网膜脱离和观察期间生长缓慢。

【诊断】

（1）根据眼底所见，可以诊断。

（2）荧光素眼底血管造影、视野和超声检查有助于诊断。

【治疗原则】

无需特殊治疗。

【治疗目标】

无需特殊治疗。

第九节　视交叉病变

一、垂体瘤

脑垂体位于视交叉的下方，因此脑垂体肿瘤可引起视交叉的损害。20～50岁人群常见，70%左右的脑垂体腺瘤为嫌色细胞瘤，其次为嗜酸细胞瘤及混合瘤，嗜碱细胞瘤少见。

【临床表现】

（1）视力和视野的变化取决于垂体瘤生长的方向，以及视交叉、视神经和视束受压的情况。

（2）当肿瘤压迫视交叉时可引起视力减退，为眼部首发症状，早期眼底可无异常。晚期出现完全性损害后则影响视力；肿瘤压迫引起的视力减退一般出现较晚，发展缓慢。

（3）由于垂体瘤多首先压迫视交叉鼻下纤维，视野缺损首先累及颞上象限，向下方进展出现颞下、鼻下、鼻上象限视野缺损，约70%的患者出现双颞侧偏盲。

（4）色觉失饱和，出现以单眼视野中央垂直线为界的视野改变，为病变早期改变。

（5）晚期50%视野缺损的患者可出现原发性视神经萎缩。

（6）伴有内分泌障碍和头痛，不同类型的腺瘤表现症状不同，如肥胖、性功能减退、男性无须，女性月经失调等症状。

【诊断】

根据视力障碍、特征性视野缺损和原发性视神经萎缩，内分泌障碍，以及 MRI 和 CT 检查的阳性结果，可帮助确定诊断。

【治疗原则】

请神经科或耳鼻喉科会诊，偶发及无症状肿瘤可先观察；手术摘除肿瘤；放射治疗。

【治疗目标】

手术摘除肿瘤。

二、颅咽管瘤

颅咽管瘤是一种生长缓慢的肿瘤，发病第一个高峰在 20 岁前，第二个高峰在 50～70 岁。起源于 Ranke 囊残留部沿垂体柄生长。

【临床表现】

（1）儿童可出现侏儒症，性发育延迟，以及由于下丘脑功能异常导致的肥胖等症状。成年人多见视力损害及视野缺损。

（2）根据肿瘤压迫视交叉、视神经和视束的程度不同，视野缺损情况复杂。该病常发生在鞍上部，颞下象限视野常最先受累。

（3）多数表现为原发性视神经萎缩。

（4）有时因囊肿突破入第三脑室，视力视野可发生明显波动。

（5）可有视乳头水肿，但不常见。

（6）可伴有甲状腺功能减退、尿崩症、头痛等症状。

【诊断】

根据视力障碍、视野缺损和原发性视神经萎缩，全身伴随症状，头颅 CT 和 MRI 检查的阳性结果，可以诊断。

【治疗原则】

请神经科会诊，确诊后及早手术治疗及术后放射治疗，复发常见，需终身随诊。

【治疗目标】

手术切除肿瘤。

三、视交叉附近脑膜瘤

视交叉附近脑膜瘤是以鞍结节脑膜瘤为多见。该病变位于视交叉前缘与两侧视神经之间，多发于中年人，特别是女性。

【临床表现】

（1）根据肿瘤压迫视神经和视交叉的部位和程度不同，视力减退和视野缺损不一。鞍结节脑膜瘤导致同侧中心暗点和对侧颞上视野缺损（连接性暗点）；嗅沟脑膜瘤出现嗅觉丧失及视神经压迫；蝶骨脊肿瘤如果肿瘤位于蝶骨脊中央，则很早会出现视神经压迫症状，如果蝶骨侧壁和颅中窝受损则较晚出现视神经压迫。

（2）若肿瘤先压迫一侧视神经，后压迫视交叉，通常先有一侧缓慢进行性视力减退和中心暗点；晚期视力严重减退或失明。

（3）两侧视神经受压时症状为双侧性。

（4）若鼻侧视神经纤维首先受压，则有单眼颞侧偏盲。

（5）视交叉受压多为不对称性双颞侧偏盲，以下部为著。

（6）眼底可有原发性视神经萎缩发生。

（7）若肿瘤侵入海绵窦、眶上裂、视神经孔则有眼外肌麻痹和眼球突出。

（8）可有全身伴随症状，如头痛、精神症状或内分泌失调等改变。

【诊断】

根据视力障碍、视野缺损和原发性视神经萎缩，全身伴随症状，颅脑 CT 和 MRI 检查的阳性结果，可以诊断。

【治疗原则】

请神经科会诊，确诊后手术治疗及术后放射治疗。

【治疗目标】

手术切除肿瘤。

四、视交叉胶质瘤

视交叉胶质瘤是视交叉的内部肿瘤。病理学改变以星形细胞瘤为多见，儿童常为Ⅰ~Ⅱ级，成年人为Ⅲ~Ⅳ级。

【临床表现】

（1）双眼视力减退多由一侧开始。

（2）双颞侧偏盲或不规则视野缺损。

（3）肿瘤如侵犯到视束、下丘脑等处，可引起中脑导水管阻塞、颅内高压、双侧视乳头水肿。

（4）肿瘤如侵入眶内，则可发生眼球突出和眼球运动障碍。

（5）眼底可有原发性视神经萎缩的表现。

【诊断】

根据视力障碍、视野缺损、视乳头水肿以及原发性视神经萎缩，颅内高压症状，颅脑CT 和 MRI 检查的阳性结果，可以诊断。

【治疗原则】

请神经科会诊，确诊后及早手术治疗。

【治疗目标】

尽量手术切除肿瘤。

五、蝶鞍区的炎症损害

蝶鞍区的炎症常造成视神经和视交叉的损害，最常见于蝶鞍区的脑蛛网膜炎。脑蛛网膜炎是指感染、外伤等作用下所发生的一种慢性炎症反应或其后遗症。蝶鞍区位于颅中窝蝶骨体上部，其中央的凹窝为垂体窝，窝前横沟为前沟交叉，是视交叉所在处，沟的两侧有视神经管通过。蝶鞍区与视交叉的关系密切。

【临床表现】

（1）视力下降　可突发失明或迁延数年。多先自一侧开始，数月后蔓延到对侧，或长期局限于一侧。

（2）视野损害　视神经受累时，多出现中心暗点或周边视野向心性缩小。视交叉和视束受累时，多有双颞侧偏盲、双鼻侧偏盲以及不对称性同向偏盲等。

（3）眼底可正常，也可有视乳头充血、水肿或原发性视神经萎缩等。

（4）可有瞳孔改变，两侧瞳孔不等大或一侧瞳孔对光反射消失。

（5）可有眼外肌运动障碍和眼球震颤。

（6）全身伴随症状，如头痛，低热，前额、眶部两颞侧或眼球后疼痛以及可能出现的内分泌功能障碍等症状。

【诊断】

根据眼部视力障碍、视野缺损和视乳头改变，全身相应的症状，脑脊液、颅脑 CT 和 MRI 等检查结果，可以诊断。

【治疗原则】

（1）请神经科会诊。

（2）采用抗感染或试用抗结核治疗。

（3）应用糖皮质激素和扩张血管性药物辅助治疗。

（4）根据病变情况，可采用手术方法剥离粘连、切除囊肿和减压。

【治疗目标】

消除病灶，保护视功能。

六、鞍区的血管性损害

在蝶鞍区上方有 Willis 环，两侧为海绵窦，窦内有颈内动脉通过，并接受眼静脉的血液。因此蝶鞍区的血管性病变常可损害附近的视神经和视交叉，产生相应的眼部症状。常见的病因有 Willis 环动脉瘤、海绵窦内动静脉瘘和血栓，以及颈动脉海绵窦段动脉瘤等。

【临床表现】

（1）不同程度的视力下降，严重者视力完全丧失。

（2）根据视神经和视交叉损害部位及程度的不同，出现多种多样的视野缺损。

（3）球结膜水肿、血管迂曲扩张、眼外肌运动障碍以及复视。

（4）视乳头水肿、原发性视神经萎缩。

（5）眼球突出，眼球运动障碍。

（6）常有眶部、额部头痛。

（7）根据不同病因，可伴随相应的症状。如 Willis 环动脉瘤常见瞳孔光反射异常；海绵窦内动静脉瘘常有耳际杂音；海绵窦血栓有时可有化脓病灶或发热等。

【诊断】

根据视功能和眼底改变，以及眼球突出和眼球运动障碍，全身相应的伴随症状，以及脑血管造影、颅脑 CT 和 MRI 检查的阳性结果，可以诊断。

【治疗原则】

（1）请神经科会诊。

（2）对海绵窦血栓患者采用抗炎治疗。

（3）对动脉瘤、海绵窦内动静脉瘘等可采用脑血管介入治疗。

【治疗目标】

针对病因进行治疗，保护视功能。

第十节　视束病变

视束是指视路中位于视交叉与外侧膝状体之间的一段视神经通路。视束本身的病变较为少见，本病是多由邻近组织病变引起，如鞍区或鞍旁肿瘤、Willis 环动脉瘤、特别是后交通动脉瘤压迫所致。

【临床表现】

（1）同侧偏盲和下行性视神经萎缩是其特征性病变。

（2）用裂隙光照射偏盲侧，不引起瞳孔收缩，表现为 Wernicke 偏盲性瞳孔强直。

（3）可能损伤同侧大脑脚，出现对侧锥体束征。

（4）双眼视盘患侧半苍白。

（5）可出现黄斑分裂，同侧偏盲的中心注视点完全二等分。

（6）视诱发电位（VEP）异常。

【诊断】

根据特征性的 Wernicke 偏盲性瞳孔和双眼的同侧偏盲（可以是完全性或不完全性），可以诊断。

【治疗原则】

（1）请神经科会诊，积极治疗原发病。

（2）应用大剂量营养神经和扩张血管性药物辅助治疗。

【治疗目标】

寻找病因并治疗，保护视功能。

第十一节　视放射病变

视放射由外侧膝状体通过颞叶、顶叶和枕叶，终止于纹状区皮层，是联系外侧膝状体与枕叶皮质的神经纤维结构。视放射病变常见病因为脑部肿瘤，多见颞叶、顶叶及枕叶的各种胶质瘤、转移癌或附近的脑膜瘤等。

【临床表现】

一、颞叶病变

（1）出现对侧、同向性上方象限偏盲（"天上的馅饼"），因视放射下方神经纤维反映上方视野，由前下方进入围绕在侧脑室颞角前端的颞叶，上方视野缺损较致密（Meyer环）。

（2）可伴头痛、对侧偏身感觉障碍、阵发性幻味、幻嗅、幻视等，如果累及优势半球伴有感觉性失语。

二、顶叶病变

（1）前顶叶多引起病灶对侧的下象限同侧偏盲（"地板上的馅饼"），下方较致密。

（2）顶叶深部病变可导致完全的同侧偏盲。

（3）可有视动性眼球震颤。

（4）可伴有失写症、左右定向障碍、手指失认等。

三、枕叶病变

（1）可有双眼完全的同侧偏盲。

（2）可伴有中央 5°黄斑回避。

（3）无视神经萎缩及偏盲性瞳孔强直。

（4）可不伴有其他神经症状。

【诊断】

根据双眼视力下降、视野特征性改变、瞳孔对光反射正常，以及 CT 和 MRI 等脑部影像学检查结果，可以诊断。

【治疗原则】

治疗原发病，保护视功能。

【治疗目标】

寻找病因并治疗，保护视功能。

第十二节　视皮质病变

视皮质病变可以导致严重视功能障碍。其病因以血管瘤、脑外伤为多见，而脑脓肿及脑肿瘤较少见。视皮质在枕叶内侧，直伸至距状裂的前端；一侧视皮质相当于两眼视网膜同向的一半；视网膜的上半与下半相当于距状裂的上方与下方。视皮质是大脑皮质中最薄的区域。

【临床表现】

（1）双眼视力减退。

（2）双眼一致性同侧偏盲。

（3）伴有黄斑回避。

（4）瞳孔光反射完好，眼底正常。

（5）视诱发电位（VEP）异常。

（6）可伴有枕叶损害的相应症状，如失读、失认等。

【诊断】

根据双眼视功能障碍、视野特征性改变、瞳孔光反射正常，以及 CT 和 MRI 等脑部影像学检查结果，可以诊断。

【治疗原则】

（1）请神经科会诊，积极治疗原发病。

（2）应用大剂量 B 族维生素以及能量合剂、威氏克等营养神经和扩张血管性药物辅助治疗。

【治疗目标】

寻找病因并治疗，保护视功能。

第十三节　瞳孔异常

一、麻痹性瞳孔散大

麻痹性瞳孔散大为瞳孔传出径路及其中枢性损害所致的瞳孔异常。按照病变部位分为核性、节前性和节后性，以及中枢性（核上性）麻痹性瞳孔散大。核性、节前性和节后性麻痹性瞳孔散大常见病因有神经系统感染、维生素缺乏脑病、神经退行性变、遗传性运动失调、多发性硬化、中毒、侵及脑干和动眼神经核等脑部占位性病变，以及累及颅底、脑干和眶上裂、眶内、睫状神经节等的外伤。中枢性损害导致的麻痹性瞳孔散大是由颅内压增高导致沟回疝所产生的，病因多见于脑脓肿、脑出血、脑外伤、颅骨骨折等。

【临床表现】

（1）由于核性及节前性损害不能使瞳孔括约肌张力完全丧失，故瞳孔呈现中度散大。

（2）睫状神经节或睫状短神经病变所致的节后性瞳孔传出通路损害，瞳孔括约肌张力完全消失，瞳孔极度散大；但对胆碱能性药物产生超敏感，用 0.5% 毛果芸香碱点眼可见瞳孔缩小。

（3）核上性麻痹性瞳孔散大除瞳孔散大外，眼睑 Müller 肌反射存在，此点与核下性麻痹性瞳孔散大不同。

（4）可伴有原发性病变的临床表现，如发热、昏迷、抽搐等。

【诊断】

根据瞳孔直径较正常为大的特征，诊断多无疑问。应用 CT 和 MRI 等检查，可以了解眶内、颅内出血、骨折和占位性等病变，明确病因。

【治疗原则】

（1）请神经科会诊，积极治疗可能的原发病。

（2）对由于眶部占位或外伤后骨折、血肿等因素导致的麻痹性瞳孔散大，可根据情况考虑手术摘除肿物、眶内减压或眶壁骨折整复等手术治疗，手术后给予营养神经扩张血管性药物辅助治疗。

（3）因瞳孔散大而致畏光严重者，可配戴有色眼镜。

【治疗目标】

寻找病因并治疗，保护视功能。

二、痉挛性瞳孔散大

痉挛性瞳孔散大是由于交感中枢或其交感路上的病灶刺激，导致交感神经兴奋引起的瞳孔扩大。病变可位于下丘脑、中脑、延髓、颈髓、交感神经链等部位。常见的病因有肿物、脑炎、脊髓空洞症、脊神经根瘤、胸血管瘤、纵隔瘤、肋膜结核、咽后肿瘤、甲状腺瘤、颈部外伤出血、左主动脉弓扩张、急性胆囊炎、结肠炎等。

【临床表现】

（1）瞳孔扩大。

（2）睑裂开大，眼球突出。

（3）伴有病变侧萎缩、低体温、多汗等症状。

（4）可伴有原发性病变的临床表现。如结核的低热、脊髓空洞症的感觉障碍等。

【诊断】

根据瞳孔较正常为大的特征，诊断易于确立。

【治疗原则】

（1）请神经科会诊，积极治疗原发病。

（2）畏光严重者，可配戴有色眼镜。

【治疗目标】

寻找病因并治疗，尽量恢复瞳孔大小。

三、痉挛性瞳孔缩小

痉挛性瞳孔缩小可能系 Edinger – Westphal（E – W）核兴奋性支配和抑制性支配同时受阻，所产生的一种瞳孔异常。病变部位可能在中脑。常见病因有动脉硬化、糖尿病、酒精中毒及变性疾病等。

【临床表现】

（1）双侧瞳孔缩小。

（2）双侧瞳孔多不等大。

（3）常有双侧性瞳孔对光反射迟钝或丧失。

（4）常有调节反应的减弱或丧失。

（5）暗室中瞳孔不扩大，扩瞳药效果差。

【诊断】

根据双侧瞳孔缩小、瞳孔在暗室中反应和对扩瞳药反应等特点，可以诊断。

【治疗原则】

请神经科会诊，积极治疗原发病。

【治疗目标】

寻找病因并治疗，尽量恢复瞳孔大小。

四、麻痹性瞳孔缩小

麻痹性瞳孔缩小是 Horner 综合征的最主要体征，是由于交感神经病变引起的一种瞳孔反射异常。病变部位从丘脑开始，脑干、颈髓以至颈交感神经的损害均可引起此综合征。常见病因有颅内病变、颈部和纵隔病变以及颈脊髓部等外伤。

【临床表现】

（1）多为单侧，病变侧轻度上睑下垂，眼球内陷。

（2）病变侧瞳孔缩小，由于瞳孔括约肌失去开大肌的拮抗作用，在暗处患侧不如健侧瞳孔大，此时双侧瞳孔大小差别更为显著。

（3）瞳孔的光反射、近反射均正常。

（4）眼部一过性血管扩张，如结膜、色素膜、视网膜的血管扩张，由于去交感神经支配的急性期，伴有患侧皮肤潮红。

（5）如 Horner 综合征为先天性，可有虹膜异色，患眼较健眼色浅。

（6）同侧面部出汗减少。但仅出现在颈上神经节以下的损害，因为支配面部汗液分泌的运动神经纤维沿颈外动脉走行。

【诊断】

根据双侧瞳孔大小不等，在暗光下更为明显，瞳孔光反射和近反射存在，患侧眼睑下垂，面部无汗、眼球内陷等典型体征，可以诊断。

【治疗原则】

（1）请神经科会诊，积极治疗原发病。

（2）如发生白内障，可行白内障摘除联合人工晶状体植入术。

【治疗目标】

寻找病因并治疗，尽量恢复瞳孔大小。

五、Argyll Robertson 瞳孔

Argyll – Robertson 瞳孔是指由于中脑顶盖前区病变阻断了由顶盖前核发至动眼神经 Edinger – Westphal（E – W）核的瞳孔二级神经元——顶盖动眼束，而引起的瞳孔光反射消失，但瞳孔集合反应正常的一种瞳孔异常。有部分认为该名称特指发生于神经梅毒时，但其他糖尿病、多发性硬化、脑膜炎、中脑肿瘤等也可引起。

【临床表现】

（1）多为双眼发病，偶见单眼。

（2）双侧瞳孔缩小，形态多样，如瞳孔可为卵圆形、水滴形、多角形等。

（3）瞳孔直接和间接对光反应消失。

（4）瞳孔的集合反应存在，甚至比正常更为活跃。

（5）视近物时瞳孔缩小（光－近反射分离）。

（6）双眼滴入 0.1% 毛果芸香碱后，双眼瞳孔不缩小。双眼瞳孔在暗光下散大不充分，但是阿托品可以诱导散瞳，除非有广泛虹膜萎缩存在。

【诊断】

根据双侧瞳孔缩小、形态多样、光反射消失、集合反射存在以及对缩瞳散瞳药反应等特点，可以诊断。

【治疗原则】

请神经科会诊，积极治疗原发病。

【治疗目标】

寻找病因并治疗，尽量恢复瞳孔大小。

六、强直性瞳孔

强直性瞳孔可分为眶性强直性瞳孔、神经性强直性瞳孔和 Adie 综合征三种类型。眶性强直性瞳孔常见病因有眶部肿瘤、脉络膜肿瘤、酒精球后注射以及眶部外伤、手术等；神经性强直性瞳孔的病因有带状疱疹、水痘、麻疹、猩红热、流感病毒及糖尿病等；Adie 综合征的病因尚不清楚。

【临床表现】

（1）眶性强直性瞳孔表现为单侧瞳孔扩大和对光反射消失；由于损害了睫状神经节或节后纤维，瞳孔多极度散大。

（2）神经性强直性瞳孔眼部表现与眶性强直性瞳孔相似，同时可有如带状疱疹、水痘、麻疹等原发性疾病的临床表现。

（3）Adie 综合征多见于 20～40 岁女性，多单眼发病（80%），瞳孔散大而规则，光反射迟钝或消失，2.5% 乙酰胆碱即可明显缩小瞳孔，而对侧眼不会；还可有视物模糊、畏光、调节痉挛等其他眼部症状。Adie 综合征常伴有膝、踝关节反射和上肢深反射等的消失和广泛的自主神经功能障碍。

【诊断】

根据单眼瞳孔散大、对光反射消失以及膝踝关节反射消失和相应原发病的临床表现，诊断多无疑问。

【治疗原则】

（1）请神经科和感染科会诊，积极治疗原发病。

（2）对于眶性强直性瞳孔，针对诱发因素，进行治疗。如根据病情可行眶部肿瘤摘除、眶壁骨折修复等手术。

【治疗目标】

寻找病因并治疗，尽量恢复瞳孔大小。

（石　璇）

第十二章 眼眶疾病

第一节 眼眶炎症

（一）眶蜂窝织炎

眶蜂窝织炎为眶内软组织的急性化脓性炎症，不仅可引起视力严重丧失，而且能通过颅内蔓延或败血症而危及生命，因此是严重的眼部感染之一。本病的病原体多为溶血性链球菌或金黄色葡萄球菌。可通过外伤直接感染、鼻窦或牙龈的炎症蔓延或血行感染引起。

【临床表现】

（1）起病急骤，可伴有全身症状，如发热、恶心、呕吐、头痛。外周血嗜中性白细胞增多。

（2）眶区疼痛，压迫眼球或眼球转动时疼痛加重。

（3）眼睑充血水肿、隆起、发硬，皮下血管扩张。如形成局部脓肿，可触及波动感。

（4）球结膜高度水肿，突出于睑裂外，表面干燥、结痂，可嵌塞于睑裂发生坏死。睑裂闭合不全可引起暴露性角膜炎。

（5）眼球运动障碍，严重者眼球固定。眼球突出，筛窦或额窦来源的感染灶可挤压眼球向外或下方移位。

（6）眼底视乳头水肿、视网膜出血和静脉扩张。眶压升高，严重者可危及视力。

（7）眼眶炎症向后蔓延至海绵窦时，可引起海绵窦血栓、脑膜炎及脑脓疡。炎症蔓延至眼内时，可引起葡萄膜炎。

【诊断】

（1）主要根据临床表现诊断。

（2）CT 扫描可见眶内弥漫软组织影，边界不清，严重者可见眼球受压变形。如伴随副鼻窦的炎症、骨折或异物等，有助于诊断。

【治疗原则】

（1）查明病原体之前，应尽早使用大剂量广谱抗生素静脉点滴。

（2）查明原发灶，进行细菌培养，包括血、鼻喉腔和副鼻窦分泌物的培养。根据药效试验选择有效药物。尽早清理原发灶。

（3）危及视力或已形成局部脓肿时，应切开引流，抗生素灌洗，并通畅引流。

【治疗目标】

积极控制感染，寻找病因，切开排脓和引流，保护视功能。

（二）炎性假瘤

炎性假瘤是一种特发性增生性炎症，病因不清，可能与自身免疫有关，是最常见的眼眶病之一。细胞成分复杂多样，包含淋巴细胞、浆细胞、巨噬细胞、上皮样细胞、网状细胞等，并伴有纤维间质结构。中年人好发，可单眼或双眼发病，无男女差别。

【临床表现】

（1）临床表现缺乏特异性，可急性发作，也可缓慢发生。

（2）急性发作时眼睑和结膜充血水肿，眼球运动受限，疼痛明显。表浅者可触及皮下质硬结节，深部者可在眶尖部挤压视神经，危及视功能，也可眶内弥散分布，继发眼球突出和眶压升高。

（3）缓慢起病者表现为眼球突出，泪腺区肿大，或眼球运动功能受限。

（4）根据受累部位和形态分为5种类型，即肌炎型、泪腺炎型、肿块型、巩膜及视神经周围炎型和弥漫型。以前三种最常见。可累及眶内单一组织，也可多种组织同时受累。

【诊断】

影像学上可表现为泪腺肿大、眼外肌增粗、团块状肿物、包绕视神经或眼球壁的肿物或弥漫肿物，也可多种表现同时存在。与多种疾病难以鉴别，多需病理检查确诊。

【治疗原则】

（1）急性发作首选糖皮质激素治疗，起始剂量40~80mg/d，逐渐减量，维持至少1个月。如症状迅速好转，可视为诊断性治疗。快速停药易反复。

（2）肿块型和泪腺炎型可手术切除，术后结合糖皮质激素治疗或放射治疗，放疗剂量20Gy。

（3）环磷酰胺和环孢霉素等免疫抑制剂也有效，但应注意药物的毒副作用。

（4）保守治疗效果不佳，应手术活检明确病理结果。

【治疗目标】

抑制自身免疫反应，控制病情发展。

（三）IgG4 相关眼病

IgG4 相关性疾病是近年被认识的一种系统性疾病，以血清中 IgG4 水平升高，组织和器官中大量 IgG4 阳性淋巴细胞弥漫性浸润，多灶性纤维化及闭塞性静脉炎为特征，可累及全身多器官和系统，常见受累器官包括泪腺、唾液腺、胰腺等。当出现眼部症状时，则称为 IgG4 相关性眼病。

【临床表现】

（1）双侧或单侧泪腺无痛性肿大最为常见。可合并腮腺、颌下腺肿大。

（2）单条或多条眼外肌肿大，可累及肌肉全程，病变肌肉的运动功能受限，复视。

（3）眶周肿块，眼球突出或移位，如果肿物包绕视神经，可致视力下降。

（4）眼睑及球结膜充血、水肿。

【诊断】

（1）诊断标准　①影像学检查发现眼附属器受累的证据；②IgG4 阳性浆细胞/IgG 阳性浆细胞≥40% 或 IgG4 阳性细胞 >50 /高倍视野；③血清 IgG4水平增高（≥1.35g/L）。

（2）影像学可见泪腺肿大，眼外肌增粗，眶内不规则团块，可包绕视神经。肿物在增强核磁上明显增强。眶下神经增粗和额神经增粗具有一定特异性，但仍需病理学确诊。

【治疗原则】

（1）眼眶局部发病者，建议强的松口服起始剂量 10~30mg/d，多器官发病者起始剂量 40~60mg/d，缓慢减量。

（2）糖皮质激素不敏感或复发者可考虑利妥昔单抗治疗。

【治疗目标】

减少免疫性炎症和纤维化对器官、组织的破坏，保护重要功能。

（四）眶周瘘道

眶周瘘道是指在眼眶周围的皮肤面形成经久不愈的感染性伤口，伴脓液或恶臭分泌物溢出。

【临床表现】

感染灶多在眶深部，如找不到病因并加以有效处理，瘘道无法愈合。常见的临床表现如下所述。

（1）皮样囊肿破溃或手术残留，囊壁分泌的豆渣样代谢产物从破损的囊壁向外排溢，常合并感染伴有恶臭。

（2）有外伤病史和植物性异常取出史。但部分植物性异物残留眶内，植物的孔隙内存留大量的细菌，继发感染和流脓。异物体积大时，可伴眶蜂窝织炎表现。

（3）组织细胞病突破骨膜，继发炎症反应，最终在皮肤表浅处形成破溃，肿瘤坏死组织和积血不断排出。

（4）眶周结核形成冷脓肿，继发皮肤破溃。可伴全身其他部位结核病的表现。

（5）眶周骨髓炎，儿童多见，多为鼻窦炎症蔓延而来。

（6）既往植入的眼眶骨折修复材料继发感染，在眶周不断排溢脓液。

【诊断】

结合外伤史、手术史等寻找病因，各种原因具有不同的影像学特征。

【治疗原则】

手术彻底清除感染灶，去除原发病，清创引流，必要时结合全身治疗。

【治疗目的】

解除原发病，最终关闭眶周瘘道。

第二节　眼眶骨折

（一）眼眶爆裂性骨折

眼部外伤后眶缘完整而眶壁碎裂，眶内软组织嵌顿于骨折裂隙或疝入鼻窦，出现眼球凹陷、运动受限和复视等临床表现。青壮年是主要受伤群体。骨折主要发生在眼眶下壁和内壁。

【临床表现】

（1）暗门型骨折　好发于儿童和青少年时期，骨折裂隙夹持了眼外肌及其周围软组织而导致严重的眼球运动受限。好发于眶下壁，表现为垂直方向的眼球运动受限伴复视，可伴代偿头位。由于眼外肌受牵制，在眼球转动时可诱发眼心反射。

（2）眼睑水肿，皮下及结膜下瘀血斑。可合并眼球损伤、异物伤或泪道损伤等。

（3）外伤早期可有眶内出血和组织水肿，可致眼球突出和眶压增高。晚期则表现为眼球凹陷。

（4）外伤早期可有眼球运动受限和复视，多与眼外肌损伤和支配神经麻痹有关。晚期则于瘢痕粘连或缺血坏死有关。

（5）外伤后用力擤鼻或打喷嚏，可致眶内气肿，皮下捻发感。

（6）眶下神经支配区感觉障碍，累及范围包括同侧的面颊部、鼻翼和上唇，甚至齿龈。

【诊断】

眼眶 CT 是诊断眼眶爆裂性骨折的金标准。如发现骨壁不连续则可确诊。阅片应注意观察骨折的范围和边界，眼外肌及脂肪的移位或嵌顿，以及其他合并损伤。

【治疗原则】

（1）如合并眼球损伤或泪道损伤，应优先处理。

（2）轻微骨折，无明显眼球运动受限，可保守治疗，给予糖皮质激素能够缓解眼外肌及眶内软组织的水肿反应，降低眶压，抑制和减轻眼外肌和脂肪的纤维化。

（3）复视不能缓解、眼球凹陷影响外观，可考虑手术修复眼眶骨折。

【治疗目标】

恢复眶腔正常形态，避免眼球运动功能受限和外观受损。

（二）复合性眼眶骨折

额眶骨折、眶颧颌骨折、鼻眶筛骨折和多发性骨折统称为复合性骨折，多由车祸伤或坠落伤引起。临床表现较眼眶爆裂性骨折更为严重，治疗更困难。

【临床表现】

1. 额眶骨折 常合并头皮撕裂伤，重者出现颅脑损伤，甚至危及生命。范围广泛的额眶骨折可致额部明显塌陷或外观畸形，骨折块向下挤压可致眼球突出和向下移位，甚至上睑下垂和上转受限。

2. 鼻眶筛骨折 鼻外形偏曲或塌陷，内眦移位和上浮，眦距增宽，睑裂缩短，眦角圆钝或畸形等。溢泪、溢脓或外伤性泪囊炎提示合并泪道损伤。

3. 眶颧颌骨折 颧面部塌陷，眼球凹陷和下移位，眼球上转明显受限。合并颧弓骨折可表现为颞部塌陷或隆起，压迫下颌骨喙突，导致张口受限和咀嚼无力。上颌骨骨折可伴咬合关系错乱。

【诊断】

复合性眼眶骨折除了需要观察水平位、冠状位和斜矢状位外，还需要观察三维骨窗重建 CT。

【治疗原则】

伤后早期对症处理，避免感染，减轻水肿。优先处理严重的合并损伤，比如颅脑损伤、眼球损伤、咬合错乱及泪道损伤等。伤后 1 个月内修复骨折。

【治疗目标】

将错位的骨折块解剖复位并使用固定材料牢固固定，修复外观，改善功能。

第三节　甲状腺相关眼病

甲状腺相关眼病是成人最常见的眼眶疾病之一，属自身免疫性疾病，确切发病机制尚不清。轻者影响外观和日常生活，严重者危及视功能。40～60岁是好发年龄段，多合并甲状腺功能紊乱，多累及双眼，女性好发。

【临床表现】

（1）眼胀痛、刺痛、畏光、流泪、异物感是常见症状。

（2）上眼睑退缩和下落迟缓是具有特征性的外观表现。

（3）眼外肌肥厚和眶脂肪增生导致眼球突出。

（4）球结膜充血水肿，严重者脱出睑裂外。眶压升高时尤其明显。

（5）眼外肌受累出现限制性眼球运动障碍和复视。如多条肌肉受累，可致眼球运动明显受限，甚至固定。

（6）睑裂闭合不全可致暴露性角膜炎，表现为下方角膜点状上皮剥脱、角膜溃疡甚至穿孔，最终发展为眼内炎，危及视力。

（7）眶尖部眼外肌肥厚，长期压迫视神经，可继发压迫性视神经病变，出现视野缺损、色觉障碍、视觉电生理异常等表现，严重者视力下降，甚至视力丧失。

（8）长期眶内静脉回流障碍可继发眼压升高。限制性斜视牵拉眼球，也可致眼压升高。

【诊断】

结合甲状腺功能紊乱、甲状腺特异抗体升高（尤其是 TRAb）、特征性的眼睑征和眼部表现，以及影像学显示眼外肌增粗和脂肪增生，可以确定诊断。

【治疗原则】

（1）轻度且病情不进展可定期观察，对症治疗，比如人工泪液及缓解视疲劳眼药水，监测眼压，积极治疗甲状腺功能紊乱。注意休息，控制情绪，避免过度用眼。角膜暴露严重者可使用绷带镜或湿房镜，睡前多涂眼膏，避免角膜持续暴露。

（2）中、重度且持续加重者应给予糖皮质激素治疗。与口服相比，静脉甲基泼尼松龙冲击效果更好，每周一次 250～500mg，持续 6 周后减量至每周一次 125～250mg，再维持 6 周。总剂量不宜超过 4.5g。大剂量激素冲击适用于压迫性视神经病变，用法是静脉给予甲基泼尼松龙 1g，持续 3 天，观察视功能变化，如不缓解应尽快行眼眶减压手术。

（3）免疫抑制剂和眼眶放疗可作为糖皮质激素的替代或补充，对于激素效果不佳的活动期患者，可联合环孢素 A 口服，5～10mg/（kg·d），或局部放疗 20Gy。

（4）眼眶减压手术的适应证　保守治疗无效的暴露性角膜溃疡和压迫性视神经病变，应按急症处理。手术还适用于使用糖皮质激素有禁忌或无效，且充血水肿症状持续加重者；静止期改善外观。

（5）静止期的限制性斜视和眼睑退缩，可分别行斜视矫正术（病变眼外肌后徙术）和眼睑延长术（Müller 肌切除术和提上睑肌延长术）。活动期时可使用长效激素（曲安奈德）或肉毒杆菌素肌内注射。复视可暂时遮挡一眼视觉，避免复视干扰，或三棱镜矫正。

【治疗目标】

活动期积极抑制病情发展，减少眼部组织和功能破坏，稳定甲状腺功能。静止期修复外观，改善功能。

第四节　眼眶肿瘤及类肿瘤

（一）海绵状血管瘤

海绵状血管瘤因瘤内有较大的血管窦腔呈海绵状而得名，是成人时期最常见的眼眶良性肿瘤。具有病程缓慢、预后良好的特点。

【临床表现】

（1）肿瘤体积过小或发生部位较深，可无任何症状，常在体检摄头部 CT 时发现眶内占位而就诊。

（2）肿瘤发生在眶深部或肌锥内常导致眼球突出，发生在眶前部或眶周可致眼球移位。

（3）肿瘤压迫眼球后极部，眼轴缩短，引起远视和散光，继发脉络膜皱褶和视盘水肿。

（4）肿瘤发生在眶尖，长期压迫视神经导致继发性视神经萎缩。

（5）肿瘤较表浅者，可在眶周扪及软性肿物，光滑，边界清，无触痛，可推动。

【诊断】

（1）超声检查肿瘤呈圆形或椭圆形，边界清，光滑，肿瘤内回声丰富，中等强度，分布均匀，中等衰减。轻度可压缩。彩色多普勒超声：缺乏彩色血流信号，或散在点状血流信号，静脉频谱。

（2）CT 扫描显示肿瘤可发生在肌锥内、眶周或眶尖部，少数肿瘤可经眶上裂向颅内蔓延。肿瘤呈圆形或椭圆形。边界清，光滑，内密度均匀，密度值 30～55Hu。注射造影剂肿瘤可灶状强化。

（3）MRI 扫描 T1WI 呈中等信号，T2WI 可呈中或中高信号，注射造影剂肿瘤呈渐进性强化。

【治疗原则】

完整切除肿瘤，预后良好。肿瘤位于眶尖，且视力良好，或高龄、全身情况差者宜保守观察或伽马刀治疗。

【治疗目的】

保存视力和外观，免受肿瘤损害。

（二）毛细血管瘤

毛细血管瘤由血管内皮细胞和毛细血管构成，无包膜，浸润生长。多见于婴儿时期，又名婴儿型血管瘤。多数可自发消退。

【临床表现】

（1）最多发生于生后 3 个月内，随后 3 个月增长较快。多数 1 岁后病变静止，可自发消退。

（2）按发生部位和范围可分为表层、深层和综合三类型。表层毛细血管瘤仅限于真皮层，位于眼睑皮肤，形状不规则，边界清楚，稍隆起，鲜红色，表面有小凹陷，形同草莓，故名"草莓痣"。

（3）深层毛细血管瘤侵犯眼睑深部和眶隔之后，眼睑肥厚或扁平隆起，质软，边界不清，呈蓝紫色，哭闹时增大，压之褪色，严重者可至上睑下垂，影响视觉发育。

（4）综合型者同时具有前两者临床表现。

【诊断】

发生在婴幼儿时期，具有典型的皮肤及眼睑征。彩色多普勒超声可见肿瘤内弥漫的点状红蓝血流，并可探及动脉频谱，具有诊断价值。CT检查显示为边界不清的软组织团块影，可包绕眼球、眼外肌或视神经。

【治疗原则】

（1）首选方法是口服或瘤内注射糖皮质激素。口服强的松每天 1.5~2.5mg/kg，两周后逐渐减量。瘤内注射长效激素全身副作用较小。常用方法是复方倍他米松 3.5mg，注入的量以不引起眶压增高为宜。可间隔 4~6 周反复注射。

（2）肿瘤范围广，巨大，无法采用局部糖皮质激素注射或糖皮质激素治疗效果不佳的病例可口服普萘洛尔治疗。治疗剂量为每天每公斤体重 1~2 mg，服药时间 3~5 天为 1 个疗程。注意药物副作用如低血压、情绪改变、心动过缓等。

（3）瘤内注射硬化剂也有效，适用于皮下较小或表层肿瘤。表层肿瘤也可采用近距离放疗，[90]锶或[32]磷敷贴器直接接触肿瘤，治疗 4~6 次。

（4）保守治疗无效，遮盖瞳孔，或诊断不确定，需切除行病理检查时，可考虑手术大部分切除。

【治疗目标】

因为肿瘤可以自发消退，治疗目标以抑制肿瘤生长、避免眼部功能损害为主。

（三）静脉性血管瘤

静脉性血管瘤是青少年时期最常见的眶内肿物，但不是真性肿瘤，由成熟的大小不等的畸形静脉血管团组成，间质伴有纤维和脂肪组织。

【临床表现】

（1）儿童和青少年时期发病。眼球缓慢进展性突出，瘤内出血可致眼球突出突然加重，伴皮下或结膜下瘀血。

（2）体位性眼球突出不明显或具有轻微体位性。

（3）眶周可触及隆起青紫色或紫红色质软包块，可反复出血。

（4）肿瘤可侵犯结膜下、眼睑、额部、颞部皮下，甚至眶周骨质等。

【诊断】

（1）超声检查示肿瘤形状不规则，边界不清或不光滑，内回声多少不等，可见多个片状无回声区。探头加压，无回声区缩小或闭锁。

（2）CT 扫描显示肿瘤形状不规则，边界不清或不光滑，密度均质或不均质，部分病例可发现数量不等的静脉石，呈圆形高密度。

（3）MRI 扫描的信号复杂，与瘤内出血时间、瘤内液体成分、纤维间质多少有关，T1WI、T2WI 都可呈低、中或高信号，不均质。瘤内出血沉淀可显示液平，有特异性。

【治疗原则】

（1）手术治疗效果确切，但难度大，风险高，需根据肿瘤位置和大小决定手术进路。

（2）不适合手术切除的病变可采用平阳霉素（博来霉素）瘤内注射，使血管闭塞，瘤体纤维化。

（3）无症状或手术有失明风险者，宜定期观察，避免憋气、用力或剧烈活动。

【治疗目标】

治疗应以保护视功能和外观容貌为目标。

（四）静脉曲张

静脉曲张是发生在眶内的扩张型静脉畸形，具有特征性的体位性眼球突出。

【临床表现】

（1）直立或端坐位眼球位置正常或内陷，低头或压迫颈静脉后眼球突出，眶周肿胀，上睑下垂，眼球运动障碍。恢复到端坐位后上述表现逐渐消退。

（2）情绪激动、擤鼻、鼓气、便秘、用力憋气、俯卧位、头向患侧侧卧或搬重物等同样可诱发上述表现。

（3）病变可蔓延至眼睑皮下、结膜下，颈静脉压力升高后可直观显示扩张的静脉团。

（4）畸形血管破裂可诱发眶内急性出血，需急诊手术清理积血，抢救视力。

【诊断】

直立位眼球内陷及体位性眼球突出具有特异性。颈部加压前后分别行 CT 扫描，可对比出畸形扩张的血管团。CT 扫描还能发现病变内的静脉石。

【治疗原则】

（1）进展缓慢，范围甚广而视力良好者不主张手术，日常生活中尽量避免引起颈静脉压力升高。

（2）手术治疗静脉曲张的风险甚大，直视下血管内介入栓塞术是近年开展的有望治愈该病的新方法。

（3）表浅的病变组织可手术切除，导血管要止血彻底。

（4）如临床症状显著，而手术困难，可行伽马刀放射治疗。

【治疗目标】

治疗难度大，风险高，应尽量延缓病情发展。

（五）颈动脉海绵窦瘘

颈动脉海绵窦瘘指海绵窦段的颈内动脉本身，或颈动脉分支与海绵窦形成异常的动静脉沟通，动脉血逆流灌注眼上、下静脉，属脑血管疾病，发病率随近年车祸、外伤的增多呈上升趋势。多首诊眼科，多单眼发病，也可累及双眼。

【临床表现】

（1）常见主诉为眼痛、头痛、复视、耳鸣、眼压升高、视力下降等。

（2）患眼突出伴与脉搏同周期的搏动，在眶内上方听诊可闻及与脉搏同周期的吹风样杂音。

（3）结膜血管迂曲扩张，以角膜缘呈放射状排列，有特异性。结膜水肿，甚至脱出至睑裂外。

（4）眼底改变 静脉迂曲扩张，按压眼球可见到静脉搏动，严重者可见静脉出血。眼压升高，巩膜静脉窦充血，可继发开角型或闭角型青光眼，如未得到及时治疗，最终形成绝对期青光眼。

（5）严重者可出现眼球突出，外下方移位，眼球运动障碍，视力下降，甚至视力丧失。

【诊断】

（1）外伤性颈动脉海绵窦瘘具有以下典型特征可确诊：搏动性眼球突出、眶周闻及血管杂音，结膜血管迂曲怒张，沿角膜缘放射状排列。

（2）眼 B 超扫描可发现眼上静脉迂曲扩张，伴与脉搏同周期搏动。彩色多普勒超声可探测到眼上静脉内的动脉频谱。

（3）CT 及 MRI 扫描可显示眼上静脉增粗，呈"S"形迂曲。

（4）数字减影血管造影术是确诊"金标准"。

【治疗原则】

介入栓塞海绵窦或参与供血的动脉可治愈该病。症状轻微者可压迫供血一侧的颈总动脉，间断放松，促使末梢血流减慢，诱发血栓形成，有可能达到治愈目的。

【治疗目标】

消除颅内动脉血流向眼上静脉的逆流。

（六）神经鞘瘤

神经鞘瘤是由周围神经的鞘膜细胞（又称雪旺细胞）形成的良性肿瘤，眶内分布有第Ⅲ、Ⅳ、Ⅵ对颅神经和第Ⅴ对颅神经的第一、二支，这些神经的轴突外被覆神经鞘细胞，均可发生神经鞘瘤。该肿瘤是眶内较常见的良性肿瘤，成年人好发。

【临床表现】

（1）慢性进展性眼球突出是主要的就诊原因，肿瘤好发于肌锥内或眶上部，导致眼球轴位突出或向下移位。

（2）肿瘤表浅者，可在眶周扪及肿物，表面光滑，中等硬度，实性或囊性感，轻推动，无触痛。

（3）肿瘤发生在眶尖长期压迫视神经导致继发性视神经萎缩。

【诊断】

（1）临床表现缺乏特异性。

（2）B 超显示为圆形、类圆形或不规则形状的占位病变，边界清晰，内回声较弱，分布欠均匀，肿瘤内可见片状无回声区，较具特征性。

（3）CT 扫描显示肿瘤多位于眶上部和眶后段，呈圆形、类圆形、圆锥形、串珠状、梭形、葫芦形、分叶状等，边界清晰、光滑。

（4）MRI 扫描显示肿瘤内部 T1WI 呈中低信号，T2WI 呈高信号，肿瘤内如有液化腔则信号不均一。肿瘤实质成分明显增强。

【治疗原则】

手术切除是治疗神经鞘瘤最有效的方法。无明显症状和体征者，可定期影像学复查。

【治疗目标】

清除原发病的同时减少眼部功能损伤。

（七）脑膜瘤

脑膜瘤起源于硬脑膜上的蛛网膜细胞，发生在颅内常见，在眶内相对少见。发生在眶内可起源于视神经鞘脑膜和与脑相邻的眶壁骨膜，偶见起源于异位的脑膜细胞。中年女性好发。

【临床表现】

（1）视神经鞘脑膜瘤早期多只有视力减退、视野改变等。少数肿瘤呈偏心性生长，可到晚期才出现视力改变。

（2）眼球突出呈慢性进展。眼底改变：肿瘤发生在视神经前端者，早期可表现为视盘隆起，边界不清，色灰白。发生在后端者，早期即可出现视神经萎缩，呈继发性水肿性萎缩，具特征性。

（3）视神经由于长期静脉高压，视网膜中央静脉与脉络膜静脉间形成侧支循环，即视睫状静脉，具特征性。

（4）发生在蝶骨或额骨骨膜的脑膜瘤常使眼球向内、向下移位。肿瘤体积较大时可出现颞侧弥漫性隆起。

【诊断】

（1）典型的视神经鞘脑膜瘤具有四联征：一侧性眼球突出，视力丧失，特征性视盘萎缩和视睫状静脉。

（2）视神经鞘脑膜瘤的 CT 扫描可见视神经增粗呈管状、串珠状、梭形、圆锥形等，部分患者可表现典型的"车轨征"，强化更明显。肿瘤偏心性生长时可呈类圆形或不规则块状。肿瘤如有颅内蔓延，可见视神经管增粗。肿瘤的 MRI 扫描 T1WI 呈中低信号、T2WI 呈中高信号，信号较均质，明显增强，视神经鞘脑膜瘤呈"车轨征"，颅内蔓延可见鞍上区高信号影。

（3）发生于眶骨膜的脑膜瘤可见骨质增生肥厚、密度增高、骨质表面呈毛刺样或虫噬样破坏，累及蝶骨大、小翼多见，并伴眶外壁扁平软组织肿物。肿瘤的颅内部分沿硬脑膜浸润，呈典型的"脑膜尾"征。

【治疗原则】

（1）视力良好、肿瘤位置靠近视神经前端的视神经鞘脑膜瘤可保守观察或放射治疗，定期复查 MRI。视力极差，肿瘤巨大，且有颅内蔓延趋势者应手术切除。如已颅内蔓延，需行开颅手术同时切除颅内和眶内病变。

（2）发生于骨膜的脑膜瘤常同时侵及颅内硬脑膜，应开颅手术彻底切除病变脑膜和骨壁，并用人工脑膜修补。

（3）为防止复发，术后应补充放射治疗。

【治疗目标】

（1）视神经鞘脑膜瘤应根据视力和蔓延趋势决定治疗方案，保护视功能，延缓肿瘤发展。

（2）眶骨起源的脑膜瘤应手术彻底切除，避免因肿瘤广泛生长而丧失手术时机。

（八）神经纤维瘤

神经纤维瘤不但具有神经鞘细胞增生，还混杂有神经内成纤维细胞的增生，病理可分为三型：局限型、弥漫型和丛状型，可合并神经纤维瘤病发生。多在幼年时期发病，逐渐加重。

【临床表现】

（1）肿瘤质地软，累及皮肤及皮下组织，好发于眼睑、眶内、颞部和鼻部等，身体其他部位也可受累。上、下眼睑弥漫性隆起，软性肥厚，下垂状。眼睑及颞侧皮肤常有棕褐色色素斑，毛发增多。

（2）上睑下垂、外翻，眼球突出伴移位。

（3）眶壁大面积缺失导致脑膜脑膨出，引起搏动性眼球突出。

（4）合并神经纤维瘤病时可见躯干或四肢多个片状色素斑或多发的皮肤软性肿物。

（5）局限型没有皮肤改变，常沿眶内神经生长，临床表现与神经鞘瘤相似。

【诊断】

（1）有神经纤维瘤家族史和身体其他部位该病体征者多可提示诊断。

（2）CT扫描显示肿瘤位于皮下或眶内，斑驳状，边界不清，弥散分布。

（3）眶骨畸形或缺失，好累及蝶骨、颞骨、额骨等。视神经管、眶上裂等扩大、变形甚至缺失。

【治疗原则】

（1）反复手术切除病变，维持正常外观和功能是该病的治疗原则。

（2）大范围眶骨缺失导致的脑膜脑膨出需开颅行骨修补术。术中根据骨缺失的范围塑形钛网，重建眶壁。

【治疗目标】

减少肿瘤侵蚀正常组织带来的外观和功能损害。

（九）多形性腺瘤

多形性腺瘤是泪腺上皮性肿瘤中最多见的一种，青壮年好发。属良性肿瘤，但切除不彻底时易复发。

【临床表现】

（1）单侧眼球缓慢进行性突出和内下方移位。

（2）眶外上方可触及肿物，质硬，表面光滑，边界清，不能推动，无触痛。

（3）少数患者可有压痛或自发痛。

【诊断】

（1）CT扫描显示肿瘤呈圆形、类圆形或椭圆形，边界清，光滑，位于泪腺窝，呈软组织密度，均质。泪腺窝骨质因长期压迫而骨质吸收变薄，甚至骨缺失。

（2）MRI扫描肿瘤T1WI呈中信号，T2WI呈中高信号，明显强化。

（3）该病需要与泪腺炎性假瘤和淋巴增生性病变相鉴别，后两者均好双眼发病，激素治疗有效但易复发，CT扫描泪腺肿大呈扁平状或杏仁状，可向眶尖延长，但无骨质改变。

【治疗原则】

完整手术切除是最佳的治疗方法。

【治疗目标】

彻底清除肿瘤，避免复发。

（十）腺样囊性癌

腺样囊性癌是最常见的泪腺恶性上皮性肿瘤，发生率占泪腺上皮性肿瘤的第二位。恶性程度高，侵袭性强，易局部复发和肺转移。青壮年及老年人均可发生。

【临床表现】

（1）发展较快的眼球突出伴下移位。眶外上方可触及肿物，呈团块状，质硬，不活动，边界欠清。

（2）自发痛和触痛是该病的特征表现，与肿瘤的嗜神经性有关。

【诊断】

（1）病情发展较快，自觉症状重。

（2）CT 扫描早期的肿瘤呈扁平形或梭形，沿眶外壁向眶尖生长，无骨破坏；晚期呈不规则形状，骨破坏呈虫噬样，可沿眶上裂或骨壁向颅内侵犯。

（3）肿瘤内部结构如不均一，存在液化或坏死腔，MRI 增强扫描可呈现为肿瘤内片状低信号区。

【治疗原则】

（1）怀疑腺样囊性癌者术中可行冰冻病理检查，证实诊断后行扩大的局部切除。侵犯广泛或复发者应行眶内容剜除术。

（2）术后局部放射治疗，剂量不少于 60Gy，终身密切随访，应定期复查肺 CT。

【治疗目标】

综合治疗，减少局部复发率，延长生命，降低转移率和病死率。

（十一）横纹肌肉瘤

横纹肌肉瘤，恶性程度高。多见于 10 岁以下的儿童，平均 7~8 岁，是儿童时期最常见的原发眶内恶性肿瘤。进展迅速，如不及时治疗，多在一年内死亡。

【临床表现】

（1）儿童时期发生、发展迅速的眶部肿物和眼球突出为最显著特征。

（2）肿瘤常发生在眶上方，质硬、固定、光滑，眼球突出伴下移位，眼睑隆起。

（3）晚期就诊时，眼球突出于睑裂外，结膜充血坏死，角膜暴露溃疡。眼睑充血水肿，皮温升高。

【诊断】

（1）儿童时期突然发生，进展迅速的眶部肿物应首先考虑此病。

（2）B 超检查显示肿瘤呈不规则形或类圆形，边界清，内为不规则的低回声区或无回声区，回声稀疏而散在。声衰不著，无压缩性。彩色多普勒超声显示肿瘤内为丰富的动脉血流信号。

（3）CT 扫描显示肿瘤多位于眶上部，圆形或类圆形，边界清晰，密度均一。

（4）MRI 扫描显示肿瘤 T1WI 呈中等信号，T2WI 呈中高信号，增强明显。肿瘤内如有坏死腔或出血腔则可见到与肿瘤实质信号不一的片状区。

【治疗原则】

（1）如能联合术前化疗和术后放疗，将提高治愈率。常用化疗方案：环磷酰胺 100~400mg，长春新碱 1~1.5mg 和阿霉素 10~30mg，分别于第一、二和三天静脉注射，每天 1 次，为一周用量。后行手术切除肿瘤，术后再给予一疗程化疗。病理证实诊断后行放射治疗 60Gy。而后每 10 周重复以上化疗方案一次，间隔期口服环磷酰胺 2.5mg/（kg·d），共 1~2 年。

（2）病变局限者可单纯切除肿瘤及部分瘤周组织。瘤体巨大、眶周广泛侵犯者明确组织学诊断后应行眶内容剜除术。

（3）尽早确诊，抢救生命，功能和外观问题放在其次。

【治疗目标】

综合治疗，挽救生命。

（十二）非霍奇金淋巴瘤

发生在眼眶的淋巴瘤以非霍奇金淋巴瘤为主，非霍奇金淋巴瘤种类很多，临床表现相似、缺乏特异性，恶性程度各异，最常见的是低度恶性的黏膜相关组织淋巴瘤。

【临床表现】

（1）多发生在中老年人，双眼多见。

（2）恶性度低的淋巴瘤发病隐匿，缓慢无痛性眼球突出，眶周可触及数量不等的硬性肿物，肿瘤表面光滑，泪腺区者为多。

（3）肿瘤蔓延至结膜下，可在穹窿结膜和球结膜下见粉红色片状"鲑肉斑"状病变，边界不清，具有一定特征性。

（4）恶性度高的淋巴瘤发展快，眼球突出严重，伴疼痛，可包绕眼球、视神经及眼外肌生长。

【诊断】

临床及影像学表现缺乏特异性，与炎性假瘤、淋巴组织反应性增生有很多相似点，需组织学检查确诊。

【治疗原则】

（1）全身检查无其他淋巴瘤病灶者，应行眼眶肿物活检。

（2）眼眶局部放疗多可治愈，剂量为 20~40Gy。

（3）全身检查发现其他淋巴瘤病灶者，应给予化疗。

（十三）皮样囊肿

皮样囊肿是一种只有上皮结构的囊性肿物，囊壁有皮肤附属物，如毛发和皮脂腺，在囊腔内有角化物和毛发。囊肿的成因是在胚胎发育期，表皮的残余物陷入骨缝，随着生长发育囊内容物逐渐积蓄增多并表现出临床症状。

【临床表现】

（1）出生后至青春期是就诊的高峰年龄段。最好发生在颧额缝、额筛缝和眶外侧。

（2）表浅的囊肿可触及眶周皮下肿物，光滑、囊性感，活动度各异，缓慢生长。

（3）深部的囊肿表现为缓解进展的眼球突出和移位。

（4）如囊肿自发破裂，可刺激强烈的炎性反应，甚至因破溃形成眶周经久不愈的瘘道。

【诊断】

（1）CT 扫描囊肿呈圆形、哑铃形或半球形，邻近骨壁凹陷，呈隧道状或波浪状。

（2）由于囊内含有油脂成分，CT 扫描多可显示囊内负 CT 值区。

（3）MRI 扫描囊内物 T1WI 和 T2WI 均为高信号，脂肪抑制显像变为低信号，不增强。

【治疗原则】

手术切除彻底可以治愈，术中应小心清理全部囊壁和内容物。已形成瘘管的囊肿需将瘘口周围炎性肉芽、瘘管和囊肿一并切除。

【治疗目标】

彻底清除病灶，避免复发。

第五节　先天性眼眶异常

眼眶骨壁由环绕在发育的眼球周围的中胚叶组织所构成。眶骨的发育依赖于大脑、眶内容物，特别是眼球的发育。一些颜面骨畸形也会影响眶骨的形态。

【临床表现】

1. 颅面畸形

（1）颜面骨发育不全　为胚胎发育过程中颅面骨缝愈合过早所致。颅骨畸形，脑积水。额前突，上颌骨发育不良，下颌骨前突，牙畸形，反（𬌗）位，硬腭高位，腭裂。鼻短。双眼突出和过宽，眶距增宽；可有视神经萎缩和弱视、眼裂歪斜、眼球震颤、先天性白内障、虹膜缺损或青光眼。智力低下。X线检查显示冠状缝、矢状缝骨融合明显，上颌发育不全。CT扫描显示两侧突眼，眼眶浅，上颌发育不全。

（2）尖头畸形　头颅横径、前后径短，垂直径明显大。4岁以内发展较快，7~8岁后脑增长缓慢，畸形停止发展。颅顶突出似圆顶，上颌小，前颌平，眉弓和鼻前隆，眼眶变浅。长期高颅压使颅骨变薄、垂体窝变窄。因颅脑发育不全而智力不全，因颅压高而有明显头痛。眼球突出，严重者眼睑闭合不全，可引起暴露性角膜炎。视力严重减退，常有外斜视、眼球震颤和运动障碍。因视乳头缺血或静脉回流受阻引起视乳头水肿、静脉扩张和继发性视神经萎缩。X线检查显示除矢状缝以外骨裂融合，颅顶上升，颅底下降，颅骨变薄，蝶鞍小和骨疏松。

（3）眶距过宽征　为胚胎颅面发育不良，眶距异常增宽。两眼过度分开，向外移位。可有眼球运动受限，视力下降，视神经萎缩。前颌突出，鼻梁宽平。智力多无影响。

2. 先天性小眼球合并眼眶囊肿　为胚胎发育过程中神经上皮增殖，穿过不能闭合的胚裂而形成眼眶囊肿。出生后即发现小眼球，多为一侧，亦可双侧。早期眼窝塌陷，眼裂变小。眼球过小可被结膜遮盖而不能见。囊肿多发生于眶内下角，使下睑隆起，可随眼球活动。囊肿为灰黄色，可透照。小型者在检查时方被发现，中型者为眼球大小，大型者仅能见眼球附于囊壁处。超声检查可见小眼球和囊肿；CT扫描见眶腔增大，钙化的小眼球及囊肿。

3. 脑膜－脑膨出　为先天性异常，由于颅内结构通过骨缺损处疝入眶内所致。单纯脑膜疝出，其中含有脑脊液，在眶内形成囊性肿物，称脑膜膨出。如脑膜与脑组织一并疝出者称脑膜－脑膨出。它分为以下两种类型。

（1）眶前型　膨出物通过额骨与泪骨之间疝入眼眶前部。病变可一侧或两侧。出生后即可发现内眦侧肿物膨出，肤色正常或充血，表面光滑，有波动感。肿物增大使眼球向外侧移位，咳嗽或低头时肿物可增大。用力压迫可使其变小。压迫时使较多脑脊液突然进入颅内，颅内压突然升高，可引起恶心、呕吐、头晕甚至昏迷。骨孔较大时，脑组织搏动可传至肿物出现搏动。

（2）眶后型　膨出物通过视神经孔或眶上裂疝入眶后部。多见于视神经纤维瘤病。膨出物因受眼球限制，一般较小，眼球逐渐向前突出，并向下移位。可产生搏动性眼球突出，无血管杂音，压迫患侧颈动脉，搏动不消失。低头时眼突加重，加压可使眼球还纳入眼眶，但不出现脑症状，重症可有眼球脱出或眼睑水肿或眼睑下垂。脑膜－脑膨出常合并其他眼先天畸形，如小眼球、牛眼、无眼球及其他畸形。X 线检查可见眶骨质缺损。超声检查可见搏动性囊性肿物，可压缩。CT 扫描和 MRI 显示骨缺失和低密度块影。穿吸检查的吸出液证实为脑脊液。腰穿注入色素，肿物内液体染色，证明眶内肿瘤与颅内相通。

【诊断】

根据病史和临床表现可以诊断。影像学检查结果有助于诊断。

【治疗原则】

（1）颅面骨发育不全　早期行颅减压术，以便保存视力。广泛颅面骨切除及牵引可改进面部畸形。

（2）尖头畸形　早期手术减轻颅压，保存视力。

（3）眶距过宽征　手术矫正。

（4）先天性小眼球合并眼眶囊肿　眼球大小接近正常、结构完整时，可保留眼球仅摘除囊肿。如眼球过小、无视力者，将眼球与囊肿一并摘除。

（5）脑膜－脑膨出　手术治疗。

（6）神经纤维瘤　手术治疗。

【治疗目标】

根据不同情况采取手术治疗，保存视力，改善外观。颅内压升高时应降低颅内压。

（王　毅）

第十三章　屈光不正

第一节　近视眼

近视眼指眼在调节松弛状态下，平行光线经眼的屈光系统屈折后聚焦在视网膜前方，视网膜上只能形成弥散光圈，因此看不清远处目标。近视眼的发生主要与遗传和环境两大因素有关。近视眼按屈光要素可分为轴性近视、曲率性近视和屈光指数性近视；按屈光度可分为轻度近视（屈光度为3.00D以下）、中度近视（屈光度为3.00~6.00D）和高度近视（屈光度为6.00D以上）。

【临床表现】

（1）视力障碍　远视力减退，常常表现为看远处目标时眯眼，但近视力正常。

（2）视疲劳　表现为眼干、畏光、异物感、眼痛、头痛等症状，特别是散光、屈光参差、过度用眼者更常见。

（3）眼位偏斜　由于视近时不需要调节，所以集合功能相对减弱，容易发生眼位的变化，多表现为外隐斜或外斜视。

（4）眼球改变　眼球前后径增加，眼球较突出，高度近视者明显。眼轴的变化一般限于赤道部以后。眼底改变：低、中度近视一般无变化，高度近视可发生程度不等的眼底退行性改变，如近视弧形斑、豹纹状眼底、黄斑部出血或脉络膜新生血管膜、形状不规则的白色萎缩斑、色素沉着呈圆形的Fuchs斑，巩膜后葡萄肿，周边部视网膜格子样变性、囊样变性、视网膜裂孔、继发视网膜脱离，玻璃体液化、混浊和后脱离。

（5）屈光检查呈近视屈光状态。

【诊断】

根据临床表现和屈光检查结果可以确诊。

【治疗原则】

1. 光学矫正

（1）配戴框架眼镜　是目前最安全的矫正近视眼的方法，原则是选用使患者获得正常视力的最低度数凹镜片。合并外斜视者应全部矫正。还有适应不同需求的渐进镜、周边离焦眼镜等。

（2）配戴角膜接触镜　角膜接触镜的优点是对成像放大率影响较小，视野较大，不影响外观，特别适用于高度近视、屈光参差大及某些特殊职业者，但要严格按照接触镜配戴原则和注意用眼卫生。包括软性接触镜、高透氧材料的硬性角膜接触镜（RGP镜）、巩膜镜等。

（3）角膜塑形镜　应用非球面逆几何设计的透氧硬性角膜接触镜，通过暂时性降低角膜中央区屈光力，减少近视屈光度数，从而提高裸眼视力。同时在视网膜周边部形成近视性离焦而使眼轴增长缓慢，延缓近视发展。因过夜配戴，如使用不当，可发生严重并发症，因此使用时应严格掌握适应证和使用规则。多焦点软镜也有控制近视增长的作用。

2. 手术矫正

（1）角膜屈光手术　包括准分子激光屈光性角膜切削术、飞秒激光辅助的角膜原位磨镶术、飞秒激光小切口基质透镜取出术等。此类手术一般用于近视眼已停止发展者。手术能通过改变角膜曲率，矫正近视性屈光不正，但对病理性近视眼的眼底变化及各种并发症并无作用。

（2）眼内屈光手术　如晶状体摘除及人工晶状体植入术、有晶状体眼人工晶状体植入术等。此法对于 12D 以上的高度近视、角膜较薄、估计用角膜屈光手术不易矫正者更为适用。

（3）巩膜屈光手术　后巩膜加固术适应于高度近视或近视增长过快者，目的是通过巩膜加固阻止近视眼的发展及减少眼底并发症的发生。

3. 药物治疗　曾用于治疗近视眼的药物种类繁多，现公认低浓度阿托品有一定疗效。

【治疗目标】

力争延缓近视增长，避免和减少近视眼并发症发生。

第二节　远视眼

远视眼是眼在调节松弛状态下，平行光线经眼的屈光系统屈折后聚焦在视网膜后，在视网膜上形成一弥散光圈，不能形成清晰的物像。当眼球的屈光力不足或其眼轴长度不足时就产生远视。远视眼按屈光要素可分为轴性远视、曲率性远视和屈光指数性远视；按屈光程度可分为轻度远视（屈光度为 +3.00D 以下）、中度远视（屈光度为 +3.00D ~ +5.00D）和高度远视（屈光度为 +5.00D 以上）。

【临床表现】

（1）视力障碍　与远视程度有关。轻度远视可表现为隐性远视，无视力障碍。随着远视度数增加，先表现为近视力下降，远视力可正常。高度远视时远、近视力均下降。视力下降的程度也与年龄有关。

（2）视疲劳　常表现为眼球和眼眶胀痛、头痛，甚至恶心、呕吐等，尤其在近距离工作时明显，休息后减轻或消失。有时也会引起全身症状。

（3）眼位偏斜　由于过度调节所伴随的过度集合常导致内斜视。

（4）引起弱视　易发生在高度远视且未在 6 岁前适当矫正的儿童。

（5）眼球改变　角膜扁平，弯曲度小。眼球各部分均较小，晶状体大小基本正常，前房浅。视乳头较小、色红、有时边缘不清、稍隆起。

（6）光学影像检查常常显示眼轴短。

（7）屈光检查呈远视屈光状态。

【诊断】

根据屈光检查结果可以确诊。

【治疗原则】

（1）戴镜治疗　需用凸透镜片矫正。轻度远视者，视力正常且无症状者，不需配镜；

轻度远视，如有视疲劳和内斜视者，应配镜矫正。中度以上远视应配镜矫正，以便增进视力，解除视疲劳和防止内斜视发生。

（2）可带角膜接触镜矫正，但应用不广泛。

（3）手术矫正　包括准分子激光屈光性角膜切削术、飞秒激光辅助的角膜原位磨镶术。

【治疗目标】

矫正视力。

（何燕玲）

第三节　散光眼

散光眼是指眼球各条径线的屈光力不等，平行光线进入眼内后不能形成焦点而形成焦线的一种屈光状态。角膜各径线的曲率半径不一致是散光的最常见原因。这一类散光称做曲率性散光，又分为规则散光和不规则散光。

（1）规则散光　有相互垂直的两条主径线，根据相应两条焦线的位置又将规则散光分为：①单纯近视散光：一个焦线在视网膜上，另一焦线在视网膜前；②单纯远视散光：一个焦线在视网膜上，另一焦线在视网膜后；③复性近视散光：两个焦线均在视网膜前，但屈光力不同；④复性远视散光：两个焦线均在视网膜后，但屈光力不同。⑤混合散光：一条焦线在视网膜前，另一焦线在视网膜后。

生理上垂直径线屈光力大于水平径线的屈光力，称为循规性散光，反之称为逆规性散光。

（2）不规则散光　眼球的屈光状态不仅各径线的屈光力不相同，在同一径线上各部分的屈光力也不同，没有规律可循。

【临床表现】

1. 视力障碍　除轻微散光外，均有远、近视力障碍。单纯散光视力轻度减退，复性及混合散光视力下降明显。

2. 视力疲劳　是散光眼常见的症状，表现为眼痛，眶痛，流泪，看近物不能持久，单眼复视，视力不稳定，看书错行等。

3. 代偿头位　为消除散光的模糊感觉，求得较清晰视力，出现头位倾斜和斜颈等。

4. 散光性儿童弱视　多见复性远视散光及混合性散光。

5. 眯眼视物　看远近均眯眼，以起到针孔和裂隙作用，减少散光。

6. 屈光状态　屈光检查呈散光屈光状态。

【诊断】

根据屈光检查结果可以确诊。

【治疗原则】

（1）规则散光

1）配戴圆柱透镜进行光学矫正，远视散光用凸柱镜，近视散光用凹柱镜。

①轻度散光如没有临床症状，不必矫正。

②儿童尤其是学龄前儿童，需充分矫正散光，这样有助视觉发育，是防治弱视的必要手段。

2）可行屈光性角膜手术矫正散光，及现用于成人的白内障摘除联合植入散光性人工晶状体的眼内屈光手术矫治散光。

（2）不规则散光的治疗　可包括配戴硬性透气性角膜接触镜、角膜地形图引导的屈光性角膜手术。

【治疗目标】

提高视力，减少因散光引发的视疲劳、弱视。

第四节　屈光参差

双眼屈光状态不等，无论是屈光不正的性质不同，还是度数不同，均称为屈光参差。

【临床表现】

（1）双眼视力不等。

（2）轻度屈光参差可无症状。屈光参差如超过2.50D，可因双眼物像大小不等产生融合困难而破坏双眼单视。为使物像清晰将引起双眼调节之间的矛盾，故有视力疲劳和双眼视力降低。

（3）可产生交替视力，即两眼看物时，交替地只使用一只眼，易发生于双眼视力较好的病例。如一眼为近视，另一眼为轻度远视时，看近用近视眼，看远用远视眼，因为不需用调节也不用集合，故无症状。

（4）屈光参差大者，屈光度高的眼睛常发展为弱视或斜视，此类弱视称为屈光参差性弱视。

【诊断】

根据屈光检查结果可以确诊。

【治疗原则】

（1）如能适应戴镜，应予以充分矫正，并经常戴镜，以保持双眼单视功能且消除症状。

（2）对不能适应戴镜，对低度数眼应充分矫正使达到最好视力，对另眼适当降低度数。

（3）屈光参差太大，无法用镜片进行矫正时，可试戴角膜接触镜。

（4）可行屈光性角膜手术。

（5）无晶状体眼性屈光参差，应行人工晶状体植入术。

（6）如有弱视，应行弱视训练和治疗。

【治疗目标】

根据屈光检查结果矫正视力。消除视疲劳症状、减少屈光参差导致的斜弱视和双眼视功能障碍。

第五节　老视眼

老视眼是一种生理现象，指由于年龄增长所致的生理性调节减弱。一般开始发生在40~45岁。晶状体逐渐硬化，弹性减弱，睫状肌功能逐渐减低，是导致眼调节功能下降的原因。

【临床表现】

（1）出现阅读等近距离工作困难。

（2）初期常将阅读目标放得远些才能看清，光线不足时尤为明显。

（3）常产生因睫状肌过度收缩和相应的过度集合所致的眼疲劳症状。

【诊断】

根据年龄及所出现的视觉症状，可以诊断。

【治疗原则】

（1）进行远近视力检查和验光。

（2）根据被检者工作性质和阅读习惯，选择合适的阅读距离进行老视镜验配。

（3）可选用单光眼镜、双光眼镜和渐变多焦点眼镜的凸透镜矫正。

【治疗目标】

配戴老视镜。

（元　力）

第十四章 眼外肌病

第一节 隐斜视

隐斜是一种潜在的眼位倾斜，能在融合反射控制下保持双眼单视，不显露出眼位偏斜。人为消除融合反射时，如遮盖一眼，就会表现出斜视。因此，严格来说隐斜视只是一种症状而不是一种疾病，大部分正常人都有不同程度的隐斜度，属于正常生理范围并不影响双眼的正常视功能。而当眼球的偏斜趋向不能为大脑融像机制所控制，偏斜状态长期地显现出来，就成为显斜。所以隐斜视与显斜视之间也只是程度上而不是性质上的区别。根据偏斜眼偏斜的方向可分为：有向鼻侧偏斜趋势者为内隐斜；有向颞侧偏斜趋势者为外隐斜；有向上方偏斜趋势者为上隐斜；有向下方偏斜趋势者为下隐斜；角膜垂直轴上端有向鼻侧偏斜趋势者为内旋转隐斜；反之有向颞偏斜趋势者为外旋转隐斜。解剖、调节和神经支配等因素是导致隐斜的主要原因。

【临床表现】

（1）如果患者隐斜度小，融合储备力大时，则可无任何症状。

（2）如果患者隐斜度大，融合储备力小时，常出现肌性视疲劳的症状，当遮盖一眼或仅用一眼阅读时，症状可完全消失。这些症状包括以下几个方面。

①眼酸痛、头痛、眶周酸痛或球后疼痛感。有时有上睑沉重或强直感，似有上睑黏着眼球的感觉。常出现于持久用眼之后，如近距离工作、精细工作、阅读或看电视等。

②患者改变注视点困难，当其看近距离目标后再看远距离目标时视物模糊，反之亦然。

③出现神经反射症状，如恶心、呕吐、球结膜充血和其他神经官能症状。

④长时间用眼后可出现间歇性斜视，以致患者诉说间歇性复视。

⑤在强光下畏光，患者喜挂窗帘，戴墨镜，闭起一只眼睛后觉得舒适。

（3）患者的空间定位及深径觉较差，如驾车、打网球及其他精细活动的准确性差等。

（4）内隐斜患者的视疲劳与外隐斜不同。内隐斜是在双眼视线平行看远处的时候，如看电影、球赛时出现，与看近距离物品无关，常伴有头痛，尤其是在看快速移动的物体时出现。外隐斜患者是在看近距离物品后出现，严重者甚至完全不能进行近距离工作。

【诊断】

（1）根据典型的视物后眼部及全身不适的症状。

（2）交替遮盖法检查　嘱患者注视前方视标，用挡眼板交替遮盖双眼，当去遮盖时被遮眼移动，则有隐斜。

（3）马氏杆检查　马氏杆竖着或横放在非注视眼前，双眼注视前方光点，光点和光柱呈交叉分离时则有隐斜。

（4）三棱镜法检查　一只眼前放置三棱镜，交替遮盖检查，直至去遮盖后眼球不再移动。此时的三棱镜度数即为隐斜度数。

【治疗原则】

（1）不论隐斜的类型，当患者双眼单视功能正常，无视疲劳症状，则无需治疗。但对有症状的患者应给予治疗。

（2）加强锻炼，增强体质，注意眼的卫生，不要过分使用目力，防止视力疲劳。

（3）屈光不正者，应首先矫正屈光不正，并应经常配戴。

（4）因 AC/A 比值过高引起的内隐斜可配双焦点镜矫正，或用缩瞳剂使睫状肌痉挛，以便加强调节作用，从而减少调节时所伴有的集合力，减轻或消除视疲劳症状。

（5）应用同视机训练融合功能，以便扩大融合范围。集合训练适合于集合不足导致的外隐斜。分开训练对小于 $15^\triangle$ 的非调节性内隐斜患者也有好处。

（6）配戴三棱镜，多用于矫正上隐斜及老年人的内、外隐斜，但不适用于中青年的外隐斜，这是因为三棱镜只能暂时缓解症状，但戴三棱镜后融合功能及肌力逐渐减弱，会使隐斜程度加重。

（7）手术治疗　隐斜度数大或经上述治疗不能改善的患者可行手术治疗。手术原则同麻痹性斜视手术原则。

【治疗目标】

矫正眼位，消除症状。

（郭丽莉）

第二节　共同性内斜视

共同性内斜视是指偏斜眼向鼻侧偏斜，在任何注视方向斜视角均无变化，眼球运动无异常，第一和第二斜视角基本相等，向上、向下注视时斜视角之差 $<10^\triangle$。如果患者的融合状态时好时差，表现为间歇性内斜视；若患者的融合功能完全丧失，在任何情况下都不能控制眼球达到正位，则表现为恒定性内斜视。

一、调节性内斜视

（一）屈光调节性内斜视

屈光调节性内斜视是调节性内斜视中的一种，是由于远视未经矫正，过度使用调节引起集合过强，加上融合性分开功能不足，而引起内斜视。调节性内斜视是共同性内斜视的常见类型。

【临床表现】

（1）多为中高度远视（+3.00）~（+10.00）D，平均 +4.00D。

（2）好发年龄为 2~3 岁，斜视角常在 $20^\triangle$ ~$30^\triangle$，看远斜视度与看近斜视度相近。

（3）发病初期，内斜呈间歇性，与情绪有关系，多在视近物或哭闹、注意力不集中时出现。

（4）戴眼镜矫正屈光不正后，内斜视消失呈正位。

（5）AC/A 比值正常。

（6）部分患者伴有单眼或双眼弱视。

（7）如不治疗，可转为部分调节性内斜视。

（8）如不尽早治疗，会造成双眼视破坏或不健全。

【诊断】

充分睫状肌麻痹下验光，初次散瞳检影结果大于 +2.00D，首次配镜完全矫正远视。戴镜 3 个月后复查眼位，戴镜正位或者内斜明显好转，基本可确诊为屈光调节性内斜视。

【治疗原则】

（1）一旦发现，尽快在睫状肌麻痹下检影验光。按检影的屈光度给眼镜处方，必要时继续麻痹睫状肌下戴用眼镜。

（2）治疗弱视。发现弱视，应积极治疗弱视，提高视力。

（3）双眼视功能训练。

【治疗目标】

戴用矫正眼镜，矫正眼位，提高双眼视功能。

（二）非屈光性调节性内斜视（高 AC/A 型内斜视）

非屈光性调节性内斜视又称集合过强性调节性内斜视，它的发生与屈光因素无关，是调节与调节性集合间的一种异常联合运动，调节性集合与调节之比过高，等量的调节引起过度的调节性集合，导致内斜视。

【临床表现】

（1）发病年龄在出生后 6 个月 ~7 岁，平均在 2.5 岁

（2）屈光状态可以是近视、正视、远视，以中度的远视多见。

（3）验光戴镜矫正远视后，视远时双眼可以正位，视近仍内斜大于 $10^{\triangle}$ 以上。

（4）看近时内斜度大于看远时内斜度，一般大于 $10^{\triangle}$ 以上。

（5）AC/A 比值高。

（6）可伴有弱视。

【诊断】

主要通过屈光矫正、戴屈光眼镜后，视近目标仍内斜，视远物可能正位，以及 AC/A 比值一般大于 7，进行诊断。

【治疗原则】

（1）屈光矫正戴双焦点眼镜 应矫正屈光不正，同时配戴双焦点眼镜。上镜为检影的屈光度，看远目标用；下镜是在上镜度数基础上增加（+2.50）~（+3.00）D 的屈光度，看近目标用，使患者看远看近都能控制正位。

（2）滴用强缩瞳剂 用于不宜配戴双光镜者。开始以高浓度药液滴眼，每天双眼一次，观察眼位。如有效，6 周后降低药液浓度及用药次数，以维持双眼单视的强缩瞳剂的浓度和次数为宜。常用药：毛果芸香碱 1%，3 次/天；碘磷灵 0.06%、0.125%、0.25%，1 次/天；异氟磷（DFP）0.01%、0.025%、1 次/天。

（3）同时治疗弱视，并行双眼视训练，增加分开性融合的范围以抵消内斜视。

（4）当上述方法效果不好或者出现眼位回退时，根据斜视角大小，可行手术。

【治疗目标】

（1）首选戴双焦点眼镜或者强缩瞳剂使眼位正位。

（2）配合同视机双眼视外融合训练，增强融合性分开的范围，消除内斜。

（3）如治疗后效果不好可行手术矫正。

（三）部分调节性内斜视（失代偿性调节性内斜）

部分调节性内斜视是共同性内斜视的一种，是指一部分是由调节因素引起的，另一部分由于眼外肌不平衡等不属于调节因素引起的内斜视。部分调节性内斜视有三类：一是远视性屈光不正完全矫正后，表现出斜视度降低，弱视治疗后仍然存在内斜视；二是完全屈光性内斜视治疗不及时，转变为部分调节性内斜视；三是婴儿型内斜视，属于非调节性内斜视，随着年龄增长远视度数变大，出现调节因素引起的内斜视，因而存在混合机制。

【临床表现】

（1）矫正屈光不正戴镜后仍残留内斜视，一般大于 $10^\triangle$。

（2）AC/A 比值正常。

（3）常伴有弱视。

（4）异常视网膜对应，双眼视功能不健全。

（5）常合并垂直斜视　原发下斜肌亢进或"A""V"综合征。

【诊断】

根据发病于大龄儿童的内斜视，通过麻痹睫状肌下检影，矫正屈光不正后斜视角变小，但不能正位，AC/A 比值正常，可以诊断。

【治疗原则】

（1）屈光矫正，在睫状肌麻痹下检影验光。按检影的屈光度给眼镜处方，矫正部分内斜。

（2）治疗弱视，进行双眼视训练。

（3）待双眼视力比较平衡时，内斜视的非调节成分可行手术矫正。

【治疗目标】

（1）眼位正位。

（2）增强融合性分开的范围，消除内斜。

二、非调节性内斜视

（一）先天性内斜视

非调节性内斜视的发病与调节因素没关系，配戴矫正屈光的眼镜和双焦点眼镜均改变不了内斜状况。出生后 6 个月内发生的恒定性内斜视称为先天性内斜视。其发生可能是由于支配集合和发散活动的上核神经控制系统的问题，部分病例是由于眼外肌的解剖微量错位而引起。

【临床表现】

（1）斜视角大，一般在 $50^\triangle$ 以上。斜视度稳定，远近不同距离斜视角相同。

（2）AC/A 值正常。

（3）屈光状态一般呈轻度远视，其次是中度远视。

（4）眼球运动　内转呈亢进，外转不足。

（5）如果是交替注视，弱视发生机会少；若为单眼注视则非注视眼很易发生弱视。

（6）伴发病　分离性垂直性偏斜（DVD）、下斜肌功能亢进和眼球震颤。

【诊断】

根据发病年龄，具有斜视角大和稳定，AC/A 比值正常的特点，可以诊断。如果发现外转不足，需要进行鉴别，可用娃娃头试验或遮盖注视眼来区别假性外转麻痹的交叉注视与真正的外展神经麻痹。

【治疗原则】

主要包括屈光矫正、弱视预防和治疗以及斜视的矫正。

（1）早期手术矫正内斜视是预防弱视的重要手段，手术时机目前大多数都主张在 2 岁前手术，早期手术矫正正位有助于建立双眼单视。

（2）术后处理

①过矫或欠矫：低度的过矫可用三棱镜补偿。低度的欠矫（＜10$^\triangle$内）交替注视者不必处理，大于 20$^\triangle$ 的残余内斜择期再手术。

②弱视：术后残留小角度内斜或过矫呈外斜会导致弱视，因此术后要定期复查，用选择观看等婴幼儿检查视力的方法早期发现，尽早治疗弱视。

③术后发生的调节性内斜视：需戴眼镜矫正远视以控制内斜再发生，因此术后的屈光检查非常必要。

④DVD 的处理：若为隐性 DVD 无需手术，若为间歇性 DVD 要根据出现的频率和斜视度大小决定是否手术。

【治疗目标】

早期手术治疗矫正眼位。

（二）后天获得性内斜视

1. 基本型内斜视　出生 6 个月后直至儿童期结束前所发生的内斜视称为基本型内斜视或获得性内斜视。与先天性内斜视相似，在基本型内斜视发生中调节因素不起作用。虽然大多数患儿的其他系统是健康的，但可能有中枢神经系统的异常。

【临床表现】

（1）无明显屈光不正。

（2）看远看近斜视角相等，发病时斜视角比先天性内斜视小。

（3）发病早期呈间歇性，时有复视。

（4）斜视度逐渐增加。

（5）在全麻下内斜视消失或呈外斜位，牵拉试验阴性。

（6）外伤、疾病、情绪波动等诱因导致内斜视的发生。

（7）部分患儿有中枢神经系统的异常，如损伤、畸形、肿瘤等，头颅 CT 或 MRI 检查可发现相应的病变。眼底可能会有视乳头水肿、视神经萎缩。

【诊断】

根据发病时间、屈光状态和眼位，以及可能伴有的中枢神经系统病变，可以诊断。

【治疗原则】

（1）针对可能的病因进行治疗。

（2）针对弱视进行治疗。

（3）对偏斜的眼位尽早施行手术矫正。

【治疗目标】

尽早手术矫正偏斜眼位。

2. 非调节性集合过强型内斜视　本病又称近距离内斜视。引起本病的集合过强不是由调节因素引起的，而是由于神经紧张所致。

【临床表现】

（1）发病年龄在 2～3 岁。

（2）屈光度为正视或远视。

（3）看近内斜度大于看远。

（4）用梯度法检查 AC/A 比值正常或低于正常，调节力正常。

（5）戴双焦点眼镜或用缩瞳剂不能改变视近的斜视度。

（6）可发生弱视。

【诊断】

根据发病年龄，看远和看近时眼位，AC/A 比值，可以诊断。

【治疗原则】

（1）矫正屈光不正。

（2）弱视治疗。

（3）尽早、择期手术矫正内斜。

【治疗目标】

矫正屈光不正，尽早手术矫正眼位。

3. 分开不足型内斜视　又称远距离内斜视，为看远时的内斜视大于看近时的内斜视度数。

【临床表现】

（1）看远时呈内斜视，看近时正位或内斜视的度数小，相差达 $10^{\triangle}$ 以上。

（2）患者屈光状态可为正视、远视或近视，斜视度与屈光关系较小。

（3）AC/A 比值低。

（4）远近距离的分开性融合范围均下降。

（5）外展功能下降。

【诊断】

根据临床表现可以诊断。

【治疗原则】

（1）如看远内斜度数 $<10^{\triangle}$，可给予底向外的三棱镜治疗。

（2）如看远内斜度数 $>10^{\triangle}$，可手术治疗。手术可行双侧外直肌少量截除。

【治疗目标】

应用三棱镜治疗或手术治疗矫正眼位。

（三）微小内斜视

微小内斜视又称单眼固视综合征，斜视度一般为 $8^{\triangle}$～$10^{\triangle}$，映光法检查眼位无斜视，遮盖法也看不出眼球的移动，称为微小斜视。以微小内斜多见。常合并弱视。双眼注视时，弱视眼有中心抑制暗点。旁中心注视发生的原因见于大角度斜视治疗后，或继发于屈光参差，继发于单眼黄斑病变或者原发于双眼黄斑融像功能障碍。它是一种不影响外观，使视功能受到损害的斜视。

【临床表现】

（1）常以轻度弱视就诊。

（2）异常视网膜对应。

（3）有黄斑抑制暗点，多为旁中心注视，也有中心注视者。

（4）正常或者接近正常的周边融合功能。

（5）伴有屈光参差，可能是微型斜视的原因，以远视性屈光参差多见。

（6）立体视功能受到损害。

【诊断】

（1）对单眼视力下降的患者尤其是儿童，经检查没有斜视及斜视病史，没有屈光不正和屈光参差，眼部无器质性病变，应该考虑微型斜视的诊断。

（2）$4^{\triangle}$三棱镜试验是检查微型斜视简易、快速、准确的方法。先做$4^{\triangle}$三棱镜底向外查微型内斜视，如果阴性再做底向内查微型外斜视。

（3）也可用 Bagolini 线状镜查中心暗点。

【治疗】

（1）大龄儿童及成人不需治疗。

（2）对适龄儿童的弱视应先矫正屈光不正或参差，常规弱视治疗。

【治疗目标】

矫正屈光不正和弱视。

（四）周期性内斜视

周期性内斜视是指眼位内斜与正位（或轻微内斜）交替出现，且有明显规律的一种特殊类型斜视。

【临床表现】

（1）发病前常有明显诱因，如发热惊吓、外伤等开始为周期规律性内斜视，随后逐渐变为恒定性内斜视。

（2）眼位周期性变化　一般周期为 48 小时，即患眼一天呈现内斜视一天呈正位，少数表现为 72 小时或 96 小时 1 个周期。

（3）屈光度　周期性内斜视患者多为轻度远视，但戴镜与否与眼位变化无关，但可获得融合 AC/A 比率可高于正常。

（4）在出现斜视时，多呈大角度内斜视，且远近斜视度相等或相近，部分病例可伴有轻度 V 征。

（5）视力一般正常。斜视时无双眼单视和立体视，部分病例斜视时可有复视，正位时表现两类不同情况：一类呈现完全正位，此时患者双眼单视与立体视完全正常，且有生理性复视现象；另一类是患眼并不完全正位，而呈小角度内斜视，但仍与正常视网膜对应。

（6）眼球运动不受限，但可表现为内直肌亢进。

【诊断】

根据内斜视的周期性变化及临床表现，可以诊断。

【治疗原则】

周期性内斜视与调节因素无关，戴镜不能矫正眼位，故以手术治疗为主。手术时机以发病后观察6个月左右为宜，或转变为恒定性内斜视后。手术量的设计可根据斜视天的斜视度来计算。

【治疗目标】

矫正眼位，消除复视症状，恢复双眼视。

（五）急性共同性内斜视

临床上年长儿童、成人甚或老年人突然出现复视，发生内斜视，但无眼外肌麻痹症状，神经科检查无器质性病变，称为急性共同性内斜视。Ⅰ型（Swan型）与双眼融合功能破坏有关系。临床最常见的急性共同性内斜视发生于短暂遮盖单眼后（如眼外伤、睑板腺囊肿切除、弱视治疗），去除遮盖发现被遮眼内斜。Ⅱ型（Burian - Franceschtti型）突发大角度内斜视，可能与身心受冲击有关，比如抑郁、情绪障碍。Ⅲ型（Bielschowsky型）在急性共同性斜视里面是最多的，基本都合并有近视眼。多发生在 ≤ -5.00D 的近视者中，发病初期仅看远复视，斜视度小。重要原因是未矫正的近视，近距离用眼诱发调节性辐辏过度，导致眼的集合与分开不平衡，外展融合力不能克服内直肌张力而引起斜视。

【临床表现】

（1）多见于成年人，或大龄儿童。

（2）发病突然　先感觉复视，或者斜视与复视同时出现。

（3）复视为同侧水平复视，各方向复视距离相等，看远复视距离大，看近复视距离小。

（4）眼球运动正常，无眼外肌麻痹征。

（5）各个诊断眼位的斜视角相等。左右眼注视时斜视角相等。

（6）双眼视功能正常，或低下。

【诊断】

根据急性发病，有复视，无眼外肌麻痹的症状和眼位改变，无明显眼球运动异常，可以诊断。

【治疗原则】

（1）内斜度小，复视可耐受者，可观察或配戴底向外的三棱镜。

（2）内斜度大，症状稳定时可行肉毒素注射治疗或手术治疗。

【治疗目标】

矫正眼位，消除复视，恢复双眼视。

（六）高度近视伴有限制性内斜视

在非调节性内斜视患者中有3%～5%伴有近视眼。由于近视眼看不清远距离目标，只能看清近距离目标，其远点在眼前有限距离，故视近距离目标必须加强两眼集合，日久形成内斜视。

【临床表现】

1. 复视型

（1）近视度数一般大于 – 5.00D。

（2）开始时视远复视，后来视近也出现复视。

（3）多见于年轻人。

（4）眼位可呈内隐斜或内斜视。

2. 内斜视合并高度近视

（1）近视度多在（– 15.00）～（– 20.00）D 之间。

（2）病程为缓慢进行性。可能由眼外肌炎性病变或缺血引起。

（3）病程后期类似固定性内斜视，呈极度内斜位，外展明显受限，被动牵拉各方向运动受限。

【诊断】

可根据眼位、眼球运动、屈光状态而诊断。

【治疗原则】

（1）对复视型患者。如果斜视度数小，可给予三棱镜治疗。如果内斜度数大，可行手术矫正，行斜视眼内直肌后退和外直肌截除。

（2）对于限制性内斜视合并高度近视的成年人，可考虑行肌肉联结术（如 Yokoyama 术），改善内斜视及外展运动。

【治疗目标】

根据不同的类型进行不同处理来矫正眼位。

三、继发性内斜视

（一）知觉性内斜视

因一眼失明或视力低下，如角膜瘢痕、白内障、眼外伤、视神经萎缩及黄斑部病变等引起知觉性融合障碍而形成的斜视，称为知觉性斜视。知觉性斜视可为内斜视或外斜视。知觉性内斜视可伴发下斜肌或上斜肌过强，以下斜肌过强为多见。

【临床表现】

（1）一般呈共同性，眼球运动各方向不受限制。

（2）长时间的内斜视可出现外转障碍，内转过强，牵拉试验阳性，外转有阻力，这与内直肌、球结膜及眼球筋膜的挛缩有关。

【诊断】

根据眼部有引起视力低下的病变及眼位状况，可以诊断。

【治疗原则】

（1）对于单眼先天性白内障患儿应早期做白内障手术，戴角膜接触镜，并矫正斜视。对有外伤性白内障的成人，应做白内障手术，术后早期矫正斜视。

（2）对于角膜云翳、视神经萎缩或黄斑部病变等所致的斜视，手术矫正眼位只能取得美容的效果。

（3）一眼已失明的内斜视施行手术时，应欠矫 $10^{\triangle}$ ～ $15^{\triangle}$。

（4）手术方法可选择斜视眼的内直肌后退和外直肌截除。如有下斜肌过强，则行下斜肌减弱术。

【治疗目标】

手术治疗，矫正眼位，改善外观。

（二）连续性内斜视

一般指因外斜视手术过矫引起的内斜视，或在无外因及外直肌麻痹史等情况下自然转变成的内斜视，均称为连续性内斜视。基本型外斜视只按照正前方的度数设计手术量，不考虑侧方位非共同性因素，施行双眼外直肌后退，就可能出现向两侧注视时过矫，外直肌力量减弱会慢慢祸及到内直肌，内直肌会越来越短缩。手术的过矫设计被认为是连续性内斜视的一种危险因素，特别是低年龄幼儿更应该慎重。

【临床表现】

外斜视矫正术后发现大角度过矫，复视明显。

【诊断】

根据外斜视手术矫正史和眼位，可以诊断。

【治疗原则】

（1）外斜视术后第一天发现明显过矫，且有运动障碍，应立即手术探查。

（2）当内斜角度小于 $10^\triangle \sim 15^\triangle$ 时，常会逐渐缓解，因此两周内不宜任何处理。

（3）以后若持续复视，可用缩瞳剂或戴用远视矫正眼镜，使内斜视角减少到患者的融合范围内。

（4）上述处理无效时可以遮盖单眼消除复视和内斜视。

（5）为避免复视，可戴用底向外的三棱镜。

（6）应观察 3 ~ 6 个月后，内斜视仍在 $10^\triangle$ 以上且有复视者，可再次手术。

【治疗目标】

矫正眼位和复视。

（吴　夕）

第三节　共同性外斜视

一、先天性共同性外斜视

先天性共同性外斜视少见，一般发生于 1 岁以内，不伴有眼部或全身异常。

【临床表现】

（1）斜视度大，在 $30^\triangle \sim 50^\triangle$ 之间。

（2）多为交替性恒定性外斜，因此双眼视力较好。

（3）眼球运动正常。

（4）可合并分离性垂直偏斜（DVD）、上斜肌功能亢进、A 型外斜视。

【诊断】

根据发病时的年龄和临床表现，可以诊断。

【治疗原则】

尽早手术矫正斜视，恢复或建立双眼视功能。

【治疗目标】

尽早手术治疗，矫正眼位。

二、后天性共同性外斜视

（一）间歇性外斜视

间歇性外斜视是介于外隐斜和共同型外斜视之间的一种过渡性斜视，临床表现是双眼在融合代偿机制下降时才暴露出外斜视，斜视角变化大为特征。可随年龄增长，失代偿发展成为恒定性外斜视。可分为：①分开过强型：远距离斜视度大于近距离斜视度，AC/A比值高。②集合不足型：近距离斜视度大于远距离的斜视度。AC/A比值低。③基本型：远、近距离斜视度相同，AC/A比值正常。④类似外展过强型：远距离外斜度大于近距离外斜度，遮盖一只眼一段时间后，看近与看远斜视度相似。斜视度测量是斜视临床检查中的一个重要环节，充分考虑到患者的融合力对斜视度数的影响，精确的斜视度测量对于斜视的手术设计和手术疗效至关重要。

【临床特点】

（1）斜视角变化大，外斜视可受内融合控制为正位或减轻。斜视度因注视距离不同而不同，视远时内融合困难易出现外斜视。斜视是否出现与患者的健康状况及注意力有关。

（2）双眼控制正位时，为正常视网膜对应，出现外斜位时为异常视网膜对应，因此多数患者远距离立体视不好，而近距离容易控制正位，立体视较好或正常。

（3）因为有单眼抑制，一般没有复视、视物模糊及视力疲劳的主诉。

（4）有些患者可以感知眼位是处于外斜还是正位，外斜位时只用单眼注视物体清晰。

（5）在户外强光喜闭一只眼。

（6）可伴有 A－V 征或垂直斜视。

【诊断】

（1）外斜位的间歇出现及斜视度的变化为本病突出的特征。就诊时或者手术前因为紧张始终控制正位。可通过反复交替遮盖法或遮盖去遮盖法，注视 5 米以外的目标，破坏融合，引出确切的外斜程度。三棱镜加交替遮盖法是斜视术前斜视度数测量的金标准，适合于双眼都具有注视能力的患者。一眼视力低下的知觉性斜视患者则选用三棱镜角膜映光法（Krimsky 法）测量斜视度。

（2）短期遮盖法遮盖 30 分钟至 1 小时后查斜视度，结合远和近不同距离的斜视度检查，可鉴别真正的分开过强型外斜还是类似分开过强型外斜，前者遮盖后视近外斜增加接近视远斜视度。

（3）查 AC/A 比值作为间歇性外斜的分型依据，为手术设计提供依据。

（4）视功能检查　同视机检查原在位测定主观斜视角和客观斜视角，确定有无异常视网膜对应关系，还应注意确定有无侧方位是否存在非共同性。Titmus 近立体视检查。

【治疗原则】

（1）非手术治疗

①矫正屈光不正：明显的屈光不正，如散光或屈光参差必须矫正。近视者应完全矫正。远视者根据年龄、屈光度大小及 AC/A 比值酌情处理。通常小于 +2.00D 的儿童远视不予矫正，如有屈光性视力疲劳的成人应予矫正。

②负透镜治疗：AC/A 比值高的外斜视患者戴负透镜增加调节性集合减少外斜程度。集合不足型外斜视儿童将负透镜放在双光镜的下镜。外展过强型外斜的负透镜放在双光镜的上镜，这样可增强正常双眼刺激。

③三棱镜治疗：外展过强型外斜使用底向内的三棱镜，增加内融合功能，可使部分小度数间歇性恢复正位。

④正位视训练：可增强融合范围，作为手术的辅助疗法。

⑤暂时观察：对尚不能接受手术和双眼视功能好的、小角度外斜儿童应定期检查，如果外斜出现的频率增加，持续的时间长，集合近点变远，双眼视功能减退应及时手术。

（2）手术治疗　根据外斜视发病过程中的特点，准确把握最佳的手术时机至关重要。融合功能控制眼球正位的能力：参考纽卡斯尔控制分数（NCS 分数）。随诊过程中多次检查融合功能控制眼球正位能力的逐渐下降，斜视出现的频率增加和稳定，说明双眼视觉损伤，需要手术矫正。

①外展过强型外斜：首选外直肌后退。

②类似外展过强型和基本外斜型：可行一只眼的外直肌后退，内直肌截除，也可双外直肌后退。

③集合不足型：首选内直肌截除，但不宜过量，预防术后运动不足。

【治疗目标】

矫正眼位，恢复双眼视。

（三）恒定性外斜视

本病有两种情况。一种为发生于幼年，预后差的外斜视。另一种发生于成年人，开始为间歇性外斜视，以后因调节力减退，失去代偿，成为交替性斜视或恒定性外斜视，预后较好，术后可获得双眼视功能。

【临床表现】

（1）常无症状，在强光下要闭合一眼。

（2）外斜度恒定。

（3）集合不足。

（4）可伴有屈光不正。

（5）单眼注视可引起弱视。

（6）向右或左侧注视时斜视减轻，称为侧向非共同性。

（7）可伴 A－V 征或垂直斜视或斜肌功能异常，或有垂直位斜视。

【诊断】

根据发病年龄及临床表现，可以诊断。

【治疗】

（1）发生在幼年者应尽早手术。

（2）成人一旦确诊为本病也应手术。

【治疗目标】

手术治疗，矫正眼位。

三、继发性外斜视

（一）知觉性外斜视

因一眼失明或视力低下，如角膜瘢痕、白内障、眼外伤、视神经萎缩及黄斑部病变等引起知觉性融合障碍而形成的外斜视，称为知觉性外斜视。

【临床表现】

（1）发病时间较长，斜视度较大。

（2）一般呈共同性，眼球运动各方向不受限制。

（3）长时间的外斜视可出现内转障碍，外转过强。

【诊断】

根据眼部有引起视力低下的病变及眼位状况，可以诊断。

【治疗原则】

（1）手术矫正眼位只能取得美容的效果。

（2）手术方法可选择斜视眼的外直肌后退和内直肌截除。

【治疗目标】

手术治疗，矫正眼位，改善外观。

（二）连续性外斜视

一般指因内斜视手术过矫引起的外斜视，或在无外因及内直肌麻痹史等情况下自然转变成的外斜视，均称为连续性内斜视。连续性外斜视危险因素是多因素的相互作用。例如有肌肉滑脱或内直肌手术量的设计过大或手术探查中发现拉伸瘢痕等因素。

【临床表现】

（1）内斜视矫正术后发现大角度过矫，伴或不伴眼球运动异常。

（2）内斜视自发发生连续性外斜视者多为调节性内斜视经过屈光矫正高度远视后出现。

【诊断】

根据内斜视戴镜及手术史和眼位，可以诊断。

【治疗原则】

（1）内斜视术后第一天发现明显过矫，且有运动障碍，应立即手术探查。

（2）可配戴底向内的三棱镜缓解症状。

（3）有弱视者积极治疗弱视。

（4）应观察6个月后，外斜视不恢复者，可再次手术。

【治疗目标】

矫正眼位和复视。

（吴　夕）

第四节 麻痹性斜视

一、麻痹性斜视

麻痹性斜视是由于先天性或后天性因素使得支配眼球运动的神经核、神经或肌肉本身发生病变所引起的单条或多条眼外肌完全或部分性麻痹所致的眼位偏斜。根据肌肉瘫痪的程度可分为完全性或部分性肌肉麻痹。其病因复杂，与全身性疾病关系密切。先天性麻痹性斜视是先天肌肉发育异常或产伤及生后早期的疾病所致。后天性麻痹性斜视多由炎症、血管性疾病、内分泌性疾病、肿瘤、外伤等引起。

【临床表现】

（1）复视与视混淆（异常投射）　患者自觉视物有重影，遮盖一眼后重影即可消失。混淆是由于两眼偏斜后，双眼同时视物时感觉模糊不清。

（2）眼性眩晕与步态不稳　遮盖一只眼后眩晕减轻或消失，为眼性眩晕的特征。

（3）异常投射　不能用麻痹眼准确定位。

（4）眼位偏斜　患眼向麻痹肌作用相反方向偏斜。麻痹很轻时，没有偏斜或表现为隐斜。

（5）第二斜视角（患侧眼注视时的斜视角）大于第一斜视角（健眼注视时的斜视角）。

（6）斜视角因注视方向而异。眼球向麻痹肌作用方向转动时斜视角明显增大。

（7）运动受限　麻痹眼向麻痹肌作用方向运动受限，受限的程度反映麻痹程度。

（8）代偿头位　患者通过头位的变化使其注视野内的复视消失，保持双眼单视的异常姿势，又称眼性斜颈。先天性麻痹性斜视多有代偿头位。常见代偿头位类型：①面向左/右转；②下颌上举或内收；③头向左/右肩倾斜。

（9）续发共同化　某一条肌肉麻痹后，会引起同侧眼和对侧眼其他肌肉的功能失调和继发改变。常见的改变是麻痹肌的对抗肌作用亢进，配偶肌也亢进，而配偶肌的对抗肌（称间接拮抗肌）因发生抑制性麻痹而表现不足。经过一段时间后麻痹肌的功能有所恢复，双眼其他肌肉相互间也重新调整协调，表现出共同性斜视的特点，叫作麻痹性斜视共同化。

【诊断】

（1）根据自觉症状，如发病突然、复视、眩晕、双眼同时视物模糊及异常投射，眼球运动及眼位的检查，可以诊断。

（2）应用复视像和 Hess 屏检查，可确定麻痹肌。代偿头位的分析帮助确定麻痹肌。

（3）Parks 三步法对垂直肌麻痹的诊断有帮助。

【治疗原则】

1. 先天性麻痹性斜视

（1）如有弱视，应及早积极地治疗弱视。

（2）如双眼视力正常，以不明显的代偿头位能保持双眼外观正位和双眼视觉者，可不予处理。

（3）有代偿头位或斜视度大者应予手术治疗。

2. 后天性麻痹性斜视

（1）主要是针对病因进行治疗。

（2）可用针灸、理疗和神经营养辅助药物。对出现眼外肌挛缩，可早期应用肉毒杆菌毒素 A 进行肌腹内注射，使其暂时麻痹，既可减轻或消除复视，又可保护眼外肌，避免其发生纤维化。

（3）对症治疗　遮盖一眼，可解除复视症状。

（4）保守治疗 6 个月，病情稳定，可考虑手术治疗。

【治疗目标】

消除复视，矫正眼位。

二、滑车神经麻痹（上斜肌麻痹）

滑车神经麻痹又称上斜肌麻痹，是垂直斜视中发病率最高的一种。它可分为先天性或后天性、单侧性或双侧性，以单侧性不完全麻痹为多见。先天性滑车神经麻痹与神经肌肉的发育异常有关。头颅的闭合性外伤。中枢神经系统血管病变、糖尿病或颅内肿瘤均可引起滑车神经麻痹。额窦手术引起眶骨折或滑车移位，可导致上斜肌麻痹或不全麻痹。

【临床表现】

1. 单侧的上斜肌麻痹

（1）原在位健眼注视时患眼呈上斜视。

（2）代偿头位　70% 的患者出现代偿头位。头向健侧肩倾斜，下颌内收，又称眼性斜颈。少部分患者头向患侧倾斜，目的是增加复像距离。

（3）双眼运动时患眼的上斜肌运动减弱，下斜肌亢进。病程发展中可发生继发改变，对侧眼（健眼）的上直肌表现出部分或完全麻痹，称抑制性麻痹。

（4）部分先天性上斜肌麻痹患者可有面部发育不对称。

（5）合并患侧的假性上睑下垂。用患眼注视时上睑下垂消失。

（6）后天性上斜肌麻痹患者若发病突然，则自觉症状明显，如头晕、恶心、呕吐等明显。

（7）患者 Bielschowsky 征阳性。

（8）马氏杆复视像或眼底检查患眼呈外旋位。

2. 双侧上斜肌麻痹

（1）侧向注视时出现交替上斜视。原在位可无垂直偏斜。

（2）Bielschowsky 征双侧阳性。

（3）常见 V 征和下颌内收，以内斜 V 征多见。

（4）双眼运动时，双侧上斜肌均弱，下斜肌均亢进。

（5）无代偿头位或头向麻痹轻的一侧倾斜。

（6）双眼呈外旋位。外旋大者可达到 $20^{\triangle}$。

【诊断】

根据眼位，Bielschowsky 征阳性，以及代偿头位，可以诊断。

【治疗原则】

（1）先天性上斜肌麻痹 ＜$10^\triangle$ 的上斜视可配戴三棱镜消除斜颈。＞$10^\triangle$ 的上斜视或有代偿头位，即使斜视度数并不大的患者也需手术治疗，首选下斜肌减弱术。

（2）后天性上斜肌麻痹 应针对病因进行治疗，并给予神经营养辅助药物。＜$10^\triangle$ 的可配戴三棱镜矫正原在位的复视。半年后病情稳定者可考虑手术治疗。

【治疗目标】

消除复视，矫正眼位。

三、外展神经麻痹

外展神经麻痹的发病率高，单侧比双侧多见，可能为完全麻痹或部分麻痹。先天性外展神经麻痹多为神经肌肉发育不良或肌肉缺如所致。后天性外展神经麻痹原因复杂，较常见的有颅底炎症或脑膜炎，传染性疾病如流行性感冒、白喉、外伤，各种原因引起的颅内压升高、脑肿瘤或邻近组织的肿瘤侵犯颅底如鼻咽癌、血管性疾病等。临床上常见的是外展神经的周围神经麻痹。

【临床表现】

（1）内斜视。

（2）后天性新发病例可见第二斜视角大于第一斜视角，患眼外转完全或部分受限，向麻痹侧注视时可出现眼球震颤。

（3）后天性者水平同侧复视，向麻痹肌作用方向注视复视明显。先天性外直肌麻痹多无复视，而有弱视。

（4）代偿头位 面水平转向患侧。

【诊断】

根据眼位和复视像可以诊断。

【治疗原则】

（1）先天性外直肌麻痹以手术治疗为主，病情稳定半年后可行手术治疗。行患眼内直肌后退术或 Jensen 直肌联接术。

（2）后天性外直肌麻痹以病因和神经功能治疗为主。较小度数的斜视患者可配戴三棱镜校正；较大度数的斜视患者，为避免其麻痹肌之直接拮抗肌发生挛缩及纤维化，可在疾病早期于麻痹肌的拮抗肌内直肌注射肉毒杆菌毒素。经保守治疗 6 个月以后仍不恢复，斜视度稳定者即可手术。

244

【治疗目标】

矫正眼位。

四、双上转肌麻痹（上直肌、下斜肌麻痹）

一只眼的上直肌、下斜肌同时麻痹称双上转肌麻痹，少见。先天性双上转肌麻痹可能是神经肌肉发育不良所致，后天性双上转肌麻痹可能因甲状腺功能不全或外伤性眶底骨折引起。

【临床表现】

（1）垂直斜视明显。健眼注视时，患眼下斜视，伴有假性上睑下垂；患眼注视时，健眼明显的上斜视。

（2）代偿头位　头向后倾、仰头。

（3）眼球运动向鼻上方（下斜肌）及颞上方（上直肌）均受限，其他方向运动正常。

【诊断】

根据眼位和代偿头位，可以诊断。

【治疗原则】

以手术治疗为主。根据注视眼不同，采用不同的手术设计。若健眼为注视眼，麻痹眼下斜视，轻者应选择做麻痹眼的下直肌后退术，重者行上斜肌减弱术加下直肌后退术，或者内外直肌联合移位术。若患眼为注视眼，健眼呈上斜视者，应选择健眼的上直肌后退加下斜肌后退或移位术。

【治疗目标】

矫正眼位，改善头位。

五、动眼神经麻痹

动眼神经进入眼眶前分上下两支，上支支配上直肌与提上睑肌；下支支配下直肌、内直肌、下斜肌及瞳孔括约肌与睫状肌。无论病变发生在神经核、神经干均可引起多条眼外肌的功能障碍。神经病变部位和麻痹的程度不同，临床表现也就各不相同。

【临床表现】

1. 完全性动眼神经麻痹

（1）眼位为外斜，合并轻度下斜，内旋位、上睑下垂。

（2）只有外转运动正常，其余各方向不能，外转时伴轻度下转。

（3）眼球轻度突出。

（4）眼内肌受累　瞳孔散大，调节麻痹，对光反射和近反射消失。

2. 部分性动眼神经麻痹

（1）眼睑和瞳孔可受累或不受累。

（2）可影响一条或多条眼外肌，上支（上直肌、提上睑肌）或下支（内直肌、下直肌、下斜肌和瞳孔）可单独受累；动眼神经所支配的每条眼外肌也可以单独受累，但非常少见。

3. 先天性动眼神经麻痹　可致斜视性弱视。

【诊断】

根据眼位及眼部其他改变，可以诊断。

【治疗原则】

（1）针对原发病病因及辅助营养神经的药物治疗。完全麻痹的患者，可出现外直肌的挛缩，可早期应用肉毒杆菌毒素 A 进行外直肌肌腹内注射，使其暂时麻痹，既可减轻或消除复视，又可保护外直肌，避免其发生纤维化。

（2）治疗弱视。

（3）手术治疗　一般对病因和保守治疗无效，病程超过 6 个月以上，才考虑手术治疗。且上睑下垂的矫正手术应当在斜视手术之后进行，以避免因患眼下斜视所导致的暴露性角膜炎。根据肌肉麻痹的程度，减弱内直肌的拮抗肌（外直肌）的力量，加强麻痹肌的力量。

【治疗目标】

矫正眼位。

（郭丽莉）

第五节　眼球震颤

眼球震颤为一种有节律的不自主的眼球跳动或摆动，它是中枢神经系统、眼外肌、视觉系统和内耳迷路疾病的常见体征。按其震颤节律分为冲动性和钟摆型两类。前者有快、慢相的差别。按其震颤形式分为水平性、垂直性、旋转性和混合性四型。眼球震颤又可分为生理性和病理性两大类。后者按发病时间分为先天性眼球震颤和后天性眼球震颤二型。

【临床表现】

1. 生理性眼球震颤　发生于正常眼，例如两眼极度向侧方注视时会出现终位性眼球震颤；采用旋转、冷热、注视黑白条纹转鼓或其他刺激所诱发的眼球震颤。注视视野快速移动的景象可诱发出现眼球震颤，称为视动性眼球震颤，这也是一种生理性眼球震颤。

2. 先天性眼球震颤

（1）婴儿型眼球震颤　出生或生后 6 个月即发现眼球震颤，且终生不变。双眼多见，极个别为单眼。部分患儿常以侧头视物为主诉。生后 2~3 个月发病者，可有大的摇摆性眼球运动；到 4~6 个月时又可出现小的钟摆样眼球运动；6~12 个月时，出现冲动性眼球震颤和零点征（在某一个注视眼位，眼球震颤减轻或消失，这个注视眼位被称为中间带或消震点，也称为"零点"）。常为水平摆动性，偶为斜向性、旋转性或混合性。震颤的频率较高。可伴有点头动作。可发生代偿性头位异常，出现面部总是转向快相侧的侧视现象，是为了使双眼处于眼震的中间带。除特发性眼球震颤外，可伴有白化病、无虹膜、Leber 先天性黑矇、双侧先天性白内障、视神经或黄斑病变等。

（2）隐性眼球震颤　当患者正常注视的情况下不发生任何眼球运动障碍，而当一只眼被遮盖时双眼立即出现有节律的水平性眼球震颤，有快相和慢相，快相向着未遮盖眼。这种在一眼被遮盖后才发生的眼球震颤称为隐性眼球震颤。这种眼球震颤多在进行某些眼科检查时被发现，例如检查视力当遮盖一只眼时，受检眼可因发生眼球震颤不能固视而致中心视力下降，当双眼注视，双眼视力可以完全正常。又如在进行眼底检查时因一只眼被检眼镜遮挡而诱发双眼眼球震颤。显性隐性眼球震颤常发生于一眼有斜视或视力下降的儿童中，为双眼睁开时非注视眼或视力差的一眼起到遮盖眼的作用，因此仅用一眼注视，就出现眼球震颤。快相指向注视眼。

（3）眼球震颤阻滞综合征　为先天性冲动性眼球震颤合并内斜视，当眼球内转或集合时眼震减轻或消失，呈现内斜视，当眼球外转时眼震加剧，这种病症称为眼球震颤阻滞综合征。内斜视发生于婴儿期，常为单眼，也可双侧，突然发病。眼球震颤一般为水平位，显性冲动型眼震，也可伴有隐性眼震。双眼视力相差大时，患者将面部朝向注视眼侧，以便使该注视眼处于内转位。当双眼视力相差不大时，则面部转动有时向右，有时向左。患者 AC/A 比值正常。当双眼视力相仿时，会出现明显假性外展神经麻痹，表现为双眼同向水平运动时，外直肌力弱，眼球外展障碍。如遮盖一眼，令另眼作单眼水平转动时，外转不受限。常伴有神经系统异常。

3. 后天性眼球震颤 视力严重丧失，可因致密的白内障、外伤、锥体营养不良引起。表现为单眼及双眼眼球震颤。可见于中毒及代谢性疾病，如酒精、锂、巴比妥酸盐、苯妥英钠、水杨酸盐及其他抗惊厥或镇静药中毒。也可见于维生素 B_1 缺乏及神经系统疾病，如丘脑出血、肿瘤、中风、外伤、多发性硬化等。

（1）跷板型 在垂直型眼球震颤中向上和向下交替出现并有旋转者称跷板型眼球震颤。表现为一眼上转，另一眼下转；上转眼内旋，下转眼外旋。多为鞍旁肿瘤所致。最常见于累及视交叉和/或第三脑室的病变。先天性者罕见。

（2）集合退缩型 当患者向上注视时，眼球出现集合样运动，伴有眼球退缩入眶内。患者向上注视受限，眼睑退缩，以及无反应的瞳孔散大。可有视乳头水肿。常由松果体肿瘤或其他中脑异常所致。

（3）上跳型 在眼球原位时出现快相向上的垂直性眼球震颤称为上跳型眼球震颤。一般分为先天性和后天性两种。其中后天性上跳型眼球震颤有 3 种类型。①原位大振幅上跳型眼球震颤：向上注视时，眼球震颤增强，向下注视时减弱。这种眼球震颤常由小脑前蚓部或延髓的病变引起。②原位小振幅下跳型眼球震颤：与前一类型相反，向上注视时眼球震颤减弱，向下注视时增强。常由延髓髓内病变引起。③中间型：原位上跳性眼球震颤的振幅先大后小，常见于 Wernicke 脑病。上跳型眼球震颤均患有向上平稳追随运动的缺陷，因此实际上属于追随缺陷性眼球震颤的范围。眼球震颤只在向上注视位发生时的可能病因多是药物作用。

（4）下跳型 在眼球原位时所出现的快相向下的眼球震颤称为下跳型眼球震颤。常伴有振动幻视，频率为每秒钟 2～3 次，快相振幅约为 10°。在暗室中快相的速度无变化，但频率多减慢。向上的追随运动正常，向下和向侧面方向的追随运动呈急性追随运动。向下时无平稳的追随运动。常见于 Arnold – Chiari 畸形，也可见于小脑前庭部或其他下脑干的病变。

（5）回跃型 由改变注视方向触发。快相向着注视方向，但当持续注视发生疲劳时，快相会改变方向。当注视回复到原位时，快相运动在眼球回复原位的方向增加。最常见的病变位于小脑。

（6）凝视诱发型 向前注视时不出现眼球震颤，但当双眼向侧方注视时出现。当向眼球震颤快相方向注视时震颤幅度增加。眼球震颤的频率较低。最常见的原因是酒精中毒、应用镇静剂、小脑及脑干的病变。

（7）周期性交替型 眼球震颤快相向一个方向持续 60～90 秒，伴有头转向，然后转向相反方向持续 60～90 秒。如此周而复始。可能是先天性的，少见的情况是盲的结果。除盲之外，获得性眼球震颤可能由于颈髓交界处病变引起。

（8）前庭型 为水平或水平旋转性眼球震颤。可伴有眩晕、耳鸣或耳聋。可能由于前庭终末器官（内耳疾病）、第Ⅷ颅神经或脑干中第Ⅷ颅神经核的病变引起。结构破坏性病变产生的眼球震颤快相背向受累的终末器官，刺激性病变产生的眼球震颤快相向着受累的终末器官。前庭型眼球震颤与基质角膜炎相关时称为 Cogan 综合征。

【诊断】

（1）病史　注意发病年龄，有无点头症状，有无眼部和全身异常，有无滥用药物及嗜酒史，有无眼球震颤、白化病家族史。

（2）全面眼部检查　观察眼球运动，检查虹膜透照除外白化病，有无视神经、视网膜和黄斑部疾病。

（3）确定有无面部转动的代偿头位及面部转动的角度，观察眼球震颤有无中间带及其方向。对跷板型眼球震颤应做视野检查。

（4）如果婴儿型眼球震颤的诊断难于确定时，可做眼电生理检查。

（5）必要时做与药物、中毒、饮食因素相的尿液或血清学检查。

（6）必要时做头颅部 CT 或 MRI 影像学检查，以除外颅脑器质性病变。

【治疗原则】

1. 婴儿型眼球震颤

（1）矫正屈光不正，尽量提高视力。

（2）对于弱视者应用增视疗法，提高视力。

（3）三棱镜疗法　小角度的面部转动代偿头位，通过配戴三棱镜平行移动中间带，消除异常头位，提高原在位的视力或用底向外的三棱镜，刺激集合，借以衰减眼震，提高视力。矫正异常头位的三棱镜基底朝向面部转动的方向。如果患者的中间带偏离原在位 $10^{\triangle} \sim 20^{\triangle}$ 内，可以选用压贴三棱镜。

（4）对于大角度的面部转动代偿头位，而且固定在一定的方向时，可行眼肌移位术。通过手术治疗把中间带移动到原在位、减轻震颤强度、矫正代偿头位、改善视力。对于没有代偿头位的眼球震颤患者，也可行眼外肌本体感受器破坏/切除术，以期减轻震颤强度。

2. 隐性眼球震颤

（1）矫正屈光不正，尽量提高视力。

（2）对于弱视者应用增视疗法，提高视力。

（3）如果伴有斜视，并有症状时，可考虑眼肌手术。

3. 眼球震颤阻断综合征　对于大角度面部转动代偿头位时，一般采用手术矫正内斜视。

4. 后天性眼球震颤　寻找原发病因，治疗原发病。

【治疗目标】

尽量减轻眼球震颤。

（王乐今）

第十五章　眼　外　伤

第一节　眼球前段机械性眼外伤

一、角膜外伤

角膜外伤多见于钝挫伤、表浅的异物划伤或手指擦伤。钝力可引起角膜浅层组织擦伤。钝力也可使角膜组织急剧内陷，角膜内皮层和后弹力层破裂，造成角膜基质层水肿混浊。严重时可导致角膜破裂。

【临床表现】

（1）眼部外伤史。

（2）角膜浅层擦伤　视力减退、剧烈疼痛、畏光、眼睑痉挛和流泪。可造成上皮脱落及前弹力层损伤。瞳孔反射性缩小，角膜缘有睫状充血。荧光素染色可确定角膜上皮脱落的范围。

（3）角膜基质层损伤　症状较少，疼痛、畏光和流泪都较轻。基质层水肿、增厚和混浊，后弹力层出现皱折。

（4）角膜破裂　角巩膜缘较易发生。可有虹膜脱出或嵌顿，前房变浅或消失，瞳孔呈梨形。

【诊断】

根据眼部外伤史和眼部的改变，可以诊断。

【治疗原则】

（1）角膜浅层擦伤、板层裂伤滴用抗生素滴眼液，涂抗生素眼膏和润滑剂，或配戴软性角膜接触镜。禁忌为了止痛而多次使用局部麻醉剂，可使用非甾体类消炎药眼药水缓解疼痛而不影响伤口愈合。角膜基质水肿混浊时，眼部可滴用糖皮质激素眼药水，必要时滴用睫状肌麻痹剂。

（2）角膜全层裂伤，长度＞3mm者需缝合伤口，脱出的虹膜数小时内经抗菌冲洗后可复位，时间长者需剪除以避免感染。

（3）必要时结膜下注射或全身抗生素治疗，需预防破伤风的发生。

【治疗目标】

闭合伤口，预防感染，促进愈合。

二、角巩膜缘和前部巩膜外伤

严重钝挫伤可致眼球破裂，常见部位为角巩膜缘和前部巩膜，尤其在眼直肌下。这种外伤可造成严重后果。

【临床表现】

（1）眼部钝挫伤史。

（2）视力降低，甚至为光感以下。

（3）眼压常降低，但可以为正常或升高。

（4）球结膜出血水肿。

（5）角膜可变形。

（6）在眼球破裂方向，眼球运动受限。

（7）伤口内葡萄膜嵌顿，或玻璃体、晶状体脱出。

（8）直肌下巩膜破裂时，外部检查不易发现，称为隐匿性巩膜破裂。

【诊断】

根据外伤史和眼部所见，可以诊断。

【治疗原则】

（1）初期急诊显微缝合伤口并及时处理隐患。如外伤累及玻璃体，可于术后 2 周左右行玻璃体手术，尽量保留眼球甚至有用视力。

（2）除非眼球不能缝合，不应做 I 期眼球摘除。

（3）眼部应用抗生素治疗，预防感染。

（4）必要时应用糖皮质激素。

【治疗目标】

（1）手术修复伤口。

（2）预防感染。

三、外伤性前房出血

外伤性前房出血又称前房积血，见于眼球钝挫伤或手术后，以运动伤最常见。出血来源为虹膜动脉大、小环，睫状体血管。伤后立即出现前房出血者称为原发性前房积血。伤后 2~5 天出现者为继发性前房积血。积血在 1 周以内者为新鲜出血，1~2 周为亚急性陈旧性出血，2 周以上者为慢性出血。

【临床表现】

（1）前房积血较多时，血液沉积于前房下部，于其上缘形成血平面。

（2）根据前房积血量，前房积血分级：I 级积血量不到前房容积的 1/3，血平面位于瞳孔下缘之下者；II 级积血量占据前房容积的 1/3~1/2，血平面超过瞳孔下缘者；III 级积血量超过前房容积的 1/2，近满前房；IV 级满前房（或形成"黑球"）。

（3）前房积血多能自行吸收，有时前房积血吸收后，因血管扩张而再度出血。

（4）复发性前房积血一般要比第一次出血量更多。

（5）前房积血可引起许多并发症，最重要的是继发性青光眼，多见于继发性出血。

（6）角膜血染　在前房充满血液和眼压升高时，更易发生，一般发生于眼压超过 25mmHg 以上持续时间超过一周者。

【诊断】

根据有外伤史和明确的临床表现，可做出诊断。

【治疗】

（1）半卧位安静休息。

（2）双眼包扎，限制眼球活动。

（3）不扩瞳，不缩瞳。

（4）先冷敷，阻止继续出血。然后热敷，促进积血吸收。

（5）精神紧张者，给予安眠镇静药。

（6）给予止血药物等。

（7）可行前房穿刺术，适于眼压极高，光感消失，复杂操作会导致再出血的伤眼。

（8）手术适应证　Ⅳ级应立即手术；眼压达 60mmHg，用降眼压药 72 小时后毫无好转；眼压达 50 mmHg，持续 5 天不降；裂隙灯下可见角膜呈水肿及少量血染；眼压为 25mmHg，前房积血超过前房 75%，持续 6 天；或前房积血为Ⅱ级，持续 9 天。一般采取前房冲洗和成形血块取出术。

【治疗目标】

前房出血消失。

四、外伤性虹膜根部离断

外伤性虹膜根部离断是指虹膜根部与睫状体相连处分离。当钝力从正面作用于眼球后的一瞬间，瞳孔发生阻滞，周边巩膜扩张，潴留于前房内的房水向无晶状体支撑的周边部虹膜冲击，钝挫伤的力量除在打击部位产生直接损伤外，由于眼球是不易压缩的球体，钝力在眼内传递，致外伤性虹膜根部离断；或穿通伤直接致外伤性虹膜根部离断。

【临床表现】

（1）裂隙灯或前房角镜下，虹膜周边部新月形黑色裂缝或破损，通过离断处看见晶状体周边部或睫状突，甚至玻璃体疝出，可伴前房出血。

（2）有时全部虹膜从根部完全离断，称外伤性无虹膜。

（3）小的虹膜根部离断无自觉症状。

（4）中等大小的离断可产生瞳孔变形，引视觉混乱。

（5）大的虹膜根部离断，可产生双瞳，出现单眼复视。

【诊断】

根据外伤史和临床表现，可做出诊断。

【治疗原则】

虹膜根部离断伴有复视时，可行虹膜根部缝合术，将离断的虹膜缝合于角巩膜缘内侧。

【治疗目标】

离断的虹膜复位于角巩膜缘内侧，减少单眼复视。

五、外伤性前房角后退

当钝力从正面作用于眼球后的一瞬间，瞳孔发生阻滞，周边巩膜扩张，潴留于前房内的房水向无晶状体支撑的周边部虹膜冲击，钝挫伤的力量波及睫状体的前面，导致环状肌及放射状肌纤维与纵行肌的纤维分离，纵行肌仍附着于巩膜突上，环状肌及放射状肌纤维及虹膜根部均痉挛后退，前房角变宽，周边前房加深，称为前房角后退。

【临床表现】

（1）前房角变宽，周边前房加深。

（2）有前房出血的病例，在出血吸收后多能查见不同程度的前房角后退。

（3）前房角镜下可见。

①一度撕裂：虹膜末卷及睫状体带撕裂。

②二度撕裂：睫状肌撕裂，睫状体带变宽。

③三度撕裂：睫状肌撕裂加深，前房角明显加宽。

（4）少数患者前房角后退较广泛，在伤后数月或数年，因房水排出受阻发生继发性青光眼，称前房角后退性青光眼。伤后 1 年至 10 年是发生青光眼的高峰时间。

【诊断】

根据外伤史、临床表现，超声生物活体显微镜（UBM）、前节光相干断层扫描（OCT）或房角镜等检查结果，可做出诊断。

【治疗原则】

以降眼压药物或眼外滤过术治疗继发性青光眼。

【治疗目标】

针对青光眼可采用药物或手术治疗。

六、外伤性晶状体脱位

眼球突然遭受钝挫伤时，外力使眼球变形，房水冲击晶状体。随后玻璃体回跳冲击晶状体。经反复震动，将晶状体悬韧带部分或全部扯断，引起晶状体脱位。

【临床表现】

（1）部分断裂时，晶状体向悬韧带断裂的相对方向移位。

（2）在瞳孔区可见部分晶状体的赤道部，可有部分虹膜震颤、散光或单眼复视。

（3）晶状体全脱位时，可向前脱入前房或嵌顿于瞳孔区，引起继发性青光眼和角膜内皮损伤。

（4）晶状体全脱位时，可向后脱入玻璃体，前房变深，虹膜震颤，出现高度远视。

（5）如果角巩膜破裂，晶状体也可脱位于球结膜下。

【诊断】

根据外伤史和临床表现，可做出诊断。

【治疗原则】

（1）晶状体嵌顿于瞳孔或脱入前房，需急诊手术摘除。

（2）晶状体半脱位时，可用眼镜矫正散光，但效果差。

（3）晶状体脱入玻璃体，可引起继发性青光眼、视网膜脱离等并发症，应行晶状体切除和玻璃体手术。

【治疗目标】

（1）晶状体嵌顿于瞳孔或脱入前房，需急诊手术摘除。

（2）晶状体半脱位时，可配戴眼镜矫正。

（3）晶状体脱入玻璃体时，应行晶状体和玻璃体切除手术。

七、眼前段异物

眼前段异物伤较常见。大多数异物为铁、钢磁性金属异物，也有非磁性金属异物如铜和铅。非金属异物包括玻璃、碎石及植物性（如木刺、竹签）和动物性（如毛、刺）异物等。不同性质的异物所引起的损伤及处理有所不同。异物的损伤作用包括机械性破坏、化学及毒性反应、继发感染以及由此造成的后遗症。眼内的反应取决于异物的化学成分、部位和有无带菌。

【临床表现】

（1）眼睑异物　多见于爆炸伤时，可使眼睑布满细小的火药渣、尘土及沙石。

（2）结膜异物　常见的有灰尘、煤屑等，多隐藏在睑板下沟、穹窿部及半月皱襞，异物摩擦角膜会引起刺激症状。

（3）角膜异物　以铁屑、煤屑较多见，有明显刺激症状，如刺痛、流泪、眼睑痉挛等；铁质异物可形成锈斑；植物性异物容易引起感染。

（4）前房及虹膜异物、晶状体异物　常伴有穿通伤的表现。如角膜有线状伤口或全层瘢痕，相应的虹膜部位有穿孔，晶状体局限性混浊，表明有异物进入眼内。

【诊断】

（1）诊断主要根据外伤史、临床表现和影像学检查。

（2）诊断前房、虹膜和晶状体异物时，发现眼球壁伤口是诊断的重要依据。

【治疗】

1. 眼睑异物　对眼睑异物可用镊子或无菌注射针拨出。

2. 结膜异物　滴用表面麻醉剂后，用无菌湿棉签拭出异物，然后滴用抗生素滴眼液。

3. 角膜异物

（1）对于角膜表层异物，在表面麻醉后，用棉签拭去。

（2）对于较深的角膜异物，可用无菌注射针头剔除。如有锈斑，尽量一次刮除干净。

（3）对多个角膜异物可分期取出，即先取出暴露的浅层异物，对深层异物暂不处理。

（4）若角膜异物较大，已部分穿透角膜进入前房，应行显微手术摘除异物，必要时缝合伤口。异物取出后滴用抗菌滴眼液或眼膏，包扎伤眼。

4. 前房及虹膜异物　靠近异物的方向或相对方向作角膜缘切口取出，磁性异物可用电磁铁吸出，非磁性异物用镊子取出。

5. 晶状体异物　若晶状体大部分透明，可不必立即手术；若晶状体已混浊，可连同异物摘出。

【治疗目标】

去除异物，预防感染。

（于文贞）

第二节 眼球后段机械性眼外伤

一、眼球内异物

眼球内异物是一类比较常见的严重危害视功能的眼外伤。进入眼内异物的种类繁多，理化性质各异。眼内异物对眼部损伤作用包括机械性损伤、化学及毒性反应、继发感染以及由此造成的后遗症等。对于任何眼部或眶部外伤，都应该高度怀疑并排除球内异物的可能，以免造成不必要的损害。

【临床表现】

（1）多有异物本身对眼球的机械性损伤的表现，如结膜、角膜、虹膜的穿通伤口，晶状体局限性混浊、眼底出血等。

（2）根据异物的性质、球内位置以及有无带菌等因素，可有不同的临床表现。

（3）性质不活泼的异物 如沙石粒、玻璃、塑料、睫毛等，由于其性质比较稳定，眼内耐受性较好，异物本身对眼球的损害较轻。

（4）性质活泼的异物，如铁、铜、铝、锌等是较常见的性质活泼的球内异物。当异物较大时，可引起眼部严重刺激性反应，其中尤以铁和铜反应为重。

（5）铁质沉着症 铁质异物可发生铁质沉着症，引起夜盲、视野向心性缩小或失明等症状。角膜基质铁锈沉积、虹膜异色、瞳孔扩大光反射迟钝、晶状体前铁锈棕色沉着、玻璃体棕褐色混浊、视网膜色素增殖、血管变细、视乳头色浅、萎缩以及继发性青光眼等；视网膜电图（ERG）检查多见 a 波和 b 波反应异常。

（6）铜质沉着症 铜质异物可发生铜质沉着症，角膜周边部可见 Kayser – Fleischer 环、虹膜黄绿色变、瞳孔中度散大光反射迟钝、晶状体前后囊黄绿色物附着、玻璃体内金黄色反光、视网膜上可见血管两侧金黄色反光、黄斑部出现黄色病变区；有时出现无菌性炎症。

（7）还可发生玻璃体积血、化脓性眼内炎、虹膜睫状体炎、白内障、视网膜脱离、眼球萎缩等。

【诊断】

（1）根据明确的眼外伤史，眼球穿通伤痕以及临床表现，可以诊断。

（2）前房角镜、三面镜以及眼部超声、X 线、CT 和 MRI 等检查有助于诊断。

（3）对于视网膜毒性异物，可有 ERG 结果的异常，也有助于诊断。

【治疗原则】

（1）积极抗炎治疗和及早手术摘除。手术方法取决于异物性质、位置、可见度等因素。

（2）前房及虹膜异物 经靠近异物的方向或相对方向作角膜缘切口取出。

（3）晶状体异物 若晶状体大部透明，可不必立即取出；若晶状体已经混浊，可连同异物一起摘除，根据具体情况决定是否一期植入人工晶状体。

（4）玻璃体或球壁异物 较小未包裹、可见度好的磁性异物可应用磁铁取出；异物较小且完全包裹于球壁内时，视具体情况决定是否取出；其他玻璃体内或球壁异物，可采用玻璃体切除手术取出。

（5）积极治疗相关并发症，如继发性青光眼、虹膜睫状体炎、外伤性白内障等。

【治疗目标】

及早取出异物，进行抗炎治疗。

二、外伤性玻璃体积血

眼部遭受钝挫伤和穿通伤时，可引起睫状体、脉络膜和视网膜血管破裂，导致玻璃体积血。

【临床表现】

（1）玻璃体积血程度不同，对视力的影响不同，严重者仅有光感。

（2）弥漫性积血时瞳孔红色反光消失。

（3）玻璃体积血混浊严重时，窥不见眼底。

（4）出血易使玻璃体液化或有胆固醇性结晶沉积。

（5）严重者可发生增生性玻璃体视网膜病变，视网膜脱离及继发性青光眼。

【诊断】

（1）根据明确的眼外伤史、玻璃体积血性混浊以及相关的眼底病变，可以诊断。

（2）眼部超声检查，可见低回声光点、光斑或光团、后运动活跃，有助于诊断，同时发现隐匿性巩膜破裂，视网膜脱离及脉络膜脱离。

【治疗原则】

（1）可给予止血药和促进血液吸收的药物治疗。

（2）少量积血多可自行吸收。

（3）外伤后 1 个月，积血不吸收者，可行玻璃体切除术；伴有视网膜脱离者，应该及早手术治疗。

【治疗目标】

消除玻璃体积血。

三、外伤性视网膜脱离和增生性玻璃体视网膜病变

机械性眼外伤可使血－眼屏障崩溃、产生严重炎性反应、眼内出血、玻璃体嵌顿、外伤性视网膜脱离和增生性玻璃体视网膜病变（PVR）。其中后两者后果严重，其手术时机和方式的选择均与患者视力预后相关。

【临床表现】

（1）多见于青少年。

（2）有明确眼球外伤史。

（3）视力明显下降。大量、浓厚玻璃体积血可致光感消失。

（4）可发现眼球受伤部位。

（5）前房炎性反应或出血。

（6）瞳孔散大，对光反应可为灵敏、也可为消失。

（7）晶状体位置正常或脱位，透明或混浊。

（8）玻璃体积血，根据出血量的多少，决定可否窥见眼底。

（9）视网膜表面出血，视网膜脱离。

（10）玻璃体内机化条索，牵拉性视网膜脱离。

（11）可出现视网膜裂孔。

（12）严重玻璃体积血时眼底不能窥入，B超声检查可显示视网膜脱离及PVR。

【诊断】

（1）根据眼外伤史和临床表现，可以诊断。

（2）眼部超声检查，有助于诊断。

【治疗原则】

（1）有眼球穿通伤时应首先急诊处理：显微镜下关闭伤口，直肌止端之后的伤口需行巩膜外环扎术。

（2）眼外伤后7~14天行视网膜脱离复位术或玻璃体切除术。

（3）外伤性视网膜脱离

①依病情的具体情况采用巩膜扣带术或玻璃体切割视网膜复位手术方式，术前及术中详细检查眼底。

②手术中行巩膜外冷凝或光凝所有裂孔。

③外路手术必要时可行巩膜外切开放视网膜下液。

④可行巩膜外加压或巩膜外环扎。

⑤玻璃体切割视网膜复位手术需眼内填充气体或硅油。

（4）外伤性PVR

①行玻璃体切除术，需将玻璃体基底部的牵引增生膜切净。

②将伤口处视网膜表面的玻璃体切净。

③将视网膜从嵌闭的伤口中充分分离。

④伤道与正常视网膜之间要有一个隔离带。

⑤视网膜下机化条索必须切除。

⑥首选眼内激光封闭裂孔及视网膜切开处。

⑦倾向手术后硅油填充至少半年。

【治疗目标】

在手术显微镜下Ⅰ期处理眼球伤口。伤后7~14天进行Ⅱ期视网膜和玻璃体手术。无光感的患者也有恢复部分视功能的可能，因此不要轻易放弃治疗。

四、视网膜震荡与挫伤

视网膜震荡与挫伤是一种常见的眼外伤。其发病机制是由于眼球顿挫伤时，在对应的后极部视网膜上发生对冲力，造成视网膜组织功能或器质性的损伤，损伤发生在视网膜外层。

【临床表现】

1. 视网膜震荡

（1）受伤后视力减退较轻微，伤后数天视力可恢复。

（2）眼底可见视网膜轻度灰白色混浊、水肿，黄斑中心凹光反射可消失。

（3）一般无视网膜出血，多数痊愈后眼底正常，不遗留色素变性和其他病理性改变，部分病例出现 RPE 色素改变。

（4）伤后早期荧光素眼底血管造影可有轻度低荧光，无荧光渗漏和视网膜屏障的破坏。

（5）OCT 检查视网膜外层高反射。

2. 视网膜挫伤

（1）视力呈现不可逆性明显减退。

（2）眼底可见视网膜乳白色混浊、出血，水肿范围大，中心凹光反射消失，严重者黄斑区出现类似樱桃红样改变，愈合后眼底有脱色素区或色素紊乱。

（3）荧光素眼底血管造影多有荧光渗漏。

（4）视网膜电图（ERG）检查可见 a 波和 b 波波幅下降。

（5）OCT 检查感光细胞结构异常。

【诊断】

（1）根据明确的眼外伤史、特殊的眼底改变，可以诊断。

（2）荧光素眼底血管造影、ERG 和 OCT 检查有助于区分视网膜震荡与挫伤的诊断。

【治疗原则】

可应用糖皮质激素、血管扩张剂、维生素类等药物治疗。目前对药物治疗视网膜震荡与挫伤的有效性仍未有定论。

【治疗目标】

对症治疗，促进视网膜的恢复。

五、视神经损伤

视神经损伤是一种严重影响视功能的眼外伤。由于视神经主要位于眼眶和视神经管内，眼球后面又有软组织围绕，因此视神经损伤多为间接性外伤，直接外伤较少见。常见病因有颅脑外伤、颅底骨折、视神经管骨折以及眼部严重锐器冲击伤或眼球严重挤压伤等。根据视神经损伤性质和机制的不同，可分为视神经挫伤、视神经撕脱伤和视神经鞘膜内出血三种类型。

【临床表现】

（1）视力突然性减退，甚至完全丧失。

（2）瞳孔散大，对光反射异常，单侧视神经损伤，可引起传入性瞳孔反射异常。

（3）不同类型视神经损伤，眼底改变可不同。

①视神经挫伤：视乳头水肿多见于外伤性蛛网膜炎，颅内视神经损伤，眼底早期多正常，晚期可出现视神经萎缩的表现。

②视神经撕脱伤：部分性撕脱者，可见撕脱处视乳头下陷呈类似青光眼样视杯凹陷；完全撕脱者，待眼底出血吸收后，可见视乳头呈井状凹陷，酷似无底的洞穴，周围有严重挫伤样改变。

③视神经鞘膜内出血：视网膜静脉怒张、迂曲，视网膜出血、渗出，视乳头水肿，邻近视乳头有红色圈形成，晚期可有视神经萎缩。

（4）视诱发电位（VEP） P100 波幅显著降低，潜伏期显著延长，严重者呈现熄灭型改变。

（5）根据视神经损伤程度不同，视野损害呈多样化改变。

（6）颅脑、眼部 CT 或 MRI 可见相应的阳性结果，如视神经管壁骨折，颅底骨折等。

【诊断】

（1）有明确的眼外伤史，明显的视功能障碍，瞳孔散大和对光反射异常，眼底出现的病理性改变，可以诊断。

（2）VEP 和影像学检查的阳性结果有助于诊断。

【治疗原则】

（1）针对病因治疗。如视神经管骨折，早期可行视神经管减压术；如视神经鞘膜内出血导致的视神经损伤，可试行视神经鞘膜切开术。

（2）给予糖皮质激素和高渗剂，以减轻水肿对视神经的进一步损伤。

（3）可给予维生素 B_1、维生素 B_6、维生素 C 等营养神经和扩张血管性药物作为辅助治疗。

【治疗目标】

针对病因进行治疗，促使视神经功能的恢复。

六、眼球破裂

眼球破裂是一种极其严重的眼外伤。当眼球遭受的钝挫力足够强时，可在撞击部位或远离撞击部位处发生眼球破裂。直接的眼球破裂极少见，而间接性眼球破裂较多见。发生破裂的部位多见于角膜缘，也可见于结膜下、直肌下或后部巩膜，称为隐匿性巩膜破裂。

【临床表现】

（1）视力明显减退，严重者无光感。

（2）眼压降低。

（3）结膜下出血或血肿，角膜可变形，前房及玻璃体积血，眼球向破裂方向运动时出现障碍。

（4）眼部 B 超声检查可显示球壁裂口；CT 检查可有眼环变形或不连续样改变。

【诊断】

（1）有明确的眼部外伤史，视力和眼压明显减低，可以诊断。

（2）眼部 B 超声和 CT 检查的阳性结果有助于诊断。

【治疗原则】

（1）仔细检查眼球伤口。

（2）尽可能缝合伤口，恢复眼球完整的解剖结构。

（3）根据损伤愈合情况，再决定进一步处理，如行玻璃体切除术。

（4）若眼球结构已经彻底破坏，无法修复，应行眼球摘除术，以防交感性眼炎。

（5）应用抗生素和糖皮质激素，预防感染，治疗眼部炎症反应。

【治疗目标】

修复眼球的完整性，预防感染。

（于文贞）

第三节　眼附属器机械性眼外伤

一、眼睑外伤

眼睑为眼附属器中最容易受伤的部位。根据致伤物的性质、大小、力量的不同，可发生不同类型的眼睑损伤，一般分为：①钝挫伤；②切裂伤。

【临床表现】

1. 钝挫伤

（1）有钝挫伤史。

（2）眼睑皮肤擦伤，眼睑水肿或者气肿，皮下出血，严重时可有血肿。但眼睑结构和眼睑皮肤基本完整。常常合并结膜下出血或者结、角膜的外伤的表现。

2. 切裂伤

（1）由于锐器（导致的眼睑切割伤）或钝伤（常导致裂伤）史。

（2）眼睑皮肤裂开，深度可达眼睑全层。切裂伤的创缘整齐，而挫裂伤的创缘不规则。严重的外伤可有眼睑组织的部分或全部缺失。

【诊断】

根据眼外伤史，眼睑肿胀、出血或皮肤破裂，甚至眼睑组织缺损，可以诊断。

【治疗原则】

（1）顿挫伤　首先是促进止血，局部48小时冷敷，以后改为热敷。如有血肿且长时间不吸收时需考虑切开引流，同时加用全身广谱抗生素预防感染。

（2）切裂伤　进行清创、止血、探查伤口、清除异物。眼睑的各层组织应分层缝合。尽量顺皮肤纹理加以对合。应尽量保留睑部组织，使正常眼睑位置尽可能得到恢复。并尽量保证眼睑的结构和形态的完整。口服广谱抗生素预防感染，肌内注射破伤风抗毒素。伤口愈合良好时，可于术后4~5天拆线。

（3）如果发生眼睑缺损，且不能一期完整修补时，注意保护暴露的结、角膜，避免继发感染。

【治疗目标】

清创缝合，保持眼睑的完整性，预防感染。

二、泪小管断裂伤

多因为内眦侧的眼睑切断或撕裂伤所导致，下泪小管裂伤较多见，上下泪小管同时受累少见。

【临床表现】

（1）眼睑切裂伤病史。切裂伤位于内眦侧眼睑。

（2）眼睑组织常常全层或次全层裂开，从上下泪小点冲洗泪道时可发现皮肤裂开处有液体流出。

【诊断】

（1）根据眼睑外伤史，泪小管部位的眼睑切裂伤，可以诊断。

（2）泪道冲洗可发现皮肤裂开处有冲洗液体流出，必要时可用染色剂证实。

【治疗原则】

（1）清洁创面，尽量一期吻合断裂的泪小管。

（2）泪小管内置入支撑物，并留置 2~4 周后拔除。

（3）滴用抗生素眼药水，必要时加用抗生素，口服。

【治疗目标】

吻合断裂的泪小管，预防感染。

三、爆裂性眼眶壁骨折

爆裂性眼眶壁骨折是由于间接外力引起的一组综合征。一般眶缘完整，眶壁薄弱处裂开，软组织嵌顿疝出。多由于在外力作用下，眶压突然增高，导致眶壁最薄弱处爆裂，骨折多位于眶底的眶下管、筛骨纸样板处。爆裂性眼眶壁骨折多见于运动、打斗或车祸事故中发生。

【临床表现】

（1）外伤后即可有眼睑淤血、水肿、皮下气肿、眼球突出、复视等表现；而后出现典型的临床症状，如眼球内陷、眼球运动障碍等。

（2）眼球内陷，见于眶底和眶内壁骨折。多在外伤 10 天后发生，轻者眼球突出度较健侧低 2~3mm，重者可达 5~6mm，睑裂变小；因眶下部脂肪、下斜肌、下直肌、眼球悬韧带等软组织疝入上颌窦，可导致眼球向下移位，重者脱入筛窦或上颌窦；若眶下神经管骨折伤及眶下神经，则伤侧颧面部感觉异常。

（3）眼球运动障碍，眼球向上运动不足为常见，偶有下转受限，出现复视症状。

（4）可有眼球破裂伤、视神经管骨折，导致视功能严重障碍，甚至完全丧失。

【诊断】

（1）根据明确的眼和颅脑部外伤史，爆裂性眶壁骨折典型的临床表现，可以诊断。

（2）眼部 X 线和 CT 检查的阳性结果有助于诊断。

（3）视诱发电位（VEP）可以了解视神经功能损伤情况。

【治疗原则】

（1）伤后早期应用糖皮质激素，可减轻水肿和组织粘连，如强的松口服 60mg/d，每晨一次；应注意逐渐减量，同时预防感染。

（2）水肿消退后，眼球内陷和轻度眼球运动障碍者，可以观察；眼球内陷和重度眼球运动障碍者，考虑及早行眶壁修复手术。

（3）有视神经管明显骨折者，可行视神经管减压术。

（4）伴有颅脑外伤者，请神经外科会诊。

【治疗目标】

减轻眼眶组织的水肿和粘连，修复骨折，保持眼眶的完整性。

四、眶内异物

外伤导致异物进入并停留在眼眶内，成为眶内异物。眼眶周围有骨壁保护，因此眶内异物多从前方进入。也可以进入眼球后再度穿透球壁进入眼眶。常合并眼球的穿通伤。异物种类以金属最为多见，其次为植物性异物。眶内异物对眼部损伤作用的机制包括机械性损伤、异物反应、继发感染以及化学性损伤等。任何眼部或眶部外伤，都应该高度重视和怀疑眶内异物的可能，以免贻误治疗。

【临床表现】

（1）机械性损伤 异物切割软组织，引起组织出血、水肿以及各种相应的结构和功能障碍；当眼球同时受累时，有眼球穿通伤性表现。

（2）异物性反应 任何异物均可引起受损组织异物性反应，最终被纤维组织包裹。眶内某些部位的异物性包裹可以导致继发性功能障碍，如眼外肌瘢痕粘连，眼球运动障碍，视神经受压引起视神经萎缩。

（3）细菌感染 以植物性异物伤多见，可引起眶蜂窝织炎、眶脓肿、脓肿破溃，多形成瘘管，经常有脓性分泌物排出。

（4）化学性损伤 尤以铜、铁等金属性异物多见。铜性异物常引起无菌性化脓性反应，周围组织发生坏死；铁性异物，周围软组织常有铁锈沉着，少有功能障碍。

【诊断】

（1）根据明确的眼眶部外伤史，眼睑皮肤和眼球壁的穿通伤痕，眶内异物所引起的一系列症状和体征，可以诊断。

（2）眼部 B 超声扫描、CT、MRI 和 X 线等检查所显示的眶内阳性结果有助于诊断。

【治疗原则】

（1）冲洗伤口，应用大量抗生素治疗，积极预防感染。

（2）植物性异物原则上应手术取出，并行瘘管切除。

（3）对于金属性异物，应视异物性质和部位决定是否手术取出。如邻近眶前部磁性金属性异物，可手术吸出；邻近视神经较大异物，因纤维组织收缩，影响到视神经血供，可外侧开眶取出；铜性异物常可引起化脓性炎症，通常需要手术取出。

（4）其他眶内非刺激性异物，如塑料、玻璃等，一般不必手术取出。

【治疗目标】

根据异物性质和部位决定是否手术取出，同时进行积极的抗炎治疗。

（于文贞）

第四节　化学性眼外伤

一、眼部酸性烧伤

眼部酸性烧伤是指酸性化学物质接触眼部所致的化学伤。致伤物质的浓度、剂量、作用方式、与眼部接触面积、时间以及温度、压力等情况不同，其对眼部组织损害程度也不同。酸性化学物质基本上是水溶性的，可使组织蛋白发生凝固。当其浓度低时，对眼部仅有刺激作用。当其浓度高时，可使组织蛋白发生凝固性坏死，在结膜和角膜表面形成焦痂，可减缓酸性物质继续向深部组织扩散，因此组织损伤比碱烧伤为轻。最常见酸性烧伤物质为硫酸和氢氟酸，氢氟酸因其具有溶解细胞膜作用，导致类似于碱烧伤的严重组织损伤。

【临床表现】

1. 轻度

（1）多由于弱酸引起。

（2）眼睑结膜轻度充血水肿，角膜上皮点状脱落或水肿；修复后水肿消退，上皮修复，不留瘢痕。

（3）无明显并发症，视力多无影响。

2. 中度

（1）由强酸引起。

（2）眼睑皮肤可起水疱或糜烂。

（3）结膜水肿，出现小片缺血坏死。

（4）角膜明显混浊水肿，上皮层完全脱落，或形成白色凝固层。愈合后可遗留角膜斑翳，影响视力。

（5）可伴有虹膜睫状体炎。

3. 重度

（1）眼睑皮肤肌肉出现溃疡。

（2）结膜广泛性缺血性坏死。

（3）角膜全层混浊，甚至穿孔。

（4）巩膜坏死。

（5）有时引起眼球萎缩。

【诊断】

根据明确的眼部酸烧伤史，眼睑皮肤和眼球的临床表现，可以诊断。

【治疗原则】

（1）急救处理　争分夺秒，彻底冲洗眼部，是处理眼部酸烧伤最重要的一步。如用自来水或生理盐水冲洗，冲洗时间不少于15分钟。

（2）应用抗生素，积极控制感染。

（3）结膜下注射5%磺胺嘧啶钠1~2ml。

（4）早期应用糖皮质激素，抑制炎症反应和新生血管的形成。

（5）滴用自体血清。

（6）应用胶原酶抑制剂防止角膜穿孔，可点用2.5%~5%半胱氨酸滴眼液或10%枸橼酸钠滴眼液，也可口服四环素等药物。

（7）如发生虹膜睫状体炎，可给滴用1%阿托品滴眼液，减轻疼痛和预防瞳孔后粘连，含肾上腺素眼水加重缺血，避免应用。

（8）切除坏死组织，防止睑球粘连，羊膜移植可以促进愈合；若角膜溶解变薄，可行角膜板层移植术。

（9）晚期针对出现的并发症进行相应的治疗，如行睑部整形术，穿透性角膜移植术等手术治疗。

【治疗目标】

进行现场急救和后续治疗，尽量保持眼部组织的完整性和功能。

二、眼部碱性烧伤

眼部碱性烧伤是指碱性物质接触眼部所导致的一种化学烧伤。视碱性物质的性质、浓度、剂量、作用方式、接触面积、时间以及温度、压力等情况的不同，对眼部组织损害程度亦不同。碱性物质的 pH 值大于 11.5 时导致明显角膜损伤。常见的碱性烧伤多由氨水、氢氧化钠、生石灰等引起，氨水的穿透性最强，3 分钟内可进入前房，氢氧化钠需 3~5 分钟。由于碱能够溶解脂肪和蛋白质，与组织接触后能很快渗透到深层组织和眼内，使细胞分解坏死，一般来说，碱烧伤比酸烧伤的后果严重。

【临床表现】

1. 轻度

（1）多由于稀释的弱碱引起。

（2）眼睑结膜轻度充血水肿。

（3）角膜上皮点状脱落或水肿；修复后水肿消退，上皮修复，不留瘢痕。

（4）无明显并发症，视力多无影响。

2. 中度

（1）由较稀的弱碱引起。

（2）眼睑皮肤可起水疱或糜烂。

（3）结膜水肿，出现小片缺血坏死。

（4）角膜明显混浊水肿，上皮层完全脱落，或形成白色凝固层。烧伤愈合后可遗留角膜斑翳，影响视力。

（5）常伴有较严重的虹膜睫状体炎。

3. 重度

（1）多由强碱引起。

（2）眼睑皮肤肌肉出现溃疡。

（3）结膜广泛性缺血性坏死。

（4）角膜全层混浊变白，溃疡形成，基质溶解，甚至穿孔，巩膜坏死等。

（5）晚期愈合后，常有睑球粘连、假性翼状胬肉、角膜白斑、角巩膜葡萄肿、继发性青光眼、白内障甚至眼球萎缩等发生。

【诊断】

根据明确的眼部碱烧伤史，眼睑皮肤和眼球由碱烧伤所产生的一系列临床表现，可以诊断。

【治疗原则】

（1）急救处理　争分夺秒，彻底冲洗眼部，是处理眼部碱烧伤最重要的一步。如用自来水或生理盐水冲，冲洗时间不少于 15 分钟。严重者可结膜切开冲洗，也可前房穿刺减轻碱性物质对眼内损伤。

（2）应用抗生素，积极控制感染。

（3）应用维生素 C，如结膜下注射维生素 C 2ml，每天 1～2 次，也可口服或静脉滴注维生素 C。

（4）早期应用糖皮质激素，可抑制炎症反应和新生血管的形成。

（5）滴用自体血清。

（6）应用胶原酶抑制剂防止角膜穿孔，可滴用 2.5%～5% 半胱氨酸眼药水或 10% 枸橼酸钠眼药水，也可口服四环素等药物。

（7）如发生虹膜睫状体炎，滴用 1% 阿托品滴眼液。

（8）0.5% EDTA 滴眼，可促进钙质排出，可用于石灰烧伤的患者。

（9）切除坏死组织，防止睑球粘连，羊膜移植可以促进愈合；若角膜溶解变薄，可行角膜板层移植术。

（10）晚期针对出现的并发症进行相应的治疗，如行睑部整形术、睑球分离术、穿透性角膜移植术等手术治疗。

【治疗目标】

采取现场急救和后续治疗，尽量保持眼组织的完整和功能。

（于文贞）

第五节 热烧伤性眼外伤

高温物质如火焰、沸水、铁水或热油等，直接接触或者通过周围的高温气体的传导接触，导致眼部的热损伤，称为热烧伤性眼外伤。根据致伤原因的不同可以分为火焰性热烧伤和接触性热烧伤两大类。热烧伤性眼外伤多于日常生活或工农业生产事故中发生，也可见于战争。

【临床表现】

（1）眼部疼痛。

（2）视力下降，甚至失明。

（3）轻度热烧伤性眼外伤

①可见眼睑皮肤红斑、水疱。

②结膜充血水肿。

③角膜轻度混浊。

④虹膜纹理不清。

（4）重度热烧伤性眼外伤

①可见眼睑皮肤全层坏死。

②结膜凝固性坏死，其下巩膜也常受累出现坏死穿孔。

③角膜瓷白色混浊，边界清晰，角膜混浊坏死后，轻者形成溃疡，重者形成局部葡萄

肿，甚至发生角膜穿孔。

④严重者引发睑球粘连、眼内容物脱出、眼内炎、眼球萎缩、眼睑缺损等。

【诊断】

根据明确的眼部热烧伤史，眼睑皮肤和眼球由热烧伤导致的一系列临床表现，可以诊断。

【治疗原则】

（1）防止感染，促进创面愈合，预防并发症的发生。

（2）对轻度热烧伤性眼外伤，眼部滴用抗生素眼药；有虹膜睫状体炎发生时，给予散瞳药。

（3）对重度热烧伤性眼外伤，大剂量应用抗菌控制感染，去除坏死组织。有角膜坏死时，可行羊膜移植或角膜移植术；巩膜局限性坏死，可行巩膜修补术。

（4）晚期主要根据具体病情，针对相关的并发症进行治疗。如行睑球分离术、眼睑整形术等。

（5）若合并全身烧伤，请烧伤科协助诊治。

【治疗目标】

（1）防止感染。

（2）促进创面愈合以及针对后遗症的处理。

第六节 眼辐射性损伤

电磁波或者放射性离子对眼睛产生的损伤称为辐射性眼外伤。根据致伤辐射线电磁谱中波长的长短分为非电离辐射性眼损伤和电离辐射性眼损伤两类。非电离辐射性电磁波包括波长大于100nm的紫外线、可见光线、红外线、微波等，其对组织损伤的作用机制为热效应和光化效应；电离辐射性电磁波包括γ射线、X射线、中子、质子和波长在100nm以下的极短波紫外线，其对组织损伤的作用机制为电离效应。

【临床表现】

1. 紫外线损伤 一般在接触紫外线3~8小时后发生，有强烈眼部异物感，刺痛，畏光，流泪及眼睑痉挛，结膜充血，角膜上皮点状脱落，荧光素钠染色阳性，瞳孔缩小；24~48小时后，角膜上皮愈合，症状减轻或痊愈。

2. 可见光损伤 多由观察天蚀引起，也可由眼科仪器的强光源长时间照射引起。视力减退依据光损伤程度的不同而不同，严重者有中央黑点，视物变形；眼底检查可见黄斑水肿，出血或裂孔形成，中心凹光反射消失，黄斑区色素紊乱。视野检查可见中心暗点，眼底荧光造影可有荧光增强。

3. 红外线损伤 多发生于高温环境下的工作人员，由于短波红外线可被虹膜和晶状体吸收，产生热作用，导致晶状体混浊，白内障形成，以及虹膜发生萎缩，严重者可引起视网膜脉络膜炎。

4. 微波损伤 微波频率在3000~300万MHz，穿透性强，可引起白内障或视网膜出血等发生。

5. 离子辐射性损伤　对肿瘤行放射治疗是常见的致病原因。可有放射性白内障、放射性视网膜病变、放射性视神经病变、放射性角膜炎、放射性虹膜睫状体炎等发生。

【诊断】

根据明确的眼部辐射线损伤史及临床表现，可以诊断。

【治疗原则】

（1）主要是对症处理。

（2）紫外线性角膜病变　促进角膜上皮愈合药物，同时应用抗生素防止继发感染，

（3）辐射性白内障　可行白内障摘除联合人工晶状体植入。

（4）辐射性视网膜损伤　早期可给以糖皮质激素、血管扩张药、能量合剂以及 B 族维生素、维生素 C 等药物治疗；晚期根据视网膜病变的具体情况，可行眼底激光治疗。

【治疗目标】

主要是对症治疗，保持眼组织的完整性和功能。

（于文贞）

第十六章　与全身疾病相关的眼病

第一节　与糖尿病相关的眼病

糖尿病是以糖代谢紊乱为直接病因的系统性疾病，可引起多种眼球和眼附属器并发症，包括糖尿病性角膜病变、糖尿病性视网膜病变、糖尿病性白内障、屈光不正、虹膜睫状体炎、虹膜新生血管和新生血管性青光眼，以及眼球运动神经麻痹等。

【临床表现】

（1）糖尿病性视网膜病变　见第十章第七节视网膜病。

（2）糖尿病性白内障　见第六章晶状体病。

（3）屈光不正　糖尿病患者当血糖出现波动时，可出现一过性屈光状态的改变。当血糖升高，房水渗入晶状体，使之前后表面曲率半径变小，屈光力增加，进而形成近视。当血糖降低，晶状体内水分渗出，晶状体前后表面曲率半径变大，屈光力减小，形成远视。

（4）虹膜睫状体炎　多见于青少年型糖尿病。

（5）虹膜新生血管和新生血管性青光眼　由于视网膜缺血缺氧，诱发血管内皮生长因子表达升高，刺激虹膜及前房角产生新生血管，虹膜上出现一些细小弯曲、不规则的新生血管，多位于瞳孔缘，并可发展到虹膜周边部。前房角的新生血管直接堵塞房角，或通过牵拉小梁网和周边部虹膜引起前房角关闭，进而导致新生血管性青光眼。

（6）眼球运动神经麻痹　糖尿病可引起眼外肌和眼球运动神经麻痹，导致眼球运动障碍和复视，一般可以自行恢复。

【诊断】

根据高血糖和临床表现可做出诊断。

【治疗原则】

主要是控制糖尿病。

【治疗目标】

控制血糖，并针对不同的并发症进行不同的处理，如对于糖尿病性白内障，应进行手术治疗；对于新生血管性青光眼应及时应用药物或手术降低眼压，并进行激光全视网膜光凝，以便减少虹膜和前房角新生血管。

（苗　恒）

第二节　与肾脏病相关的眼病

急性和慢性肾小球肾炎均可引起眼部改变。

【临床表现】

1. 急性肾小球肾炎　主要为水肿和高血压在眼部的表现。

（1）眼睑水肿。

（2）因高血压引起的眼底改变，包括视网膜小动脉痉挛、视网膜出血和渗出等。

2. 慢性肾小球肾炎　主要为水肿、高血压、血流动力学改变和红细胞生成素等内分泌激素代谢紊乱引起的眼部表现。

（1）眼底改变　视网膜动脉变细，呈铜丝状或银丝状，动静脉交叉压迹，静脉迂曲扩张。视网膜呈弥漫性灰白色水肿，有硬性渗出。视网膜出血、棉絮斑。视乳头充血、水肿。

（2）慢性肾功能不全时可出现角膜带状变性和白内障。

【诊断】

根据肾脏病史和眼部表现，可以诊断。

【治疗原则】

主要控制肾脏病。

【治疗目标】

控制原发病，针对眼部并发症进行治疗。

第三节　与感染性心内膜炎相关的眼病

患有亚急性细菌性心内膜炎时，带有细菌的赘生物脱落进入血流，可引起眼睑、球结膜、虹膜睫状体和眼底病变。其致病菌多为非溶血性链球菌，此外还有草绿色链球菌、葡萄球菌、脑膜炎双球菌等。

【临床表现】

（1）全身起病缓慢，发热、倦怠、脾肿大，白细胞增多及其他器官血管栓塞等。

（2）一般无视力症状。如视网膜出血、渗出累及黄斑区或出现视网膜中央动脉阻塞，则视力可突然明显下降，甚至黑朦。

（3）眼睑可出现小出血点。

（4）球结膜下可有反复性小出血。

（5）可发生眼底改变，主要包括视网膜内和浅层出血、Roth 斑、视网膜分支或中央动脉阻塞、缺血性视神经病变等。

【诊断】

根据全身症状，眼睑和球结膜下反复性小出血，眼底的典型出血斑或视网膜中央或分支动脉阻塞，可以诊断。

【治疗原则】

（1）全身治疗　根据药物敏感试验，尽早选择敏感的抗菌药物。

（2）针对不同的眼部表现对症治疗，如发生视网膜动脉阻塞，立即给予血管扩张剂等抢救。

【治疗目标】

全身应用抗生素治疗，针对眼部并发症进行干预治疗。

第四节 与血液病相关的眼病

许多血液病可以眼部病变，特别是眼底的病变。有关血液病的眼底改变已在第十章视网膜病中叙述。

【临床表现】

（1）贫血可出现视力下降、视觉疲劳或视野缺损；结膜苍白；眼底可因血流动力学改变出现出血、渗出、血管迂曲和阻塞等表现。

（2）白血病可引起视力下降或失明，偶有视野缺损、夜盲、眼球突出和眼底改变。白血病还可发生眼眶浸润，这种情况多发生于幼儿。急性粒细胞性白血病时，眶内组织受白血病细胞浸润，引起眼球突出、眼球运动障碍、上睑下垂、结膜充血水肿等。在眶缘可触及肿物，质地坚硬，称为"绿色瘤"。急性淋巴细胞性白血病时还可出现虹膜浸润，出现类似急性虹膜睫状体炎的表现。此外还可能发生角膜溃疡、玻璃体混浊、继发性青光眼和眼前段缺血等改变。

（3）真性红细胞增多症时，可有视物模糊、夜视力障碍、视野缺损，并有闪光感、飞蚊症、畏光、视物疲劳及复视等症状。

【诊断】

根据原发病和眼部的临床表现诊断。

【治疗】

主要针对原发病治疗。

【治疗目标】

治疗原发病，减少眼部并发症。

第五节 与维生素缺乏相关的眼病

一些维生素对于维持眼部正常结构和功能是十分重要的。如果一些维生素摄入不足或消耗过多，会引起眼部改变。

【临床表现】

（1）维生素 A 缺乏 除全身皮肤干燥、毛囊角化、骨生长发育障碍及免疫功能低下外，眼部可有夜盲症、暗适应功能下降，持续数周后出现结膜角膜干燥症，可有 Bitot 斑，严重时发生角膜软化症。

（2）维生素 B_1 缺乏 除全身引起脚气病外，眼部可有结膜角膜损害、浅层角膜炎、眼肌麻痹、眼球震颤、球后视神经炎和视神经萎缩等。

（3）维生素 B_2 缺乏 除出现口角、唇和舌等皮肤黏膜病变外，眼部可出现睑缘炎、结膜炎、酒槽鼻性角膜炎、角膜缘新生血管形成等。

（4）维生素 C 缺乏 可有眼睑、结膜、前房、玻璃体、视网膜和眼眶等部位出血。

（5）维生素 D 缺乏 常见于 3 岁以下的儿童，可引起眼球突出、眼睑痉挛、屈光不正和低钙性白内障。但如果摄入过量，可发生角膜带状变性。

（6）烟酸缺乏 可出现视网膜和视神经炎症。

【诊断】

根据全身和眼部的临床表现而确诊。

【治疗原则】

（1）补充所缺乏的维生素。

（2）及时治疗导致维生素缺乏的原发病。

【治疗目标】

及时补充缺乏的维生素，治愈眼部并发症。

第六节　与颅脑外伤相关的眼病

颅脑外伤可引起眼部病变。根据外伤部位、暴力程度、受伤方式的不同而有不同的眼部表现。

【临床表现】

（1）硬脑膜外血肿　常见于顶骨或颞骨骨折。眼部的重要体征为瞳孔改变。伤后几分钟同侧眼瞳孔缩小。持续几分钟后瞳孔散大，1～2小时后呈僵直性散大。如果一侧或双侧瞳孔散大达30分钟以上，患者很少存活。眼部还有眼球运动神经麻痹。

（2）硬脑膜下血肿　可有急性、亚急性或慢性发病。眼部表现为同侧瞳孔散大。较重者可有视乳头水肿、视网膜水肿、静脉充盈，眼球运动神经麻痹。

（3）颅底骨折　双侧眼睑、结膜、眼眶皮下淤血。颅前凹骨折时可有眼球突出或眼眶皮下气肿。颅底骨折可通过引起颈内动脉海绵窦瘘进而导致眼球突出和眼睑水肿。

（4）颅骨骨折　视神经管骨折可压迫视神经引起失明。

（5）视路损伤　严重的颅脑损伤可引起不同部位的视路损伤，如视交叉、视束损伤，产生相应视野缺损，或有眼球运动神经麻痹。

【诊断】

根据外伤史和眼部临床表现，可以诊断。

【治疗原则】

治疗颅脑外伤。对因颅底骨折导致颈内动脉海绵窦瘘的病例，需先封堵瘘道方可进行眼部处置。

【治疗目标】

治疗颅脑外伤，防止和减轻眼部并发症。

（苗　恒）

第七节　与外伤有关的视网膜病变

一、远达性视网膜病变

远达性视网膜病变（Purtscher样视网膜病变）是严重的胸腹部挤压伤或粉碎性骨折后

发生的一种特殊的视网膜病变。头部钝伤或挤压伤后，由于突发性胸腔、腹腔或颅内压增高，使静脉回流受阻，动脉反射性收缩，小动脉痉挛，毛细血管渗透性增高，引起视网膜出血、水肿、渗出和黄斑部改变。类似的改变也发生于一些其他全身性病变中，如急性胰腺炎、系统性红斑狼疮及分娩等情况。

【临床表现】

（1）眼底可见渗出、出血、水肿、棉絮斑及黄斑改变，棉絮斑大小不一，主要位于视乳头黄斑之间至颞侧血管附近。出血多接近圆形，小的为瘀斑，大的呈片状。

（2）视网膜水肿以黄斑区最明显。

（3）荧光素眼底血管造影显示毛细血管无灌注区及出血的遮挡荧光。

（4）伴有眼睑和结膜充血、水肿，眼球突出。

【诊断】

根据特殊的外伤史，以及眼部临床表现，可以诊断。

【治疗原则】

给予血管扩张药物及支持疗法。视功能预后取决于病情程度，若黄斑部大面积血管闭锁则预后差。

【治疗目标】

采用血管扩张和支持疗法，促使眼底改变恢复正常。

二、Terson综合征

Terson综合征是由于蛛网膜下隙出血所导致的玻璃体和视网膜前出血。对于其发生机制尚有不同看法。有的认为是由于颅内压升高使蛛网膜下隙出血通过筛板进入眼内。也有人认为可能是颅内压突然升高，压力传递至视网膜血管，使视网膜静脉破裂而出血。

【临床表现】

（1）根据眼内出血量的多少，视功能可有不同程度的障碍。

（2）玻璃体积血，可与蛛网膜下隙出血同时发生或在其后发生。

（3）视网膜出血后可发生视网膜前膜、视网膜脱离。

【诊断】

根据颅内出血并排除了眼本身出血的疾病后，如有视力突然下降、玻璃体或视网膜出血，则可以诊断。

【治疗】

（1）玻璃体和视网膜少量出血可慢慢吸收。

（2）如果玻璃体积血浓密者，可早期进行玻璃体切除术。

【治疗目标】

采用观察或玻璃体切除术，促使眼底出血吸收。

三、婴儿摇晃综合征

本病的眼底表现与Terson综合征、远达性视网膜病变或视网膜中央静脉阻塞时相似，可有视网膜前、内、下出血。其发病机制可能是在摇晃儿童时由于加速和减速运动导致硬脑膜的桥状血管撕裂出血，导致颅内压升高，从而引起视网膜的出血。也可能是加速和减速性力量引起颅内出血，同时作用于玻璃体切线方向的力量使得视网膜的内界膜层的分离和深层视网膜撕裂，视网膜小血管的破裂出血。视网膜出血一般可完全吸收，视力恢复正常，少数患者可有视神经萎缩和黄斑部的瘢痕形成。

【临床表现】

（1）心动过缓，呼吸暂停，体温下降（低温）。

（2）嗜睡，易激惹，癫痫发作，肌张力降低，前囟前突，头部体积增大。

（3）视网膜前、内、下的出血及棉絮斑。

【诊断】

根据病史及眼部检查做出诊断。

【治疗原则】

可待视网膜和玻璃体积血自行吸收。

【治疗目标】

视网膜和玻璃体少量出血可自行吸收，大量玻璃体积血时需行玻璃体切除。

四、瓦尔萨尔瓦（Valsalva）视网膜病变

瓦尔萨尔瓦视网膜病变是由于屏住呼吸，快速增加腹内压，如提起重物、咳嗽、呕吐及其他紧张活动时发生眼底出血。一般认为其发生机制为急剧增加腹内压后，静脉压增加，导致视网膜的浅表的毛细血管破裂出血。

【临床表现】

（1）少数患者的视力下降。

（2）眼底检查可见在视网膜内界膜或视网膜前见红色呈圆顶状或舟状出血。黄斑区出血可影响视力。

（3）出血多在几天内吸收，眼底表现可完全恢复正常。

（4）少数患者可合并玻璃体积血。

【诊断】

根据视网膜出血且排除其他原因，同时患者进行了瓦尔萨尔瓦类活动，可以诊断。

【治疗原则】

（1）无特殊治疗，可待视网膜出血自行吸收。对内界膜下出血量较大者可行 YAG 内界膜切开，将出血引流至玻璃体中加快吸收。

（2）如有大量玻璃体积血，可考虑行玻璃体切除术。

【治疗目标】

促进玻璃体积血消失。

第八节　与妊娠相关的眼病

妊娠高血压综合征主要发生于妊娠后 3 个月，以高血压、水肿和蛋白尿为特征。常发生眼部改变，特别是眼底改变。本症与胎儿和孕妇的健康密切相关。如眼部病变出现早而

广泛时，胎儿死亡率高，也影响孕妇的产后视力。如果发生严重的视网膜病变，应建议终止妊娠。

【临床表现】

主要为妊娠期高血压所致眼部表现。

（1）眼睑及结膜水肿，并有贫血的表现。

（2）球结膜血管迂曲呈蛇行状。

（3）眼底　与急性高血压性视网膜病变相同，视网膜血管痉挛，变细变窄，水肿、出血和渗出。

（4）荧光素眼底血管造影显示视网膜血管周围及毛细血管荧光渗漏。

【诊断】

根据妊娠、高血压及眼部改变，可以诊断。

【治疗原则】

（1）针对妊娠高血压综合征进行治疗。

（2）如果发生严重视网膜病变，应建议终止妊娠。

【治疗目标】

针对妊娠高血压综合征进行治疗。

第九节　肝豆状核变性

肝豆状核变性又称 Wilson 病，系 ATP7B 基因突变致铜代谢障碍，为常染色体隐性遗传。发病可从 3 岁至 50 多岁。

【临床表现】

1. 全身表现　黄疸，肝能异常，晚期肝硬化；手足震颤，说话口齿不清，吞咽困难，舞蹈症，癫痫发作，肾衰竭。

2. 眼部表现　角膜后弹力层有铜盐沉着，在角膜周边形成宽 1 ~ 4mm 褐色或蓝绿色的环，称为 Kayser – Fleischer 环。葵花样白内障。

【诊断】

根据临床表现及血的铜蓝蛋白和铜水平降低，尿排出的铜增加，可以诊断。

【治疗原则】

螯合剂和替代疗法，眼科无特殊治疗。

【治疗目标】

主要是内科处理。

第十节　与全身性免疫异常相关的眼病

一、系统性红斑狼疮

系统性红斑狼疮（SLE）是一种多系统的自身免疫性疾病，好发于 30 ~ 40 岁女性。

病因不明。由于全身受损害广泛，故临床表现多种多样。有的患者视力减退为本病最早的症状。本病临床上并不少见。

【临床表现】

1. 全身　皮肤黏膜红斑，关节肌肉与浆膜、心脏、肺、肾、胃肠、神经、血液系统及眼等均可受累，90% 患者有不同程度的发热。患者血中可有抗核抗体及其他多种抗体，如抗心磷脂抗体、狼疮抗凝物抗体等。有的患者最早的症状为视力减退。

2. 眼部

（1）侵犯眼睑皮肤。

（2）继发性 Sjögren 综合征。

（3）视网膜血管病　视网膜血管炎为最常见的眼底表现，可见棉絮斑及出血，严重的视网膜血管病变为视网膜中央动脉阻塞，视网膜中央静脉阻塞，并常有新生血管形成。

（4）脉络膜病变　浆液性视网膜神经上皮和（或）色素上皮脱离也较常见。

（5）神经眼病　包括脑神经麻痹，SLE 视神经病变中最常见者为球后视神经炎、视神经乳头水肿及缺血性视神经病变。有时表现为慢性视野缺损，局部脱髓鞘。更严重者为轴索损害，视神经梗阻。视诱发电位检查常显示视神经异常。

【诊断】

（1）根据全身表现和眼前、后节改变，可以诊断。

（2）血中有抗核抗体及其他多种抗体，可有助于诊断。

【治疗原则】

（1）治疗原发病。

（2）对严重病例，对有大量水肿渗出可行激素治疗；有视网膜新生血管形成者，可施行激光全视网膜光凝治疗或者抗血管内皮细胞生长因子（VEGF）药物治疗。

【治疗目标】

（1）治疗原发病。

（2）消除活动性视网膜病变。

（3）尽量保留视力。

二、干燥综合征

干燥综合征是一种以侵犯唾液腺和泪腺为主的全身多系统自身免疫性疾病。老年女性多见。

【临床表现】

（1）全身多器官，包括眼、皮肤、黏膜、泪腺、口涎腺及其他排泄腺分泌障碍。

（2）眼部干燥、异物感、灼热感、痒感。

（3）检查　眼睑皮肤干燥，结膜干燥充血、角膜干燥，上皮剥脱。

【诊断】

（1）病史　有的患者已在内科明确了诊断。

（2）眼部干燥症状。

（3）泪液学检查　Shirmer 泪液分泌试验 <10mm/5min；泪膜破裂时间 <10 秒；角膜

荧光素染色阳性。以上三项指标两项为可疑，三项为确定诊断。

（4）球结膜或唇黏膜活检、泪液乳铁蛋白或 β_2 微球蛋白测定有助于病变的诊断。

【治疗】

（1）治疗全身病。

（2）应用泪液替代品滴眼。

【治疗目标】

应用泪液替代品，解除或减缓症状。

三、重症肌无力

重症肌无力是由于自身免疫异常导致神经肌肉接头乙酰胆碱受体减少而引起的疾病，可出现在任何年龄。最常见的眼部表现包括上睑下垂、斜视和复视。约70%的患者以上睑下垂（单眼或双眼）合并或不合并眼外肌麻痹为首发症状。随着病情进展，90%的重症肌无力患者最终都有眼部症状。

【临床表现】

（1）单眼或双眼眼睑下垂，晨轻暮重。

（2）可有复视。

（3）眼球运动受限。

（4）患侧眼轮匝肌无力，不能像健侧一样用力。

（5）出现 Cogan 征　当眼球从向下注视向原在位注视时，下垂的眼睑向上抽动。

（6）乏力、吞咽困难、咀嚼无力、构音障碍。

（7）疲劳后加重，休息后减轻。

（8）不损害特定的颅神经。一般不累及瞳孔。

（9）10%~15%合并胸腺肿物。

（10）5%合并甲状腺功能异常。

（11）60%~88%患者的乙酰胆碱能受体抗体阳性。

【诊断】

根据临床表现和下列辅助检查可以诊断。

（1）肌疲劳试验　令患者重复运动，如眨眼、闭眼、举臂等，观察肌无力症状是否加重，休息后是否好转。

（2）乙酰胆碱受体抗体检查。

（3）新斯的明（prostigmine）试验　皮下或肌内注射新斯的明 0.5~1mg 后 30~60 分钟内肌力明显减弱者为阳性。为减轻新斯的明毒蕈碱样反应，可同时注射阿托品 0.5mg。

（4）腾喜龙（tensilon）试验　适用于成人。①确定试验期间可容易观察的一个临床特征，如上睑下垂或复视。②静脉注射腾喜龙 0.2ml，观察 1 分钟。如果所观察的临床特征有所改善，则判断结果为阳性，停止试验。如果无反应，则继续试验。③静脉注射腾喜龙 0.4ml，观察 30 秒，确定观察的临床特征是否改善，或是否发生副作用。如果两者都没有发生，继续试验。④静脉注射腾喜龙 0.4ml。如果在 2 分钟内没有观察到临床特征有改善，则判断试验为阴性。注意在腾喜龙试验时，虽然发生胆碱能危象（表现为出汗、心动过缓和呼吸停止）和晕厥的可能性很小，但仍可发生。因此在试验前应准备好心脏监护的设备和可供注射的阿托品。一旦发生这些不良反应，静脉注射阿托品 0.4mg，并监测生命体征。

（5）进行眼轮匝肌单纤维肌电图检查。

（6）睡眠试验：适用于儿童。1～2 小时小睡后立即观察体征有无好转。

（7）胸部 CT 扫描以除外胸腺瘤。

（8）检查抗核抗体、类风湿因子及其他试验，除外自身免疫性疾病。

【治疗原则】

（1）应与神经科医师合作治疗。

（2）病情轻微时，一般无需治疗，或仅遮盖一眼以避免复视。

（3）如果患者出现吞咽和呼吸困难，应急诊住院治疗。必要时给予气管切开或气管插管，辅助呼吸。

（4）抗胆碱酯酶药物治疗　新斯的明 15～45mg，口服，每天 4～6 次。吡啶斯的明 60～150mg，口服，每天 4 次。

（5）免疫抑制剂　大剂量糖皮质激素，如强的松 60～80mg/d，口服，显示疗效后逐渐减量。环磷酰胺 200mg/d，静脉注射，或硫唑嘌呤 50～150mg 口服，每天 2～3 次。

（6）对有胸腺瘤者行胸腺摘除术或胸腺放射治疗，可使部分患者病情缓解。

【治疗目标】

眼科无特殊处理，应请神经科和外科医师具体处理。

四、获得性免疫缺陷综合征

获得性免疫缺陷综合征又称艾滋病，是由人类免疫缺陷病毒（HIV）感染引起的一种传染病。其特征是 HIV 病毒特异性地侵犯人体免疫系统的中枢部分 $CD4^+T$ 淋巴细胞，导致 $CD4^+T$ 淋巴细胞数量进行性减少，细胞免疫功能不全，出现多种机会性感染和一些肿瘤。感染途径为性生活感染、静脉注射滥用毒品、接触和输入污染的血液或血制品、母亲为 HIV 感染的婴儿等。AIDS 患者常合并眼部病变，有时眼部为首发部位。

【临床表现】

1. 全身表现

（1）长期发热、消瘦、不适、肌痛、腹泻、淋巴结肿大、皮疹等。

（2）出现各种神经系统病变，如急性感染性多神经炎、慢性脱髓鞘神经病变、面神经麻痹等。

（3）出现各种机会性感染，如巨细胞病毒、白色念珠菌、卡氏肺囊虫、鸟型结核分支杆菌、新型隐球菌、单纯疱疹病毒、鼠弓浆虫、水痘带状病毒等感染。

2. 眼部表现　包括 HIV 直接引起的微血管异常和免疫缺陷继发的机会性感染和恶性肿瘤。

（1）外眼和角膜　出现眼睑带状疱疹病毒感染，病变沿三叉神经眼支分布，疼痛明显，可伴有眼部的其他异常，如角膜炎、虹膜炎、巩膜炎。球结膜微血管管径不规则、节段性血柱、毛细血管瘤、小动脉狭窄等。眼睑、结膜和眼眶发生卡波西肉瘤（Kaposi's sarcoma）、眼眶淋巴瘤（Burkitt's lymphoma）。此外，眼睑可发生传染性软疣，小孢子性角结膜炎、真菌性角膜炎、单纯疱疹性角膜炎、巨细胞病毒角膜炎等。

（2）眼后节 视网膜出现棉絮斑、眼底后极部片状或火焰状出血及 Roth 斑、毛细血管瘤、血管白鞘等、黄斑区视网膜水肿和渗出。可发生眼后极部机会性感染，如巨细胞病毒性视网膜炎、急性视网膜坏死综合征、弓形体性视网膜脉络膜炎、梅毒性脉络膜视网膜炎、卡氏肺囊虫性脉络膜炎、结核性视网膜脉络膜炎和转移性眼内炎。

（3）可发生第Ⅲ、Ⅳ、Ⅵ颅神经障碍引起上睑下垂、眼肌麻痹，

（4）可发生视神经乳头水肿、视乳头炎、球后视神经炎、视神经萎缩。

【诊断】

根据病史、高危人群、全身症状和体征、对不明原因的细胞免疫缺陷、有一种以上条件致病微生物反复感染，应进行检查，包括末梢血淋巴细胞计数、测定辅助性 T 细胞（Ts）、抑制性 T 细胞（Ts）及其比值和 $CD4^+T$ 细胞计数，血清酶联免疫吸附试验（ELISA）测定 HIV 抗体、免疫印迹试验确认。如果血淋巴细胞 $<500\sim1000/mm^3$，Th/Ts <1，$CD4^+T$ 细胞 $<2000/mm^3$，为细胞免疫功能低下。HIV 抗体和免疫印迹试验阳性，可确诊为 HIV 感染。

【治疗原则】

目前仍缺乏根治 HIV 感染的药物，多采用综合治疗：抗 HIV 病毒治疗，预防和治疗机会性感染，增加机体免疫功能，支持疗法以及心理方面的关怀，其中以抗病毒治疗最为关键。

【治疗目标】

请感染科会诊治疗，延长生命，保存视力。

五、结节性多动脉炎

结节性多动脉炎是一种系统性血管炎，CHCC 2012 版系统性血管炎分类系统将其归为中血管炎，但临床也可累及大血管和小血管。结节性多动脉炎曾被分为经典型和显微镜下多血管炎两型，依据新的分类标准，伴有肾脏损害的显微镜下多血管炎独立归入小血管炎，也即现在所称的结节性多动脉炎仅指原先的"经典型"。

【临床表现】

（1）平均发病年龄为 40~50 岁。有 30%~50% 乙型肝炎病毒抗体阳性。

（2）大多数患者有高血压和蛋白尿。

（3）眼部表现

①眼睑及结膜水肿。

②表层巩膜炎。

③虹膜睫状体炎。

④眼球筋膜炎。

⑤泪腺病变。

⑥眼球突出。

⑦眼外肌麻痹和视神经病变。

（4）眼底所见

①视网膜血管炎：动脉管腔狭窄，重者可致视网膜动脉阻塞。视网膜动脉分支有肿胀或结节，形成梭形动脉瘤，附近视网膜可有水肿、渗出、棉絮斑和出血，远端动脉管径狭窄，晚期血管可呈白线。由于全身血压升高，眼底出现视网膜动脉痉挛，轻度动静脉交叉征，甚至高血压性视网膜病变。视网膜静脉表现充血扩张。

②视神经乳头水肿。

③脉络膜损害：眼底周边可有散在带白色的病灶，甚至类似结核结节。以后逐渐变为有色素沉着的瘢痕。

（5）荧光素眼底血管造影　后极部及其附近视网膜动脉扩张，管径不规则，管壁增厚，着染，周围弥漫荧光素渗漏。

【诊断】

（1）全身症状。

（2）眼前节不同表现。

（3）眼底视网膜分支动脉上出现动脉瘤，是最有临床意义的表现。

（4）荧光素眼底血管造影　视网膜动脉的表现特别有助于确立诊断。

【治疗原则】

（1）主要为全身治疗。查找病灶，并予以治疗。

（2）避免致敏物质。

（3）可用糖皮质激素，抗炎松或阿司匹林等药物治疗，必要时加用免疫调节剂。

（4）中医以清热凉血、活血通络为主要治则。

【治疗目标】

（1）全身治疗结节性多动脉炎。

（2）维护视功能。

（苗　恒）

第十七章　视功能障碍

第一节　盲

盲是指一种视力残疾状态，不论何种原因所致的严重视力损伤，即使经过标准的屈光矫正及药物、手术治疗后，仍有视功能损害，不能独立行走，就称为盲。他们无法正常学习、工作和生活，通常需要职业和社会的扶持。

【临床表现】

（1）一级盲　双眼中较好眼最佳矫正视力为<光感~0.02，或者即使较好眼的中心视力没有损害，但视野以注视点为中心，半径<5°。

（2）二级盲　双眼中较好眼的最佳矫正视力为<0.02~0.05，或者即使较好眼的中心视力没有损害，但视野以注视点为中心，半径<10°，但>5°。

【诊断】

根据双眼最佳矫正视力和视野检查结果，可以判断患者是否是盲，以及盲的程度。

【治疗原则】

（1）目前我国盲的主要原因为白内障、未矫正屈光不正、角膜混浊、青光眼、沙眼、维生素A缺乏、儿童盲、老年性黄斑变性、糖尿病性视网膜病变等，其中80%是可以预防和治疗的。例如对于白内障盲和角膜盲应采用手术复明，对于未矫正屈光不正应当进行光学矫正，对于沙眼应采用手术治疗、抗菌治疗、清洁脸部和改善环境卫生等手段控制其发病和严重程度，降低致盲率。对于青光眼等不可逆致盲眼病应强调早期发现、早期治疗，避免发展到盲的状态。

（2）对于虽然经积极治疗和光学矫正，但仍处于盲状态的患者，应当积极采取康复训练措施，包括定向行走训练，日常生活技巧训练及工作训练，心理康复等，使其尽快适应生活，或者采用光学助视器和非光学助视器来改进其视觉活动能力，使他们充分利用其残余视力工作和学习，以便获得较高的生活质量。

【治疗目标】

针对患者的具体情况，采用不同的治疗方法，提高视功能。属不可治盲者，尽早采用助视器及视觉康复训练，重新获得适应正常社会生活的能力。

（王　凯　徐　琼）

第二节　中、重度视力损伤

中、重度视力损伤最新的定义为低视力，是指不论何种原因所致的视功能障碍状态，即使经过药物、手术治疗及标准的屈光矫正后，好眼视力仍小于0.3，但高于0.05的视觉

279

状态，但是此类患者仍然能应用或有潜力应用视力去做或准备做各项工作。

【临床表现】

（1）中度视力损伤（二级低视力）　双眼中较好眼的最佳矫正视力为0.1～0.3。

（2）重度视力损伤（一级低视力）　双眼中较好眼的最佳矫正视力为0.05～0.1。

【诊断】

根据双眼最佳矫正视力可以判断患者是否是中、重度视力损伤。

【治疗】

（1）不同年龄人群中，导致低视力的原因大不相同。29岁以下人群中，先天性眼病是主要病因，按顺序排列分别是先天性眼部结构缺损及眼球震颤、先天性白内障、黄斑营养障碍、先天性视神经萎缩、白化病、原发性视网膜色素变性等；30～59岁人群中，按顺序排列分别是视神经萎缩、原发性视网膜色素变性、糖尿病性视网膜病变、黄斑营养障碍、高度近视性视网膜脉络膜病变等；大于60岁人群中，则是老年性白内障、青光眼、年龄相关性黄斑变性、糖尿病性视网膜病变、视神经萎缩、高度近视性视网膜脉络膜病变等。

（2）针对不同的病因引起的低视力，应当积极地进行原发病的药物、手术及屈光矫正、弱视训练。为患者验配适合的助视器，进行相应的使用技巧训练，同时给予功能性视力的康复训练和心理康复治疗，帮助患者重新获得应用视力、适应社会生活的能力。

【治疗目标】

根据具体情况处理。属可治低视力者，应及时安排治疗。属不可治低视力者，尽早采用助视器及视觉康复训练。

（王　凯　徐　琼）

第三节　弱　视

弱视是指视觉发育期内由于单眼斜视、屈光参差、高度屈光不正以及形觉剥夺等异常视觉经验引起的单眼或双眼最佳矫正视力低于相应年龄正常儿童，且眼部检查无器质性病变。不同年龄儿童视力的正常值下限：3～5岁儿童视力的正常值下限为0.5，6岁及以上儿童视力的正常值下限为0.7。

【临床表现】

（1）通常为单眼，但也有双侧发生。

（2）导致弱视的病因与分类

①斜视性弱视：多发生于单眼恒定性斜视，斜视发生的年龄越早，产生的抑制越快，弱视的程度越深。

②屈光参差性弱视：双眼屈光参差导致两眼不同视，两眼视网膜成像大小清晰度不同，屈光度较高的一眼黄斑部成像大而模糊，容易形成弱视；双眼远视性球镜屈光度相差≥1.50D，或柱镜屈光度数相差≥1.00D，屈光度数较高眼易于形成弱视。

③屈光不正性弱视　为双眼性，发生在高度远视及散光而未戴矫正眼镜的患者中。

④形觉剥夺性弱视　是由于视觉发育期视网膜黄斑废用或刺激不足所引起。例如上睑下垂，角膜混浊，先天性白内障或因眼睑手术后遮盖时间太长等原因，使光刺激不能进入眼球，妨碍或阻断黄斑接受形觉刺激，因而产生了弱视。单侧者较双侧者更为严重。

（3）弱视眼对单个字母的识别能力比对同样大小但排列很近成行的字母的识别力要高得多，这种现象称"拥挤现象"。

（4）注视性质与视力密切相关。部分弱视患者，中心凹注视能力逐渐丧失而形成旁中心注视。

（5）对比敏感度检查显示全频段降低，高峰左移。

（6）图形视诱发电位显示 P_{100} 波振幅降低，潜伏期延长。

【诊断】

根据病史、视功能、屈光度、眼位及无眼部器质性病变可做出诊断。

【治疗原则】

弱视发病机制主要为两方面，一方面是形觉剥夺，一方面是双眼相互竞争。消除形觉剥夺包括手术去除对于视觉通路的遮挡；矫正屈光不正使视网膜黄斑成像清晰。消除双眼异常相互作用主要采用遮盖疗法和压抑疗法。

（1）早期发现、早期治疗是获得良好疗效的关键。

（2）针对引起弱视的病因治疗；若存在上睑下垂、角膜混浊、先天性白内障等则需要尽早手术。

（3）行睫状肌麻痹下屈光检查，配戴合适的矫正眼镜。

（4）对于大多数单眼弱视患儿或双眼视力不相等的患儿，限制使用视力好的眼，强迫使用视力差的眼。

①健眼遮盖疗法：分为完全性或部分性遮盖。小年龄段遮盖时间以小时计算，加强随访。

②压抑疗法：包括药物压抑及光学压抑。用正镜片或滴 0.5% ~1% 阿托品滴眼液压抑健眼功能，弱视眼戴用矫正眼镜。光学压抑为优势眼配戴过矫 +3.00D 球镜度的镜片或压抑膜，降低优势眼的远视力。而弱视眼配戴合适眼镜，看远看近均能聚焦清晰。

③视觉刺激疗法：如采用视觉刺激仪或视觉训练系统进行训练。

（5）手术矫正斜视，原则上应在弱视治疗后双眼视力相等或弱视眼获得最大矫正视力后进行。

（6）对于大龄儿童及成人弱视，目前也主张积极治疗。

【治疗目标】

首先提升矫正视力，使矫正视力达到同年龄正常水平。由于双眼立体视觉是人类的高级视觉，在提升矫正视力的同时，应该尽可能改善弱视患者的双眼视功能。

（吴　夕　孟庆娱）

第四节　色觉障碍

颜色不是一个物体的物理属性，颜色的概念存在于人的大脑里，光照射在物体上，物体表面吸收一部分，反射一部分，反射光被视网膜吸收，传递到大脑加工后形成颜色印象，为色觉。视网膜感知色觉的视锥细胞分为三类：识别红色的 L 细胞，识别绿色的 M 细胞和识别蓝色的 S 细胞，三类视锥细胞协同工作，形成良好的色觉。如果患者丧失辨色力，则为色盲。如果患者对颜色辨别能力降低，则为色弱。如果患者对不应有色泽的物体看成各种颜色，则为色视症。

【临床表现】

色觉障碍分为遗传性和获得性。

1. 色觉障碍的遗传类型　主要是 X 染色体隐性遗传，男性色觉障碍患者大约是女性的 40 倍，女性携带者在女性人群中的比例约为 9% ~ 15%。

（1）全色盲　极为少见。属完全性视锥细胞功能障碍。患者全无色感，只有明、暗和黑、白的感觉。常伴有畏光、眼球震颤和弱视。

（2）红色盲　又称第一型色盲，对红色及其补色（青绿色）都不能分辨。看光谱时，感到红色端显著缩小，而呈灰色。对绿色感觉也不正常。光谱中最明亮处为黄绿色段。

（3）绿色盲　又称第二型色盲，对绿色及其补色（红紫色）都不能分辨。看光谱时，不能分辨红、绿色，但红色段并不缩短。光谱中最明亮处为橙色段，而将绿色段看成一中性带，无颜色感觉。由于绿色盲与红色盲性质接近，因此常合称为红绿色盲。

（4）黄蓝色盲　又称第三型色盲，较少见。看光谱时，不能看出黄和蓝紫一段，而且该色段缩短，把光谱中黄色及蓝色紫色段均看作为中性无色带，光谱中最明亮处仍为黄色段。

（5）全色弱　视力无任何异常，可以分辨深而鲜明的颜色，但对颜色浅而不饱和时，则分辨困难，特别对于蓝黄色分辨不清。

（6）色弱　有红色弱（第一型色弱）、绿色弱（第二型色弱）、蓝黄色弱（第三型色弱）和红绿色弱等，以红绿色弱为多见。红绿色弱对红绿色感受力差，照明不良时，其辨色力接近于红绿色盲；如果物体颜色深而鲜明，以及照明度好时，其辨色力接近正常。

（7）色觉疲劳　检测色觉时，患者开始时能迅速辨别颜色，但如果辨色时间较久，或颜色复杂、对比强烈、耀眼眩目时就不能辨认或否定开始时辨认结果，如休息片刻后又能辨认。

（8）隐色盲　患者面对一系列色觉检查，特别是对颜色差别较小的试标，反应不够敏捷可靠，识别颜色的过程是由犹豫不决而逐渐正确，经过反复考虑才能决定。这可能是由于视网膜感光化学物质产生不足所致。

2. 获得性色觉障碍　见于视神经病变，如烟酒中毒性弱视、球后视神经炎、Leber 病、铊中毒等，常为红绿色觉障碍。也见视网膜和脉络膜病变，常为黄蓝色觉异常。

3. 色视症

（1）黄视症　见于核性白内障，或洋地黄、链霉素、磺胺、巴比妥、水杨酸等中毒。

（2）蓝视症　见于白内障摘除术后、洋地黄中毒或过敏、一氧化碳中毒、蘑菇中毒。

（3）红视症　发于无晶状体眼、雪照、虹膜缺损、瞳孔散大、玻璃体积血、烟中毒、碘氰化合物中毒、白化病、杂技飞舞时。

（4）绿视症　见于使用洋地黄或巴比妥后、视网膜脉络膜炎。

（5）其他色视症　视网膜中央动脉阻塞恢复期、山道年中毒可有紫色视。

【诊断】

根据病史、色觉检查可做出诊断。

【治疗原则】

（1）对于遗传性色觉障碍无特殊治疗。

（2）对于获得性色觉障碍，应针对病因给予不同治疗。

【治疗目标】

（1）无预防遗传性色觉障碍的措施。

（2）针对获得性色觉障碍的原发病进行治疗。

（王　凯　徐　琼）

第五节　夜　盲

夜盲是指患者暗适应能力差，在光线昏暗处出现视觉障碍、行动困难，但在明亮处视力仍比较好或可保持正常的一种症状。

【临床表现】

（1）先天性静止性夜盲　是一种遗传性眼病，最常见的遗传方式为 X 连锁，也可由常染色体显性遗传或隐性遗传，具有遗传异质性。除夜盲外，视力、视野和眼底都无异常，是由于杆状光感受器信号传导缺陷所致。常伴有近视，视力范围可从正常到 0.1 左右，视力差的患者还伴有眼球震颤、斜视等。

（2）先天性进行性夜盲　常并发其他遗传性视网膜疾病，如原发性视网膜色素变性、白点状视网膜变性、结晶样视网膜变性等。

（3）后天性夜盲　由于后天性眼病损害视细胞，影响视功能，导致夜视力障碍，例如青光眼、视神经炎、视神经萎缩、视网膜脉络膜炎、高度近视、出血性视网膜病、铁质沉着症和铜质沉着症等。

（4）全身病引起的夜盲　发生于维生素 A 缺乏的情况下，如有患营养不良性疾病、消耗性疾病、肝病和消化道疾病时，早期即发生夜盲，继而发生结膜、角膜干燥，严重者角膜糜烂、溃破和穿孔。

【诊断】

根据病史、眼部检查和电生理检查，可做出诊断。

【治疗】

（1）对于先天性夜盲，一般无特殊治疗，不易治愈。

（2）对于后天性夜盲，应针对病因给予不同治疗，可有程度不等的疗效。对于维生素 A 缺乏者，及时补充维生素 A 可获得满意的效果。

【治疗目标】

针对不同的原因分别进行针对性治疗。对于各种可能发生维生素 A 缺乏的疾病，应适时补充维生素 A，可预防发生夜盲。

（黄旅珍）

第六节　昼　盲

昼盲是指在光线明亮的环境下，视力反较光线昏暗时为差的一种反常现象。

【临床表现】

（1）黄斑部中心凹或与中心凹处的锥体细胞相联系的传导途径上的任何病变，可引起昼盲，如先天性全色盲、黄斑变性、轴性视神经炎后的视神经萎缩等患者。

（2）角膜或晶状体中央部混浊而周边部仍然透明的一些眼病，如核性白内障、先天性绕核性白内障或前、后极白内障、角膜中央部小白斑等。

（3）病理性瞳孔散大时，因白昼强光下畏光，视力差。

【诊断】

根据病史和眼部检查，可做出诊断。

【治疗原则】

（1）因视网膜或视神经引起的昼盲，一般不易治愈。

（2）因角膜或晶状体病变引起的昼盲，可采用手术治疗。

（3）对于因病理性瞳孔散大患者，可采用戴太阳镜来缓解。

【治疗目标】

针对不同的原因分别进行针对性治疗。

（黄旅珍）

第七节　复　视

观察一个物体时能看到两个影像时称为复视。对于一个物体，用双眼看到两个影像时称为双眼复视，用单眼看到两个影像称为单眼复视。

【临床表现】

（1）双眼复视　常是一眼发生偏斜，致使一个物像同时落在双眼视网膜非对应点上，即一个物像落在注视眼的黄斑中心凹，另一个落在偏斜眼的黄斑中心凹周围的视网膜上引起的。健眼所见的为真像，患眼所见的为虚像。根据二者的位置和方向不同，复视又分为水平性复视、垂直性复视和旋转性复视。根据眼球偏位的方向不同，复视又分为交叉性复视和非交叉性复视。病理性复视常见于以下几个方面。

①双眼单视功能建立后眼轴发生偏斜，最常见于集合功能不足和麻痹性斜视。

②已形成视网膜异常对应，由于斜视手术使眼位改变产生复视。

③黄斑病变、屈光参差、中枢性病变等造成双眼后天性融合功能障碍。

④眼眶骨折或眶内病变、睑球粘连、视网膜脱离复位术后眼球运动障碍。

⑤配镜不合适，镜片光学中心与视轴不符。

⑥其他引起神经或眼外肌病变的疾病。

（2）单眼复视　是由于一个物像同时落在视网膜上两个不同部位所引起。常见于晶状体脱位或半脱位、早期白内障、虹膜根部离断、角膜瘢痕、干眼症等眼病。

（3）麻痹性斜视所致复视时可出现眩晕、恶心等不适和视觉紊乱。

【诊断】

根据病史、仔细的眼部检查，特别是复视检查，一般能做出诊断，必要时需进行全身检查以明确病因。

【治疗】

（1）针对病因治疗。

（2）双眼复视时暂时遮盖一眼可消除复视引起的眩晕、恶心等不适和视觉紊乱。

（3）经非手术治疗半年后，如病情保持稳定，但不再好转时可考虑手术治疗。术后仍有轻度复视者，可再配戴三棱镜矫正。

【治疗目标】

针对引起复视的原发病进行治疗，消除复视及复视引起的其他症状。

（郭丽莉）

第八节　视物变形症

视物变形症是指患者观看某一物体时，物像扭曲畸形、拉长变扁、变大或变小，以至于无法辨认物体的真实形态。

【临床表现】

视物变形症可出现物像放大、缩小或变形，多与视网膜病变有关尤其是波及黄斑部疾病，也可见于屈光不正患者如散光。

（1）黄斑部病变，如水肿、渗出、出血、变性、裂孔、脱离时，常可见于中心性视网膜脉络膜病变、黄斑盘状变性、黄斑前膜、黄斑水肿、黄斑裂孔等病变。

（2）视网膜脱离、瘢痕、出血、血管瘤、寄生虫和视网膜新生物等。

（3）脉络膜疾病　葡萄膜炎、脉络膜渗漏、脉络膜肿瘤等。

（4）癔症。

（5）屈光不正　散光。

【诊断】

根据病史、Amsler 表、屈光检查和视网膜脉络膜检查，可做出诊断。

【治疗原则】

（1）找出引起视物变形症的原发病，给予针对性治疗。

（2）协助患者完成必要的生活指导，减少外出，在熟悉的环境内活动，防止摔倒。

【治疗目标】

针对引起视物变形症的原发病进行治疗。

（王　凯　徐　琼）

第九节　闪光视觉

闪光视觉是一种眼前出现闪光样感觉的自觉症状。

【临床表现】

引起闪光视觉的原因可分为以下两类。

1. 有器质性病变的闪光视觉

（1）视网膜脱离　在视网膜受玻璃体牵引、将发生视网膜裂孔或视网膜裂孔趋向扩大时，均可有明显的闪光视觉。

（2）急性脉络膜炎、脉络膜视网膜炎时可有闪光视觉。

（3）外伤性无晶状体或晶状体脱位时，可有虹膜震颤，引起闪光视觉。

（4）眼球外伤时患者眼前有闪光、光星、光点或光环。

（5）脑外伤、脑瘤或脑动脉硬化症也可出现闪光视觉。

（6）老年人或近视眼患者玻璃体液化、后脱离时牵拉视网膜可出现闪光视觉，且多伴随飞蚊症同时出现。

2. 无器质性病变的闪光视觉

（1）晕厥发生时，眼前出现银色或有色泽的光闪烁。

（2）偏头痛发生前，眼前出现闪烁光点、光线，持续时间较长。

（3）循环性虚脱、低血压、低血糖时常先发生闪光视觉。

（4）过于疲劳、体质虚弱者或精神受强烈刺激后，也会出现闪光视觉。

（5）体位突然变化时也可出现闪光视觉。

【诊断】

根据病史和仔细的眼部检查，一般能做出病因诊断。

【治疗原则】

（1）尽量找出引起闪光视觉的原因，并给予针对性治疗。

（2）在排除了眼部器质性病变后，应针对患者全身情况进行治疗和解释。

【治疗目标】

处理的关键是针对引起闪光视觉的原发病进行治疗。

（王　凯　彭子苏）

第十节 虹 视

虹视是指在灯光周围看到彩虹一样的色环的症状。

【临床表现】

（1）眼压突然升高，角膜上皮发生水肿，进入眼内的光线经角膜上皮细胞内过多水分折射，由于分光作用产生红、橙、黄、绿、蓝、靛、紫七种颜色，形成虹视。

（2）非眼压升高引起的角膜上皮水肿或小点状混浊，因累及角膜内皮细胞引起角膜水肿时也可有虹视，如 Fuchs 角膜内皮营养不良，眼科术后角膜内皮失代偿，角膜上皮大疱样改变，角膜炎，葡萄膜炎等。

（3）初期白内障，晶状体皮质发生改变时，在视轴中间时可产生光线折射现象而引起虹视。

（4）结膜囊内有黏稠的分泌物时，加之泪水对光线的折射作用，可有一过性虹视。

（5）眼镜片上有水汽时。

（6）有晶状体眼植入屈光性人工晶状体（ICL）术后，因新型 ICL 有中央孔的存在，在光线明亮的情况下可出现虹视。

【诊断】

根据病史和仔细的眼部检查，包括测量眼压，一般能做出病因诊断。

【治疗原则】

根据引起虹视的原因进行针对性治疗。

【治疗目标】

针对引起虹视的原因进行治疗。

（王 凯 彭子苏）

第十一节 幻视症

幻视症是指患者在主观上"见到"光亮、色泽或图像，但客观上并不存在光源或实物的一种虚幻视觉，大多是在闭眼的时候看到。

【临床表现】

（1）单眼幻视症通常为视网膜受刺激所引起，如玻璃体后脱离在体位发生改变时，脱离的玻璃体可牵拉视网膜而使患者出现闪光或光环飘动的感觉，闭眼时压迫眼球也可出现。

（2）双眼幻视症可分为不成形性幻视和成形性幻视。

①不成形性幻视："见到"的不是图像，而是闪光、亮点或色幻觉。常因大脑枕叶或顶枕叶的病变引起。副纹状体 18 区可产生彩色薄片及环的感觉。

②成形性幻视：可"见到"具体的景物，常提示大脑病变，顶枕叶皮质病变可产生人和动物的幻觉，大脑颞叶或颞顶部病变可感觉到记忆中的人、风景等，可反复出现，但缺

乏细节。小脑病变可感受一过性视物颠倒。精神障碍，如癔病、精神分裂症、酒精中毒性精神病等，也可出现各种各样的成形性幻视。幻视可伴有幻听。

（3）一般不产生成形性幻视。视网膜感光细胞受到刺激可产生不成形性幻视，如视网膜脱离前或复位手术后出现的闪光与玻璃体对视网膜牵引有关。视网膜出血、视网膜脉络膜炎、对视网膜机械性或电刺激，都可以出现闪光感。闪辉性暗点中出现的锯齿形光幻觉与供应枕叶部的动脉痉挛有关。

（4）飞蚊幻视是眼科常见的自觉症状，多见于青壮年，多为胚胎残留组织细胞或少数生理细胞漏到玻璃体而投影到视网膜上的结果。

【诊断】

根据病史，特别是神经、精神方面的病史，以及眼部检查结果，可做出诊断。必要时行头颅 CT 或 MRI 检查，排除大脑枕叶、顶叶及颞叶病变等。

【治疗原则】

针对引起幻视症的各种原因进行治疗。

【治疗目标】

针对不同的病因分别进行治疗，治疗原发病，消除幻视。

（王　凯　彭子苏）

第十二节　视疲劳

视疲劳是由于各种原因导致人眼视物时超过其视觉功能所能承载的负荷，导致用眼后出现视觉障碍，眼部不适或伴有全身症状以致不能正常进行视作业的综合征。视疲劳以患者主观症状为主，眼或全身因素与精神心理因素相互交织，并非独立的眼病。严重的视疲劳可导致患者无法正常工作。

【临床表现】

（1）轻度　患者用眼后自觉眼部不适、视物模糊、视物重影、眼部发干、眼痒、烧灼感、异物感、眼部有压迫感、眼皮沉重、轻度钝痛、鼻根部或颞部酸胀感、畏光、流泪等。

（2）重度　视疲劳未及时干预严重时可出现全身症状，如眼痛、头晕、头痛、恶心、注意力不集中、记忆力下降、焦虑烦躁、食欲减退、全身酸痛，甚至胸部胀满、面色苍白、眩晕、呕吐。常有精神萎靡、思睡、记忆减退和失眠等精神症状以及肩颈腰背酸痛和指关节麻木等全身综合症状。

（3）少数患者可能出现复视，立体视觉功能障碍等。

（4）青少年长期处于视疲劳状态可出现近视或加深原有近视度数。

（5）导致视疲劳的原因

1）眼部因素

①屈光不正：屈光不正（远视、近视、散光）、屈光参差，未矫正或未配戴合适的矫

正眼镜等。

②调节功能异常：如老视眼、调节不足、调节痉挛、调节灵活度不足等。

③双眼视功能和眼肌异常：如外隐斜、内隐斜、集合不足、融像性聚散功能障碍等多种双眼视功能异常和斜视患者，在长时间用眼后会出现视疲劳症状。

④干眼症：视疲劳是干眼的最常见症状之一。干眼患者其泪膜破裂时间缩短，角膜上皮损伤，导致形觉功能受损，因此常会出现视疲劳症状。

⑤眼部疾病：当眼部疾病影响其视觉功能时，都可能出现视疲劳症状。如睑板腺功能异常、睑缘炎、结膜炎、上睑下垂等，原发性开角型青光眼早期可以视疲劳为主要症状。

⑥各类眼科手术术后：通常是自限性的，如角膜屈光手术、白内障手术、斜视手术等。术后早期部分患者可能会因为屈光度数一过性远视漂移或者高阶像差增大等而出现不同程度的视疲劳症状。

2）全身因素　身体虚弱、久病恢复期、内分泌紊乱、哺乳期、更年期、神经衰弱、神经官能症、过度疲劳、甲亢、糖尿病、贫血等。

3）环境因素　光线过强或过暗、阅读材料过于细小、字体与背景对比度低、视标不稳定、视标移动迅速、图像质量差、眩光、长期工作在显示器前（视频终端综合征）等。

4）精神心理和全身因素　如紧张、焦虑、忧郁状态，性格，人际关系等。副交感神经与视皮质的高度兴奋也与视疲劳有关。此外，某些特殊时期（月经期、怀孕期、哺乳期、更年期等）都有可能出现视疲劳。

【诊断】

根据详细病史采集，检查患者屈光、双眼视功能和眼肌功能及眼部其他器质性病变的情况，可做出诊断。

【治疗原则】

（1）尽量找出引起视疲劳的原因，排除引起视疲劳的眼部疾病和全身疾病，给予针对性治疗，消除或减轻视疲劳的症状。

（2）及时矫正屈光不正，眼肌和调节等异常，对于双眼视功能异常患者可使用棱镜或联合视觉训练，对于老视患者应给予科学的阅读近附加，配戴合适度数的老花镜。

（3）可对症使用缓解视疲劳的滴眼液，睫状肌麻痹药物等，对于合并干眼症患者可加用人工泪液或进行相应治疗。

（4）合理用眼，注意连续阅读和工作时间不能过长，建议每20~30分钟休息一次。

（5）改善工作环境，注意光照合适，避免眩光。

（6）加强体育锻炼，保持身心健康。

【治疗目标】

（1）针对引起视疲劳的原因和症状进行对因和对症的综合治疗。

（2）改善患者症状，缓解或消除视疲劳。

（王　凯　彭子苏）

第十三节 功能性视觉丧失

功能性视觉丧失也称非生理性视觉丧失，是指患者主诉的视力丧失程度明显重于客观检查所估计的程度。一些患者可能因为经济方面等特殊目的故意地谎称实际上健康的一眼或双眼视力高度减退或完全"失明"，则为诈盲。但也有患者并不清楚自己所称的视觉丧失是非器质性的，相信自己真的丧失了视力，这些患者可能具有潜在的精神方面的疾病，如癔病。

【临床表现】

（1）患者主诉视力严重减退，但眼科和神经眼科的检查结果正常，瞳孔对光反应正常。

（2）除了视觉丧失，患者常有复视、疼痛等主诉。

【诊断】

（1）仔细了解病史，注意视力减退或丧失的时间、发病的诱因、精神状态、既往治疗经过、有无屈光参差和斜视等。

（2）对诈盲患者应慎重诊断，应做多次反复检查，除了眼部外，还应除外视路疾病，必要时请神经科医师会诊，除外皮质盲等神经系统疾病。

（3）进行详细眼部检查，包括视力、屈光、前节、眼底、视野等。怀疑微小内斜视时应做4$^\triangle$基底向外的三棱镜试验。

（4）进行必要的客观检查，如电生理和影像学检查：视网膜电图（ERG）、视诱发电位（VEP）、荧光素眼底血管造影（FFA）、头颅CT或MRI。

（5）通过对患者行为的观察，了解其视觉状态　在询问病史或检查的同时，观察患者是否能做一些需要视力的行动和注视一些物体。在室内移动时，真盲通过障碍物时不会躲避而被绊倒，但诈盲者一般不会被绊倒，或者即使碰到障碍物或绊倒时也是很轻的，极少伤害他们自己。

（6）对于主诉"无光感"的患者　观察每眼的瞳孔对光反应。虽然一眼"无光感"，但双眼直接和间接对光反应均灵敏，遇强光有闭眼反射时，应考虑是功能性视觉丧失。

（7）对于视力为"手动~无光感"的患者

①如果单眼视力下降到"手动~无光感"的程度，应出现传入性瞳孔反应障碍。如果没有出现这一障碍，可以做出功能性视觉丧失的诊断。

②镜子试验：如果患者主诉单眼视觉丧失，用眼罩遮盖视力好的一眼；如果主诉双眼视觉丧失，则双眼均不遮盖。检查者请患者睁眼向前看，然后将一面大镜子缓慢地从患者眼前的一侧向另一侧倾斜，并将镜子后退到视力为手动所能看到的距离之外，如果患者的眼部仍有运动，表明患者的视力比"手动"要好。

③视动性眼球震颤法：单眼"视觉丧失"者，遮盖未受累眼；双眼受累者，双眼交替进行试验。请患者向前注视，在受检眼前转动黑白条纹相间的视动转鼓或移动条栅带，如能诱导出眼球震颤，表明该眼的视力比"手动"好。

④视野检查法：检查健眼视野时不遮盖"视觉丧失"眼，如周边视野鼻侧大于60°或中心视野无生理盲点，表明"视觉丧失"眼是有视力的。

⑤立体镜检查法：用立体镜或同视机进行检查，如果存在同时知觉或立体视觉者必有双眼视觉，表明"视觉丧失"是功能性的。

（8）对于视力为"0.05～0.5"的患者

①采取变换距离或字型大小的方法检查患眼，注意结果是否矛盾。如在不同距离检测结果都是相同的，则该眼"视觉丧失"是功能性的。

②如果近视力是正常的，则可能是功能性视觉丧失或是近视眼。

③Goldmann 视野或视野屏检查时发现几次结果明显不一致，或呈螺旋状视野改变。

（9）高度怀疑是功能性视觉丧失，但又不能证实时，应在1～2周后复查。

【治疗原则】

（1）明确地告诉患者未发现任何导致视力下降的眼部异常。

（2）对癔症患者可采用暗示疗法，告诉他们一切都将正常，下次复诊时视力将会恢复。但应当请精神科医师进一步诊治。

【治疗目标】

（1）如诊断没有十分把握，应进行随诊观察。

（2）采用暗示疗法，促使恢复视力。

（孙摇遥）

第 二 篇
眼科检查技术操作常规

第十八章 视力检查

第一节 远视力检查

【适应证】

（1）在眼科就诊及其他科室要求会诊的患者。

（2）健康体检。

【禁忌证】

（1）全身状况不允许检查者。

（2）因精神或智力情况不配合者。

【操作方法及程序】

（1）可选用对数视力表、国际标准视力表、早期治疗糖尿病性视网膜病变的研究（ETDRS）视力表。前两种视力表的检查距离为5米，后者的检查距离是4米。视力表的1.0一行应与被检眼等高。视力表的照明应均匀，无眩光；可采用自然照明。如采用人工照明，照明强度为 300~500lux。

（2）双眼分别检查，先查右眼，后查左眼。对于单眼急性结膜炎患者，应先查健眼，后查患眼。检查时用挡眼板遮盖一眼；如受检者戴镜，应先查裸眼视力，再查戴镜视力。

（3）下面以国际标准视力表为例叙述远视力检查方法。该表分12行，能看清第一行为0.1，第10行为1.0，第12行为1.5。若能辨认第8行全部视标，同时可辨认第9行半数以下视标时，则记为0.8^+；如果能够辨认第8行全部视标，同时可辨认第9行半数以上视标时，记为0.9^-。

（4）如被检查者不能辨认视力表上最大视标时，可移近视力表，直至看清第一行视标（0.1），记录的视力为0.1×受检者与视力表的距离（m）/5，例如在2m处能看清0.1，视力为 0.1×2/5=0.04。

（5）如在1米处不能辨认最大视标，则视力为指数（CF）。嘱受检者背光而坐，检查者伸出2~3根手指，指间距一指，让受检者辨认手指数目，记录其能辨认指数的最远距离，记录为指数/距离，如指数/30cm或CF/30cm。如果在眼前5cm处仍不能辨认指数，则检查者在受试者前摆手，记录能辨认手动（HM）的最远距离，记录为手动/距离，如手动/30cm或HM/30cm。

（6）对只能辨认指数或手动的受检者，应在暗室中进一步检查光感（LP）及光定位。检查光感时，将患者一眼完全遮盖，检查者一手持烛光，放在被检眼前5米处开始检查。若受检者看不见烛光，则将烛光向受检者移近，直至受检者能够辨认为止。记录受检者能看见烛光的最远距离。检查光定位时，将烛光置于患者前1米处，嘱受检者向正前方注视，不要转动眼球和头部，分别将烛光置于左上、左中、左下、正上、正中、正下、右上、右中、右下方，同时询问受检者是否能看见烛光。如应答正确记录为"＋"，应答错误记录为"-"。如患者全无光感,记录为"无光感"。若受检眼为义眼则记录为义眼,不能记录为无光感。

【注意事项】

(1) 如果检查室的最大距离小于5米,采用反光镜法检查视力。将视力表置于被检查者座位的后上方,于视力表对面2.5米处放一平面镜,嘱受检者注视镜内所见的视力表来检查远视力。

(2) 每个字母辨认时间为2~3秒。

(3) 未受检眼遮盖要完全,但不要压迫眼球。

(4) 检查时受检者头位要正,不能歪头用另一只眼偷看,也不能眯眼。

(5) 对于裸眼视力小于1.0,而且没有矫正眼镜的受检者,应加用针孔板后再查小孔视力。

(6) 视力检查是心理物理检查,评价结果时应当考虑到这一点。

第二节 近视力检查

【适应证】

(1) 屈光不正患者。

(2) 老视患者。

(3) 需要检查近视力的其他情况。

【禁忌证】

(1) 全身状况不允许时。

(2) 精神或智力情况不允许时。

【操作方法及程序】

(1) 可选用徐广弟E字近视力表、Jaeger近视力表、对数近视力表检查。近视力表的照明不易固定,可采用自然弥散光,也可采用人工照明,但应注意避免眩光。

(2) 双眼分别检查,常规先查右眼,后查左眼;检查时用挡眼板遮盖一眼。

检查距离一般为30cm。对于屈光不正者,要改变检查距离才能测得最好近视力。如将近视力表向受检眼移近时视力逐渐增加,该眼可能为近视眼或假性近视眼。如将近视力表向受检眼移远时视力逐渐增加,该眼可能为远视眼或老视眼。

(3) 以能看清的最小一行字母作为检查结果。可采用小数法记录,如用Jaeger近视力表,则以J_1至J_7记录,并注明检查距离。

【注意事项】

(1) 每个字母辨认时间为2~3秒。

(2) 未受检眼遮盖要完全,但不要压迫眼球。

(3) 检查时受检者头位要正,不能歪头用另一只眼偷看,不能眯眼。

第三节 婴幼儿视力检查技术常规

【适应证】

(1) 需要检查远视力的婴幼儿。

（2）特别是怀疑弱视的婴幼儿。

【禁忌证】

（1）全身状况不允许时。

（2）精神或智力情况不配合者。

【操作方法及程序】

1. 视动性眼球震颤检查法

（1）可测定6个月内婴幼儿的视力。

（2）将黑白相间条纹的转鼓放在婴儿眼前30cm处，使其转动，观察婴儿的眼部反应。

（3）如果眼球出现震颤为有视力，反之为无视力。

（4）检查者可观察婴幼儿双眼球对不同宽窄光栅条纹的反应，记录引起眼球震颤的最细条纹。所用的转鼓条纹越细，表示婴儿的视力越好。

2. 根据婴幼儿反应来判断视功能

（1）对于婴儿至2周岁幼儿，可交替遮盖双眼，根据观察其反应，来判断视功能。

（2）若一眼被遮盖，另一眼视力好，并能保持中心注视，则患儿头位基本不动；若健眼被遮盖，另一眼视力差，患儿就会发出反抗的声音，或移动头位。

3. 选择性观看检查法

（1）适用于6个月至2周岁幼儿。

（2）在暗室中进行检查，距离约为50cm，检查者随机调换条纹及灰板的方向，观察婴幼儿是否随条纹而转动头位。

（3）如对某一条纹的反应率达到75%为通过，并可根据所用条纹的宽窄将其换算为Snellen视力表视力。

4. 幼儿视力检测卡

（1）适用于2~3岁儿童。

（2）在自然光下分别检测双眼，距离为5米。

（3）检查者手持视力检测卡，令幼儿用手指或语言回答检测卡上条纹的走向。检查者可随机转换检测卡上条纹的方向。从1号、2号……依次检查，直到不能辨认为止。

（4）检查结束时，可将其换算为Snellen视力表视力。

5. 点状视力表

（1）点状视力表是一种近视力检测法，适合于1~5岁儿童。

（2）双眼分别检查，测试距离约为25cm。

（3）从最大视标开始辨认。令患儿指出黑点的位置，逐一更换小视标，直到不能辨认为止。

6. 儿童图形视力卡

（1）适用于4~5岁儿童。

（2）在室内自然光线下进行，检查距离为5米。

（3）双眼分别检查，测试前要向儿童解释图形。

（4）以看清最小图形的视力卡记录视力。

7. 图形视觉诱发电位（VEP）视力

（1）适用于4~6个月儿童。

（2）图形视觉诱发电位是以翻转棋盘格或翻转黑白条栅作为刺激源。随棋盘格逐渐变小，其P波也变小。直至能测出最小波幅的VEP为止。

（3）根据这时的空间频率来对视力进行推测。

【注意事项】

（1）检查者必须耐心。

（2）最好由经治医师或专科护士进行检查。

（3）检查环境应安静。

（4）受检者应保持精力充沛。

（付 晶 洪 洁）

第十九章　眼部检查

第一节　眼睑检查

【适应证】

（1）眼科就诊患者。

（2）健康体检。

【禁忌证】

无。

【操作方法及程序】

（1）眼睑的一般检查可在自然光线或人工照明光下进行。

（2）检查者可在肉眼下进行检查，必要时应用放大镜或裂隙灯活体显微镜进行检查。

（3）一般采用先右眼后左眼的顺序检查。

（4）注意双眼是否对称，睁眼和闭眼是否自如。

（5）注意眼睑皮肤有无充血、水肿、压痛，有无皮疹、结痂、溃疡、瘢痕、肿物以及皮下结节、皮下出血、皮下气肿等情况。

（6）注意眼睑位置、形态、睑裂大小，有无上睑下垂、眼睑退缩、缺损、肿物或眼睑闭合不全。

（7）注意睑缘有无内翻、外翻、充血、肥厚、炎症及睑缘弧度情况等。

（8）注意睫毛有无乱生、倒睫、秃睫或睫毛脱色；睫毛根部皮肤有无充血、鳞屑、溃疡和脓痂等。

（9）若有提上睑肌功能异常，应测定提上睑肌肌力。

【注意事项】

（1）若遇感染性眼病，应先检查健眼，后检查患眼，以免发生交叉感染。

（2）若有眼球严重外伤、角膜穿孔或即将穿孔，翻转眼睑时要格外小心，避免造成眼内容物脱出。

第二节　泪器检查

一、泪腺检查

【适应证】

（1）流泪。

（2）眼干涩。

（3）怀疑有泪腺脱垂、炎症或肿瘤。

【禁忌证】

无。

【操作方法及程序】

1. 泪腺的一般检查

（1）触摸颞上方眶缘下方，观察是否有肿物，如触及肿物，应判断其质地、表面是否光滑，有无结节、与眶骨是否粘连、活动度以及有无触痛等。

（2）嘱患眼向鼻下方注视，以拇指将上睑近外眦部向颞上方牵引，可将脱垂的睑部泪腺或因炎症或肿物引起肿胀的睑部泪腺暴露在外眦部颞上方穹窿部结膜下，以便于检查。

（3）泪腺有炎症时可有压痛。

2. 泪液分泌试验（Schirmmer I 试验）及泪膜破裂时间（BUT）测定 （参见第二篇眼科检查操作技术常规第五十一章）。

【注意事项】

二、泪道检查

【适应证】

（1）溢泪。

（2）急性或慢性泪囊炎。

（3）内眼手术前的术前准备。

（4）怀疑泪器损伤的眼外伤患者。

【禁忌证】

急性泪囊炎发作。

【操作方法及程序】

1. 泪道的一般检查

（1）泪点检查　应用裂隙灯活体显微镜或放大镜进行检查，注意泪点有无外翻、狭窄、闭塞、赘片或息肉增生。

（2）泪囊区有无红肿、压痛或皮肤瘘管。

（3）挤压泪囊部有无分泌物自泪点溢出。

2. 荧光素染料消失试验

（1）怀疑泪道阻塞时可选用本试验。

（2）将 1%～2% 荧光素钠溶液滴入结膜囊内。

（3）5 分钟后观察结膜囊内荧光素染料存留情况，正常情况下，荧光素染料应通过泪道排泄，结膜囊内没有染料残留，为荧光素染料消失试验阴性。如果泪道存在阻塞或狭窄，结膜囊内有染料残留，结果则为阳性。

3. 冲洗泪道

（1）怀疑泪道狭窄或阻塞时可冲洗泪道。

（2）冲洗泪道前先挤压泪囊部，观察有无黏液或脓性分泌物排出，并尽量将分泌物排空。

（3）用蘸有 0.5% 地卡因的棉签放置在上下泪点之间，请受检者闭眼夹持棉签 1～2

分钟。

（4）受检者通常取坐位，头部微向后仰并固定，眼向上方注视，将下睑近内眦部轻轻向下牵拉，暴露下泪点。

（5）如泪点较小，先用泪点扩张器垂直插进泪点 1～2mm，再向鼻侧转至水平方向，轻轻捻转，充分扩张泪点。

（6）将大小合适的泪道冲洗针头垂直插入泪点 1～2mm 后向鼻侧转动，使针头呈水平位，继而顺沿下泪小管走行方向将针头推进 4～6mm，注入生理盐水。此时应询问受检者有无液体进入鼻咽部，或请受检者低头，观察有无液体从鼻腔流出，并注意在注水时有无阻力及泪点有无盐水或分泌物反流。

（7）泪道冲洗结果分析

①泪道通畅：注入冲洗液时无阻力，泪道无液体反流，受检者诉液体流入鼻咽部，或观察到液体从鼻腔流出。

②泪小管阻塞：注入冲洗液时有阻力，冲洗液从原路返回，鼻咽部无液体流入。

③泪总管阻塞：注入冲洗液时有阻力，从下泪点冲洗时，冲洗液自上泪点反流，鼻咽部无液体流入。

④鼻泪管阻塞：注入较多冲洗液后，液体从上泪点反流，并可带有黏液脓性分泌物，表明鼻泪管阻塞合并慢性泪囊炎。

⑤鼻泪管狭窄：下冲上返，但对上泪点加压后注入冲洗液通畅。

4. CT 泪囊造影

（1）了解泪道阻塞的部位及泪囊大小，为手术做准备。

（2）造影时，先挤压泪囊部排出泪囊中分泌物，并冲洗泪道。

（3）按泪道冲洗法，由下泪点注入适量碘化油或碘海醇，随即行 CT 扫描，如遇下泪点或下泪小管阻塞，则应自上泪点注入造影剂。

【注意事项】

（1）泪道冲洗时，动作要轻柔，以免对泪道造成机械性损伤。

（2）泪道冲洗注入液体时，若出现下睑浮肿，表明冲洗时形成假道，应即刻拔出冲洗针头，停止冲洗。必要时可应用抗菌药物，预防发生感染。

（3）急性泪囊炎发作时，避免冲洗泪道。

第三节　结膜和半月皱襞检查

【适应证】

（1）眼部常规检查。

（2）怀疑患有结膜疾病。

（3）眼部外伤。

【禁忌证】

无。

【操作方法及程序】

（1）上睑结膜暴露法

①单手翻转法：嘱受检者向下注视，检查者用拇指和示指轻轻夹提上睑皮肤，在示指向下轻压睑板上缘的同时，拇指向上方捻转，即可暴露上睑结膜。

②双手翻转法：用一手挟提上睑皮肤向上翻卷的同时，用另一手示指或棉棍、玻璃棒轻轻向下推压睑板上缘，即可将上睑翻转暴露上睑结膜。

（2）上穹窿部结膜暴露法　用拇指将已翻转的上睑向上、向后固定于眶上缘，同时让受检者向下注视，即可暴露上穹窿部结膜。翻转上睑后，若用另一手的拇指由下睑中央将眼球轻轻往上推压，同时将上睑稍向上牵引，可使上穹窿部结膜向前突出，暴露得更为充分。

（3）下睑翻转法　以拇指向下牵拉下睑中部，嘱受检者向上注视，即可充分暴露下睑结膜和下穹窿部结膜。

（4）球结膜暴露法　用拇指和示指把上、下睑分开，然后嘱患者向各个方向注视，可暴露球结膜部分。

（5）检查睑结膜及穹窿部结膜时，应观察其色泽、透明度、光滑性；有无充血、水肿、乳头、滤泡、瘢痕、结石、睑球粘连及肿物，有无异物及分泌物潴留等。检查球结膜时主要观察有无充血、出血、水肿；有无异物、疱疹、囊肿、结节、溃疡、斑块、分泌物和肿物生长。

【注意事项】

（1）检查时动作要轻柔，尤其在检查眼球破裂伤患者时，绝对避免对眼球加压。

（2）特别要注意区分睫状充血与结膜充血。

（3）注意结膜囊内分泌物的色泽和性质。

（4）若怀疑为传染性结膜疾病的患者，应先检查健眼，再检查患眼；检查患者后，应消毒双手，避免交叉感染。

第四节　眼前节的检查

【适应证】

（1）眼部常规检查。

（2）眼病患者。

（3）健康体检。

【禁忌证】

无。

【操作方法及程序】

1. 角膜检查

（1）常规用裂隙灯活体显微镜进行检查。

（2）注意角膜大小、形状、透明度、弯曲度，表面是否光滑；注意角膜有无混浊、水肿、浸润、溃疡、异物、瘢痕、新生血管或血管翳、角膜后沉着物等。

2. 巩膜检查

（1）分开上下眼睑，嘱受检者向各方向转动眼球后进行检查。

（2）仔细观察巩膜色泽，有无充血、局限性结节、隆起、溃疡及肿瘤，局部是否有触痛等。

3. 前房检查

（1）注意中央和周边前房深度。可用手电筒侧照法对中央前房深度作大致估计，并用裂隙灯活体显微镜测量周边前房深度（详见前房深度测定的章节）。

（2）在裂隙灯活体显微镜下注意观察房水有无混浊、闪辉、浮游物、渗出物、积血或积脓等。

4. 虹膜检查

（1）在裂隙灯活体显微镜下对双侧虹膜进行对比检查。

（2）注意虹膜色泽、纹理、形态，有无色素增生及脱失、缺损、萎缩、结节、新生血管、前后粘连、瞳孔残存膜、虹膜震颤和虹膜根部离断。

5. 瞳孔检查

（1）先在自然光线下以肉眼观察其自然状态，继而用手电筒光检查对光反应，最后在裂隙灯活体显微镜下观察细微结构。

（2）注意瞳孔大小、位置、形状及瞳孔缘是否整齐。

（3）瞳孔对光反射包括直接和间接两种。直接对光反射是指瞳孔在暗光环境下对光的反应程度，可将手电筒光直接照射一眼瞳孔，若其立即缩小，为直接对光反射灵敏。应注意两侧瞳孔反射的速度和程度是否相同。间接对光反射是指瞳孔在暗光环境下，用手遮盖一眼使其不受手电筒光照射，再用手电筒光直接照射另一眼瞳孔，然后打开遮盖眼，若该眼瞳孔缩小，为该眼间接对光反射存在。

6. 晶状体检查

（1）可在手电筒光下、直接眼底镜下初步检查晶状体；在裂隙灯活体显微镜下仔细检查晶状体。

（2）如需详细了解晶状体情况，应充分散大瞳孔后进行检查。

（3）注意晶状体的位置、密度、透明度，有无混浊及混浊的部位和形态。如无法应用裂隙灯活体显微镜进行检查，可根据虹膜投影来估计白内障的成熟程度。

【注意事项】

（1）区分是否由于黄疸引起巩膜黄染时，必须在自然光下进行检查。

（2）检查时应注意双眼对比观察。

（3）测量瞳孔大小时，应在弥散光下，嘱受检者注视 5 米以外的目标。应注意瞳孔大小与光照度强弱、年龄、调节以及集合等情况有关。一些药物也会影响瞳孔大小。

（4）检查晶状体时，应注意晶状体改变是否与视功能的改变相符，以免误诊。

第五节　眼后节的检查

【适应证】

（1）眼部常规检查。

（2）眼病患者。

（3）健康体检。

【禁忌证】

无禁忌证。但屈光间质混浊时无法行眼后节检查。

【操作方法及程序】

1. 玻璃体检查

（1）可用直接检眼镜、间接检眼镜、裂隙灯活体显微镜联合前置镜或接触镜进行检查。

（2）最好在散大瞳孔后进行检查。

（3）用直接检眼镜检查时，一般先用（+8）~（+10）D 的镜片，检查距离距受检眼 10~20cm。正常情况下，光线经瞳孔射入眼内后，瞳孔区呈橘红色反光。检查时嘱受检者向上、下、左、右转动眼球数次后，立即停止眼球转动，并注视前方。如在瞳孔区红色反光中有黑影呈飘动状，且其移动方向与眼球转动方向相反，表明屈光间质混浊部位位于玻璃体。

（4）裂隙灯活体显微镜检查：常规行裂隙灯活体显微镜检查时，将裂隙灯光源与显微镜之间的夹角尽量变小、光源裂隙尽量调窄，便可获得较为清晰的玻璃体光学切面；若要观察后 2/3 玻璃体，需借助前置镜或三面镜，可获得满意的检查结果。

（5）注意玻璃体有无混浊、液化、积血、机化膜形成及后脱离，并注意玻璃体病变的形态及其与视网膜和晶状体位置的相互关系。

2. 视网膜检查

（1）可用直接或间接检眼镜进行检查。如需详细检查，特别是要检查周边部眼底时，需行散瞳后检查，或借助于前置镜、三面镜、全视网膜镜，在裂隙灯活体显微镜下进行检查。

（2）检查顺序为先检查后极部，再检查周边部。

（3）注意观察视盘大小、形态、色泽、盘沿、边界和凹陷情况；视网膜血管粗细、形态、颜色、管壁反光、动静脉比例和相互关系，以及是否有交叉压迫征；黄斑部有无水肿、渗出、出血、瘢痕、前膜、裂孔、色素改变和中心凹反光是否存在等；视网膜有无渗出、出血、色素改变、病变、陈旧性病灶或脱离等。

【注意事项】

（1）对于浅前房者，散瞳时要格外谨慎，以免导致闭角型青光眼急性发作。

（2）如角膜有炎症、溃疡或穿通伤，避免用三面镜和全视网膜镜进行检查。

（3）眼前节屈光间质混浊影响眼底检查时，可应用超声检查等其他检查方法。

第六节 眼球的检查

【适应证】

（1）怀疑眼球突出或内陷者。

（2）有复视或斜视的患者。

（3）眼球外伤者。

（4）怀疑眶内占位性病变者。

【禁忌证】

无。

【操作方法及程序】

（1）一般在自然光线下以望诊的方法进行检查。

（2）注意眼球大小、形态和位置，有无突出或内陷、震颤（眼球震颤检查详见相关章节）。

（3）检查眼球大小和形态时，用两手拇指和示指分别将两眼上、下眼睑分开，进行比较。

（4）嘱受检者眼球追逐并注视眼前检查者的手指或手电筒光，以检查眼球各个方向的运动情况。

（5）对于眼球突出或内陷者，可用两面有刻度的透明尺估计眼球突出度，将尺子的一端向前水平放在颞侧眶缘最低处，检查者从侧面观察，读出和记录眶缘至角膜顶点的距离，即为眼球突出度。或以 Hertel 眼球突出计客观测量眼球突出度（见相关章节）。

【注意事项】

（1）检查眼球形态时，注意有无角膜大小的改变。

（2）利用透明尺测量眼球突出度时，务必准确地放置透明尺的位置，且方向水平向前，否则容易出现误差。

第七节　眼眶的检查

【适应证】

（1）疑有外伤导致的眶壁骨折。

（2）眶内占位性病变。

（3）眶内炎症。

（4）眶内出血。

（5）疑有眶压升高时。

【禁忌证】

（1）眼部皮肤急性炎症者。

（2）受检者因精神状况或全身其他疾病不能配合检查时。

【操作方法及程序】

（1）可用两手拇指对比触摸眶缘。

（2）必要时可用示指或小指自眶缘沿眶壁向眶深部探入，进行检查。

（3）检查眼眶时，应注意观察眼眶大小、眶缘形态、是否光滑、有无缺损、骨折移位及压痛，同时注意眶内有无炎症、出血或肿瘤等。

【注意事项】

（1）对眶壁骨折的患者，检查时动作务必轻柔，以免进一步加重损伤。

（2）伴有眼球外伤者，检查时切勿对眼球加压。

（3）若有眶内占位性病变，触诊时一定要注意眶内占位性病变与眶骨间的关系。

第八节　婴幼儿外眼检查

【适应证】

眼病患儿，尤其是不合作者。

【禁忌证】

无。

【操作方法及程序】

（1）应固定头部后进行眼部检查。需请家长或助手协助。

（2）常用的固定患儿头部的方法为：检查者与家长面对面相坐，将患儿两腿分开，头朝向检查者仰卧于家长双膝上。家长用双肘压住患儿两腿，同时用手握住患儿双手和前臂，并借此轻压住其胸腹部，检查者则用双膝相夹固定患儿的头部。

（3）或让患儿平卧于检查床上，助手或家长在检查床一侧，两手握住患儿双手及前臂并轻压住患儿的胸部，同时以身体轻压在患儿身上以固定其全身。检查者在检查床患儿头端进行检查。

（4）需做详细的眼底检查、眼压测量、泪道冲洗或探通的患儿，若不配合，可应用催眠镇静药，如口服 10% 水合氯醛合剂，每次 10～15mg/kg；也可施予短暂的全身麻醉。

【注意事项】

（1）固定患儿头部及体位时，应注意用力要适当，以防出现意外。

（2）对于全身麻醉的患儿，麻醉前应进行必要的全身检查，一般情况下，应在无全身麻醉禁忌证时方可进行麻醉。

（3）对婴幼儿进行眼部检查时，因固定其头部和体位，难免患儿哭闹，因此，在检查前必须征得家长或监护人的同意和配合后方可进行。

（丁静文）

第二十章　裂隙灯活体显微镜检查

【适应证】

（1）眼病患者。

（2）健康体检。

（3）进行房角镜检查、三面镜检查以及前置镜（如90D，Superfield镜头）检查时。

【禁忌证】

（1）因全身状况不允许采用坐位者。

（2）婴幼儿不配合检查者。

【操作方法及程序】

（1）检查者根据自己的屈光度调节目镜，并调节目镜间距。

（2）检查应在暗室或半暗室内进行。

（3）嘱受检者坐在裂隙灯前，调整座椅、检查台、下颌托及裂隙灯活体显微镜的高度，使受检者下颌舒适地置于下颌托上，前额紧贴于头架的额带横档上。

（4）向前后、左右及上下调节操纵杆，使裂隙灯光线聚焦于检查的部位。

（5）一般先用低倍镜进行检查，若需要观察某一部位的细微改变，可换用高倍镜；并根据需要，调节裂隙灯与显微镜之间的夹角、光线强弱和裂隙光的宽窄。

（6）光源一般从受检眼的颞侧射入，然后从颞侧到鼻侧逐一做光学切面，按照从前到后的顺序进行检查。

（7）裂隙灯活体显微镜的检查方法有多种，包括弥散光照射法、直接焦点照射法、角膜缘分光照射法、后部反光照射法、间接照射法和镜面反光照射法等。可根据检查部位和病变情况，选择适当的检查方法。

（8）弥散光照射法　以裂隙灯弥散宽光为光源，通常在低倍镜下将光源以较大角度斜向投向眼前节组织，进行直接观察。所得印象比较全面，且有立体感。

（9）直接焦点照射法　最为常用，操作时应使裂隙灯光线的焦点与显微镜的焦点二者合一。根据光带形态，可分为宽光照射法、窄光照射法和圆点光照射法。

①宽光照射法：所用的裂隙灯光带较宽，形成较宽的光学切面，可用于检查弥散光照射时所发现或未被发现的病变。

②窄光照射法：将裂隙灯光带尽量调窄，光源从左侧或右侧呈40°～65°投射到角膜组织上，将裂隙调到很细的宽度形成"光切面"，将显微镜的焦点投射到被检查组织上，从而可对组织进行细微的观察。用中至高倍显微镜、中至高倍亮度进行观察，尽管照入的光线较弱，但周围背景更暗，这样便于观察病变的位置和细微改变，可以发现细小的角膜病变及前房内房水闪辉。

③圆光点照射法：将入射光调节为圆点状，用于观察房水的改变，例如房水中的浮游细胞，房水闪辉等。应使暗室保持黑暗，检查者处于很好的暗适应状态，否则不易看出细微的变化。

（10）角膜缘分光照射法　将光线照射在一侧角膜缘，此法是利用角膜的透明性，光线在角膜组织内形成全反射，再将显微镜焦点聚焦在角膜上，可以清晰地显示角膜组织的透明情况，以对侧的角膜缘处最为清楚。除在角膜缘上形成一个光环和因巩膜突所致的环形暗影外，角膜应呈黑色，此时能清晰可见角膜云翳、斑翳及穿孔等。

（11）后部反光照射法　将灯光照射到所要观察组织的后方，把显微镜聚焦到检查部位，借助后方组织反射回来的光线检查透明、半透明、正常或病变组织。本法适用于角膜和晶状体的检查。

（12）间接照射法　将裂隙灯光线聚焦到所要观察部位旁边的组织上，可以观察虹膜的细小变化和角膜新生血管等。借助三面镜或前置镜，可以观察视网膜细小的改变。

（13）镜面反光照射法　将光线自颞侧透照，在角膜可出现两个光亮区，即鼻侧的光学切面和颞侧出现的反光区。这时嘱受检眼稍向颞侧注视，再将裂隙灯向颞侧偏移，当光学切面与反光区重合时，检查者就会感到有光线刺目，此时将显微镜焦点对好，即可进行观察。本法适用于检查角膜和晶状体的前后表面。

【注意事项】

（1）检查结膜、角膜、巩膜时，光源与显微镜的夹角一般为 40°。检查前房、晶状体和前部玻璃体时，夹角应小于 30°；检查后部玻璃体和眼底时，除需加用前置镜或三面镜等辅助设备外，夹角应调为 10° 或更小。

（2）在实际检查时，应综合使用裂隙灯活体显微镜几种不同的使用方法，以免遗漏病变的细微改变。

（3）要注意裂隙灯活体显微镜的日常维护和保养。

（贾红艳　王　涛）

第二十一章 眼底检查

第一节 直接检眼镜检查

直接检眼镜检查是最常用的检查眼底的方法，简易方便，性价比高；检查方法容易掌握，观察眼底为正像，放大倍数大，可观察到眼底细小病变。不足之处在于：直接检眼镜检查受屈光间质混浊的影响大；每次所见的眼底范围小，容易漏诊；检查近锯齿缘的周边眼底受限。

【适应证】

（1）健康体检。

（2）除眼科外其他科室要求会诊的患者。

（3）眼科初诊疑似眼底病者。

（4）初诊不能配合检查的患儿。

（5）对眼底病变的初步判断。

【禁忌证】

各种原因不能配合者。

【操作方法及程序】

（1）受检者取坐位或卧位，自然睁开双眼。检查右眼时，检查者位于受检者右侧，右手持镜，以右眼观察；检查左眼时，则位于受检者的左侧，左手持镜，以左眼观察。

（2）检查者将检眼镜置于眼前，通过窥视孔始终对准受检者瞳孔方向，在受检者前方偏颞侧15°由远至近逐渐靠近受检眼；示指拨动屈光补偿转盘，对焦眼底所检查部位。

（3）观察受检眼屈光间质状态。检查者在受检眼前10～15cm，拨动屈光补偿转盘，以屈光度（D，Diopter）为（+12）～（+20）D的补偿镜片观察角膜与晶状体；以（+8）～（+10）D补偿镜片观察玻璃体。正常状态下，瞳孔区为均匀橘红色反光。如瞳孔反光区内出现混浊物，与眼球转动方向一致，为晶状体混浊；晚于眼球运动，但方向与眼球转动方向相同，为前部玻璃体混浊；晚于眼球运动，但方向与眼球转动方向相反，为后部玻璃体混浊。

（4）观察视乳头。检查者尽可能靠近受检眼，将投射光从受检眼颞侧15°斜照入瞳孔，拨动屈光补偿转盘，逐渐减少补偿镜片度数，直至看清视乳头。

（5）检查后极部至周边部。检查者调整自己通过检眼镜窥视孔与受检眼的对应轴线，将照射光由视盘沿视网膜分支血管走行，缓慢移动至周边部。也可告知受检者配合，向各相应方向转动眼球，依次检查颞侧、颞上、上方、鼻上、鼻侧、鼻下、下方及颞下周边部眼底。

（6）检查黄斑。将入射光由视乳头向颞侧移动1.5～2个视乳头直径的距离，或嘱受检者直视检眼镜照射光，可观察到黄斑区。

【注意事项】

（1）直接检眼镜检查所见眼底范围小，单眼观察，所见眼底像无立体感。

（2）所见眼底为正立实像，眼底放大 15 倍左右，清晰可见眼底微小病变。放大倍数与检查者及受检者的屈光状态有关，如检查者或受检者有屈光不正，可用拨动检眼镜屈光补偿转盘，调整内置镜片进行屈光补偿。近视性屈光不正，眼底像大于正视眼所见的眼底像，远视性屈光不正则相反。

（3）观察眼底凸凹不平的病灶时，可利用屈光补偿转盘上的屈光镜片聚焦。病灶最大凸凹点与病灶边缘正常眼底的屈光度之差，为病变的凸凹度。在有晶状体眼，3D 相当于 1mm 的高度；在无晶状体眼，3D 相当于 2mm 的高度。

第二节　间接检眼镜检查

【适应证】

（1）常规眼底检查，特别怀疑玻璃体及视网膜有病变时。

（2）玻璃体视网膜手术前检查，双目检眼镜下的手术治疗。

【禁忌证】

眼外伤后、内眼手术后、疑似眼内肿瘤患者，慎联合应用巩膜压迫法。

【操作方法及程序】

（1）受检者充分散大瞳孔，取坐位或仰卧位。检查者站立于受检者对面或其头侧。

（2）检查者头戴双目间接检眼镜，系稳头带，调整目镜以适合瞳孔间距，调整反射镜使照射光均匀对称落于双眼视野。用弱光照射受检眼，观察红光背景中是否有角膜、晶状体及玻璃体混浊，然后根据眼别需要，双手交替使用物镜，进行眼底检查。

（3）检查者在受检眼前 40～50cm，以拇指、示指手持物镜，置于受检眼前 5cm，将物镜弧度小（嵌白环）的一面朝向被检眼，无名指支撑于受检者下眼眶，中指支撑提起上睑，检查者双眼视线通过检眼镜目镜，与照射光同向，通过物镜和受检眼瞳孔，落于眼底。微调物镜与被检眼的方向和距离，使眼底成像清晰、立体。

（4）眼底赤道部及周边部检查。嘱受检者转动眼球，相同方向轻度转动头位，进行眼底赤道部及周边部的检查。如检查 12 点方位的周边部眼底，被检眼应向上方转动。可先将光线照进眼底的颞侧或上方周边部，然后顺时针或逆时针依次进行周边部 360° 检查。

（5）眼底远周边部检查。检查眼底远周边部，特别是近锯齿缘部，需联合巩膜外压迫进行。检查者示指或中指套戴巩膜压迫器指环，压迫器顶压头置于被检眼角膜缘后 10～11mm 的眼睑上，向角膜缘方向轻轻顶压。检查者视线与照明光同向，通过物镜和被检眼瞳孔，观察压迫器头顶压的眼底部位。然后，由角膜缘向外滑动，边顶压边检查，依次检查各方向周边部眼底。

（6）视神经及黄斑部检查。被检眼正视前方，检查者在一个视野内可同时观察检查后极部，包括视乳头、黄斑部及上、下血管弓。

（7）绘图记录检查结果时，应以不同的颜色代表不同组织的病变。

【注意事项】

（1）双目间接检眼镜检查所见眼底为倒像，检查者必须明确被检眼位置与倒像的关系。检查时可将记录纸倒置，确定病变方向及位置，然后再按所见绘制眼底图。

（2）双目间接检眼镜检查照射光强度大，检查时尽量减少光照时间及强度，以免造成黄斑光损伤。

（3）使用间接检眼镜时，如果眼底成像不清晰，可尝试调整目镜和被检眼的距离；如果眼底像视野不够完整，可调整物镜的角度及其与受检眼的距离；如检查者出现双眼复试，应调整检眼镜目镜与检查者瞳距的关系。

（4）双目间接检眼镜的放大倍数小，一般只有 3～4 倍，眼底细小的变化容易漏诊。为了检查更细致，可联合应用直接检眼镜检查，或用裂隙灯活体显微镜联合前置镜检查。

（5）对于浅前房或者疑似闭角型青光眼患者，散瞳要格外谨慎，以免导致散瞳后急性眼压升高、闭角型青光眼发作。

第三节　前置镜联合裂隙灯活体显微镜检查

【适应证】
（1）健康体检。
（2）需要进行眼底检查者。

【禁忌证】
（1）不能坐于裂隙灯前的患者。
（2）不能够主观配合者。

【操作方法及程序】
（1）检查者与受检者坐于裂隙灯活体显微镜前，先在裂隙灯活体显微镜下检查受检者眼前节，然后检查眼底。

（2）检查者调整裂隙灯，放大倍数和裂隙光强度调至低挡；裂隙光与视路同轴，通过受检者角膜、瞳孔进入眼底。

（3）检查者一手握住裂隙灯操纵杆，由远向近推动裂隙灯活体显微镜，另一手持前置镜，置于被检眼前 10mm 左右，使光经过角膜中心，聚焦于眼底。前后移动前置镜位置，增加眼底可见范围；增加裂隙光照射强度及放大倍率，以看清眼底细节。

（4）先检查周边部眼底，嘱患者依次向颞侧、颞上、上方、鼻上、鼻侧、鼻下、下方及颞下方转动眼球，前置镜向相反方向轻微移动，可连续观察全周边部眼底。然后，嘱患者向正前方注视，检查后极部，包括视乳头和黄斑区。

【注意事项】
（1）裂隙灯活体显微镜下的前置镜检查，与双目间接检眼镜相同，所见眼底为倒像。检查者应练习、熟练掌握并养成习惯，确定受检眼病灶位置与倒像的关系。

（2）前置镜为双凸镜镜头，不同屈光度数的前置镜放大倍率不同，眼底所见范围亦不同。屈光度低的前置镜放大倍率高，所见眼底范围小，如 +60D、+78D 和 +90D，适于检查眼底后极部，特别是视乳头及黄斑病变；屈光度高的前置镜放大倍率低，所见眼底范围大，如 +120D、Super field NC 及 Digital wide field lens，可见眼底周边部甚至是近锯齿缘的病变。

（史雪辉）

第二十二章　角膜相关检查

第一节　角膜厚度测量

【适应证】

（1）角膜接触镜验配前的检查及验配后的复查。

（2）角膜水肿的初步判定，间接评估角膜内皮泵功能。

（3）通过中央角膜厚度测量，进行眼压偏差校正的高眼压患者。

（4）辅助对角膜扩张症、透明角膜边缘变性的诊断和分级。

（5）角膜屈光手术设计，降低术后角膜扩张风险。

（6）判断角膜移植术后植片状态。

【禁忌证】

（1）角膜水肿且局部出现角膜白斑的患者，不建议进行以可见光为光源的角膜厚度测量，误差会较大。

（2）接触式的超声角膜测厚，术后早期不易进行。

（3）急性结膜炎症者。

（4）大面积角膜溃疡或有角膜穿孔者。

【操作方法及程序】

1. A超角膜厚度测量术

（1）受检者取平卧位或坐位。

（2）结膜囊内滴表面麻醉剂。

（3）消毒超声探头。

（4）嘱受检者向前方注视，先检查右眼，后检查左眼。

（5）检查者一手分开患者眼睑，一手持超声探头测量角膜厚度。

（6）保持超声探头垂直于角膜，并维持适当压力。

（7）测量角膜厚度时，同一测定点测量3次，取平均值，打印结果。

2. 角膜地形图测量仪（Pentacam）

（1）暗室内进行检查。

（2）患者头部固定于仪器下颌及前额部托架，头部不要偏转。

（3）嘱咐患者固视仪器的固视灯。

（4）角膜厚度单位为μm，正常中央角膜厚度大约为520μm。

【注意事项】

（1）因测量技术不同，测量角膜厚度的手段及仪器众多，各有利弊。主要包括光学测量、超声测量、眼前节光学相干断层扫描、角膜地形图（Pentacam）、角膜内皮镜等。要根据实际病灶的透光性、患者的配合程度等因素，采用适当的测量仪器。

（2）光学测量与超声测量相比，变异性稍高。

（3）角膜地形图（Pentacam）、眼前节光学相干断层扫描可同时评价各区域角膜厚度的变化。

（4）拍摄期间，避免瞬目等因素引起的图像质量下降。

（5）眼球震颤、头位偏转均会引起中央角膜厚度测量出现大范围偏差。

（6）判断角膜移植术后角膜内皮功能、植片水肿消退时，需要连续测量。

第二节　角膜曲率计检查法

【适应证】

（1）确定有无散光及其性质。

（2）辅助诊断圆锥角膜、球形角膜、大散光等。

（3）指导角膜接触镜验配。

（4）角膜屈光手术及白内障手术的术前检查、追踪观察。

【禁忌证】

（1）严重角膜疾患者。

（2）无法准确测量者。

【操作方法及程序】

（1）双眼分别测量。

（2）患者头部固定于仪器下颌及前额部托架，头部不要偏转。

（3）嘱咐患者直视镜筒，并调整眼位至正中。

（4）定位主子午线，依次调整水平、垂直影像重合，记录标尺上的屈光力及曲率半径值。

【注意事项】

（1）本节介绍的为角膜曲率计。

（2）由于角膜曲率计仅观察中央 3mm 范围内的前表面曲率值，所涵盖的数据范围不足以满足角膜屈光手术的术前筛查及术后随访。

（3）角膜地形图也可以测量角膜曲率，而且相对操作简便，测量范围及单次数据量大，较角膜曲率计易于普及。

第三节　角膜知觉检查

【适应证】

（1）临床怀疑角膜知觉异常时，如外伤、炎症、手术、感染、肿瘤等原因导致角膜知觉异常者。

（2）常用于辅助鉴别诊断病毒性角膜炎及其他原因导致的角膜炎。

（3）辅助诊断神经营养性角膜病变。

【禁忌证】

（1）角膜上皮功能障碍或其他原因所致的角膜上皮愈合不良时，建议不要进行检查。

（2）急性结膜炎患者。

【操作方法及程序】

1. 棉签法

（1）双眼注视前方。

（2）将消毒棉签头端的棉花捻出一细长的棉丝，并折弯使其与棉棍呈45°角。

（3）以棉丝尖端从受检眼侧面接近并轻轻触及角膜。

（4）结果判断　角膜知觉正常者，可立即出现反射性瞬目或有感知。若不发生瞬目反射或无感知，为角膜知觉消失。如瞬目反射迟钝或感知不敏感或低于对侧眼为角膜知觉减退。

2. Cohet – Bonnet 角膜知觉计法

（1）本法为角膜知觉定量测量方法，量程为 0~6，单位 cm，每 0.5 为一计算单元。

（2）角膜知觉计的尼龙丝的尖端轻轻触及角膜时出现反射性瞬目或有感知，表示有角膜知觉，正常角膜知觉为6cm。

（3）通常测量中央及上、下、鼻、颞侧周边 1/2 角膜位置的知觉。

【注意事项】

（1）检测前禁用表面麻醉剂。

（2）检测时尽量从侧面接触角膜，减少患者的恐惧感。

（3）Cohet – Bonnet 角膜知觉计以 6cm 尼龙丝为初始测量长度，依次缩短 0.5cm，直至观察到角膜反应或出现瞬目。

（4）角膜知觉仅是对角膜 A∂ 型角膜神经进行测量，不能代表所有角膜神经的功能。

第四节　角膜内皮层检查

【适应证】

（1）内眼及角膜手术前、后，间接评价角膜内皮功能。

（2）辅助影像诊断原发性角膜内皮病变，如 Fuchs 角膜内皮营养不良、后部多形性角膜营养不良、先天性角膜营养不良、虹膜角膜内皮综合征。

（3）辅助判断角膜内皮的生理储备。

（4）通过内皮细胞密度值，间接判断角膜内皮细胞功能是否出现失代偿。

【禁忌证】

（1）角膜广泛水肿。

（2）大范围角膜白斑的患者。

（3）角膜大面积擦伤。

（4）结膜角膜感染时。

【操作方法及程序】

（1）患者头部固定于仪器下颌及前额部托架，头部不要偏转。

（2）嘱咐患者固视仪器的固视灯，并进行拍摄。

【注意事项】

（1）裂隙灯镜面反射原理可观察内皮层大致细胞形态及密度，为仪器检查前的准备。

（2）避免配戴接触镜、散瞳等因素，以免导致非接触式角膜内皮镜图像质量下降。

（3）为减少抽样误差，计算角膜内皮细胞密度时，尽可能保证取样个数（N值）大于50。

（4）对于角膜水肿、混浊等不利于非接触式角膜内皮镜（可见光光源）拍摄时，可尝试采用活体角膜激光共聚焦显微镜检查。

（5）非接触式角膜内皮镜内置不同角膜位置的固视灯。

（6）正常角膜内皮细胞呈六角形，镶嵌连续成蜂巢状。随年龄增加细胞趋于变性，细胞密度逐渐降低，细胞面积逐渐增大。正常人30岁前，平均细胞密度为 $3000 \sim 4000$ 个/mm^2，50岁左右平均细胞密度为 $2600 \sim 2800$ 个/mm^2，69岁以上为 $2150 \sim 2400$ 个/mm^2。

第五节　角膜地形图检查

【适应证】

（1）角膜屈光手术术前常规检查　计算角膜曲率、厚度等参数，筛查角膜扩张症患者，术中引导等。

（2）ICL 围手术期检查　计算前房深度、白到白距离，观察虹膜、房角、晶状体前表面形态；术后观察 ICL 位置、计算拱高。

（3）辅助对圆锥角膜诊断及分级、Belin/Amobrosio 早期圆锥角膜筛查。

（4）白内障围手术期检查　计算散光度数、轴向，术前人工晶状体种类优选、屈光手术后人工晶状体度数计算、手术切口选择，预估矫正视力（EKR 分布图）；术后观察晶状体位置。

（5）指导角膜接触镜验配　计算 ECC 值，计算角膜塑形镜配戴前后曲率变化等。

（6）青光眼　计算前房深度、角膜厚度（校正眼压），观察房角，筛查早期闭角型青光眼。

（7）角膜病变　计算混浊区厚度、最薄点厚度，计算角膜移植术后散光度数、轴向。

【禁忌证】

无。

【操作方法及程序】

（1）在暗室环境下进行。

（2）受检者头部固定于仪器下颌及前额部托架，不要偏转。

（3）嘱咐受检者固视仪器中央的固视灯。

（4）拍摄过程中嘱受检者尽量睁大眼睛，尽可能暴露角膜，增大被拍摄区域。

【注意事项】

（1）Placido 盘及 sheimpflug 相机技术是两种主流的角膜地形图原理，但以 Placido 盘为原理的角膜地形图仪器仅可对角膜前表面进行分析。本方法以采用 sheimpflug 相机技术的 Pentacam 为主。

（2）对于眼球震颤、固视不佳的受检者，可手动调整仪器的拍摄模式，以缩短拍摄时间。

（3）角膜白斑主要影响白斑区后表面形态分析的数据质量。

第六节　角膜染色检查

【适应证】

（1）观察角结膜上皮的完整性　荧光素主要用于角膜染色，丽丝胺绿和孟加拉红主要用于结膜染色。

（2）对于无角膜上皮缺损的患者，评价上皮细胞的屏障功能。

（3）怀疑为干眼患者。

（4）怀疑有角膜瘘者。

（5）观察角膜移植术后伤口状况。

（6）了解角膜接触镜配戴是否合适。

（7）观察青光眼滤过术后滤过泡情况。

【禁忌证】

对染色剂过敏患者。

【操作方法及程序】

（1）采用染色纸条法，用两滴生理盐水浸透纸条的染料部分，沥下纸条上的液滴。

（2）将试纸条平面轻触患者下睑中央后，嘱患者瞬目。

（3）用荧光素染色 2～3 分钟后、丽丝胺绿和孟加拉红染色 1 分钟后，观察角膜、结膜染色情况，记录染色评分。

【注意事项】

（1）孟加拉红刺激性大，如需使用，可联合应用表面麻醉剂，由于对上皮细胞有毒性，不可作为临床常规染色方法。

（2）邻近染色检查时，避免因使用滴眼液或眼膏造成染色剂稀释。

（3）角膜荧光素染色评分可采用国际通用的四分法或五分法。

（4）染色时间过短或过长后观察，均不利于客观、准确地评价染色情况，但是对于观察角膜荧光素渗染情况，可适当延长观察前的染色时间。

（张　阳　梁庆丰　潘志强）

第二十三章　前房深度测量

第一节　中央前房深度测量法

【适应证】

（1）了解眼球的解剖参数。

（2）筛查闭角型青光眼患者。

（3）评估青光眼类型，如恶性青光眼等。

（4）对术后浅前房的疗效评价。

【禁忌证】

在角膜大面积擦伤或结膜、角膜感染等情况出现时，不宜进行此项检查。

【操作方法及程序】

1. 手电筒光测量法

（1）检查时将聚光手电筒光水平方向从受检者颞侧沿虹膜平面向内眦方向照入，观察虹膜被照亮的部分。

（2）结果判断　鼻侧虹膜全部被照亮时为深前房；鼻侧虹膜小环至其到虹膜周边部的中点被照亮时为中深前房；仅鼻侧瞳孔缘虹膜被照亮时为浅前房。

2. Haag – Streit 测定法

（1）用 Haag – Streit 厚度测定器Ⅰ和Ⅱ测量。测定器Ⅰ测量角膜厚度，测定器Ⅱ测量晶状体前囊膜至角膜上皮层之间距离，将后者的结果减去前者的结果即为中央前房深度。

（2）测量前，将裂隙灯活体显微镜右侧目镜换上裂隙分影目镜。

（3）将 Haag – Streit 厚度测量器附装于 Haag – Streit 900 型裂隙灯上，调整裂隙灯，使其与显微镜呈 40°~45°角，并使裂隙光束通过厚度测定器的裂隙光阑，垂直聚焦于瞳孔中央的角膜表面，沿受检眼的视轴照入。

（4）受检者注视裂隙光带。检查者转动厚度测定器上方的刻度盘，并调整裂隙灯活体显微镜的高度，使分裂影像分成上下相等的两半，且位于瞳孔领内。

（5）将刻度盘恢复至"0"位。转动刻度表。使用测量器Ⅰ时，使分裂影像的上方后表面（角膜内皮层）与下方前表面（角膜上皮层）相交。使用测量器Ⅱ时，使分裂影像的上方后表面（晶状体前囊膜）与下方前表面（角膜上皮层）相交。

（6）读取刻度盘上读数。

（7）以上测量步骤重复 2~3 次，取平均值。

3. IOL – master 测量方法

（1）受检者取坐位，嘱患者将头部放置于额托上，操作者调整手柄，将检测镜头对准受检眼。

（2）嘱患者注视仪器上红色注视灯，使测量路径和视轴重合。

（3）逐渐向患者方向推动仪器，当移动至合适距离时，系统自动测量 5 次前房深度数值，选取平均值作为测量结果。

4. Lenstar 测量法

（1）检查时患者取坐位，嘱患者将头部放置于额托上，操作者调整手柄，将检测镜头对准受检眼。

（2）嘱患者注视仪器中闪烁的红色指示灯，使测量路径和视轴重合。

（3）逐渐向患者方向推动仪器，当探头离受检者约 6.8cm 时，检查者按照电脑屏幕的提示进行对焦测量，每次测量由快速连续的 16 次扫描组成，每次测量获得前房深度在内的 9 项参数。

（4）通常测量 3 次，取平均值。

5. 超声波测量法

（1）受检者取平卧位。

（2）眼部滴表面麻醉剂。

（3）受检眼球表面加盛有生理盐水的水浴杯，将超声探头浸于盐水内，距眼球 0.5～1.0cm，并位于角膜顶点正上方，指向眼轴方向。

（4）从示波器上选取波型，测量角膜后表面至晶状体前表面的距离，即为前房深度。

【注意事项】

（1）手电筒光测量法是简易的初步评价前房深度的方法。Haag – Streit 测定法和超声波测量法的准确性均较高。

（2）应用 Haag – Streit 测定法时，也可单用测量器Ⅱ直接测量晶状体前囊膜至角膜内皮层之间的距离，但结果不如应用测量器Ⅰ和Ⅱ测量时准确。

（3）应用超声波法测量时，超声探头不能触及角膜。

第二节　周边前房深度测量法

【适应证】

（1）筛查闭角型青光眼患者。

（2）间接了解前房角的宽窄。

（3）常规散瞳检查前评价散瞳后闭角型青光眼急性发作的风险。

（4）对术后浅前房的疗效评价。

【禁忌证】

不能安坐在裂隙灯活体显微镜前接受检查的患者。

【操作方法及程序】

（1）患者头部固定于裂隙灯托架上，注视前方。

（2）将裂隙灯光尽量调窄，与周边部角膜大约呈垂直方向照入。

（3）测量部位位于颞侧角膜缘角膜和虹膜快要消失的地方。

（4）将角膜显微镜调至与裂隙灯呈 60°角，观察角膜内壁与虹膜周边部之间的距离。

（5）以角膜厚度（CT）为记录单位。

（6）当周边前房深度 <1/4CT 时为浅前房。

【注意事项】

（1）本法为 Van Herick 法。

（2）也可将测量部位选于 6：00 位角膜缘，周边前房深度 <1/3CT 时为浅前房。

（牟大鹏　王　涛）

第二十四章 瞳孔反射检查

第一节 瞳孔光反射检查

【适应证】

（1）就诊的眼病、颅内病变患者。

（2）健康体检。

【禁忌证】

无。

【操作方法及程序】

1. 直接对光反射

（1）受检者面对检查者，双眼注视远方。

（2）检查者用手电筒光从侧方照向一眼，同时观察被照眼瞳孔的反应情况。

（3）正常时，瞳孔被光照射后即缩小，停止照射时即散大。

（4）分别检查双眼，以比较双侧瞳孔反应的程度和速度。

2. 间接光反射

（1）受检者面对检查者，双眼注视远方。

（2）检查者用手电筒光照射一眼瞳孔，以一只手挡住光线，观察另一眼的瞳孔反应。

（3）正常时，当照射一眼时，另一眼瞳孔缩小；当移开照射时，另一眼瞳孔散大。

（4）分别检查双眼，以比较双侧瞳孔反应的程度和速度。

【注意事项】

（1）检查应该在暗室或者半暗室内进行。

（2）照射瞳孔的光线不应太强或太弱。

（3）间接光反射检查时，应保证光源只照射了一侧眼，对侧眼不应受到光的照射。

（4）检查时，应让患者注视远处目标，光线自下而上照入，避免与近反射引起的瞳孔改变相混淆。

（5）检查儿童时，请家长或他人帮助在远处设置一个目标。

第二节 瞳孔摆动闪光试验

【适应证】

（1）怀疑视路疾病患者。

（2）功能性瞳孔检查。

【禁忌证】

无。

【操作方法及程序】

（1）通常被检查者与受检查者面对面，采取坐位。

（2）令受检查者双眼注视远方。

（3）分别记录双眼瞳孔大小。

（4）检查者用手电筒照射健眼，可见双眼瞳孔缩小，随后移动手电筒照患眼，若出现双眼瞳孔散大，再交替照射双眼，每只眼约照射 2 秒，可见健眼瞳孔缩小，患眼瞳孔扩大。

（5）上述结果为相对性传入性瞳孔阻滞，也称 Marcus – Gunn 瞳孔征阳性。

【注意事项】

（1）检查时，照射的角度和位置必须保持相应一致。

（2）检查时，应来回交替摆动照射，两眼照射时间应一致，且不宜过长。

（3）照射瞳孔的光线不宜太强或太弱。

（4）双眼交替照射的间隔时间应尽可能短。

第三节　瞳孔近反射

【适应证】

瞳孔对光反射迟钝或消失患者。

【禁忌证】

无。

【操作方法及程序】

（1）检查时，先嘱受检者向远方注视，然后令其注视近处 15cm 的物体。

（2）可见受检者双眼向内集合，瞳孔同时缩小。如果瞳孔开始收缩，再让患者注视逐渐远离的目标，观察瞳孔是否开大。

【注意事项】

（1）检查瞳孔近反应时，应首先检查其随意的瞳孔近反应，然后再检查由视觉刺激引起的集合运动的瞳孔收缩。

（2）瞳孔的近反射不同于光反射，没有反复变化的情况；如果眼球集合程度不变，瞳孔的收缩程度也不变。

第四节　偏盲性瞳孔反射

【适应证】

怀疑视网膜、视神经、视束或视中枢神经病变所致的视野偏盲性缺损。

【禁忌证】

无。

【操作方法及程序】

（1）用点光源分别对双眼自鼻侧及颞侧进行斜照或用裂隙灯之柱状光束斜照，观察瞳孔反应的灵活度。

（2）如果光线自一侧照射时瞳孔反应灵敏，而自另一侧照射时反应迟钝，则为偏盲性瞳孔反应。

【注意事项】

注意使用的光源大小和照射的角度。

（郭思彤　姜利斌）

第二十五章　前房角镜检查

【适应证】

（1）判断前房角是否关闭或可能发生关闭。

（2）判断前房角宽窄，确定青光眼类型。

（3）怀疑前房角外伤、炎症、异物或肿瘤时。

【禁忌证】

（1）全身状况不允许坐于裂隙灯活体显微镜之前接受检查者。

（2）结膜或角膜急性传染性或活动性炎症者。

（3）严重角膜上皮水肿或损伤者。

（4）低眼压合并视网膜或脉络膜活动性出血者。

（5）眼球开放性损伤者。

（6）具有可能破裂的青光眼术后巨大薄壁滤过泡者。

【操作方法及程序】

（1）检查器械的准备

①前房角镜，一般选用间接型前房角镜，如 Goldmann 前房角镜，但也可以选用 Zeiss 四面镜或直接型前房角镜。下述的操作方法及程序以 Goldmann 前房角镜为例。

②照明放大设备，如裂隙灯活体显微镜。

③接触液选择透明度好的滴眼液或消炎眼药膏。

（2）接触镜的清洗和消毒　首先用手指蘸少许软肥皂溶液擦洗，然后以自来水流水冲干净，最后以3%过氧化氢棉球擦拭。

（3）受检者的准备　进行前房角镜检查前，应用裂隙灯活体显微镜对受检者眼前节进行检查，特别要注意周边前房深度。

（4）受检眼的麻醉　眼球表面麻醉。

（5）受检者的位置　嘱受检者坐在裂隙灯前，调整座椅、检查台、颌架及裂隙灯活体显微镜的高低；使受检者下颌舒适地置于下颌托上，前额紧贴头架的额带上。

（6）安放前房角镜　将接触液滴入前房角镜凹面内。检查者左手拇指提起受检眼上睑，右手拇指和示指稍倾斜持前房角镜，使其凹面向上。然后嘱受检眼稍往上注视，检查者右手的中指或无名指轻拉受检眼下睑向下，将前房角镜靠近眼睑的边缘置入下穹窿部。再嘱受检眼向前注视，并以下穹窿部的前房角镜边缘为支点，迅速将前房角镜向上转动90°，使其凹面与角膜面接触。

（7）检查顺序　将前房角镜的反射镜置于上方，以后沿颞侧旋转前房角镜，并移动裂隙灯，依次连续检查下方、鼻侧、上方和颞侧前房角。

（8）静态房角镜检查　先进行静态房角镜检查，静态是指受检者向正前方注视，前房角镜保持在角膜中央位置，不向角膜施加任何压力，裂隙灯光束窄而短且不通过瞳孔区。检查范围包括瞳孔缘、周边部虹膜、睫状体带、巩膜突、小梁网和前界线。注意前房角宽度和入射角、小梁网色素，有无虹膜周边前粘连、前房角新生血管等。

（9）动态下检查　如果静态下检查不能充分地看清前房角隐窝，应当在动态下继续检查，以便能看到被检查侧前房角的全部情况。动态是指：①转动前房角镜，改变反射镜面的角度；②转动被检眼球，改变注视眼位。

（10）压陷式前房角镜检查　为了确定前房角关闭是粘连性或附着性关闭、粘连的位置和范围、有无虹膜根部离断或睫状体分离裂隙，应进行压陷式前房角镜检查。如以Goldmann前房角镜进行检查，则可利用其边缘在一侧向眼球施加压力，使对侧前房角增宽或开放，以便更好地窥见前房角深处。如以 Zeiss 前房角镜检查，可将其底部压陷中央部角膜，压迫房水进入前房角，使周边部虹膜后移，加宽前房角。

（11）根据检查结果，应对前房角宽窄、有无关闭和关闭的可能性做出判断。

【注意事项】

（1）即使单眼检查时，也应双眼表面麻醉。

（2）前房角镜使用之前，应认真清洗和消毒；使用后应认真清洗后放回。

（3）安放前房角镜时动作应轻柔，防止擦伤角膜。

（4）安放前房角镜后发现前房角镜与角膜间有空气泡时，应重新安放前房角镜。

（5）静态检查时，应防止对眼球加压，以免改变前房角形态，影响对房角闭合情况的判断。

（陈　琳　王　涛）

第二十六章　三面镜检查

【适应证】

（1）了解视网膜状态，尤其是周边部及远周边部视网膜状态；确定周边部视网膜病变的性质（炎症、变性、裂孔、血管异常或肿瘤等）。

（2）查找视网膜裂孔，鉴别视网膜出血点与视网膜微小裂孔，如伴有视网膜脱离时确定视网膜脱离的范围。

（3）观察黄斑部病变（裂孔、出血、水肿、前膜等）。

（4）了解玻璃体状态（后脱离、混浊、浓缩、液化、出血、增殖等）。

（5）了解前房角状态。

【禁忌证】

（1）全身状况不允许坐于裂隙灯活体显微镜之前接受检查者。

（2）结膜或角膜急性传染性或活动性炎症者以及严重角膜上皮水肿或损伤者。

（3）低眼压合并视网膜或脉络膜活动性出血者。

（4）眼球开放性损伤者。

（5）具有可能破裂的巨大薄壁滤过疱者。

【操作方法及程序】

（1）检查器械的准备　①三面镜；②照明放大设备，如裂隙灯活体显微镜；③接触液，如氧氟沙星眼膏、卡波姆滴眼液等。

（2）三面镜的清洗　首先用手指蘸少许软肥皂溶液擦洗，然后以自来水流水冲洗干净。

（3）受检者的准备　利用三面镜进行眼底检查前，对受检眼进行散瞳后，滴表面麻醉剂，如盐酸丙美卡因滴眼液。

（4）受检者的位置　嘱受检者坐在裂隙灯前，调整座椅、检查台、颌架及裂隙灯活体显微镜的高低，使受检者下颌舒适地置于下颌托上，前额紧贴头架的额带上。

（5）安放三面镜　将接触液滴入三面镜凹面内。检查者左手拇指提起受检眼上睑，右手拇指和示指稍倾斜持三面镜，使其凹面向上。然后嘱受检眼稍向上注视，检查者右手中指或无名指轻拉受检眼下睑向下，将三面角镜靠近眼睑的边缘置入下穹窿部。再嘱受检眼向前注视，并以下穹窿部的三面镜边缘为支点，迅速将三面镜向上转动90°，使其凹面与角膜面接触。投射光线与镜面垂直或略偏斜。

（6）观察范围　以Goldmann三面镜为例，三面镜中央部为一凹面镜（58D），镜下所见为正像，可以观察视神经、黄斑及后极部视网膜。其周围为三个不同倾斜角度的反射镜面，分别为59°（半圆形）、67°（柱形镜）、75°（梯形镜）。75°斜面镜用于检查眼底30°~60°（赤道部），相当于角膜缘后13~17mm范围；67°斜面镜用于检查周边部眼底，59°斜面镜用于检查眼底近周边部及前房角，相当于角膜缘后7~9mm范围。通过三个反射镜所见到的影像均为对侧的图像，呈180°对称，例如斜面镜位于鼻侧时，观察到的为颞侧眼底。

（7）检查顺序　一般按照先检查眼底后极部，再检查眼底周边部的顺序进行检查。检查时，通过旋转三面镜和移动裂隙灯，依次应用梯形镜、柱形镜及半圆形镜连续检查整个眼底的情况。

（8）完成检查后，检查眼滴抗生素眼药水，并根据检查所见，记录检查结果。

【注意事项】

（1）三面镜使用前，应认真清洗和消毒；使用后应认真清洗后放回。

（2）安放三面镜时动作应轻柔，防止擦伤角膜。

（3）安放三面镜后，若发现三面镜与角膜之间有空气泡存在，应重新安放三面镜。

（4）如遇乙肝、丙肝、梅毒或 HIV 阳性等传染病患者，建议治疗后应用环氧乙烷对三面镜进行灭菌处理。

（周海英）

第二十七章　立体视觉检查

【适应证】

（1）斜视、弱视患者。

（2）屈光不正、屈光参差患者。

（3）眼球震颤。

（4）视疲劳。

（5）某些手术后，如白内障摘除和人工晶状体植入术、角膜屈光手术后。

（6）司机、显微外科医生、运动员、特种兵的体检项目。

【禁忌证】

（1）因年幼不能理解配合检查者。

（2）因精神因素或其他全身疾病不能配合者。

【操作方法及程序】

（1）同视机检查法（参见双眼视功能检查的相关章节）。

（2）颜少明《立体视觉检查图》检查。

①受检者戴红绿眼镜，注视距离40cm处图形。

②第一组图片为立体视锐度检测图，由800″开始，循序识别，记录最终识别的立体视锐度。

③第二组图片为交叉视差检测图，由30′开始，循序识别，记录最终识别的交叉视差。

④第三组图片为非交叉视差检测图，由30′开始，循序识别，记录最终识别的非交叉视差。

⑤第四组图片为中心抑制暗点检测图。

【注意事项】

有屈光不正时，要先予以矫正。

（付　晶　王乙迪）

第二十八章　视野检查

第一节　自动视野计检查

【适应证】

（1）普查及特殊职业人员体检。

（2）怀疑青光眼者。

（3）确诊的青光眼随访检查。

（4）神经科疾患。

（5）视路疾患。

（6）黄斑部病变。

【禁忌证】

（1）智力低下者。

（2）全身疾病不能配合检查者。

【操作方法及程序】

（1）开启视野机，选择恰当的备用程序。

（2）遮盖一眼，将受检者头部安放在球壳前的下颌托架上，使其坐舒适后，嘱其受检眼固视视野屏的十字中心。

（3）告知受检者每当察觉视野屏上出现闪亮光点，请立即按一下手柄按纽，无论光点大小、明暗、方位，只要出现光点，就按一下按纽，不能漏按或多按。检查过程中，受检眼始终保持注视正前方的固视点。

（4）检查完毕，视野机将自动记录结果。

（5）将记录结果存盘，并打印。

【注意事项】

（1）检查前应详细了解患者的全身及眼部情况。

（2）向受检者说明检查目的、检查过程和注意事项，以得到患者合作。

（3）检查应在暗室进行，检查室应保持安静。

（4）受检者若有屈光不正，应配戴矫正镜片检查。

（5）年龄大的患者，应配戴近用镜后进行检查。

（6）检查时若有上睑遮挡，可用胶布上提上睑加以固定。

（7）视野检查会受到一些因素影响，如屈光不正、屈光间质混浊、瞳孔大小、患者身体状况以及患者对视野检查的认识等都会影响到视野检查结果。

（8）如果假阳性率、假阴性率或者固视丢失率过高，患者需重复测量。

第二节　视野屏检查

【适应证】

参见自动视野计的适应证。

【禁忌证】

参见自动视野计的禁忌证。

【操作方法及程序】

（1）受检者遮盖一眼，坐于视野计屏前，其下颌及额部均靠稳在头颌固定架上，两肘可安放在桌上。

（2）检查时距离常采用1000mm。检查时一般采用2/1000的视标及距离，必要时可将视标加大或减小，或将距离增至2000mm。

（3）嘱受检眼向前平视注视屏中央的注视点，眼球及头部均不能转动。先检查视力较好的一眼，若两眼视力相近，则先检查右眼。

（4）检查开始时，先将视标由颞侧约20°左右之处沿水平子午线逐渐向内侧移动，在13°~18°之间应该看不到视标，是生理盲点所在处，记录其范围。

（5）当受检者在检查中发现视标出现或消失时，用最简单的字句，如"看见"或"看不见"，立即告知检查者。

（6）在每隔30°或45°的子午线上进行检查，一般查12个子午线。将视标沿各子午线向注视点慢慢移动，并且与进行方向作垂直小摆动。如发现视野有缺损，应改在每隔10°的子午线上仔细进行检查。若白色1/2000视标仍查不出缺损或查到可疑的缺损，可改用（3~5）/（1000~2000）等大小不同的颜色视标检查。

（7）检查者将每条子午线上视标出现或消失的位置记录到记录图上，用相应的点表示，待所有部位检查完毕后，将各点连接，成为等视线，亦即用该视标所查出的视野。

【注意事项】

（1）检查前应详细了解受检者全身和眼部情况。

（2）向受检者说明检查目的、检查步骤和注意事项。

（3）检查在暗室进行，检查室保持安静。

（4）检查前让受检者在检查室内静坐15分钟，使眼睛得到适应。

（5）若有屈光不正者，应配戴矫正眼镜进行检查。

（6）检查时照明灯光应自受检者的后方射来。

（7）若某处经过反复检查均未获得满意结果，应暂缓检查，待完成其他部位的检查后再进行，以免导致受检者过分疲劳。

（8）检查时视标进行的速度不可作硬性规定，应根据检查时受检者反应的快慢和受检查部位的视野改变复杂与否而定。

（9）检查视野边界及缺损边界时，先将视标由外向内移动，再将其由内向外移动，以比较两者的结果，若相差太远，应查其原因或重复检查。

（10）检查中应随时注意受检者的位置、姿势、注意力及头部、眼部的固定是否正确。

第三节 方格图检查法（Amsler 法）

【适应证】

怀疑黄斑部病变者。

【禁忌证】

（1）智力低下。

（2）全身疾病不能配合者。

【操作方法及程序】

（1）Amsler 方格图为在 10cm×10cm 的白纸板上，用黑线条平分为 5mm×10mm 的方格共 400 个，正中部的小黑点为注视点。

（2）遮盖一眼，检查时受检眼距离图为 28～30cm。

（3）注视正中部的注视点，注意有无变形、变暗的线条出现；如有则表明有黄斑部病变。

【注意事项】

（1）检查前应避免滴用散瞳药及进行眼底检查。

（2）本检查可以快速地发现注视点附近的视物变形区。

（牟大鹏 王 涛）

第二十九章　对比敏感度检查

【适应证】

（1）一些眼科疾病，如黄斑病变、视网膜病变、青光眼、屈光不正、弱视和视神经病变等。

（2）对视功能检查的补充。

【禁忌证】

（1）矫正视力<0.2者。

（2）不能配合检查者。

【操作方法及程序】

1. 采用对比敏感度卡片（Arden 图）

（1）有6张305mm×280mm大小、印制正弦波光栅图片，每张图的频率分别为0.2、0.4、0.8、1.6、3.2和6.4周/度。

（2）检查距离为50cm。

（3）检查前应矫正视力，遮盖非受检眼。

（4）记录5种不同空间频率的检查结果。

（5）绘制对比敏感度结果曲线。

2. 采用计算机检查程序

（1）距监视器屏幕3米。

（2）检查前应矫正视力，遮盖非受检眼。

（3）受检者手持应答器，注视监视器屏幕中出现的条栅。

（4）当受检者能够识别条栅时，即按下应答器按钮。

（5）在5种不同空间频率检查完毕后，对比敏感度结果曲线将自动生成。

【注意事项】

（1）检查过程中受试者应精力集中。

（2）应用计算机检查程序开始前，应让患者了解检查过程。

（郭思彤　姜利斌）

第三十章　相干光断层扫描检查

第一节　相干光断层扫描检查概述

【适应证】

（1）眼后节检查

①黄斑及其周围的玻璃体、视网膜、脉络膜病变。如黄斑及其周围视网膜水肿、出血、渗出、萎缩、棉絮斑、裂孔、神经上皮层脱离、色素上皮层脱离、前膜、玻璃膜疣、劈裂、玻璃体牵拉黄斑、视锥视杆细胞层和/或色素上皮层萎缩脱失及视网膜肿瘤；视网膜前出血；玻璃体积血、混浊及星状小体；脉络膜新生血管、脉络膜破裂、脉络膜缺损、脉络膜萎缩瘢痕及脉络膜肿瘤等。

②视乳头病变。如视乳头水肿、视神经萎缩、视盘小凹、埋藏性玻璃膜疣、视盘肿瘤等。

③视网膜神经纤维层厚度分析及动态监测。

④对视乳头杯盘比动态监测。

⑤对视网膜神经纤维层与神经节细胞复合体的动态监测。

（2）眼前节检查。

【禁忌证】

（1）屈光间质混浊者。

（2）瞳孔过小且不能散大时。

（3）婴幼儿或其他不能配合检查者。

【操作方法及流程】

（1）受检者可以在原瞳孔下接受检查，但散瞳后检查效果更佳。

（2）将受检者的姓名、性别、出生日期及编号信息录入 OCT 计算机数据库。

（3）患者面向检查镜头，头置于颌托上，调整受检者的头位及眼位，嘱其注视视标。

（4）检查者根据患者的病情和检查部位，选择适当的扫描方式；开启扫描，并调节 OCT 焦距至 OCT 图像显示清晰。

（5）检查者存储不同眼别的每次扫描结果。

（6）根据患者病情或申请检查医师的需要，选择分析方式对检查结果进行分析，打印检查结果并出具报告。

【注意事项】

（1）检查前可向受检者作适当的讲解，以取得配合。

（2）出具报告时，应选择具有典型临床特征的图像以助临床诊断，或选择与以往相同方位的扫描图像，以便临床医师对比病情的变化情况。

331

（汪东生）

第二节　海德堡炫彩 OCT 检查

【适应证】

（1）黄斑部病变，如黄斑水肿，黄斑裂孔，黄斑前膜，玻璃体后界膜牵拉，黄斑劈裂、神经上皮或色素上皮浆液性脱离，黄斑出血，渗出，黄斑营养不良、病理性近视眼底损害等。

（2）视神经病变，如视盘水肿、视神经萎缩、视盘小凹、埋藏性玻璃膜疣、缺血性视神经病变、视盘新生血管及视盘黑色素细胞瘤等。

（3）视网膜病变，如视网膜色素变性、视网膜血管阻塞、视网膜微血管瘤、视网膜血管炎、视网膜大动脉瘤、外层渗出性视网膜病变、家族性渗出性玻璃体视网膜病变、孔源性视网膜脱离及视网膜肿瘤等。

（4）脉络膜病变，如脉络膜新生血管、特发性息肉样脉络膜血管病变、脉络膜萎缩、脉络膜骨瘤、脉络膜血管瘤、脉络膜肿瘤（例如黑色素瘤等）等。

（5）青光眼，对杯盘比和视盘周围神经纤维层缺损进行分析及动态监测。

【禁忌证】

（1）屈光间质混浊者。

（2）瞳孔过小且不能散大时。

（3）婴幼儿或其他不能配合检查者。

【操作方法及程序】

（1）OCT 主要由眼底摄像机、低相干涉仪、监视器、计算机图像处理显示系统组成。信号探测光源为超级发光二极管，产生三种波长的激光，可获得蓝光反射（波长为488nm）、绿光反射（波长为518nm）和红外反射（波长为815nm）及电脑合成的标准炫彩图像。

（2）患者瞳孔小时，应散瞳后再检查。

（3）将受检者基本信息输入 OCT 信息采集界面。

（4）患者面向眼底摄像机，嘱患者将下颌放入颌托，前额抵住额托。应用炫彩程序，调整镜头位置，将光线通过瞳孔射入眼底，嘱患者注视光标。调节焦距，使得视网膜血管清晰显示。

（5）检查者通过监视器观察检测部位。选择适当的扫描方式开启扫描，黄斑病变选择放射状线扫或者横线扫描，视乳头病变选择视乳头放射状线扫，神经纤维层应选择环状扫描。

（6）选择适当的数据程序进行分析，阅读图像撰写报告并打印。

【注意事项】

（1）检查前应对受检者进行适当的解释，以取得配合。

（2）操作者需检查扫描图像，判断有无因固视丢失、过度眼动造成的明显伪迹，判断是否需要重新扫描。

（霍妍佼）

第三节 相干光断层扫描血流成像

【适应证】

（1）各类眼底疾病。

（2）健康体检。

（3）临床研究。

【禁忌证】

（1）全身情况不允许取坐位的受检者。

（2）不能固视的受检者。

（3）因精神类疾病等不能理解和配合的受检者。

【操作方法及程序】

1. 检查准备

（1）告知受检者检查的基本程序。

（2）一般先查左侧眼再查右侧眼。

（3）嘱受检者将下颌放置于设备下颌托上（一般先左侧后右侧），额头向前抵于额托，头部随设备移动，不要自行移动。双眼睁开，受检眼注视镜头内部的绿色固视标。

2. 选择患者 系统启动并登录后，默认显示 ID Patient 界面。可以使用 Find Existing Patient、Add New Patient 和 View Today's Patients 三个选项中的任何一个来添加（选择）患者。选择患者后，单击 Acquire，启动扫描。

3. 选择扫描类型 所有受检者均应常规进行双眼 Macular Cube 512×128 及 HD 模式的 OCT 扫描，青光眼及视盘病变患者增加 Macular Cube 200×200 及 Optic Disc Cube 200×200 扫描。然后根据需要进行 Angiography 3mm×3mm、Angiography 6mm×6mm 和（或）Angiography 8mm×8mm 血流成像扫描。所有扫描方式及部位可根据扫描目的随时调整。

4. 扫描

（1）调整焦距。自动或手动对焦，设备允许的调节范围为 −20D 至 +20D。

（2）优化居中并增强 B−scan 图像。要锐化眼底图像，执行自动亮度对比度（B/C）调整。

（3）点击 Capture 进行扫描。建议开启 FastTrac™ 追踪功能，以获取更高质量的图像，但该功能同时提高了对受检者配合度的要求。必要时可关闭 FastTrac™ 功能，以使得扫描顺利进行。

（4）查看扫描，保存或重试。如果将对同一只眼进行再次扫描，受检者可保持身体姿态不变，否则建议短时休息。

5. 查看分析 分析图像。扫描图像信号强度的范围为 0~10，10 为最大。如果该值小于 6，指示器颜色将变为红色（低于可接受的阈值）；如果该值等于或大于 6，则指示器的颜色变为绿色（可以接受）。在进行血流成像扫描时，应尽量使信号强度等于或大于 8。注意低信号强度图像对于临床分析仍具有重要价值。

【注意事项】

（1）确保设备镜头清洁，特别是进行血流成像扫描时，镜头污染将导致出现伪像。

（2）建议干眼受检者在进行扫描之前瞬目或可点用人工泪液。

（3）散瞳有助于提高扫描质量，根据受检者实际情况选择。

（4）个别受检者因精神紧张，出现不适时，应立即停止检查并休息。对于特殊受检者，需请相关科室会诊，予以协同处理。

（5）不同的设备及软件版本使用会有所不同。

（赵　琦）

第四节　OCTA 检查

OCTA（OCT 血流成像）是近年来新兴的视网膜及脉络膜血流探测技术，因其速度快且无创的优点在眼科临床得到越来越广泛的应用。为了获得清晰的图像，更好地为眼底病的诊断、治疗及随访提供帮助，规范的操作非常重要。现将临床常用的 OCTA 检查机器之一 Optovue 的相关操作流程及注意事项归纳如下。

【适应证】

1. 各种视网膜血管性疾病　如糖尿病视网膜病变、视网膜静脉阻塞、视网膜动脉阻塞、视网膜大动脉瘤、急性旁中心中层黄斑病变（PAMM）、特发性黄斑旁毛细血管扩张症、视网膜内血管瘤样增生（RAP）、中心凹周围渗出性血管异常复合体（PEVAC）等。

2. 各种原因导致的脉络膜新生血管性疾病　如湿性年龄相关性黄斑变性、息肉样脉络膜血管病变（PCV）、特发性 CNV、病理性近视继发 CNV、脉络膜炎继发 CNV（有助于鉴别炎症病灶及 CNV）、血管样条纹继发 CNV、骨瘤继发 CNV 等，可以用于病变的检测及抗 VEGF 治疗后的疾病随访。

3. 某些视神经疾病　如前部缺血性视神经病变（AION）、青光眼早期视盘血流的检测等。

4. 其他眼底疾病　如中心性浆液性视网膜脉络膜病变（CSC）、外伤性视网膜病变如 Purtscher 视网膜病变等。

【操作流程】

为获得清晰的图像，检查前患者需充分散大瞳孔。

检查时的步骤概括如下：

①创建一个新的患者或者选择已有患者。

②通过操作界面中的"Add Patient"按钮创建新患者，录入的信息包括两部分：一部分为必填信息，包括"患者姓名、性别、出生日期"；一部分为选填信息，包括"登记号（EMR ID，可自定义）、医生（physician）、操作者（operator）、疾病分类（disease category）"。

③选择已有患者可以通过操作界面中的"基本搜索（basic search）"或"高级搜索（advanced search）"菜单来实现。基本搜索为默认搜索模式，该模式仅能通过"登记号"和"姓名"来搜索，手动切换成高级搜索模式后，可通过首次录入的任何必填信息或选填信息（见上述内容）来搜索患者或图像。

【患者准备】

请患者将其头部置于仪器的检查架上，可以通过调整机器的升降台及下颌托的位置使患者获得舒适的感受，嘱其在检查过程中勿抬起或左右晃动头部，并告知患者检查时允许眨眼缓解眼干或疲劳。

点击"Scan"按钮进行扫描模式选择。

扫描模式因软件版本的不同会略有差异，一般包括黄斑区的"Angio Retina 3.0mm、Angio Retina 8.0mm"及高清的"HD Angio Retina 6.0mm"扫描模式和视盘区的"HD Angio Disc 4.5mm、HD Angio Disc 6.0mm"扫描模式。模式的选择因疾病的部位、种类及临床医生的特殊要求而异。

使扫描中央对准患者瞳孔，双击扫描模式激活扫描程序。

通过移动操作手柄调整扫描镜头与患者瞳孔之间的距离，首先保证扫描部位的 IR 图像（左上角）清晰，然后单击"Auto Adjust"按钮使扫描达到最佳并使图像呈现在屏幕的右上角，然后按下操纵杆顶端的按钮开始扫描。

值得注意的是，在"Auto Adjust"过程中，由于患者眼位的移动、屈光间质欠清或者高度近视后巩膜葡萄肿的存在，通过一次"Auto Adjust"可能无法获得理想的图像，此时可再次点击"Auto Adjust"按钮，或手动调节"Z（轴向）、F（焦距/屈光状态）及 P（极化）"按钮以获得较为清晰的图像。此外，由于一些患者屈光间质中央的混浊（如角膜斑翳、后囊下或核性白内障、玻璃体混浊等），如果扫描镜头正对瞳孔中央，往往无法获得清晰的图像，此时可微调手柄避开混浊区域，有助于获得较为理想的图像。

由于眼底疾病导致患者旁中心注视时，可通过鼠标左键拖曳 IR 图像中的扫描框使其居中。

通过水平（X 轴）及垂直（Y 轴）方向的两次扫描，可以获得扫描区域的血流图像。

【图像处理】

上述操作结束后，可通过点击 Review 按钮进行图像分析并打印报告。我们需要了解的是，在 Optovue OCTA 中，黄斑区及视盘周围的血流信号被分为不同的层次，2.0 版本中的 Quick View 按钮可以在同一界面上完整显示四层的血流信号及浅层的血流密度，当然也可以退出该界面逐层展示相应层面的血流信号，及黄斑区浅层和深层的血流密度。如果在一次随访中同时进行了视盘和黄斑 HD 6.0mm 的扫描，可以通过"auto montage"生成拼图，便于更广泛地显示视网膜浅层和深层的血流信号。

值得注意的是，在黄斑区视网膜外层出现的血流信号一般是疾病导致的异常血流信号，但一定要结合 B 扫描排除软件自动分层错误导致的假象。尤其是疾病导致的黄斑区视网膜各层严重异常的情况下，自动分层错误时有发生，此时需要通过"Edit Band"手动编辑分层。编辑时首先选定错误分层的区域，修改一条或数条断层后点击"propagate（扩展）"按钮，系统会自动根据修改过的断层扩展到选定区域内的其他断层，避免逐线编辑，以节约时间。此外，对同一患者的不同日期随访要选择相同的扫描模式，便于通过多次随访的对比了解黄斑区或视盘疾病的进展及治疗效果的评估。

（纪海霞）

第三十一章　暗适应检查

【适应证】

（1）眼科疾病

①先天性夜盲。

②遗传性视网膜病变，如视网膜色素变性、中心性视网膜脉络膜病变、白点状视网膜病变、视神经炎和视神经萎缩等。

③原发性开角型青光眼。

④屈光间质混浊，如白内障、玻璃体混浊。

（2）全身性疾病

①维生素 A 缺乏。

②肝脏疾病，如急性肝炎、肝硬化等。

③糖尿病，尤其是伴有糖尿病性视网膜病变的患者。

④肾脏疾病。

（3）飞行员等特殊职业人群体检。

【禁忌证】

浅前房、闭角型青光眼等禁忌散大瞳孔者。

【操作方法及程序】

（1）可采用 Goldmann – Weeker 暗适应计或计算机暗适应检查程序。

（2）向患者解释检测方法及注意事项。

（3）固定头位，在刺激器亮光下明适应 5 分钟。

（4）关掉室内所有光源，嘱受检者暗阶段检查即将开始。

（5）令受检者保持固视，发现刺激器内光亮即按应答键。

（6）40～50 分钟完成。

【注意事项】

（1）在检查过程中应避免异常光线射入。

（2）若散瞳后出现急性青光眼症状，应立即做相关处理。

（郭思彤　姜利斌）

第三十二章　色觉检查

【适应证】

（1）因职业或从事特殊工作需要体检者。

（2）色盲者或色盲家族史者。

（3）有些视网膜和视神经疾病患者。

（4）颅脑疾病、全身疾病及中毒。

（5）青光眼患者。

【禁忌证】

因精神因素或全身其他疾病不能配合检查者。

【操作方法及程序】

1. 假同色图

（1）在明亮弥散光下（日光不可直接照到图上），展开检查图。

（2）受检者双眼距离图面 60~100cm。

（3）先用"示教图"教以正确读法。

（4）任选一组图，让受检者读出图上数字或图形。

（5）一般体检者可采用简单数字组，成人文盲者可采用简单几何图形组，儿童采用动物图形。特殊检查（即较精细的检查，如特种兵体检）可采用较复杂数字组，必要时可采用多组检查。

2. 色相排列法

（1）嘱受检者按颜色变化规律排列好色相子。

（2）把色相子背面标明的序号记录在记分纸上。

（3）画出其轴向图并计算出总错误分，判断色觉异常的类型和严重程度。

【注意事项】

（1）对结果有疑问时，应反复检查，以求确实准确。

（2）两眼分别接受检查。

（3）应用假同色图时，一般在 3 秒内应有答案，最长不得超过 10 秒钟。

（4）检查应在自然光线或标准照明光线和自然瞳孔下进行。

（5）色相排列法的检查时间一般为 1~2 分钟，最长不超过 5 分钟。

（6）检查时不能戴有色眼镜。

（赵世强）

第三十三章　伪盲检查

【适应证】

视力明显减退或失明，但眼部检查找不到相应客观依据者。

【禁忌证】

因精神因素或其他全身疾病不能配合检查者。

【操作程序和方法】

1. 伪装双眼全盲检查法

（1）眼睑防御反射试验　用笔尖或小刀等利器向眼部做猛刺的姿势，若引起反射性瞬目反应，应考虑为伪盲。

（2）瞳孔对光反应　瞳孔直接及间接对光反应存在且灵敏，应考虑为伪盲。

（3）跟踪观察试验　在不被受检者发觉的情况下，暗中观察其行动，如行走自如、不碰墙物，应考虑为伪盲。

2. 伪装单眼全盲检查法

（1）笔杆阅读试验　令受检者阅读横排书报，在两眼与书报之间，垂直地放置一支笔杆，笔杆与眼的距离为 10cm，如能继续阅读，应考虑为伪盲。

（2）三棱镜复视试验　在受检者朗读的过程中，于其"盲眼"前加一个底向上或底向下的 $4^{\triangle}$ 三棱镜。如因产生垂直复视而不能连续朗读，应考虑为伪盲。

（3）柱镜片转轴试验　将柱镜片 +5.00D 与 −5.00D 轴向重合置于健眼前，令其阅读远视力表，趁其不备，将一柱镜之轴向旋转，如仍能阅读，应考虑为伪盲。

（4）红绿镜片试验　将互为补色的红绿镜片分别置于双眼前，令其阅读红绿视力表，如红绿两色字均能阅读，应考虑为伪盲。

（5）立体镜检查法　用立体镜或同视机检查。如有同时知觉或立体知觉必有双眼视觉，可考虑为伪盲。

（6）视野法　检查双眼视野而并不遮盖"盲"眼，如结果为周边视野鼻侧大于 60^{0} 或中心视野查不出盲点，可考虑为伪盲。

3. 伪装单眼视力减退检查法

（1）变距视力检测试验　在不同距离测试视力，如视力结果不变，或视力变化与理论不一致，可考虑为伪装视力减退。例如受检者在 5 米检查视力，视力为 0.2，那么在 2.5 米距离检查理论上应为 0.4，如果不是 0.4，应考虑伪装视力减退。此方法可以同一标准视力表不同距离多次比较。

（2）镜片试验　记录双眼的单眼视力，然后于被检眼前放一平光镜片或低度正或负球镜片，于健眼前放一高度正球镜片，再检查双眼视力，如被检眼视力提高，则证明伪装视力减退。

（3）视觉诱发电位检查　方法参见有关章节。

【注意事项】

（1）不可轻率做出结论，采用多种方法进行核对。

（2）必须详细询问病史，观察患者行为表现，做出全面的眼部检查，排除各种可引起视力降低的器质性病变。

（3）伪盲与伪装视力减退应与癔病相鉴别。

（赵世强）

第三十四章 屈光检查

第一节 主观屈光检查

【适应证】

测定屈光状态、屈光不正的性质和程度。

【禁忌证】

因年龄、精神因素或全身疾病不配合检查者。

【操作方法及程序】

（1）选择基础度数

①视网膜检影验光结果。

②自动验光仪验光结果。

③受检者原眼镜度数。

④如果以上数值均不能获得，以平光作为验光的起点。

（2）初步确定球镜度数

①依据受检者瞳距，选择合适的试镜架，将基础度数镜片放置在试镜架上，同时遮盖受检者左眼，检查受检者右眼视力。

②让受检者注视视力表，同时将正球镜镜片放在右眼前，询问患者"清楚、模糊或没变化"。如果受检者回答"清楚"或"没变化"，可增加正球镜度数或减少负球镜度数，重复以上过程直至受检者回答"模糊"，再进行下一步；如果受检者回答"模糊"，直接进行下一步检查。

③将负球镜镜片放在被检查的右眼前，询问同样的问题"清楚、模糊或没变化"，如果受检者回答"清楚"，可增加负球镜度数或减少正球镜度数。重复以上过程直至受检者回答"模糊"或"没变化"为止。

④再次重复"②"过程。

（3）用交叉柱镜判断有无散光及初定散光轴位

①让受检者注视最好视力上一行"C"视标或者选择点阵视标。

②将交叉柱镜正轴放在90°位置，负轴在180°，为位置一；翻转交叉柱镜手柄，即交叉柱镜负轴放在90°位置，正轴在180°，为位置二。让受检者比较位置一与位置二上的清晰度，如果位置一清楚，即正轴在90°位置清楚，就加正柱镜，轴位放置于90°，或加负柱镜，轴位放置于180°；如果位置二清楚，即正轴在180°位置清楚，加正柱镜，轴位放置于180°，或加负柱镜，轴位放置于90°；如果在位置一和位置二的清晰度相同，且均较不加镜片时模糊，进行下一步。

③将交叉柱镜正轴放在45°位置，负轴在135°，为位置三；翻转交叉柱镜手柄，即交叉柱镜正轴放在135°位置，负轴在45°，为位置四。让受检者比较在位置三与位置四的清

晰度，如果位置三清楚，即正轴在45°位置清楚，加正柱镜，轴位放置于45°。或加负柱镜，轴位放置于135°；如果位置四清楚，即正轴在135°位置清楚，就加正柱镜，轴位放置于135°位置。或加负柱镜，轴位放置于45°；如果在位置三、位置四的清晰度仍相同，且均较不加镜片时模糊，可以认为无散光，散光调整结束。

为保证最小弥散圆在视网膜上，在加柱镜的同时要调整球镜度数，每增加/减少两个柱镜度数，对应其应减少/增加一个球镜度数。

如果选择的基础度数有散光，可忽略以上"③"过程，直接进行下一步。

（4）用交叉柱镜确定散光轴向

①让受检者注视最好视力上一行"C"视标或者选择点阵视标。

②将交叉柱镜手柄轴与试镜架上所加柱镜轴向重合，然后翻转比较，询问受检者清晰度有无差别，若有差别，在清晰面将柱镜轴向与交叉柱镜轴向同符号方向转动10°，重复上述动作，直至两面一样清楚；若无差别，则将柱镜轴转动15°，翻转交叉柱镜，再进行比较，直至两面一样清楚，即确定散光的轴向。

（5）用交叉柱镜确定散光度数

①让受检者注视最好视力上一行"C"视标或者选择点阵视标。

②将交叉柱镜正轴与试镜架上所加的柱镜轴向重合，为位置一，然后翻转交叉柱镜手柄，使交叉柱镜的负轴与试镜架上所加的柱镜轴向重合，为位置二。询问受检者在哪种位置相对更为清楚，或者没有差别。如果受检者感觉有一个位置更清楚，则选择该清楚位置，若此时交叉柱镜轴与柱镜轴的符号相同，增加柱镜度数；若此时交叉柱镜轴与柱镜轴的符号不同，则减少柱镜度数。每增加/减少两个柱镜度数，对应其应减少/增加一个球镜度数，翻转比较直至两面清晰度无差别，散光度数调整结束。

（6）微调球镜度数　与"（2）初步确定球镜度数"步骤相同。

（7）用同样检查过程检查左眼。

【注意事项】

（1）完整的验光过程应是客观验光与主观验光相结合的过程。在显然状态（非睫状肌麻痹状态）下，主观验光与客观验光结果差距较大时，应进一步行睫状肌麻痹散瞳验光。

（2）主观验光需要被检查者有很好的配合，有相当一部分患者无法进行主观验光。

（3）在进行球镜调整时，要结合受检者的视力，视力较好或接近正常时，应选择低度球镜进行比较；对视力较差者，应选择较高度数球镜进行比较。

（4）在进行球镜调整时，增加负球镜，当受检者回答"清楚"时，需要受检者再次辨认视力表，如果受检者能够多辨认一个或一个以上字母，才可认定为"清楚"，减少正球镜度数或增加负球镜度数。

（5）运用交叉柱镜判断有无散光、调整散光轴向及调整散光度数时，对于交叉柱镜力量的选择，应结合受检者视力情况，视力好者，选择较小力量的交叉柱镜，视力差者，选择较大力量的交叉柱镜。同时，在散光轴向调整时，试镜片散光度数较大时，应适当减小轴向调整的幅度，不必按10°进行调整。

（6）此操作流程散光调整选用交叉柱镜，也可选择其他方法如散光表法、裂隙片法。

（7）当验光结果不理想时，可以进行小孔视力检查，以鉴别视力低的常见原因。

（赵世强）

第二节　视网膜检影

【适应证】

测定屈光状态、屈光不正的性质和程度。

【禁忌证】

无。

【操作方法及程序】

检影有点状光检影和带状光检影两种方法。以下过程以点状光检影距离 50cm 为例。

（1）在半暗室进行，检查时，检查者与受检者相对而坐，选择与受检者瞳距相同的试镜架并为其戴好，用遮盖片遮挡其中一眼，检查另一眼，一般先检查右眼。

（2）检查者手持检影镜，将光线投射到检查者的眼内，移动检影镜观察视网膜反光在瞳孔区内映光，主要观察影动方向，同时注意映光的亮度、移动速度和形状。

（3）如果影动为顺动，应在试镜架上加正球镜片，镜片的度数结合影动的亮度和移动速度进行估计，逐渐调整正镜片的度数直至达到中和。

（4）如果影动为逆动，应在试镜架上加负球镜片，镜片的度数结合影动的亮度和移动速度进行估计，逐渐调整负镜片的度数直至达到中和。

（5）如果单纯加球镜镜片，不能使各个方向影动都达到中和，说明受检者有散光，首先应加球镜镜片，将一个方向调整为中和，再调整另外一个方向。如果是一个方向为中和，另一个方向为顺动，考虑加正柱镜，将正柱镜的轴向放置于已经中和的方向，正柱镜的度数根据光带亮度及宽度进行估计，逐渐调整正柱镜的度数直至达到中和。如果是一个方向为中和，另一个方向为逆动，可以考虑加负柱镜，将负柱镜的轴向放置于已经中和的方向，负柱镜的度数根据光带亮度及宽度进行估计，逐渐调整负柱镜的度数直至达到中和；也可以考虑先加负球镜，将逆动方向调整为中和，同时原来中和方向变为顺动，再用正柱镜去中和，直至各方向均达到中和。

（6）待各个方向均中和检影结束，计算被检眼的屈光度。被检眼屈光度等于试镜架上所加镜片的度数再加上检查距离造成的 −2.00D "人为近视"。

【注意事项】

（1）检影验光时，应尽量让检影镜光线的照射方向与患者注视方向一致。

（2）进行显然检影（小瞳检影）时，应尽量控制患者的调节。

（3）检影结束时，注意核实检影距离，避免检影距离所引起的误差。

（4）如患者能配合的情况下，在检影验光结束后，仍需进行主观验光微调试镜。

（5）检影验光客观、准确、省时、方便，尤其对超高度屈光不正患者、沟通困难的患者如先天性白内障婴幼儿、部分屈光间质模糊患者，如眼外伤、圆锥角膜、角膜移植术后患者，有不可取代的作用。但检影验光需要一定的经验。

（赵世强）

第三节 波前像差检查

【适应证】

（1）了解患者眼睛总的波前像差，包括慧差、球差、三叶草和其他高阶像差。

（2）用于波前引导激光原位角膜磨镶术治疗屈光不正。

【禁忌证】

（1）患者难以保持静止或聚焦固定于目标。

（2）服用镇静药、抗焦虑药或麻醉剂后不可立即进行采集。

（3）不能使用散瞳制剂扩大瞳孔。

【操作方法及程序】

（1）打开电源开关，预热 15 分钟后，先用模型眼检测。

（2）输入患者姓名、ID 号、出生日期和性别。

（3）患者取坐位，下颌置于颌托上，前额顶住前额带中部，调整工作台及颌托位置至合适高度。

（4）嘱患者双眼水平向前看，注视小孔中的固定目标的后方，以减轻调节力。

（5）可前后推动操纵杆进行焦距调整、水平（X 轴）和垂直（Y 轴）调整，至基准标记定位于瞳孔中心并清晰成像。

（6）按下操纵杆按钮，仪器进行自动屈光补偿。

（7）嘱患者眨眼后睁大眼睛并固定目标向远方凝视，按下操纵杆按钮，仪器开始测量，患者保持睁眼不动至提示音响起后测量完成。

（8）当眼睛图像、地形图图像及像差图像质量均达到要求时，可选择保存该次测量结果。

（9）预览检查结果，可选择眼睛图像、波前像差图、角膜屈光力图、点扩散函数、Zernike 系数等进行打印。

【注意事项】

（1）检查室光线需昏暗以便患者瞳孔自然散大。

（2）近视应低于 -12.00D，远视低于 +8.00D，散光小于 8.00D。

（3）白内障、角膜瘢痕及干眼综合征（干燥综合征）的患者结果应慎重处理。

（4）需停止使用软性隐形眼镜两周，硬性隐形眼镜（PMMA 或 RGP）三周，角膜塑形镜（OK 镜）一个月，待角膜散光和屈光稳定后才能进行检查和治疗。

（5）测量时要保持头部不动，测量间隙可放松眨眼以湿润眼球，测量期间要睁大眼睛且不能眨眼。

（6）测量时患者要尽可能睁大眼睛，确保虹膜图像不会被眼睑和睫毛遮挡。

（郑　燕　翟长斌）

343

第四节　眼反应仪检查

【适应证】

（1）了解屈光术后及圆锥角膜等角膜厚度异常患者的眼压。

（2）可排除角膜厚度对眼压的影响，获得标准眼压值。

【禁忌证】

同非接触眼压计。

【操作方法及程序】

（1）开机后打开电脑上的应用软件进入检查程序。

（2）输入受检者资料，点击"开始"。

（3）受检者坐于仪器前，将其头部固定于额托架上，向前注视，尽量睁开睑裂，仪器根据额托的位置识别受检者眼别。

（4）嘱受检眼注视测压头内的绿色注视灯，将绿色注视灯置于四个红点中央，点击"开始"，系统自动发出气体压平角膜，电脑屏上即可显示出眼压值、角膜阻力因素（CRF）及角膜滞后量（CH）。

【注意事项】

（1）如果受检者睑裂小、睫毛长，需在不压迫眼球的情况下轻轻分离上、下眼睑。

（2）通常波形图得分值（WS）6.0以上检查结果可信，圆锥角膜患者在3.0以上即可认为结果可信。

（张　晶　翟长斌）

第三十五章　双眼视检查

第一节　同视机检查

【适应证】

评估斜视患者在知觉方面受损害的程度及治疗效果的客观指标。

【禁忌证】

（1）年幼不能理解、配合检查者。

（2）全身情况不允许坐位者。

【操作方法及程序】

（1）分别用同时知觉画片、融合画片、深度知觉画片逐级检查双眼三级视功能。

（2）在Ⅲ级立体视定性的基础上，用颜氏立体定量画片检查立体视的定量级别。

（3）视网膜对应检查　用同时知觉画片检查客观斜视角和主观斜视角，根据两种斜视角的比较确定双眼视网膜的对应状态。

【注意事项】

检查前需要进行视力矫正。

第二节　Worth 四点试验

【适应证】

检查双眼视，判断是否存在抑制、复视。

【禁忌证】

（1）年幼不能理解、配合检查者。

（2）因精神因素或全身疾病不适合检查者。

【操作方法及程序】

（1）受检者右眼戴红色片、左眼戴绿色片，分别注视33cm及6米处四点灯。

（2）受检者叙述所见灯的数量和颜色。

（3）检查者根据患者所见判断是否有抑制、复视。

【注意事项】

（1）为主观检查，需要受检者充分合作。

（2）该方法简单易操作，但不够准确，小的抑制性暗点易被忽略。

第三节　Bagolini 线状镜法

【适应证】

（1）用于融合功能检查，视网膜正常对应与异常对应的检查。

（2）判断是否存在单眼抑制，如全部抑制、中心抑制等。

（3）用于复视的检查。

【禁忌证】

（1）年幼不能理解、配合检查者。

（2）因精神因素或全身疾病不适合检查者。

【操作方法及程序】

（1）Bagolini 线状镜置于患者双眼前，嘱患者分别注视 33cm 及 6 米处的点光源。

（2）根据患者感知光带的状态判断结果。

【注意事项】

检查应在半暗的室内环境进行，同时配合遮盖法。

第四节　$4^{\triangle}$ 三棱镜试验

【适应证】

（1）检查是否有中心性抑制暗点。

（2）判断中心融合还是周边融合。

（3）常用于微小斜视的检查。

【禁忌证】

（1）年幼不能理解、配合检查者。

（2）因精神因素或全身疾病不适合检查者。

【操作方法及程序】

（1）嘱患者注视 33cm 处的点光源。

（2）于一只眼前置一底向外的 $4^{\triangle}$ 三棱镜，此时注意观察另外一只眼的移动反应。

（3）在两只眼前分别置 $4^{\triangle}$ 三棱镜交替进行检查。

（4）根据检查结果做出判断。

【注意事项】

三棱镜底向外测定的是微小内斜；三棱镜底向内测定的是微小外斜。

（付　晶　王乙迪）

第三十六章 眼肌功能检查法

第一节 单眼运动检查

【适应证】

眼位或眼球运动异常的患者。

【禁忌证】

因精神因素或全身疾病不适合检查者。

【操作方法及程序】

（1）令受检者遮盖一眼，另一眼注视检查者手持的视标，并追随视标的移动做右转、左转、上转、下转、右上转、右下转、左上转、左下转运动。

（2）根据检查结果，判断眼球运动幅度，以正常、不足和亢进表示各条眼外肌的肌力。

【注意事项】

单眼运动检查要注意与对侧眼的眼外肌运动进行对比。

第二节 双眼运动检查

【适应证】

眼位或眼球运动异常的患者。

【禁忌证】

因精神因素或全身疾病不适合检查者。

【操作方法及程序】

（1）令受检者双眼注视检查者手持的视标，并追随视标的移动做右转、左转、上转、下转、右上转、右下转、左上转、左下转运动。

（2）根据检查结果，判断眼球运动幅度，以正常、不足和亢进表示各条眼外肌的肌力。

【注意事项】

（1）检查时要注意双眼眼肌运动幅度的对比。

（2）内眦赘皮的患者，内转时要注意排除假性内直肌亢进及假性的上、下斜肌亢进。

第三节 6个诊断眼位的运动检查

【适应证】

眼位或眼球运动异常的患者。

【禁忌证】

因精神因素或全身疾病不适合检查者。

【操作方法及程序】

（1）令受检者双眼注视检查者手持的视标，并追随视标的移动做右转、左转、上转、下转、右上转、右下转、左上转、左下转运动。

（2）观察每一个运动方向的一对配偶肌作用的亢进与不足。

【注意事项】

内眦赘皮的患者，内转时注意排除假性内直肌亢进及假性的上、下斜肌亢进。

第四节　洋娃娃头试验

【适应证】

鉴别婴幼儿真性与假性外直肌麻痹。

【禁忌证】

因精神因素或全身疾病不适合检查者。

【操作方法及程序】

（1）检查者用手按住受检者的头顶部，突然使头向水平方向转动，观察双眼的运动方向及运动幅度。

（2）检查者用手按住受检者的头顶部，突然使头向后仰及下颌内收，观察双眼的运动方向及运动幅度。

（3）根据检查结果判断眼球运动是否正常。

【注意事项】

娃娃头试验适用于婴幼儿外转不合作时的检查，以和外直肌麻痹进行鉴别。

（付　晶　王乙迪）

第三十七章　复视检查

第一节　红镜片遮盖检查法

【适应证】

针对双眼正常视网膜对应的斜视患者，主要用于后天性麻痹性斜视患者的检查。

【禁忌证】

（1）异常视网膜对应的斜视患者。

（2）受检者无法理解、配合时。

【操作方法及程序】

（1）检查者面对患者，令患者保持正常头位。

（2）自然光下，在患者右眼前置一红色玻璃片。

（3）检查者手持条形光源或点光源，分别放在患者正前方 1 米处和 6 个诊断眼位。

（4）由患者指认红白像的相对位置及距离。

（5）检查者根据患者的指认，判断是哪条眼外肌麻痹。

【注意事项】

（1）该法属于主观检查方法，结果的可靠性很大程度上取决于患者能否完全理解和配合。

（2）检查时患者需保持正常头位。

（3）对于有多条眼外肌麻痹的患者，该方法所得结果欠可靠。

第二节　Hess 屏检查法

【适应证】

双眼正常视网膜对应的斜视患者。

【禁忌证】

（1）异常视网膜对应的斜视患者。

（2）受检者无法理解、配合时。

【操作方法及程序】

（1）患者端坐在距 Hess 屏面 50cm 位置，戴红绿色眼镜。

（2）眼镜配戴顺序为先右眼红色左眼绿色，再右眼绿色左眼红色。

（3）检查者令患者注视 Hess 屏上的红色视标，并用手持的绿色投射灯指出红色视标的位置，与其重合。

（4）检查者记录每个重合点在 Hess 屏图纸的相应位置，检查结束，将九个点连成方框。

（5）分析结果，寻找确定麻痹眼及功能不足和亢进的眼外肌。

【注意事项】

检查时患者需保持正常头位。

图形缩小，代表眼肌运动不足，为麻痹眼。根据眼外肌行使作用的方位，确认是哪条眼外肌麻痹；图形扩大代表肌力亢进，为继发性偏斜或原发性亢进。

第三节　同视机检查法

【适应证】

具备正常视网膜对应且双眼视力均良好的斜视患者。

【禁忌证】

（1）异常视网膜对应的斜视患者。

（2）受检者无法配合。

【操作方法及程序】

（1）受检者端坐在同视机前，头部固定于托架上。

（2）检查者用同时知觉画片或者" ＋ "画片分别测定 9 个诊断方位的主观斜视角。

（3）记录九个方位的斜视角，并分析寻找麻痹肌。

【注意事项】

（1）受检者需具备正常的视网膜对应以及良好的视力。

（2）检查时受检者需保持正常头位。

（3）记录方法以患者观测的位置书写。

第四节　Parks 三步法

【适应证】

适用于诊断垂直肌麻痹所致的复视。

【禁忌证】

患者无法配合。

【操作方法及程序】

（1）运用遮盖去遮盖法检查，确定哪一只眼发生上斜视。

（2）确定垂直斜视度向右侧注视大或向左侧大。

（3）观察头被动倾向一侧时的眼位（Bielschowsky 试验），确定垂直偏斜是在头倾向右侧时增大还是头倾向左侧时增大。

（4）根据检查结果，分析判断麻痹肌。

【注意事项】

该检查方法主要用以判断单条垂直肌的麻痹。

第五节　代偿头位检查法

【适应证】

需要代偿头位消除复视的患者。

【禁忌证】

患者无法配合时。

【操作方法及程序】

1. 观察代偿头位的姿势。

2. 各条垂直肌麻痹的代偿头位

（1）上斜肌麻痹　头向对侧肩倾斜，下颌内收，面向对侧。

（2）上直肌麻痹　头向对侧肩倾斜，下颌上举，面向同侧。

（3）下斜肌麻痹　头向同侧肩倾斜，面向对侧，下颌上举。

（4）下直肌麻痹　头向同侧肩倾斜，面向同侧，下颌内收。

3. 鉴别原发斜颈、眼性斜颈　用眼罩遮盖一只眼30分钟至1小时。观察斜颈的变化。若遮盖后单眼注视，头位好转或正位，为眼性斜颈。此外，眼性斜颈还要检查是否有运动异常、眼位异常，尤其是要看是否有垂直斜的存在。反之，应除外原发性胸锁乳突肌引起的外科斜颈。

【注意事项】

（1）检查时需要受检者配合。

（2）检查时需仔细观察。

第六节　牵拉试验

【适应证】

鉴别眼球运动受限是由限制因素所致还是由神经肌肉麻痹因素所致。

【禁忌证】

不合作的患者。

【操作方法及程序】

（1）局部麻醉。

（2）持平镊夹持被检查眼外肌相对的角巩膜缘，牵拉眼球，判断是否有阻力。又称为被动牵引试验。

（3）持平镊夹持麻痹肌同侧的角巩膜缘，令受检者健眼迅速注视麻痹肌作用方向的视标，判断麻痹肌的收缩力量。又称为主动收缩牵引试验。

（4）根据结果判断斜视性质及麻痹肌的肌力。

【注意事项】

操作应轻柔，避免导致结膜撕裂损伤。

（付　晶　王乙迪）

第三十八章　斜视检查

第一节　斜视的一般性检查

【适应证】

（1）判断有无斜视。

（2）明确斜视性质。

（3）鉴别共同性斜视与非共同性斜视。

（4）明确斜视的方向。

（5）了解注视眼。

（6）检查是否有 A－V 综合征。

（7）指导手术治疗。

【禁忌证】

因精神因素或全身其他疾病不适合检查者。

【操作方法及程序】

（1）询问病史，进行眼部常规检查。

（2）进行知觉状态检查　包括视力、屈光状态、注视性质、双眼视功能和立体视。

（3）斜视定性检查　有无斜视；隐斜视、显性斜视；共同性斜视、非共同性斜视；斜视的方向：内斜、外斜、垂直斜（上斜、下斜）、旋转斜视；调节性内斜、部分调节性内斜、非调节性内斜；注视眼；A－V 综合征等。

（4）斜视定量检查　参见下节。

（5）眼球运动检查。

（6）集合功能检查及调节性集合与调节比率测定（AC/A）　见相关章节。

【注意事项】

（1）详尽地询问病史对于正确的诊断非常重要。

（2）斜视检查常需要多次的重复检查和全面分析，以最终获得正确结果。

（3）儿童斜视与调节、融合关系密切，进行斜视度检查时需要进行戴镜和不戴镜检查。

第二节　斜视性质检查

【适应证】

需要判断隐斜、显斜、间歇性斜视的受检者。

【禁忌证】

因精神因素或全身疾病不适合检查者。

【操作方法及程序】

1. 遮盖试验法

（1）单眼遮盖检查（又称遮盖—去遮盖法） 嘱患者注视前方33cm处的光点视标，遮盖一只眼破坏融合，观察未遮盖眼的运动方向及有没有运动。去遮盖后，观察被遮盖眼的运动及方向；然后再对另一只眼进行检查。

（2）交替遮盖法 先遮盖一只眼，迅速将遮眼板移到另外一只眼。反复几次交替遮盖两只眼，如果两只眼均不动，说明是正位，没有隐斜。若出现运动，可根据眼球运动方向判断斜视方向。

（3）遮盖共同试验 又称间接遮盖法，主要用于婴幼儿的斜视和弱视的定性检查。遮盖板距被遮盖眼的距离要比上述方法远，置于眼与注视目标之间5～10cm处，检查者可以同时观察患者双眼的运动状态，判断是否有斜视、弱视。

2. 马氏杆检查法

（1）受检者注视前方的点光源。

（2）将马氏杆置于一只眼前。

（3）根据垂直光源与点光源的位置变化加以判定。

（4）分别在33cm和6米处进行检查。

【注意事项】

（1）注意应用马氏杆检查时，应在半暗室环境中进行。

（2）马氏杆检查法还可以用于检查微小斜视。

第三节 斜视角测量

一、角膜映光法

【适应证】

用于判断有无眼位偏斜及程度。

【禁忌证】

因精神因素或全身其他疾病不适合检查者。

【操作方法及程序】

（1）分别检查患者注视33cm和6米处的点光源，观察正前方光源在角膜上的反光点的位置。

（2）配合交替遮盖法暴露斜视角。

【注意事项】

角膜映光法只能够对斜视角进行大致估计，如若较精确测量斜视角度，还应该结合其他方法。

二、三棱镜加遮盖法

【适应证】

用于斜视角的定量检查。

【禁忌证】

因精神因素或全身其他疾病不适合检查者。

【操作方法及程序】

（1）分别在33厘米和6米对受检者进行检查。

（2）检查者交替遮盖受检者双眼，同时不断调整三棱镜度数。

（3）当交替遮盖双眼，去遮盖眼眼位不动时，所置三棱镜度数即为患者的斜视度。

【注意事项】

三棱镜放置方向为三棱镜尖端指向斜视方向，例如：查内斜时，斜视度三棱镜尖端向内，基底向外；查外斜时，斜视度三棱镜尖端向外，基底向内。

三、三棱镜角膜映光法

【适应证】

适用于检查知觉性斜视、麻痹性斜视或者限制性斜视的斜视角。

【禁忌证】

因精神因素或全身其他疾病不适合检查者。

【操作方法及程序】

（1）嘱患者双眼注视33厘米及6米处的点光源视标。

（2）置三棱镜于注视眼前，并逐渐增加度数。

（3）当斜视眼上的光点位置位于瞳孔中央时，三棱镜度数即为斜视角。

【注意事项】

三棱镜放置方向为三棱镜尖端指向斜视方向，例如：检查内斜时，三棱镜尖端向内，基底向外；检查外斜时，三棱镜尖端向外，基底向内。

四、同视机角膜映光法

【适应证】

评价斜视的程度。

【禁忌证】

因精神因素或全身其他疾病不适合检查者。

【操作方法及程序】

（1）选用同时知觉画片，置两侧画片筒里，注视眼分别注视同侧的画片，观察斜视眼光点的位置。

（2）调整转动镜筒直至反射光点位于瞳孔中央，交替熄灭光源，双眼不再移动。

（3）刻度盘上的指针所指的度数为患者的斜视角度数。

【注意事项】

此法的检查结果往往与用上述其他方法检查的结果所得的斜视度并不一致。

五、Kappa 角检查法

【适应证】

（1）进行功能性斜视手术的设计准备。

（2）多焦人工晶状体植入前术前筛查。

【禁忌证】

因精神因素或全身其他疾病不适合检查者。

【操作方法及程序】

1. 同视机测定 将 Kappa 角测量画片置于画片槽内，画片一行数字标识"Ｅ Ｄ Ｃ Ｂ Ａ ０ １ ２ ３ ４ ５"。令患者注视中央的"０"，观察角膜映光位于鼻侧还是颞侧。依次注视其他数字，直至角膜反光点正对瞳孔中央，此时的度数就是 Kappa 角的度数。每个数字为 1 度。

2. 视野弓法 令患者下颌置于下颌托上，前额顶住额托。遮盖一只眼，另一只眼对准视野弓中央的视标。检查者持点光源置于视野弓的"0 度"位置，观察患者角膜映光点的位置。移动光点直至角膜映光点和瞳孔中央重合，该处视野弓上的度数即为 Kappa 角的度数。

【注意事项】

对两只眼分别进行检查。

六、隐斜计检查法

【适应证】

测量隐斜度数。

【禁忌证】

因精神因素或全身其他疾病不适合检查者。

【操作方法及程序】

（1）受检者注视前方的点光源。

（2）将马氏杆置于一只眼前。

（3）根据受检查者观察到的光线与点光源的位置变化加以判定。

（4）调节增加三棱镜，直至光线穿行点光源。

（5）读取指针所指度数。

（6）分别在 33cm 和 6 米处进行检查。

【注意事项】

利用隐斜计检查时应在暗室中进行。

（付　晶　赵国宏）

第三十九章　调节集合功能检查

【适应证】

（1）怀疑调节功能不足或过强。

（2）怀疑集合/分开功能不足或过强的患者。

【禁忌证】

因精神因素或全身疾病不配合者。

【操作方法及程序】

1. 调节幅度

（1）若受检者有屈光不正，需完全矫正；注视 40cm 处近视力表，选择最好近视力的上一行视标。

（2）应用移近/移远法，负镜片法，动态检影法。

2. 正/负相对调节

（1）若受检者有屈光不正，需完全矫正；注视 40cm 处近视力表，选择最好近视力的上一行视标。

（2）检查确认受检查者具备双眼单视功能。

（3）在综合验光仪上以 −0.25D 的梯度增加凹透镜，直至受检者报告视标变模糊且持续保持模糊，增加的负球镜总量即正相对调节的量。

（4）然后在综合验光仪上以 +0.25D 的梯度增加凸透镜，直至受检者报告视标变模糊且持续保持模糊，增加的正球镜总量即负相对调节的量。

3. 调节灵活度　±2.0D 反转拍或远近视标测量。

4. 融像性集合　测量正集合和负集合的最大三棱镜度数。正负融像性集合可以通过双眼前放置基底水平朝向的棱镜来刺激获得，基底朝外的棱镜可以刺激正融像性集合，基底朝内的棱镜可以刺激负融像性集合。综合验光仪上，检查者通过旋转棱镜在两眼前逐渐增加基底向外/向内的棱镜量，直到受检者报告视标模糊/分开/重合点，得到正/负融像性集合的模糊点/破裂点/恢复点。分别在看远、看近距离测量。

5. 集合近点检查法　嘱受检者双眼注视由眼前 30cm 处向鼻尖缓慢移动的视标。

当一只眼出现外斜或者患者主诉出现复视的那一点就是集合近点。为了精确测量，可使用近点测量仪或者集合测量仪检查。

6. 测定调节性集合　即 AC/A 值。可以通过同视机、隐斜计、三棱镜 + 遮盖、三棱镜 + 马氏杆等方法测定。

【注意事项】

需要患者具备良好的矫正视力和双眼单视。

AC/A 的测定可为水平内、外斜分类提供指标，并作手术设计的依据。

（付　晶　洪　洁）

第四十章　弱视检查

【适应证】

怀疑有弱视的患者。

【禁忌证】

因精神因素或全身其他疾病不适合检查者。

【操作方法及程序】

（1）询问病史，进行眼部常规检查。

（2）检查视力，包括近视力、远视力、裸眼视力和矫正视力。

（3）检查眼位，参见斜视检查方法。

（4）屈光检查，参见屈光检查操作方法。

（5）立体视觉检查，参见立体视觉检查操作方法。

（6）对比敏感度检查，参见相关章节。

（7）ERG 和 VEP 检查，参见视觉电生理检查操作方法。

【注意事项】

（1）详细询问病史对弱视的病因判断起到重要作用。

（2）检查患儿时，应注意患儿年龄与患儿视力间的内在关系，以免发生误诊。

（付　晶　洪　洁）

第四十一章　眼球震颤检查

【适应证】

具有眼球震颤的患者。

【禁忌证】

因精神障碍或全身疾病不能配合者。

【操作方法及程序】

1. 视力检查

（1）检查第一眼位单眼视力。

（2）检查第一眼位双眼视力。

（3）检查中间带视力。

（4）近视力检查。

2. 眼球震颤检查

（1）肉眼检查　包括震型、震向、震频、震辐及震强。

（2）仪器检查　包括眼电图（EOG）、眼震图（ENG）等。

【注意事项】

（1）该类患者视力检查困难，应仔细、耐心和全面地检查。

（2）注意鉴别震颤的类型属于生理性震颤（视动性、终位性、迷路性）还是病理性震颤（摇摆性、跳动性）。

（付　晶　洪　洁）

第四十二章　眼压测量

第一节　指测法

【适应证】

（1）只需粗略地了解眼压时。

（2）需要了解眼压，但不能用眼压计测量眼压的情况，例如：眼科手术中，角膜白斑、角膜葡萄肿、圆锥角膜和扁平角膜等引起角膜曲度明显改变时。

（3）一部分先天性青光眼患者测量眼压时。

（4）眼球明显震颤者需要测量眼压时。

【禁忌证】

（1）结膜或角膜有急性传染性或活动性炎症者。

（2）严重角膜上皮损伤者。

（3）低眼压合并视网膜或脉络膜活动性出血者。

（4）眼球开放性损伤者。

（5）具有容易破裂的巨大薄壁滤过泡者。

【操作方法及程序】

（1）嘱患者眼球向下注视。

（2）检查者两手中指、小指放于受检者额部作为支撑。

（3）双示指放于睑板上缘皮肤面，交替向眼球中央轻压眼球，当一手轻压眼球，另一手指感触眼球波动感，根据指尖感觉到的波动感判断眼压的高低。

（4）眼压正常记为 Tn，以 T + 1、T + 2、T + 3 表示不同程度的眼压升高，T − 1、T − 2、T − 3 表示不同程度的眼压降低。

【注意事项】

（1）本法只是粗略定性了解眼压情况。初学者可以以指触额部（T + 2）、鼻尖（T + 1）及前唇体（Tn）的硬度来体会眼压的不同。

（2）施压眼球时，切勿用力过大。

第二节　Goldmann 压平眼压计测压法

【适应证】

需要了解眼压时。

【禁忌证】

（1）全身状况不允许坐于裂隙灯活体显微镜前接受检查者。

（2）结膜或角膜有急性传染性或活动性炎症者。

（3）严重角膜上皮损伤者。

（4）眼球开放性损伤者。

【操作方法及程序】

（1）测压头的清洗和消毒　首先用手指蘸少许软肥皂溶液擦洗测压头，然后以自来水流水冲洗干净，最后以3%过氧化氢棉球擦拭。

（2）测压设备的准备　将消毒后的测压头置于眼压计测压杠杆末端的金属环内。将测压头侧面轴向刻度0或180置于水平方位，即对准金属环的白线。如果被测眼有3D或以上的散光，则需将散光的弱主径线刻度置于43°轴向方位，即对准金属环的红线。将裂隙灯活体显微镜的钴蓝滤光板置于裂隙灯光前方，并将控制灯光的裂隙充分开大，使蓝光照射在测压头部。裂隙灯置于显微镜一侧，呈35°～60°角。

（3）受检眼的麻醉　滴入表面麻醉剂，如0.5%地卡因滴眼液两次。

（4）受检眼结膜囊内滴0.25%～0.50%荧光素钠溶液，或以荧光素纸条置于受检眼下穹窿部结膜囊内，使角膜表面泪液染色。

（5）受检者的位置　嘱受检者坐在裂隙灯活体显微镜前，调整座椅、检查台、颌架及裂隙灯活体显微镜的高度。使受检者下颌舒适地置于下颌托上，前额紧贴头架的额带上。

（6）一般先测右眼，后测左眼。

（7）将测压头置于显微镜前方。嘱受检者放松，向前注视，尽量睁大睑裂。必要时，检查者可用手指轻轻牵拉上睑，帮助受检者开大睑裂。

（8）将眼压计的测压螺旋转至1g刻度位置。调节裂隙灯活体显微镜操纵杆，缓慢将裂隙灯活体显微镜向前移动，使测压头刚刚接触受检眼的角膜。此时在钴蓝光照射方向的对侧角膜缘会出现蓝光，裂隙灯活体显微镜不再向前推进。

（9）用裂隙灯活体显微镜低倍目镜观察，可见两个黄绿色半圆环。左右、上下调节裂隙灯活体显微镜操纵杆，使两个半圆环位于视野中央，并使其左右、上下对称，宽窄均匀。缓慢转动测压螺旋，直到两个半圆环的内界刚好相切，此时即为测压终点。

（10）从测压螺旋上读出至测压终点时所用压力的克数，乘以10，即得眼压值，单位为mmHg。如以眼压值再乘以0.133，则单位为千帕数。

（11）重复测量2～3次，所得结果相差值不应超过0.5mmHg，可取其平均值。

（12）调节裂隙灯活体显微镜操纵杆，将测压头从受检眼撤回。测压头以软肥皂溶液擦洗，并以自来水流水冲洗干净后放回。

（13）测量完毕时，在受检眼结膜囊内滴抗生素眼药水1滴。

【注意事项】

（1）测压头使用之前，应当认真清洗和消毒；使用后应认真清洗后放回。

（2）分开眼睑时，手指不能压迫眼球。

（3）测量结果除受患者在测量前饮酒、喝咖啡、过多饮水的影响，测量时的体位、屏气呼吸、衣领紧等因素也会影响眼压测量。

（4）测压时，不能将睫毛夹在测压头和角膜之间。

（5）滴用荧光素不宜过多、过浓。

（6）操作中，被压平面周围的荧光素环以不宽于0.25mm为标准；角膜表面染色的泪液过多时，所观察的荧光素半环太宽。此时应用棉球吸除过多泪液后再测量，否则会导致测得的眼压值比实际眼压高。

（7）如测压时所观察的荧光素半环太细，应将测压头撤回，重新角膜荧光染色，请受检者眨眼后再测量。

（8）测压时，测压头与角膜接触时间不宜过长，否则可引起眼压下降或引起角膜上皮损伤。

（9）如果受检眼眼压超过 80mmHg，需在眼压计上安装重力平衡杆，可测量高至 140mmHg 的眼压。

（10）测压完毕时，应检查角膜上皮有无擦伤。如发现角膜擦伤，应滴用抗生素眼膏或促进角膜上皮愈合的眼药膏后予以遮盖，1 日后复查是否痊愈。

（11）异常的角膜厚度和曲度会影响眼压测量结果。

第三节　Perkins 手持压平眼压计测压法

【适应证】

需要了解眼压时，尤其适用于不能坐于裂隙灯活体显微镜前接受 Goldmann 眼压计测压者。

【禁忌证】

（1）结膜或角膜急性传染性或活动性炎症者。

（2）严重角膜上皮损伤者。

（3）眼球开放性损伤者。

【操作方法及程序】

（1）测压头的清洗和消毒、受检眼的表面麻醉和滴荧光素钠溶液，均同 Goldmann 压平眼压计操作常规。

（2）眼压计的准备　将消毒后的测压头置于眼压计测压杠杆末端的环内。

（3）一般先测右眼，后测左眼。受检者可采取任何体位；将测压头置于受检眼前方，嘱受检者放松，向前注视，尽量睁大睑裂。必要时检查者可用手指轻轻牵拉上睑，帮助受检者开大睑裂。

（4）测压、读数、测压后受检者和测压头的处理方法均同 Goldmann 压平眼压计操作常规。

【注意事项】

Perkins 手持压平眼压计测眼压范围为 1～52mmHg，其余均同 Goldmann 压平眼压计操作常规。

第四节　Schötz 眼压计测压法

【适应证】

需要了解眼压时。

【禁忌证】

（1）全身状况不允许采取卧位者。

（2）结膜或角膜有急性传染性或活动性炎症者。

（3）严重角膜上皮损伤者。

（4）眼球开放性损伤者。

【操作方法及程序】

（1）眼压计的准备　在眼压计的试板上测试眼压计的指针是否指向零位，指针是否灵活。然后用75%乙醇棉球擦拭眼压计的足板部分，并以消毒干棉球擦干。

（2）患者的准备　受检眼滴入表面麻醉剂，如0.5%地卡因滴眼液两次。受检者取仰卧低枕位，双眼向正前方注视一较远目标或注视天花板，使角膜位于水平正中位。

（3）一般先测量右眼，然后左眼。

（4）检查者右手持眼压计持柄，左手指轻轻分开受检者上、下眼睑，分别固定于上、下眶缘。缓慢地将眼压计足板放置于角膜中央，保持垂直。手柄应保持在眼压计圆柱上下端中间为宜。此时可见眼压计指针随眼球搏动在刻度尺前微微摆动，从指针靠近零位的一侧从摆动的中点读取指针偏转的刻度数。

（5）根据测压时所用的砝码重量，从眼压计所附的换算表里查出对应的眼压值。

（6）需要不同重量的一对砝码分别测量眼压，一般先用5.5克砝码，然后用10克砝码测量。读取的指针偏转刻度数应在3~7之间。如果用5.5克砝码测量，指针偏转的刻度数小于3，则应换7.5克或10克的砝码测量，然后再以15克的砝码测量。

（7）每眼用同一砝码连续测量两次，其读数差值应不超过0.5格刻度数。

（8）测压完毕，受检眼滴抗生素眼药水1滴。用酒精棉球立即将眼压计足板清洁干净，放回眼压计盒内。

（9）记录方法　砝码重量/指针偏转刻度数＝换算后眼压值，以mmHg为单位。

【注意事项】

（1）眼压计足板应认真清洗和消毒。使用后应认真清洗后放回。

（2）测压时，避免受检者紧张、凝视，否则会影响结果。

（3）测压时，分开眼睑应避免对眼球加压。

（4）测压时，眼压计足板压陷角膜的时间不宜过长，否则可引起眼压下降，或引起角膜上皮损伤。

（5）测压完毕时，应检查角膜上皮有无擦伤。如发现角膜擦伤，应滴用抗生素眼膏后予以遮盖，1日后复查是否痊愈。

（6）异常的眼球球壁硬度会影响测量结果。根据半分钟内用两个不同重量砝码测量同一眼所得的指针偏转刻度值，查看专用"校正眼压与眼壁硬度负荷读数"表，得出眼球壁硬度和校正眼压值。

第五节　非接触眼压计测压法

【适应证】

（1）需要了解眼压时。

（2）进行眼内血管搏动测定。

（3）进行房水动力学测定。

【禁忌证】

（1）全身状况不允许坐于非接触眼压计前接受检查者。

（2）结膜或角膜有急性传染性或活动性炎症者慎用。

（3）严重角膜上皮损伤者，检测屏幕上无法观测到指示点者。

（4）眼球开放性损伤者。

【操作方法及程序】

（1）以 X – Pert 非接触眼压计为例，说明操作方法和程序。

（2）受检者坐于非接触眼压计之前，嘱将其头部固定于眼压计头架上，向前注视，尽量睁开睑裂。

（3）调节调焦手柄，将眼压计测压头对准待测眼角膜，此时眼压计监视屏上自动显示待测眼的眼别。

（4）在眼压计控制板上选择"auto"系统进行自动测压。嘱受检眼注视测压头内的绿色注视灯，调节焦点至适当时，监视屏上两个方框重叠，系统自动发出一股气体压平角膜，监视屏上自动显示出眼压值和几次测量的平均值。如果受检者欠合作，或测量方法有误，所显示的数值自动标上"＊"号，或不显示数值。

（5）也可在控制板上选择"man"，此时对焦后需手按调焦手柄上的开关才能测量眼压。

（6）测量完成后，在控制板上按"print"，可将测量结果打印出来。

【注意事项】

（1）非接触眼压计与 Goldmann 压平眼压计相比，在正常眼压范围内的测量值是可靠的，但在高眼压时，其测量值可能出现偏差；角膜异常或注视困难的受检者中可能会出现较大误差。

（2）高度散光、角膜表面不平、翼状胬肉以及角膜溃疡等角膜病变时，会出现测量不准确或读不出数值的情况。

（3）患者在测量时频繁眨眼，眼睑或睫毛会影响眼压测量值，眼压测量值会偏高；因此，需要患者测量时睁眼配合。

（4）由于测压时非接触眼压计不直接接触眼球，因而减少了应用其他眼压计测压可能引起的并发症，如角膜上皮擦伤、对表面麻醉剂过敏和播散感染。但对角膜异常者应慎用，因为不但测量值可能不准确，而且还可能引起角膜上皮下气泡。由于测压头前表面污染而引起感染的播散也有报道。

（5）非接触眼压计需要定期进行校对，以免引起测量误差。

（贾红艳 王 涛）

第四十三章　眼球突出计检查

【适应证】

(1) 怀疑眼球突出或确定眼球突出程度时。

(2) 怀疑眼球内陷或确定眼球内陷程度时。

【禁忌证】

(1) 眼表急性炎症。

(2) 因精神状况或全身其他疾病不能配合测量时。

【操作方法及程序】

(1) 常用的眼球突出计是 Hertel 眼突计。

(2) 检查者与受检者对面而坐，将眼突计平放在受检者双眼前，调整其两侧金属框之间的距离，使其尖端的小凹固定在双眼颞侧眶缘最低处；嘱受检者向前方直视。

(3) 检查者单眼观察镜面内的两条红线，使之重叠。

(4) 观察并记录突出计两侧反射镜里角膜顶点（黑色线）位置的毫米（mm）数，即为眼球突出的度数。

(5) 记录两颞侧眶缘间的距离，为眶距。

(6) 测量结果可记录为"右眼测量结果—左眼测量结果/眶距"，如 12～14/90mm，表示眼突计测量结果为右眼球突出度为 12mm，左眼球突出度为 14mm，眶距为 90mm。

(7) 我国成年人眼球突出度平均为 11.68～13.93mm，如果高于或低于此数，应结合患者的实际情况，可考虑为眼球突出或眼球后陷。正常两眼间眼球突出度的差值不超过 2mm。

【注意事项】

(1) 测量时，对眼突计上两侧金属框顶端的小凹施加压力要适度；每次测量时所用的压力应相似。

(2) 测量时，眼突计上的两侧金属框要平行且放于同一水平。

(3) 应注意检查者与被检查者的视线应位于同一水平线上。

(4) 随诊复查时，应当用相同的眶距进行测量。

(5) 检查受检者右眼时，检查者应闭右眼用左眼读数，反之亦然。

(6) 眼球突出度测量值可分为绝对性、相对性和比较性三种。绝对性眼球突出度是指仅一次单侧眼的测量值；相对性眼球突出度是指双侧眼的对比测量结果；比较性眼球突出度是指在一定时间的间隔后，比较同一侧眼所测量的结果。绝对性眼球突出度对临床观察无重要意义，而相对性和比较性眼球突出度对临床诊治病情具有指导意义。

（郭思彤　姜利斌）

第四十四章 有关青光眼特殊检查

第一节 昼夜眼压波动检查

【适应证】

（1）临床怀疑开角型青光眼的患者。

（2）对原发性开角型青光眼与正常眼压性青光眼进行鉴别诊断。

（3）对于确诊的开角型青光眼患者，作为降眼压用药指导。

【禁忌证】

（1）急性角结膜炎症。

（2）因角膜瘢痕等情况，不可能正确测量眼压者。

【操作方法及程序】

（1）在 24 小时内，定时多次测量眼压。一般选择的时间点为 8am、10am、12am、2pm、4pm、6pm、8pm、10pm、6am。

（2）为操作简便，可选择日间测量四次眼压，一般选择的时间点为 8am、11am、2pm 和 5pm。

（3）将测得的眼压描绘成以时间为横坐标，眼压值为纵坐标的眼压曲线，并做出分析。

【注意事项】

（1）患者应在安静环境和自然状态下进行眼压测量，避免干扰因素。

（2）测量眼压者最好为同一位检查者。

第二节 暗室俯卧试验

【适应证】

（1）怀疑为临床前期或前驱期的原发性闭角型青光眼患者。

（2）周边前房浅，有可能发生前房角关闭者。

（3）已进行激光或手术虹膜周边切除术为证实疗效者。

【禁忌证】

全身状况不允许俯卧者。

【操作方法及程序】

（1）开始试验前，让受试者在明室中停留半小时，然后滴用 0.5% 地卡因两次，以 Goldmann 压平眼压计或 Perkins 手持压平眼压计测量眼压。

（2）进入暗室后，嘱受试者坐位，双手掌向下，并上下相叠，靠于桌上。然后身体前俯，额部枕于手背上，头部保持俯卧位。或者躺于床上，头部和全身均保持俯卧位。

（3）1 小时后，仍在暗室里微弱的红灯光下测量眼压。

（4）如果试验后眼压比试验前升高 8mmHg 或以上，或绝对值高于 30mmHg，判断试验结果为阳性。

（5）对于试验结果阳性者，应立即在暗室内弱光下检查前房角。如果前房角全部或部分关闭，即可诊断为原发性闭角型青光眼。

【注意事项】

（1）受试者在试验前不要点用或停用毛果芸香碱滴眼液 3 日以上。

（2）要求受试者在试验期间睁眼，勿睡觉。

（3）对于进行 1 小时暗室俯卧试验阴性者，可考虑进行 2 小时暗室俯卧试验。

（4）对于已经确诊为原发性闭角型青光眼的患者，没有必要因诊断需要进行暗室俯卧试验。

（5）对于结果阳性者，应及时按原发性闭角型青光眼治疗处理。

第三节　计算机辅助的视盘检查

【适应证】

（1）疑似青光眼患者的视盘检查。

（2）监测青光眼患者的病情变化。

【禁忌证】

因精神因素或全身其他疾病无法配合者。

【操作方法及程序】

（1）目前用于视盘检查的仪器主要有三类：①扫描激光拓扑仪，如海德堡视网膜断层扫描仪；②扫描激光偏振仪，如扫描激光眼底镜；③相干光断层扫描（OCT）。以下以 HRT–Ⅱ 为例，说明检查的主要方法。

（2）受检者下颌置于仪器下颌托架上，受检眼固视指示灯。

（3）检查者截取视盘图像。

（4）确定参考点位置，勾画视盘边界。

（5）计算机进行视盘形态分析。

（6）读取数据。

【注意事项】

（1）目前对于计算机辅助视盘检查的价值还在探索中；其结果还应结合临床综合评价。

（2）一般情况下，检查时不需要受检者散瞳。但散瞳可以提高信噪比和图像质量，如果受检者屈光间质混浊，则推荐散瞳检查。

（3）若受检者散光大于 1D，应戴用矫正镜后进行检查。

（4）HRT–Ⅱ检查应在测量眼压或其他操作之前进行。

第四节　视网膜神经纤维层检查

【适应证】

（1）疑似青光眼患者的视盘检查。

（2）监测青光眼患者的病情变化。

（3）怀疑其他导致视网膜神经纤维层缺损的眼部疾患。

【禁忌证】

严重全身疾患，无法耐受检查。

【操作方法及程序】

（1）摄取眼底黑白或彩色照片，特别应注意颞上、颞下部位。

（2）应用扫描激光眼底镜（SLO）在动态下或摄片后分析。

【注意事项】

视网膜神经纤维层缺损分为裂隙状、楔形、弥漫性和混合性几种。应结合视盘状态进行分析。

（牟大鹏　王　涛）

第四十五章　眼底血管造影

第一节　荧光素眼底血管造影

【适应证】

（1）协助确立一些眼底疾病的诊断。

（2）各种视网膜血管性病变。

（3）累及到视网膜色素上皮及脉络膜病变。

（4）部分视神经病变。

【禁忌证】

（1）严重心脏、脑、血管和肝脏、肾脏功能损害，活动性、过敏性哮喘等全身疾病。

（2）全身情况不允许取坐位接受检查者。

（3）对注射用的荧光素钠过敏者。

（4）有过敏体质或有严重过敏家族史者。

（5）屈光间质混浊严重，无法获取足够信息的患者。

【操作方法及程序】

（1）造影前准备

①向受检者介绍造影要点和注意事项，并签署知情同意书。

②充分散瞳，如果有散瞳禁忌证的患者，可以行免散瞳造影，但需要告知患者周边部的眼底信息可能无法获得。

（2）阅读患者病历资料，了解患者病情及病变部位。

（3）拍摄立体彩色眼底像，必要时用间接检眼镜检查眼底，以确定造影过程中重点关注的部位。

（4）根据病历资料及眼底情况决定是否需要进行自发荧光检查，如果需要，则应该先行自发荧光检查，再进行皮试试验。

（5）将患者姓名、年龄、检查日期等有关资料输入计算机内。安排受检者入座，适当调整位置，调整镜头的焦距至清晰显示眼底。

（6）助手做好给受检者静脉注射的准备。

（7）造影

①拍摄双眼无赤光眼底片。

②注射荧光素之前，再拍摄双眼荧光对照片。

③助手给受检者注射荧光素钠，剂量为 10～20mg/kg。一般成人用 20% 荧光素钠 3～5ml，于 4～5 秒钟注射完毕。开始注射时即启动计时器，注射完毕时即拍摄一次。

④拍摄的原则：以病变部位为核心，兼顾整个眼底。视病情需要，可缩短或延长拍摄间隔时间，以能达到体现病变部位的荧光变化为目标。造影早期和晚期需要有包括视盘和

黄斑在内的后极部造影图片。造影时间至少为 10 分钟，必要时可以延长至 20 分钟或以上。

⑤标准的拍摄顺序一般为：眼底后极部、颞侧、颞上、上方、鼻上、鼻侧、鼻下、下方和颞下。造影早期可安排拍摄视盘及黄斑的立体眼底像。方法：将眼底照相机上的立体像钮锁定，然后在同一视野内，将方向操纵柄迅速水平方向移动，向左移拍摄一张，随即向右移动再拍摄一张。在造影过程中尽可能穿插拍摄另一眼的照片。

⑥眼底照片储存于数码眼底照相系统。

【注意事项】

（1）造影室内应常规备有血压计、血糖仪、注射用肾上腺素、氧气袋等急救药品和物品。

（2）根据所用眼底照相器械进行必要的准备。如为数码眼底照相系统，需事先查看电路联接和显像是否正常；如为应用底片的照相机，则应妥当安放胶卷。

（3）少数患者在注射造影剂后偶觉恶心，可以涂抹少量医用酒精于人中部位并嘱其深呼吸，待患者缓解后仍可继续拍摄。

（4）个别患者因心情紧张，可能有面色苍白或晕厥，应立即停止造影，嘱其平卧，立刻测量血压、心率、血糖，必要时需请内科紧急会诊，并协同处理。

（5）操作完毕嘱患者适量喝水，并告之不必介意在 24 小时内出现皮肤和尿色发黄。

第二节　吲哚菁绿眼底血管造影

【适应证】

（1）辅助诊断脉络膜血管性病变，如中心性浆液性脉络膜视网膜病变、息肉性脉络膜血管病变、渗出性老年性黄斑病变。

（2）辅助诊断脉络膜占位性病变，如脉络膜血管瘤、脉络膜黑色素瘤、脉络膜骨瘤等。

（3）脉络膜炎症性病变，如脉络膜结核、一过性白点综合征、多灶性脉络膜炎等。

（4）无法明确病变来源所在组织层次的情况下，可有眼底出血原因不明的情况，如单纯用视网膜病变无法解释病情的情况等。

【禁忌证】

吲哚菁绿造影剂中含有碘，对碘成分及造影剂成分本身过敏的情况。

【操作方法及程序】

第 1 至第 6 条参考荧光素眼底血管造影的操作步骤。

（7）造影

①拍摄双眼红外眼底片。

②助手给受检者注射吲哚菁绿造影剂。将 25mg 吲哚菁绿溶解在 3ml 无菌注射用水内，按照体重 0.5 ~ 1mg/kg 计算用量，充分摇匀后抽出，于 4 ~ 5 秒钟注射完毕。开始注射时即启动计时器，注射完毕时即拍摄一次。

③拍摄的原则：以病变部位为核心，兼顾整个眼底。视病情需要，可缩短或延长拍摄

的间隔时间，以能达到体现病变部位的荧光变化为目标。造影早期和晚期需要有包括视盘和黄斑在内的后极部造影图片。造影时间建议 30 分钟或以上。

④标准的拍摄顺序一般为：后极部、颞侧、颞上、上方、鼻上、鼻侧、鼻下、下方和颞下。造影早期可拍摄视盘及黄斑的立体像。方法：将眼底照相机上的立体像钮锁定，然后在同一视野内，将方向操纵柄迅速水平方向移动，向左移动拍摄一张，随即向右移动再拍摄一张。造影过程中尽可能穿插拍另一眼的照片。

⑤眼底照片储存于数码眼底照相系统。

【注意事项】

参考荧光素钠眼底血管造影部分。

第三节　荧光素和吲哚菁绿同步眼底血管造影

【适应证】

（1）脉络膜病变同时累及视网膜内屏障或者外屏障，如中心性浆液性脉络膜视网膜病变、息肉性脉络膜血管病变、渗出性老年性黄斑病变。

（2）脉络膜占位性病变同时累及视网膜内屏障或者外屏障，如脉络膜血管瘤、脉络膜黑色素瘤、脉络膜骨瘤等。

（3）脉络膜炎症性病变累及视网膜内屏障或者外屏障，如脉络膜结核、一过性白点综合征、多灶性脉络膜炎等。

（4）无法明确病变来源所在组织层次的情况下。

【禁忌证】

（1）严重心脏、脑、血管和肝脏、肾脏功能损害，活动性、过敏性哮喘等全身疾病。

（2）全身情况不允许取坐位接受检查者。

（3）对注射用的荧光素钠过敏者。

（4）对碘成分及吲哚菁绿造影剂成分本身过敏的情况。

（5）有过敏体质或有严重过敏家族史者。

（6）屈光间质混浊严重，无法获取足够信息的患者。

【操作方法及程序】

（1）分别参考荧光素眼底血管造影和吲哚菁绿眼底血管造影部分。

（2）注射方案一　先给予荧光素钠造影剂，观察患者无不适反应，再行更换吲哚菁绿造影剂。注射时间分别为 4～5 秒。

（3）注射方案二　将荧光素钠造影剂与配好的吲哚菁绿造影剂混合摇匀后静脉推注，时间为 6～10 秒。

【注意事项】

参考荧光素钠眼底血管造影部分。

（杨丽红　佘海澄）

第四节　眼底彩色照相

【适应证】

（1）记录受检者双眼眼底情况。

（2）进行治疗前后对比。

【禁忌证】

角膜、结膜急性感染者。

【操作方法及程序】

1. 准备工作

（1）一般情况下可以不散瞳进行双眼后极部照相。

（2）若受检者眼底病变位于中纬部或周边部，为了更好、更完全地展示病变情况，建议双眼充分散瞳后检查。

（3）确保彩色眼底照相机正常使用。

2. 彩色眼底像检查过程

（1）登记受检者姓名、性别及出生日期，必要时备注疾病名称。

（2）引领受检者入座，根据受检者的高度调节机器的高度，确保受检者头部可以舒服地放在下颌托上，额头向前抵于额托，同时要确保受检者外眦延长线对齐仪器上的高度调整标记。

（3）将检查镜台由检查者向受检者慢慢移动，移动过程中注意镜头与受检者眼之间的距离。当监视器中出现两个圆形实心的工作点，且两条短分割线通过聚焦旋钮重合成一条直线时，进行拍摄。

（4）若受检者存在周边眼底病灶，要进行眼底后极部及周边部病灶的拍摄。

【注意事项】

（1）检查前应对受检者进行充分的解释，以取得配合。

（2）对于浅前房或者闭角型青光眼者，散瞳应格外谨慎。

第五节　广角彩色眼底照相

【适应证】

（1）记录受检者双眼眼底状况。

（2）进行治疗前后对比。

【禁忌证】

角膜、结膜急性感染者。

【操作方法及程序】

1. 准备工作

（1）一般情况可以不散瞳进行双眼广角彩色眼底照相检查。

（2）确保广角眼底照相机正常使用。

2. 广角彩色眼底照相检查过程

（1）登记受检者姓名、性别及出生日期，必要时备注疾病名称。登记完成后点击广角彩色照相按钮进入拍照模式。

（2）引领受检者入座，根据受检者的高度调节机器的高度，让受检者将头部放在下颌托上，额头向前抵于额托。检查过程中可适当辅助提拉开大眼睑。当监视器中出现受检者眼睛时，通过手柄上的按钮进行微调，当角巩膜缘和瞳孔中央出现绿色圆圈时可以进行拍摄。

（3）指导受试者分别进行右眼及左眼拍摄。

（4）若遇特殊病灶，可以通过上、下、左、右方向对患者进行眼位引导拍摄；若遇需要更好地观察后极部病灶，可以选择后极模式进行拍摄。

【注意事项】

（1）检查前应对受检者进行充分的解释，以取得配合。

（2）对于浅前房或者闭角型青光眼者，散瞳应格外谨慎。

第六节 广角自发荧光检查

【适应证】

（1）协助诊断或鉴别诊断疾病。

（2）进行治疗前后对比。

【禁忌证】

角膜、晶状体混浊者。

【操作方法及程序】

1. 准备工作

（1）双眼散瞳检查。

（2）确保广角眼底照相机正常使用。

2. 广角自发荧光照相检查过程

（1）登记受检者姓名、性别及出生日期，必要时备注疾病名称。登记完成后，点击广角彩色照相按钮包括后面的 af 小框进入拍照模式。

（2）拍摄广角自发荧光过程大致同拍摄广角彩色眼底像，注意要选取拍摄自发荧光模式。

【注意事项】

同第五节。

第七节 广角眼底荧光血管造影

【适应证】

（1）协助诊断眼底病，并提供依据进行分期分型。

（2）有助于了解疾病程度和指导治疗。

（3）进行治疗前后对比。

【禁忌证】

（1）严重心脏、血管和肝、肾功能损害等全身疾病。

（2）全身情况不允许取坐位接受检查者。

（3）对注射用荧光素钠过敏者。

（4）有过敏体质或有严重过敏家族史者。

（5）有原发性闭角型青光眼或不宜散大瞳孔疾病者。

【操作方法及程序】

1. 准备工作

（1）签署知情同意书，与患者充分沟通注意事项，并仔细阅读病历明确主检眼。

（2）充分散瞳。

（3）用荧光素钠进行皮试。

（4）确保广角眼底照相机正常使用。

2. 广角造影检查过程

（1）登记受检者姓名、性别及出生日期，必要时备注疾病名称。登记完成后，点击广角造影按钮进入拍照模式，如需拍摄自发荧光，点击后面的 af 小框。

（2）首先拍摄双眼广角彩色眼底像及自发荧光。

（3）助手给受检者沿肘正中静脉注射荧光素钠注射液，成人用 20% 荧光素钠，一般剂量为 10～20mg/kg，注射剂量为 3～5ml，于 4～5 秒钟注射完毕。

（4）拍摄步骤

①早期（1 分钟以内）：在注射造影剂的同时按下计时器，并在 5 秒时开始进行拍摄，每秒一张，拍摄至静脉充盈。建议在静脉充盈完全后（大约 30 秒）切换后极模式，以展示黄斑部的精细拍摄。注意双眼交替拍摄（包括广角及后极造影）和对特殊病灶的拍摄。

②中期（1～10 分钟）：此期间包括双眼广角正位造影像及双眼上方、鼻侧、下方、颞侧眼位造影像。

③晚期（10～15 分钟）：双眼拍摄广角正位图像，如果有特殊病灶，需要再次针对特殊病灶进行拍摄。

【注意事项】

同第五节。

（焦　璇）

第八节　广域数字小儿眼底成像系统

【适应证】

（1）小儿视网膜照相和眼底荧光血管造影。

（2）小儿眼前节照相　包括角膜、虹膜、房角和晶状体等。

【禁忌证】

（1）全身情况差无法耐受检查者。

（2）眼表炎症急性期。

（3）眼球裂伤未愈合者。

【操作方法及程序】

（1）全身麻醉前，请儿科和麻醉科会诊，除外麻醉禁忌与全身疾病风险。嘱患儿禁水2小时，禁母乳4小时，禁配方奶6小时，禁固体食物8小时。

（2）检查前1小时，对患儿进行双眼散瞳，快速散瞳滴眼液（如：复方托吡卡胺滴眼液）每10分钟1次，至少3次。

（3）开启并调试 RetCam Ⅲ 视网膜照相机，取出专用探头，检查并清洗镜头。准备儿童开睑器、酒精棉球等消毒用品。

（4）眼底检查 患儿双眼滴入表面麻醉药（如：盐酸丙美卡因滴眼液）进行结膜囊表面麻醉，置儿童专用开睑器。一般先右眼后左眼，结膜囊内涂入屈光填充剂（如：卡波姆滴眼液）。将 RetCam Ⅲ 探头垂直置于眼球上方，轻轻接触角膜表面；按照后极部视盘和黄斑→颞侧→上方→鼻侧→下方的顺序依次拍摄视网膜照片，一般拍摄5帧，特殊病变处可予以加拍。检查完毕后，打印双眼眼底照片并书写检查记录。

（5）前节检查 患儿双眼滴入表面麻醉药（如：盐酸丙美卡因滴眼液）进行结膜囊表面麻醉，置儿童专用开睑器。一般先右眼后左眼，结膜囊内涂入并堆积较高的屈光填充剂。将 RetCam Ⅲ 探头垂直置于眼球上方，轻轻接触填充剂，调焦后拍摄前节照片，倾斜角度进行各方向房角拍摄。检查完毕后，打印双眼前节照片并书写检查记录。

（6）面部拍摄 患儿双眼滴入表面麻醉药（如：盐酸丙美卡因滴眼液）进行结膜囊表面麻醉，置儿童专用开睑器。将 RetCam Ⅲ 探头悬空垂直置于眼球上方，拍摄眼睑及眼表照片。检查完毕后，打印双眼照片并书写检查记录。

（7）嘱患儿双眼滴抗生素滴眼液，每日4次，点眼3天。

【注意事项】

（1）一张高质量的小儿眼底照片应该是：视网膜后极部微小血管成像清晰，可清楚地观察1区病变，并可以放大进行查看；视网膜周边部血管走行可见，并可呈现病灶所处的视网膜层次。

（2）检查前应充分散瞳。拍摄周边部视网膜时，照片边缘出现黄白色虹膜反光时，说明已拍摄到当前散瞳状态下最周边部视网膜，再向周边拍摄需继续散瞳或使用巩膜压迫器进行顶压操作。

（3）检查时务必使用足够的屈光填充剂，避免镜头与角膜之间存在明显的空气间隙，使拍摄照片变白变虚；使用屈光填充剂时需赶走里面的气泡，以免照片内出现圆形光斑，遮挡所需观察的部位，检查时勿对角膜直接施压。推荐使用透明并且黏稠度较高的眼膏，较易形成堆积状态的接触层。

（4）检查时使用适合的儿童开睑器，避免睑裂开大不足，导致镜头与角膜无法充分接触，造成所拍照片虚化。

（5）对 RetCam 无法成像或细节不清的视网膜区域，应由专业眼科医生使用双目间接检眼镜检查，作为辅助和补充。

（李松峰　李　亮）

第四十六章　视觉电生理检查

第一节　眼电图检查操作常规

【适应证】

（1）遗传性视网膜及脉络膜病变。

（2）中毒性或营养性视网膜病变。

【禁忌证】

（1）眼球震颤者。

（2）不能合作者。

【操作方法及程序】

（1）向患者解释检查内容及要求，取得配合。

（2）可散瞳，也可保持自然瞳孔，根据瞳孔大小调整刺激光的强度。

（3）患者在室内普通照明光线下预适应15分钟。

（4）用75%乙醇或皮肤清洁剂清洁安置电极处皮肤。

（5）安置电极　皮肤电极分别置于双眼内外眦部，地电极置于前额中部。

（6）在暗室内，将患者头部固定好。

（7）嘱咐患者双眼要跟随刺激器内的信号运动，记录15分钟。

（8）在明适应下，令患者双眼跟随刺激器内的信号运动，记录15分钟。

（9）计算Arden（光峰/暗谷）比。

（10）检查结束，拆除电极。

【注意事项】

（1）按照国际标准照明条件并进行操作。

（2）注意若患者视力低于0.1，视野小于30°，或年龄在5岁以下，一般无法引出可靠的EOG反应。

（3）散瞳检查，刺激光强度应保持在50~100cd/m²范围内；不能散瞳进行检查时，刺激光强度应保持在400~600cd/m²范围内。

（4）记录前30分钟应避免强光照射（如阳光、检眼镜或荧光眼底血管造影等）。

第二节　视网膜电流图检查

一、闪光视网膜电流图（ERG）操作方法

【适应证】

（1）遗传性视网膜病变，如原发性视网膜色素变性、结晶样视网膜色素变性等。

（2）伴有脉络膜异常的遗传性疾病，如无脉络膜症、原发性脉络膜萎缩等。

（3）玻璃体－毯层视网膜变性，如特发性青年性视网膜劈裂、玻璃体－视网膜营养不良等。

（4）眼球外伤，如视网膜震荡、交感性眼炎等。

（5）视网膜循环障碍。

（6）糖尿病性视网膜病变。

（7）视网膜脱离。

（8）屈光间质明显混浊，欲了解视网膜功能者。

【禁忌证】

（1）患有眼部急性炎症者。

（2）不能散瞳者。

（3）不能配合者。

（4）内眼手术后两周以内患者。

【操作方法及程序】

（1）检查前受检者滴用散瞳剂，使瞳孔直径≥7mm。

（2）检查前向受检者解释检查目的、方法及注意事项，并使受检者在记录过程中保持放松和固视状态。

（3）散瞳后，在暗室中适应至少20分钟。

（4）滴用表面麻醉眼药水两次。

（5）在暗红光照状态下，用75％乙醇或皮肤清洁剂清洁安置电极处皮肤后，将参考电极置于受检者眼外眦部；作用电极用角膜电极或线状电极（置于结膜囊内），地电极置于耳垂或额正中。

（6）遮挡未检眼，受检者下颌放在刺激器的颌架上。

（7）嘱咐患者向前注视指示灯，保持眼位不动，并开始检查。

（8）待基线稳定，开始记录。

（9）暗适应状态下的ERG检查完成后，经过至少10分钟的明适应后，再进行明适应状态的ERG检查。

（10）将结果保存并打印。

（11）摘下所有电极，眼部滴用抗生素滴眼液。

【注意事项】

（1）检查最好在屏蔽室内进行。

（2）根据受检者的点反应波形和所用仪器的情况选择相应的灵敏度和扫描时间。

（3）注意瞳孔大小可影响ERG的成分和振幅。

（4）角膜电极放置完成后，注意务必保持角膜和电极之间无气泡。

（5）每次检查完成后，应及时清洁所用的电极。

二、图形视网膜电流图检查

【适应证】

（1）开角型青光眼。

（2）视网膜黄斑部病变。

（3）原发性视神经萎缩。

（4）帕金森病。

【禁忌证】

（1）患有眼部急性炎症者。

（2）不能配合者。

（3）内眼手术后两周以内患者。

（4）视力 <0.1，无注视功能或有眼球震颤，严重的屈光间质混浊患者。

【操作方法及程序】

（1）滴用表面麻醉眼药水两次。

（2）在普通照明的检查室静坐 5 分钟，再开始检查。

（3）用 75% 乙醇或皮肤清洁剂清洁安置电极处皮肤后，将参考电极置于受检者同侧眼外眦部；作用电极可用角膜电极或线状电极（置于结膜囊内），地电极置于耳垂或额正中。

（4）将检查眼的屈光状态矫正到看清刺激器的最佳状态。

（5）遮挡未检眼，受检者下颌放在刺激器的颌架上。

（6）嘱咐患者向前注视指示灯，保持眼位不动，并开始检查。

（7）待基线稳定，开始记录。

（8）叠加次数应大于 100 次，以便减少噪音干扰和伪迹。

（9）将检查结果保存并打印。

（10）摘下所有电极，眼部滴用抗生素滴眼液。

【注意事项】

（1）检查最好在屏蔽室内进行。

（2）检查前，向受检者解释检查目的、方法及注意事项，并使受检者在记录过程中保持放松和固视状态。

（3）注意角膜电极放置时，不应引起眼屈光度的改变。

（4）注意视网膜刺激域应大于 8° 视角，也可使用特殊圆环产生较小视野，获得较小反应。

（5）使用的方格应对应弧度 30′，如果还需要非图形反应，则方格应变大，常使用 5° 方格。

（6）若受检者眨眼很严重，可试用短脉冲记录。

（7）正弧光栅产生的反应较方格小，应避免使用。

（8）瞬态记录图形翻转频率为 4~10 次/秒，对稳态记录则为 10~16 次/秒。

（9）每次检查完成后，应及时清洁所用的电极。

第三节 视觉诱发电位检查

【适应证】

（1）怀疑为视神经或视路病变者。

（2）眼外伤及头颅外伤可能伤及视神经或视路者。

（3）对视力下降且屈光间质混浊者预测手术后视功能。

（4）中毒性及营养不良性眼病。

（5）颅内病变。

（6）监测弱视治疗的疗效。

（7）鉴别诈盲。

（8）临床无法解释的视力下降者。

【禁忌证】

无法配合者。

【操作方法及程序】

（1）向受检者解释检查的注意事项。要求受检者全身肌肉放松，精力集中。

（2）受检者坐在检查室的刺激器前，眼位和固视点在同一水平。瞳孔保持自然状态。

（3）通常使用银盘（银－氯化银）电极或针状电极。

（4）在需要安放电极的位置剪去头发，用酒精清洁头皮，擦掉油脂和头皮屑。

（5）用导电膏及胶布将电极附在头皮上，或将针状电极刺入头皮下组织。

（6）组织和电极之间的电阻通常要低于 $5k\Omega$。

（7）VEP 记录电极的位置应用国际 10/20 系统。

（8）电极位置固定后和放大器的相应端口连接。

（9）遮盖非测试眼，测试眼向前注视固视点。

（10）至少两次记录可重复性波形后，保存并打印检查结果。

（11）去掉电极，检查完毕。

【注意事项】

（1）检测 VEP 应在矫正视力和未用缩瞳药或散瞳药的情况下进行。

（2）矫正视力低于 0.3 者，应检查闪光视觉诱发电位（FVEP）；矫正视力高于 0.3 者，行图形视觉诱发电位（PVEP）检查。

（3）检查环境应保持安静，避免分散受检者注意力。

（4）采用 1995 年国际临床视觉电生理（ISCEV）学会推荐的 VEP 刺激和记录标准。

（5）作用电极置于枕骨粗隆上 1.5～2.0cm 处，并且与放大器的正相输入端相连接。参考电极置于前额正中，与放大器的负相输入端相连接。地电极置于耳垂或乳突部。

（6）针状电极应一次性使用，或经高压灭菌后可重复使用。银盘电极都应该氯化以防止伪迹。

第四节　多焦视网膜电图检查

【适应证】

（1）黄斑病变　如中心性浆液性脉络膜视网膜病变、特发性黄斑裂孔等。

（2）缺血性视网膜病变。

（3）遗传性视网膜病变。

（4）眼球钝挫伤。

（5）药物中毒性眼病。

【禁忌证】

（1）患有眼部急性炎症者。

（2）不能散瞳者。

（3）不能配合者。

（4）内眼手术后两周以内患者。

【操作方法及程序】

（1）向受检者解释检查方法及注意事项。

（2）滴用散瞳药，受检眼瞳孔直径≥7mm。

（3）散瞳后，在普通照明的检查室静坐5分钟，再开始检查。

（4）滴用表面麻醉眼药水两次。

（5）矫正视力，最好单眼检查。

（6）用75％乙醇或皮肤清洁剂清洁安置电极处的皮肤。

（7）安置电极。

（8）遮挡未检眼，受检者下颌放在刺激器颌架上。

（9）待基线稳定，开始记录。

（10）记录完成后保存结果。

（11）摘下所有电极，滴用抗生素滴眼液。

【注意事项】

（1）在记录过程中，受检者应保持放松，固视。

（2）参考电极置于受检者额正中或眼外眦部；作用电极用角膜电极或线状电极（置于结膜囊内）；地电极置于耳垂或额正中。

（3）每次用毕电极应仔细清洁。

第五节　多焦视觉诱发电位检查

【适应证】

（1）弱视。

（2）青光眼。

（3）视神经病变。

【禁忌证】

不能配合者。

【操作方法及程序】

（1）自然瞳孔状态下检查。

（2）剪去安置电极部位的头发，用75％乙醇或皮肤清洁剂清洁皮肤，擦掉油脂和头皮屑。

（3）安置电极。

（4）将未检眼遮挡。

（5）固定头位，注视固视点，检查开始。

（6）程序完成后保存结果。

（7）检查结束，摘除所有电极。

【注意事项】

（1）作用电极和参考电极分别置于枕骨粗隆上、下2cm；地电极置于前额正中。

（2）对于屈光不正患者，应在矫正视力下进行检查。

（3）每次用毕电极应进行清洁。

（郭思彤　姜利斌）

第四十七章　眼 A/B 型超声检查

【适应证】

（1）导致眼屈光间质混浊而无法窥清眼底的情况均可选择超声检查，如玻璃体积血、玻璃体后脱离、视网膜脱离、脉络膜脱离、早产儿视网膜病变、Coats 病等。

（2）对眼内占位性病变，可通过其声学特征进行诊断和鉴别诊断，如视网膜母细胞瘤、脉络膜黑色素瘤、脉络膜血管瘤、脉络膜骨瘤、脉络膜转移癌等。

（3）因眶内占位性病变、炎症、血管畸形等所致的单侧或双侧眼球突出，如眶蜂窝织炎、球筋膜炎、炎性假瘤、颈动脉海绵窦瘘等，可应用超声检查进行诊断和鉴别诊断。

（4）外伤所致的眼部损伤，如眼内异物、巩膜裂伤等可通过超声检查了解损伤情况。

（5）全身疾病的眼部表现，如甲状腺相关眼眶病、糖尿病性视网膜病变等。

（6）白内障手术前，应用超声检查确定所选择眼内人工晶状体的屈光力以及了解眼内情况。

（7）对眼部肿瘤、占位性病变治疗的超声随访检查。

【禁忌证】

（1）眼局部有未缝合的伤口。

（2）眼部急性感染性疾病处于传染期。

（3）内眼手术后伤口未完全愈合前。

【检查方法】

（一）A 型超声检查方法

1. 直接接触检查法　是探头与角膜直接接触的检查方法。将探头直接置于角膜表面，声波通过注视点经晶状体中央、玻璃体直至黄斑中心凹，可得到眼轴长度和相关的生物测量参数。见图 47-1。检查步骤如下所述。

（1）滴用表面麻醉剂对眼表进行麻醉，以减低角膜敏感性利于检查。常用的表面麻醉剂有地卡因、利多卡因等。

（2）探头的测试　应用模型眼对探头的准确性进行测定。

（3）探头的消毒　每次使用探头前以及检查每一位受检者前，均应对探头进行消毒，以避免交叉感染。通常硬质探头可以用 75% 的酒精进行消毒，但探头上不能残留消毒剂，以免造成对角膜的化学烧伤。

（4）眼球状态的选择　一般仪器上都有多种眼球状态进行选择，如正常眼、晶状体致密眼、无晶状体眼、人工晶状体眼等。检查前应根据患者的眼球状态进行选择。如白内障患者，可选择晶状体致密的眼球状态；白内障摘除术后或其他原因导致晶状体缺失的患者，可以选择无晶状体眼的状态；白内障摘除手术联合眼内人工晶状体植入术后的眼球，可选择人工晶状体眼的状态。个别仪器还可以选择眼内人工晶状体材料如 PMMA、水凝胶、丙烯酸酯等不同的类型进行选择。

图 47-1　直接接触检查法示意图

（5）检查方式的选择　仪器自身有自动测量和手动测量两种检查方式。通常选择自动测量方式进行检查，仪器可以根据所选择的眼球状态是否符合预设条件自动冻结图像，并将结果保存。对于一些特殊的情况，当自动测量方式无法满足时，可以选择手动测量方式进行检查。在手动测量的状态下，由检查者根据仪器所显示的图像，人工冻结图像，然后移动电子门进行测量。

（6）检查方法　探头顶端有一个红色的注视灯，如果受检者的视力能够注视，检查时嘱其受检眼注视红灯。当探头接触到角膜的瞬间，如果测量条件满足预设值，仪器会自动冻结图像并显示测量的结果。如此重复测量 5 ~ 10 次，将测量的误差控制在 0.1 以内则可确定检查结果；反之，需重复前述检查步骤直到满足测量条件为止。

2. 间接浸润检查法　与直接接触检查法基本相同，只是在检查前需要将眼杯置于上下眼睑之间，并保持眼睑的开放状态。

（1）眼杯的放置方法　放置眼杯前需对受检眼进行表面麻醉，待麻醉充分后，再将眼杯置入眼睑内。首先要根据患者睑裂的大小选择合适的眼杯，检查者用双手将患者的眼睑分开，嘱受检者眼球向下转，轻提上睑，将眼杯的一侧置于上睑下；让其向上转动眼球，将下睑向下拉暴露受检者的下穹窿，将眼杯完全置于受检者的结膜囊内。

图 47 - 2　间接浸润
检查法示意图

（2）检查时先向眼杯内注入耦合剂（平衡盐溶液、人工泪液等均可作为间接浸润法的耦合剂），然后将探头置于耦合剂内而不直接与角膜接触，二者之间的距离为 5 ~ 10mm，通过移动探头获得最佳图像满足仪器的预设值即可获得检查结果。见图 47 - 2。

（二）B 型超声检查方法

1. 探头的准备　B 型超声探头上都有一个标记，可以是一个点亦可为一条线或者特定的标志。如果 B 型超声图像为上、下显示则探头标记一侧为图像的上方；如果图像为左、右显示则探头标记的一侧为图像的左侧。此外，可以通过在探头标记的一侧涂少量耦合剂，将一手指置于耦合剂上，轻轻移动手指并观察屏幕的图像移动位置，判定标记与屏幕显示之间的关系。

2. 耦合剂的准备　眼科超声检查使用的耦合剂与其他脏器的检查基本相同，值得一提的是，通常所用的耦合剂仅可应用于眼睑表面的检查。如果需要将探头直接置于角膜或结膜上对眼球进行检查，需要使用特殊的耦合剂，一般需要选择对角膜、结膜无刺激性的具有一定黏弹性的药物。

3. 眼球超声检查法　眼内病变的超声检查方法最基本的有三种，即横切、纵切和轴位扫描检查，其中横切和纵切较轴位扫描检查更为常用。横切和纵切法声束可以自晶状体旁通过，降低晶状体对声波传导的干扰，还可以通过探头的移动获得更大范围的检查图像。

（1）横切扫查　探头标记方向与角巩膜缘相平行的检查方法为横切扫查。这种检查方法声波向探头所在方向的对侧前后移动，所以得到的是探头对侧的眼球结构的子午线切面，见图 47 - 3。如果将探头置于 9 点的角巩膜缘且指示方向向上，所得图像的上方即为 2：00 的图像，下方为 4：00 的图像，中央为 3：00 的图像。如果将探头水平置于 6：00 角巩膜缘，则所得图像的中央为 12：00 子午线球壁的图像。一般根据探头所在的位置，将横切法分为水平横切（探头标志指向鼻侧，探头置于6：00、12：00角巩膜缘），垂直横切（探头标志指向上方，探头置于3：00、9：00角巩膜缘）和斜行横切（探头方向指向上方，探头置于1：30、4：30、7：30和10：30角巩膜缘）三种方法。

图47－3　横切扫查法示意图

探头标记方向与角巩膜缘相平行。H：水平横切；V：垂直横切；O：斜行横切

（2）纵切扫查　将横切扫描检查的探头方向旋转90°，即为纵切扫描检查。探头的标记方向与角巩膜缘始终垂直，做与角巩膜缘相垂直的前后运动。所得图像为探头对侧径线的切面。另一种理解为类似车轮的轮辐状纵切扫查。一般将周边部的球壁回声显示在图像的上方，将视神经显示在图像的下方，见图47－4。如果将探头置于6：00角巩膜缘，将得到12：00球壁的径线切面。通过将探头向角巩膜缘或穹窿部的移动，可以将眼球周边部和后极部球壁均清晰地显示，探头越接近角巩膜缘，后极部图像显示越清晰，探头越接近穹窿部，则眼前段的图像显示越清晰。

图47－4　纵切扫查法示意图

探头的标记方向与角巩膜缘垂直，探头做与角膜缘相垂直的前后运动

（3）轴位扫查　指探头置于角膜中央，声束自晶状体中央穿过，将眼球的后极部以视神经为中心完整地分为对称的两个部分图像。声束自晶状体穿过所产生的声衰减可能导致声波对眼后极部图像的显示能力下降，是这种检查方法不及横切、纵切扫描检查方法的局限性。一般轴位扫查法用于与晶状体、视神经相关疾病的诊断以及对黄斑病变的评估。

通常采用水平轴位检查时，探头标记一般朝向受检者的鼻侧，这样，黄斑的图像正好在视神经图像的下方。垂直轴位检查探头标记向上，斜行轴位即1：30～7：30，10：30～4：30的轴位检查，探头的标记也向上。见图47－5。

图47－5　轴位扫描检查法示意图

探头位于角膜的中央，声束自晶状体中央穿过。H：水平轴位；V：垂直轴位；O：斜行轴位

4. 眼眶超声检查方法

（1）**球旁扫查**　用于眼球周围浅层的眼眶病变（常在眼眶周围可触及肿物，如副鼻窦和泪腺等），可以显示前部病变与眼球和眶壁的关系，声束不经过眼球，也分横切扫查和纵切扫查。

①球旁横切扫查：探头置于受检者闭合的眼睑、眼球和眼眶之间，声束平行于眶缘和眼球，如探头置于眼睑横向扫描6：00子午线，称球旁6：00横切扫查。如前所述横切扫查时，标志指向鼻侧，垂直扫查时标志向上。见图47-6。

图47-6　球旁横切扫查探头标志位置

探头置于眼球和眼眶之间，声束平行于眶缘和眼球。

H：水平横切扫查，标志向鼻侧；V：垂直横切扫描，标志向上；O：斜行横切扫描，标志向上。

②球旁纵切扫查：探头置于眼球和眶缘之间的眼睑上与横切扫查垂直90°，声束前后扫查可同时显示眼球周边部和前部病变，如探头置于1：30，则称球旁1：30子午线纵切扫查。扫查3：00与9：00子午线时标志向骨壁；扫查下部眼眶时标志向眼眶中央。见图47-7。

（2）**经眼球横切扫查**　主要用于观察病变的左右范围、形状和厚度，而纵切扫查显示病变的纵切面长度，此方法同时显示病变的形态和眼眶深部病变的后界。

图47-7　球旁纵切扫查探头标志位置

探头置于眼球和眶缘之间的眼睑上与横切扫查垂直90°，水平及上方扫查探头标志向眶缘，下方扫查标志向眼球；此方法保证所有病变均显示在适当的解剖位置；即眼球上方的病变显示在图像上方，眼球下方的病变显示在图像下方。

【注意事项】

（1）应用A型超声直接接触检查法测量眼轴时，超声探头接触角膜时避免探头压迫角膜。

（2）A型超声测量波形的选择，应以稳定、高波峰、切迹少为原则。

（3）由于A超为平行声束，所以标准化A超显示病变时，无法像B超一样进行二维形态定位。一旦发现病变，要靠观察子午线和探头前后位置定位眼内病变。

（4）应用B型超声进行扫查时，要特别注意超声探头上标记的位置。

（5）眼眶检查要包括眶软组织、眼外肌和视神经。

（6）超声探查过程中，需常调整灵敏度（增益）或图像冻结后进行图像后处理。

（7）特殊手法的应用　观察后运动用以鉴别玻璃体后脱离等膜状病变。压迫试验用以观察眶内占位病变的硬度，鉴别囊性、实性或血管病变。磁性试验用以确定眼内异物磁性。

（8）在引用超声图像时，宜标明探头位置、扫描方法、扫描位置，以求统一和理解。

（杨文利）

第四十八章　眼部超声活体显微镜检查

【适应证】

（1）超声活体显微镜（UBM）为超高频超声检查设备，主要用于眼前段病变的诊断。

（2）UBM可清晰地显示前房角及相关结构，确定房角开放与关闭情况，为青光眼及相关疾病的诊断提供帮助。

（3）眼前节外伤所致的组织结构改变，如房角后退、虹膜根部离断、睫状体脱离、眼前节异物等。

（4）晶状体及相关疾病，如晶状体位置异常、形态异常，人工晶状体相关疾病的诊断等。

（5）周边部玻璃体及周边部眼底病变，如色素上皮脱离、周边玻璃体、增生性玻璃体视网膜病变等。

（6）眼前节占位性病变，UBM可明确病变的性质为囊性、实性抑或是囊实混合性病变等。

【禁忌证】

（1）急性眼表炎症，如急性结膜炎、角膜炎等。

（2）眼表有未闭合的伤口。

（3）不能配合检查的受检者。

【检查方法】

1. 受检者的准备　检查时受检者通常取仰卧位，双目向上注视天花板，检查者可在受检者的头侧或右侧。在检查过程中应注意受检者和检查者均保持舒适的体位，探头能够在受检的区域内任意移动。

2. 仪器的准备

（1）眼杯及水囊　眼杯拥有光滑的内缘和外缘可置于受检者的上、下眼睑之间，保持眼睑的开放状态。宽大的眼杯上缘有利于检查者在检查过程中观察探头的位置、探头与病变的关系，并可简便地移动探头位置。目前可以购买到的眼杯直径为18~28mm。

眼杯的放置：放置眼杯前应对受检眼进行表面麻醉，待麻醉充分后再将眼杯置入眼睑内。首先应根据受检者睑裂的大小选择大小合适的眼杯，嘱受检者眼球向下转，轻提上睑将眼杯的一侧置于上睑下，然后让受检者向上转动眼球将受检者的下睑向下拉，暴露出受检者的下穹窿部将眼杯完全置于受检者的结膜囊内。

眼杯不仅可用于眼内结构的检查，也可以用于眼睑的检查。检查眼睑时可将眼杯直接置于病变的表面，如果病变的基底过大或边缘不规则眼杯无法将其完整包纳，可采用水囊进行检查。使用水囊进行检查可避免结膜囊内放入眼杯给受检者带来的不适，并且不受受检者睑裂大小的限制，对不能使用眼杯的受检者，可以将其直接置于眼睑内，用双手将眼睑分开对眼球进行检查。对于眼睑的病变，同样可以采用此方法进行检查。

（2）耦合剂的选择　用于UBM检查的耦合剂不仅具有极好的透声性且不会造成眼部不适，要有一定的黏稠度避免在检查过程中由于眼球的运动而导致液体流失。

3. 检查方法　在检查过程中，保持探头与欲扫描检查部位相对垂直是获得最佳图像的唯一途径。实际操作时可根据病变的位置移动探头或嘱受检者眼球运动，从而将病变清晰暴露。

（1）纵切检查法　是使探头运动方向与角膜缘始终保持垂直的检查方法，自12：00开始顺时针在每一个点位进行检查。这种检查方法对于眼前节病变的观察十分有帮助，尤其对前房角及睫状体病变的观察更具有优势。见图48-1。

（2）横切检查法　是使探头运动方向与角膜缘相平行的检查方法。这种检查方法获得的图像与纵切检查法相垂直，可以更详尽地了解睫状体等病变的特征，例如计算每一显示范围的睫状突数量、睫状体与巩膜的附着情况等。见图48-2。

图48-1　纵切检查法示意图　　　　图48-2　横切检查法示意图
探头运动方向与角膜缘垂直　　　　探头运动方向与角膜缘相平行
H：水平横切；V：垂直横切；O：斜行横切

4. 增益的选择　正确地选择增益可以提供高质量的图像。一般以肉眼可以清晰地分辨位于监视器左侧的灰阶为依据，所获得的图像可以将各组织结构之间的回声特点清晰显示即可。既不要将增益调节过高，导致所有组织都表现为相同的回声水平而无法分辨，也不要将增益调节过低造成诊断信息的丢失。

时间增益补偿系统　由于UBM为超高频超声波，在检查的过程中由于超声能量的丢失，导致图像的远场质量下降，分辨力降低。必要时可以通过时间增益补偿系统对远场的增益进行补偿，以期获得良好的图像质量。

5. 延迟　是指自显示窗口的顶部与探头前部的距离。正常情况下这一距离不小于2.5mm。通过延迟的设置可以分别对眼前节结构的不同部位进行检查，使受检范围超过5mm，极大地拓宽了检查者的视野。如果将延迟设置为3.0mm，UBM检查时可能仅能观察到晶状体的前囊回声；如果将延迟设置为5.0mm，就可以显示晶状体的赤道部。

6. 聚焦线　一般将聚焦线设置在显示器的中央，检查过程中应将需要清晰观察的部位置于聚焦线附近显示，以获得更好的检查效果。

【注意事项】

（1）应在具有屏蔽作用的房间内行UBM检查，并使室内照明保持稳定。

（2）当探头上有空气泡存在时应及时去除，以免影响检查结果。

（3）行UBM检查时一般用右手控制探头，当需要对扫描参数进行调整时，应将探头离开眼杯以免意外损伤角膜。

（4）调节增益时，既不要将增益调节过高，导致所有组织的回声都表现为相同的回声水平而无法分辨，也不要将增益调节过低造成诊断信息的丢失。

（5）注意探头和眼杯等消毒，防止交叉感染。

（6）操作时动作轻微，勿擦伤角膜。

第四十九章　眼部彩色多普勒血流成像

【适应证】

（1）球内病理性"膜"状物的超声诊断及鉴别诊断，如视网膜脱离、玻璃体积血、玻璃体后脱离、脉络膜脱离等。

（2）眼部血管性疾病，如视网膜中央动脉、中央静脉阻塞、眼部缺血综合征、颈动脉海绵窦瘘、眼眶静脉畸形等。

（3）全身病的眼部表现，如糖尿病性视网膜病变、甲状腺相关眼病等。

（4）儿童白瞳症的鉴别诊断，如视网膜母细胞瘤、Coats 病、PHPV、早产儿视网膜病变等。

（5）眼内肿瘤的诊断及鉴别诊断，如视网膜血管瘤、脉络膜血管瘤、脉络膜黑色素瘤、脉络膜转移癌等。

（6）眼眶内肿瘤的超声诊断，如眼眶内海绵状血管瘤、淋巴管瘤、横纹肌肉瘤等。

（7）泪腺病变的超声诊断及鉴别诊断，如泪腺炎症、泪腺混合瘤等。

（8）视神经相关疾病的诊断及鉴别诊断，如缺血性视神经病变、视盘血管瘤、视盘黑色素细胞瘤、视乳头水肿等。

【禁忌证】

（1）眼局部未缝合的伤口。

（2）眼部急性感染性疾病处于传染期。

（3）内眼手术后伤口未完全愈合。

【操作方法及程序】

1. 仪器的调节与设置

（1）在脉冲多普勒模式下，速度范围（scale）用脉冲重复频率（PRF）来表示，二者之间的关系为 PRF 值低则 scale 慢；PRF 值高则 scale 快。在眼科 PRF 值设定的原则为既不能设置过低造成彩色溢出过多，而形成彩色失真；也不能设置过高，造成低速的血流无法显示或显示困难。

（2）多普勒增益的调节　在脉冲多普勒状态下，如果多普勒增益过高，其频谱图像将产生过度的噪音和镜面伪像（多普勒频谱在 X 轴的上下呈对称状）。这些都可以通过对增益的调节而消除。

（3）取样容积的调节　眼部的血管直径一般均未超过 1mm，因此多普勒取样容积不必过大，以免将不必要采集的血管与相关的血管均在一次取样过程中采集到，影响对检查结果的判断。

（4）多普勒角度　由于眼部血管解剖的特点，一般在眼眶内都可以寻找到与取样线相平行的血管，因此以角度为 0°进行频谱分析是最佳的选择。如果无法发现最佳的血管走行，多普勒角度一般以不超过 15°为宜。

2. 检查方法　受检者一般为仰卧位检查，特殊情况下可以采用坐位。检查方法一般为眼睑法，将耦合剂直接置于眼睑上、探头在眼睑上进行检查。由于彩色多普勒超声诊断仪探头的接触面积较大，因此在眼科应用自上而下的水平扫描检查方式较自左而右的扫描检查方式应用的更多。如果应用此方法对病变和眼球结构显示不满意，可以嘱受检者转动眼球以配合检查。对眼内结构的检查方法与 B 型超声检查方法基本一致，这里主要介绍眼眶内血管的检查方法。

将探头水平放置做眼球的水平切面，首先清晰显示视神经，视神经是眼眶内血管定位的标志。将多普勒取样框置于眼球后 15～25mm 处，在视神经的两侧寻找类似英文字母"S"形的粗大血管即眼动脉，在与多普勒取样线平行且没有分支血管处对其进行取样。调整取样框在眼球后 10mm 左右将视神经置于中央，在视神经的低回声区内可以发现红－蓝相间的血流信号即视网膜中央动脉和视网膜中央静脉，选择与取样线平行的位置进行取样（一般在眼球壁后 2～5mm 处）。在视神经的两侧可以发现单一颜色的带状血流信号为睫状后短动脉，选择与取样线平行的位置进行取样即可（一般在眼球壁后 5～8mm 处）。

3. 血流参数的定量测量 对于眼球的动脉血管一般按照外周血管常用的测量方法进行测量，包括收缩期峰值血流速度（PSV）、舒张末期血流速度（EDV）、时间平均最大血流速度（Tmax）等，仪器通过公式可以计算出搏动指数（PI）和阻力指数（RI）。

由于静脉血管的频谱为连续性频谱，一般均采用测量最大血流速度和最小血流速度的方法进行定量测量。定量测量分析时，每条血管至少要有 3 个心动周期以上的连续频谱进行测量，以保证测量结果的准确性。

4. 超声造影检查方法 超声造影是利用造影剂使后散射回声增强，明显提高超声诊断的分辨力、敏感性和特异性的技术，对于眼内肿瘤良、恶性的鉴别诊断具有重要意义。超声造影检查时首先进行二维超声及彩色多普勒超声检查，确定病变位置后，静脉注入造影剂，对病变进行重点观察。

（1）受检者的准备 仔细询问受检者有无进行超声造影检查的禁忌证，包括对造影剂成分过敏史或伴有右向左分流的心脏病、中度肺高压、未控制的高血压、成人呼吸窘迫综合征等严重呼吸系统或循环系统疾病。另外，孕妇及哺乳期妇女、未成年人也不宜进行超声造影检查。告知受检者可能发生的不良反应，征得受检者同意后签署知情同意书。

（2）造影剂的选择及制备 目前国内应用的眼部超声造影剂为经静脉注射的微泡造影剂声诺维（Sonovue）。造影剂药瓶内为无色气体和白色粉末，无色气体为六氟化硫，白色粉末为聚乙二醇 4000、二硬脂酰磷脂酰胆碱、二棕榈酰磷脂酰甘油及棕榈酸等辅料。使用时在药瓶中加入 5ml 注射用生理盐水（0.9% NaCl）用力振摇，直至冻干粉末完全分散形成微泡混悬液，浓度为每毫升混悬液含六氟化硫 $8\mu l$（相当于 $45\mu g$）。注意制成的混悬液应在 6 小时内使用。

（3）检查方法 检查方法一般为眼睑法，将耦合剂直接置于眼睑上，探头在眼睑上进行检查。使用常规二维及彩色多普勒超声显示眼部病灶，调整探头位置使探头垂直于病灶，一般选定病灶最大切面进行观察，选择合适增益使病灶显示清晰。切换至造影模式，保持探头位置不变，调整好检查参数。

将静脉留置针穿刺入受检者肘正中静脉，建立静脉通道。经外周静脉迅速推注配制好的造影剂 1.0ml，之后快速推注 5ml 生理盐水，连续实时观察病灶的造影剂动态灌注情况（根据病变造影剂灌注及消退时间决定观察时间，建议至少 10 分钟）并储存图像。如果第一次造影结果不满意，可间隔至少25分钟后再次注药进行观察。

（4）超声造影定量分析方法　应用造影分析软件对所获得的造影资料进行定量处理。选取与病灶相邻且病灶大小相当的眼眶内组织作为对照组织，因造影过程中受检者眼球可能有轻度的移位，故选取病灶的核心区作为分析的参照组织。软件可对病灶内、对照组织内以及参照组织内的造影剂浓度与造影剂充填时间之间的关系进行分析处理，得出造影剂浓度与时间之间的变化曲线。根据病变内造影剂进入与消退的时间与周围正常组织相比较，分为快进快出型、快进慢出型等。

【注意事项】

（1）在眼科设置脉冲重复频率（PRF）时，设定的原则为既不能设置过低造成彩色溢出过多而形成彩色失真，也不能设置过高造成低速的血流无法显示或显示困难。

（2）检查时探头不要长时间重压眼球，以免造成受检者不适和检查结果误差。

（杨文利）

第五十章　眼部微生物检查标本采集

第一节　细菌学检查标本采集

一、刮片法采集细菌学标本

【适应证】

（1）临床怀疑急性细菌感染性角膜炎、结膜炎、泪囊炎及泪小管炎、眼睑炎症、眶蜂窝织炎等。

（2）怀疑眼部慢性细菌性感染，但常规抗菌药物治疗无效时。

（3）眼外伤后怀疑细菌感染时。

【禁忌证】

取材没有严格禁忌证。

【操作方法及程序】

1. 采集工具　眼科专用无菌刮铲或手术刀片，用于角膜、结膜、睑缘、睑板腺等部位取材。

2. 标本的采集

（1）角膜标本　表面麻醉后，用手指或开睑器分开上、下睑，暴露角膜。用消毒刮铲或手术刀片45°倾斜，刮取角膜病变局部、溃疡基底部以及溃疡边缘的组织细胞。将采集的组织涂在载玻片上，自然干燥，甲醇固定，吉姆萨染色，待干燥后镜检观察细菌。

（2）结膜标本　表面麻醉后，拭去内、外眦及眼睑皮肤表面的分泌物，翻转上睑或下睑，暴露睑结膜、穹窿部结膜，或分开上、下睑，暴露球结膜，水平方向刮取黏膜表面细胞，以不出血为宜。

（3）泪囊及泪小管炎标本　表面麻醉后，用无菌棉棒挤压患眼泪囊区，可见自泪点涌出大量脓性、浆液性或颗粒样的分泌物，采集分泌物进行涂片。

【注意事项】

（1）尽量采集新鲜的刚挤出的分泌物，对于溢出于内眦部的分泌物，应拭去后取材。

（2）在挤压过程中，如出现因泪小管开口堵塞无法挤出分泌物时，应嘱患者放松，按摩泪囊或泪小管区域后再取材，也可采用无菌盐水冲洗泪道，采集冲洗出的分泌物。

（3）眶蜂窝织炎标本　按眼科手术常规方法消毒，局部麻醉，手术切开积脓区域，引流出脓液，采集新鲜组织表面的标本。

【注意事项】

尽量采集新鲜组织标本，不能仅将引流的脓液进行涂片。

二、转运拭子采集法采集细菌学标本

【适应证】

（1）临床怀疑细菌感染性角膜炎、结膜炎、睑缘炎、睑板腺炎、泪囊炎及泪小管炎、眶蜂窝织炎等。

（2）怀疑眼部慢性细菌性感染，但常规抗菌药物治疗无效时。

（3）临床怀疑细菌感染，常规培养阴性，应考虑行厌氧培养。

（4）近视眼手术后感染，常规培养阴性，应加做非结核分枝杆菌培养。

（5）眼外伤后怀疑细菌感染时。

（6）内眼手术前结膜囊细菌培养（必要时）。

（7）角膜移植组织、角膜保存液、接触镜及其他眼科材料、眼药等需要排除细菌污染时。

【禁忌证】

取材没有严格禁忌证。

【操作方法及程序】

1. 采集工具　含有保存液的转运拭子或植绒拭子，用于角膜、结膜、睑缘、睑板腺泪囊及泪小管炎、眶蜂窝织炎等部位取材。

2. 标本的采集

（1）角膜标本　眼表面麻醉后，用手指或开睑器分开上、下睑，暴露角膜。用转运拭子蘸取角膜溃疡病灶区的组织。

（2）结膜标本　眼表面麻醉后，拭去内、外眦及眼睑皮肤表面的分泌物、坏死组织。翻转上睑或下睑，暴露睑结膜、穹窿部结膜。采用转运拭子从内眦到外眦或从外眦到内眦往返擦拭 3 次，每次擦拭将拭子旋转一次方向，最后将拭子放入保存液送实验室进行细菌培养。

（3）睑缘标本　眼表面麻醉后，清除睫毛根部分泌物及痂屑，用拭子采集睑缘病灶区标本。

（4）睑板腺标本　眼表面麻醉后，清洁眼周皮肤、睫毛根部分泌物，进行睑板腺按摩，采用睑板腺镊挤压睑板腺，用拭子采集挤压的分泌物。

（5）泪囊及泪小管炎标本　眼表面麻醉后，用无菌棉棒挤压患眼泪囊区可以看到自泪点涌出大量脓性、浆液性或颗粒样的分泌物，采集分泌物进行细菌培养。

（6）眶蜂窝织炎标本　按眼科手术常规方法消毒，局部麻醉，手术切开积脓区域，引流出脓液，用拭子采集新鲜组织表面的标本。

【注意事项】

1. 角膜标本

（1）取材时应局限于病变处，尽量刮除所有病灶的坏死物，一方面可保证标本的量，另一方面可达到清创的目的。刮取病变表面细胞时，犹如"扫地"式刮取，尽可能刮取病灶基底部新鲜组织，同时刮除深层病灶的坏死组织，必要时应在裂隙灯或手术显微镜下进行。

（2）刮取标本之前观察角膜表面有无穿孔迹象，对于薄或有穿孔迹象的角膜应刮除周边坏死物，避开有穿孔倾向的区域，避免扩大损伤范围或用力过大致出血或穿破。取材后肉眼可见刮铲前端有坏死组织存在。采用手术刀片刮取时，应特别注意清创深度，避免穿孔。

2. 结膜标本　尽量采集新鲜组织及分泌物，溢出于内眦或外眦部的分泌物应拭去后取材。

3. 泪囊及泪小管标本　尽量采集新鲜的刚刚挤出的分泌物，溢出于内眦部的分泌物应拭去后取材。在挤压过程中，如出现因泪小管开口堵塞无法挤出分泌物时，应放松、按摩泪囊或泪小管区域再取材，也可采用无菌盐水冲洗泪道，采集冲洗出的分泌物。

4. 眶蜂窝织炎标本　尽量采集新鲜组织标本，不能仅将引流的脓液涂片。

三、穿刺法采集眼部细菌学标本

【适应证】

（1）临床怀疑细菌感染的眼内炎患者。

（2）外伤性眼内炎患者。

（3）内源性眼内炎患者。

（4）内眼手术后感染。

【禁忌证】

眼内炎取材没有严格禁忌证。

【操作方法及程序】

（1）按眼科手术常规方法消毒，局部麻醉。用无菌注射器做前房穿刺或玻璃体穿刺抽取房水或玻璃体液。

（2）取 2～3 滴房水或玻璃体穿刺液滴在载玻片上，待完全自然干燥，甲醇固定，吉姆萨染色，镜检其细菌及细胞成分等。

（3）取房水或玻璃体穿刺液直接接种在血平皿和巧克力培养基上，并接种营养肉汤培养基增菌进行细菌培养。

【注意事项】

玻璃体、房水标本因标本量少，在检测时应先进行涂片再进行细菌培养检测。玻璃体腔灌洗液需离心后取沉渣涂片、培养。

第二节　真菌学检查标本采集

一、刮片法采集真菌学标本

【适应证】

（1）临床怀疑真菌感染的角膜炎、结膜炎等。

（2）眼外伤后怀疑真菌感染时。

【禁忌证】

取材没有严格禁忌证。

【操作方法及程序】

1. 采集工具 眼科专用无菌刮铲或手术刀片，用于角膜、结膜等部位取材。

2. 标本的采集

（1）角膜标本 表面麻醉后，用手指或开睑器分开上、下睑，暴露角膜。用消毒刮铲或手术刀片呈45°倾斜，刮取角膜病变局部、溃疡基底部以及溃疡边缘的组织细胞。

（2）结膜标本 眼表面麻醉后，拭去内、外眦及眼睑皮肤表面的分泌物，翻转上睑或下睑，暴露睑结膜、穹窿部结膜，或分开上、下睑暴露球结膜，水平方向刮取结膜表面细胞，以不出血为度。

【注意事项】

参见刮片法采集细菌学标本。

二、转运拭子采集法采集真菌学标本

【适应证】

（1）临床怀疑真菌感染的角膜炎、结膜炎等。

（2）怀疑眼部慢性真菌性感染，但常规抗真菌药物治疗无效时。

（3）眼外伤后怀疑真菌感染时。

（4）角膜移植组织、角膜保存液、角膜接触镜及其他眼科材料、滴眼液等需要排除真菌污染时。

【禁忌证】

取材没有严格禁忌证。

【操作方法及程序】

1. 采集工具 含有保存液的转运拭子或植绒拭子，用于角膜、结膜等部位取材。

2. 标本的采集

（1）角膜标本 眼表面麻醉后，用手指或开睑器分开上、下睑，暴露角膜。用转运拭子蘸取角膜溃疡病灶区的组织。

（2）结膜标本 眼表面麻醉后，拭去内、外眦及眼睑皮肤表面的分泌物、坏死组织。翻转上睑或下睑，暴露睑结膜、穹窿部结膜。采用转运拭子从内眦到外眦或从外眦到内眦往返擦拭3次，每次擦拭将拭子旋转一次方向，最后将拭子放入保存液送实验室进行细菌培养。

【注意事项】

（1）参见刮片法采集细菌学标本。

（2）角膜溃疡表面有药物附着时，应擦去表面药物，用无菌盐水冲洗后再进行取材。

三、穿刺法采集眼部真菌学标本

【适应证】

（1）临床怀疑真菌感染的眼内炎患者。

（2）外伤性眼内炎患者。

（3）内源性眼内炎患者。

（4）内眼手术后感染。

【禁忌证】

眼内炎取材没有严格禁忌证。

【操作方法及程序】

（1）按眼科手术常规方法消毒，局部麻醉。用无菌注射器做前房穿刺或玻璃体穿刺抽取房水或玻璃体液。

（2）取 2~3 滴房水或玻璃体穿刺液滴在载玻片上，待完全自然干燥，甲醇固定，吉姆萨染色，镜检其细菌及细胞成分等。

（3）取房水或玻璃体穿刺液，直接接种在马铃薯葡萄糖培养基上进行真菌培养。

【注意事项】

玻璃体、房水标本因标本量少，在检测时，应先进行涂片，再进行真菌培养检测。玻璃体腔灌洗液需离心后取沉渣进行涂片和培养。

第三节　阿米巴原虫标本采集操作常规

一、刮片法采集阿米巴原虫标本

【适应证】

临床怀疑阿米巴原虫感染的角膜炎。

【禁忌证】

取材没有严格禁忌证。

【操作方法及程序】

（1）采集工具　眼科专用无菌刮铲或手术刀片，用于角膜取材。

（2）角膜标本的采集　眼表面麻醉后，用手指或开睑器分开上、下睑，暴露角膜。用消毒刮铲或手术刀片 45°倾斜刮取角膜病变局部、溃疡基底部以及溃疡边缘的组织细胞。

（3）将采集的组织涂在载玻片上，自然干燥，甲醇固定，吉姆萨染色，待干燥后镜检观察阿米巴滋养体、包囊、囊前期和空囊。

【注意事项】

参见刮片法采集细菌学标本。

二、转运拭子采集法采集阿米巴原虫标本

【适应证】

（1）临床怀疑阿米巴原虫感染的角膜炎患者。

（2）角膜移植组织、角膜保存液、角膜接触镜及其他眼科材料、滴眼液等需要排除阿米巴污染时。

【禁忌证】

取材没有严格禁忌证。

【操作方法及程序】

1. 采集工具　含有保存液的转运拭子或植绒拭子，用于角膜取材。

2. 角膜标本的采集　眼表面麻醉后，用手指或开睑器分开上、下睑，暴露角膜。用转运拭子蘸取角膜溃疡病灶区的组织。

【注意事项】

参见转运拭子法采集细菌学标本。

（王智群　梁庆丰　潘志强）

第五十一章　干眼相关检查

第一节　角结膜活体染色

一、荧光素染色

【适应证】

需要检查确定角膜上皮缺损或角膜上皮细胞膜破坏、细胞间连接缺失，评价角膜上皮细胞的屏障功能。

【禁忌证】

（1）全身状况不允许检查者。

（2）因精神或智力状态不能配合检查者。

【操作方法及程序】

（1）在受试者下睑结膜囊内滴入 1% 荧光素钠 5～10μl，或取无菌荧光素钠试纸条，用生理盐水或者抗生素滴眼液湿润头端，用试纸条头端轻轻接触患者下睑结膜。

（2）裂隙灯上加用钴蓝色滤镜进行观察。

（3）国内常采用12分法，将角膜分为4个象限，每个象限0～3分。0分：无染色；1分：1～30个点状着色；2分：>30个点状着色，但染色未融合成片；3分：点状着色融合，有丝状物及溃疡等。

【注意事项】

（1）染色2～3分钟后，在染色区边缘易形成浸染，染色后应尽快观察。

（2）角膜和结膜均可被荧光素染色，角膜更易着染。

（3）在角膜低陷区，例如：角膜凹面可积存荧光素染色液，此非阳性染色，因角膜上皮完整，用盐水可将积存的荧光素染色液冲除。

二、虎红染色

【适应证】

（1）需要评价泪膜保护功能。

（2）评价角膜、结膜上皮细胞死亡或变性。

（3）评价正常泪膜的黏蛋白是否覆盖角膜、结膜上皮细胞。

【禁忌证】

（1）全身状况不允许检查者。

（2）因精神或智力状态不能配合检查者。

【操作方法及程序】

（1）表面麻醉。

（2）在受试者下睑结膜囊内滴入 1% 虎红。

（3）用裂隙灯白光源观察。

（4）采用 9 分法，将眼表分为 3 个区域：鼻侧球结膜、颞侧球结膜和角膜，每个区域 0 ~ 3 分。0 分：无染色；1 分：少量散在点状染色；2 分：较多点状染色但未融合成片；3 分：出现片状染色。

【注意事项】

（1）正常眼由于角膜上皮细胞更新，有轻微的染色属于正常现象。

（2）染色半小时后虎红将褪色，染色后应尽早观察。

（3）角膜和结膜均可被虎红染色，结膜更易着染。

三、丽丝胺绿染色

【适应证】

评价结膜病变。

【禁忌证】

（1）全身状况不允许检查者。

（2）因精神或智力状态不能配合检查者。

【操作方法及程序】

（1）在受试者下睑结膜囊内滴入 1% 或 2% 丽丝胺绿 10 ~ 20μl，或取无菌丽丝胺绿试纸条，用生理盐水或者抗生素滴眼液湿润头端，用试纸条头端轻轻接触患者下睑结膜。

（2）2 分钟后，用裂隙灯白光源观察。

（3）采用 9 分法，将眼表分为 3 个区域：鼻侧球结膜、颞侧球结膜和角膜，每个区域 0 ~ 3 分。0 分：无染色；1 分：少量散在点状染色；2 分：较多点状染色但未融合成片；3 分：出现片状染色。

【注意事项】

染色后应尽早观察。

第二节　泪液分泌试验（Schirmer 试验）

1903 年 Schirmer 发明了一种试纸条评估泪液分泌功能，这种印迹试纸一端需勾挂在下眼睑进行测量。这种检查方法称为 Schirmer 试验，主要用于评估泪液分泌水平。根据检查方法不同，主要有三种 Schirmer 试验：第一种是局部使用表面麻醉剂的基础 Schirmer 试验，第二种是不使用表面麻醉剂的 Schirmer Ⅰ 试验，第三种则是用小棉拭子刺激鼻黏膜的 Schirmer Ⅱ 试验。基础 Schirmer 试验用于检测泪液的基础分泌；Schirmer Ⅰ 试验检测泪液的基础分泌和反射泪液分泌以及泪河的容量；Schirmer Ⅱ 试验检测反射性泪液分泌。

【适应证】

（1）主诉为眼干涩、异物感等需要检查泪液分泌量的患者。

（2）健康体检者。

【禁忌证】

（1）严重角膜、结膜溃疡的患者。

（2）全身状况不允许检查者。

（3）因精神或智力状态不能配合检查者。

【操作方法及程序】

1. 基础 Schirmer 试验

（1）在光线较暗的室内操作，表面麻醉。

（2）将棉签尖放在预计安放滤纸处的结膜上，30 秒后用棉签将结膜囊内的泪液吸干。

（3）用标准的泪液流量试纸条，试纸条上印有 10mm 标尺，末端钝圆形，在 5mm 处有一缺口，指示在此处折成钩状，把它挂在下结膜囊的中外 1/3 交界处，其余 30mm 垂于下睑外，嘱受检者正常眨眼。

（4）5 分钟后取出滤纸，测定滤纸条的湿润长度。

（5）滤纸润湿长度正常值 >5mm/5 分钟。

2. Schirmer I 试验

（1）无需表面麻醉。

（2）方法同基础 Schirmer 试验。

（3）滤纸润湿长度正常值 >10mm/5 分钟，≤5mm/5 分钟为异常。

3. Schirmer II 试验

（1）先行基础 Schirmer 试验。

（2）将小棉拭子沿鼻腔颞侧壁平行向上轻轻插入鼻腔，刺激中鼻甲前的鼻黏膜。

（3）5 分钟后取出滤纸，测定滤纸条湿润长度。

（4）滤纸润湿长度正常值 >10mm/5 分钟，≤5mm/5 分钟为异常。

【注意事项】

（1）放置滤纸条时，应当注意不要碰到睫毛和眼睑。

（2）进行试验时，不要用手指直接触及纸条，以避免皮肤油脂污染。

（3）如有明显流泪，5 分钟内滤纸条全部被浸湿，应记录泪纸条全部被浸湿所需的时间，以分钟为单位。

第三节　泪膜破裂时间（BUT）测量

【适应证】

（1）主诉为眼干涩、异物感等需要检查泪膜稳定性的患者。

（2）健康体检者。

【禁忌证】

（1）全身状况不允许检查者。

（2）因精神或智力状态不能配合检查者。

【操作方法及程序】

（1）在受试者下睑结膜囊内滴入 1% 荧光素钠 510μl 或取无菌荧光素钠试纸条，用生理盐水或者抗生素滴眼液湿润头端，用试纸条头端轻轻接触患者下睑结膜。

（2）裂隙灯上加用钴蓝色滤镜进行观察。

（3）嘱患者瞬目数次，睁大受检眼，凝视前方，并开始计时；同时持续观察角膜，直到角膜表面出现第一个干斑时为止。计算这个时间距离最后一次瞬目的时间即为泪膜破裂时间，以秒为单位。

（4）正常值＞10秒，若＜10秒为泪膜不稳定。

【注意事项】

（1）该检查方法操作简便、费用较低，但是重复性稍差。重复检测2～3次的平均值可有助于提高其准确性。

（2）BUT检查可受年龄、种族、睑裂大小、温度和湿度的影响。

（田　磊　接　英　潘志强）

第 三 篇

眼科治疗技术操作常规

第五十二章　眼部给药法

第一节　滴眼药水法

【适应证】

（1）眼病患者需滴用药物进行保护及治疗时。

（2）眼科检查需滴用表面麻痹剂或散瞳剂等药物时。

【禁忌证】

无。

【操作方法及程序】

（1）嘱患者头稍后仰或平卧，眼向上注视。

（2）滴药者用手指牵开下睑。

（3）将药液滴入下穹窿部。

（4）轻提上睑使药液充分弥散。

（5）滴药后嘱患者轻轻闭合眼睑3～5分钟。

（6）以干棉球拭去流出眼部的药液。

【注意事项】

（1）滴药前应核对所滴的药液。

（2）滴药时滴管或瓶口不能接触眼睑或睫毛。

（3）药液不要直接滴于角膜上，部分患者可以让其往下看，药物滴在巩膜上半表面。

（4）结膜囊内容积有限，一般只需滴用1～2滴药液就足够。

（5）对于溢出眼部的药液应及时拭去，以免患者不适或流入口腔内被吸收。

（6）滴药后及时压迫泪囊区3分钟，以免药液经泪道进入鼻黏膜被吸收。

（7）滴用多种药物时，应在两种药物之间间隔最好大于5分钟。

（8）眼球破裂伤滴眼药时切忌用力过大，挤压眼球，防止眼球裂伤加重，眼内容物脱出。

第二节　涂眼膏法

【适应证】

眼病患者需涂用眼膏进行治疗时。

【禁忌证】

眼球前部破裂伤开放伤口者。

【操作方法及程序】

（1）嘱患者头稍后仰或平卧，眼向上注视。

（2）涂药者用手指牵开下睑。

（3）将消毒玻璃棒的一端蘸眼膏少许，与睑裂平行，自颞侧涂入下穹窿部。

（4）嘱患者轻轻闭眼，再抽出玻璃棒。

【注意事项】

（1）涂药前应核对所用的药膏。

（2）如不用玻璃棒，也可以类似的消毒器具替代，或直接将眼膏挤入结膜囊内。但注意涂药时瓶口不能接触眼睑或睫毛。

（3）眼药膏最好选用黏稠性高的，避免挤出眼睑。

第三节　眼部注射

一、结膜下注射

【适应证】

需要结膜下给药时。

【禁忌证】

无。

【操作方法及程序】

（1）嘱患者取仰卧位或坐位。

（2）眼部滴用表面麻醉剂。

（3）以手指或者开睑器牵开眼睑。

（4）常用注射部位为颞下方近穹窿部。

（5）注射针头应与角膜缘平行，斜面朝上，刺入结膜下，缓缓地注入药液。

（6）拔出针头，棉棒轻压注射针口。

（7）滴抗菌眼药水或者眼药膏，覆盖眼球适当时间。

【注意事项】

（1）结膜下注射时谨防针头穿通眼球壁。

（2）除颞下方结膜下为常用的注射部位外，其他部位也可作为注射部位。

（3）多次注射时，可不断地变换注射部位。

（4）注射时，针头不能朝向角膜或距离角膜缘太近，以免发生危险。

（5）结膜下注射可能会伤及结膜血管，引起结膜下出血。可对患者进行解释，不必惊恐。

二、球周注射

【适应证】

需要球周给药或麻醉时。

【禁忌证】

无。

【操作方法及程序】

（1）嘱患者取仰卧位或坐位。

（2）从颞下眶缘进针，紧贴眶底，沿矢状面前行达眼球赤道部，注射药液。

（3）从颞上或鼻上眶缘进针，沿眶壁向后直到眼球赤道部附近，然后注射药液。

（4）注射完毕用棉棒轻压出针口适当时间。

【注意事项】

（1）注射时谨防针头穿通眼球壁，尤其是高度近视葡萄肿、巩膜软化症及后巩膜炎患者。

（2）注射时可能会伤及血管，引起眶内出血。可予以压迫止血和热敷，可逐渐吸收。

三、球后注射

【适应证】

需要球后给药或麻醉时。

【禁忌证】

无。

【操作方法及程序】

（1）嘱患者取仰卧位或坐位。

（2）嘱患者向鼻上方注视。

（3）以5号牙科针头（钢质），或25G一次性针头，自眶下缘中、外1/3交界处皮肤进针。

（4）采取与眼球相切，沿矢状面紧贴眶底缓慢进针，直至针头穿过眶膈有一突破感。

（5）然后改变进针方向，向枕骨大孔方向缓慢进针，至出现第二个穿空感，进入球后肌锥内，注射药液。

【注意事项】

（1）反复消毒使用的针头，注意注射前检查针尖是否有钩刺。

（2）谨防针头穿通眼球壁，特别是高度近视眼轴增长时，必要时采用球周注射。

（3）球后注射后，应至少压迫眼球半分钟，防止出血和促进药液扩散。

（4）如球后注射后眼球迅速突出，眼睑绷紧，结膜或眼睑皮下淤血时，可能是眶内出血。可通过闭合眼睑，压迫眶部有助于止血。严重眶内出血，手术推迟至少一周。

（5）注射时，针头不能朝向角膜或距离角膜缘太近，以免发生危险。

（6）对可疑病例应检查眼球，了解有无视网膜中央动脉阻塞，一旦明确诊断，及时处理。

（7）注射完毕，检查光感，排除是否伤及视神经。

四、眼内注射

【适应证】

眼内炎症、水肿、脉络膜新生血管、黄斑水肿治疗等情况需要进行眼内注射药物时。

【禁忌证】

无。

【操作方法及程序】

1. 前房内注射

（1）眼部滴用表面麻醉剂。

（2）开睑器开睑。

（3）以固定镊固定内直肌止端，或以棉签轻压眼球来固定眼球。

（4）以带有空针管的注射针头，自角膜穿刺部位，呈45°角刺入前房。吸出房水0.1~0.2ml，再注入药液0.1~0.2ml。

（5）缓慢拔出针头，涂眼膏后加眼垫包扎敷盖一定时间。

2. 玻璃体腔内注射

（1）开睑和固定眼球。

（2）在颞侧角膜缘后3.5（无晶状体眼）~4mm（有晶状体眼）相当于睫状体扁平部，以细长注射针（现30G针头居多）垂直于眼球壁刺入，指向眼球中心，深1.0~1.5cm，缓缓注入药液0.05~0.1ml。

（3）拔出针头，以消毒棉球压迫进针处约半分钟。

（4）指测眼压，必要时行前房穿刺。必要时检查眼底，了解视网膜中央动脉充盈情况。

（5）涂眼膏后加眼垫包扎敷盖一定时间（一般2~3小时）。

【注意事项】

（1）注意眼内注射的药量不能太大。

（2）注意注入的药液对眼内组织特别是对视网膜组织的可能毒性作用。

（3）必要时玻璃体腔内注射可以在球后麻醉后进行。

（4）注射之前多采用聚维酮碘处理结膜囊，或用生理盐水冲洗结膜囊。

（5）注射时嘱患者眼球固视，避免转动或者针头摆动。

（6）特殊的球内注射（缓释剂型）参考药物说明书。

（闵寒毅　赵家良）

第五十三章　眼科麻醉

第一节　眼球表面麻醉

【适应证】

（1）涉及眼球表面的检查时，如测量眼压、前置镜及眼电生理检查时等。

（2）取结膜囊或角膜表面异物时。

（3）眼部激光或者手术时。

（4）电光性眼炎等刺激症状重者。

【禁忌证】

对所用药品过敏时。

【操作方法及程序】

（1）药品　0.5%地卡因、2%利多卡因溶液、0.5%盐酸丙美卡因或0.4%盐酸奥布卡因。

（2）将表面麻醉剂滴入结膜囊内1~2滴，每隔2~5分钟一次，共2~3次。

【注意事项】

（1）所用表面麻醉剂均有延迟角膜上皮愈合的作用，因此不应滥用。

（2）忌用过高浓度的表面麻醉剂，滴入次数也不宜过多，以免损伤角膜上皮。

（3）一些表面麻醉剂，如利多卡因可使局部血管扩张，结膜轻度充血。

（4）滴药后短时间避免揉眼或者异物入眼。

第二节　眼部浸润麻醉

【适应证】

涉及眼睑、结膜、泪器、眼外肌、角膜、巩膜、虹膜等手术时。

【禁忌证】

对所用药品过敏时。

【操作方法及程序】

（1）药品　普鲁卡因、利多卡因、布吡卡因等。

（2）区域浸润麻醉　将局部麻醉药注入手术部位的组织中。

（3）眶内浸润麻醉　进行眶内深部肿瘤摘除或眶内容剜出术时，如不能采用全身麻醉时，可将1%~2%利多卡因液以5cm长针头注入眶内。从眶上壁进针时，紧贴眶上切迹下方刺入，直达眶上裂，注药2ml。眶内壁从泪囊上方皮下进针，至筛骨底板的上方边缘，注药2ml。眶下壁沿眶下缘中央向后达眶下裂处注射，注药2ml。眶外壁在眼眶外缘中央进针，向睫状神经节方向推进，注药4ml。

（4）球周麻醉

①用 0.75% 布吡卡因和 1% ~2% 利多卡因混合液注射可获得相当好的麻醉效果。

②嘱术眼向鼻上方注视，于眶下缘外 1/3 和中内 1/3 交界处从皮肤面垂直于眶缘进针 2.5 ~3cm 至眶底，注麻醉药液 4 ~5ml。

③于眶上缘内 1/3 处从眼睑皮肤面垂直进针 2.5 ~3cm 时，注入麻醉药液 3 ~5ml。

（5）筋膜下浸润麻醉

①用 0.75% 布吡卡因和 2% 利多卡因混合液。

②将麻药注入筋膜内 2 ~3ml。

③或先在球结膜下注入少量麻醉药，将球结膜及其下筋膜做一小切口，将一钝性针头插入筋膜下间隙，注入麻醉药 2 ~3ml。

【注意事项】

（1）浸润范围广泛，用药量相对大时，应注意局麻醉药的毒性反应。

（2）无禁忌证时，可在局部麻醉药中加 0.1% 肾上腺素 1 ~2 滴，以便使局部麻醉药延缓吸收，延长麻醉时间，减少出血。

（3）球周麻醉和眼球筋膜下浸润麻醉时，进针应避开眼球和血管。注射麻醉药后按摩 3 ~5 分钟方可施行手术。

第三节　眼部阻滞麻醉

【适应证】

眼部手术。

【禁忌证】

对所用药品过敏时。

【操作方法及程序】

（1）麻醉药液　2% 普鲁卡因、1% ~2% 利多卡因、2% 利多卡因和 0.75% 布吡卡因等量混合液。

（2）眶上神经阻滞　于眶上切迹外侧沿眶上壁进行眶内 2.5 ~3cm 处注射麻醉药液 1.5ml。此种麻醉可用于上睑手术。

（3）眶下神经阻滞　沿眶下缘正中央下方约 1cm 处触及眶下孔，将针头进入此孔，斜向上外方向伸入约 0.5cm，注入麻醉药液约 1.5ml。此种麻醉可用于下睑及泪囊部手术。

（4）筛前神经阻滞　于眶上内角垂直进针 2cm，注入麻醉药液 1 ~2ml。此种麻醉适用于泪囊部手术。

（5）滑车上神经阻滞　于滑车上方相对应的皮肤处进针 1.2 ~1.5cm，注入麻醉药液 1.5ml。此种麻醉可用内眦部和其上方的手术。

（6）滑车下神经阻滞　于滑车下方与内眦韧带上方 0.5cm 交界处皮肤进针 1 ~1.2cm，注入麻醉药液 1.5ml。此种麻醉可用于泪腺手术。

（7）泪腺神经阻滞　于眶上外侧壁交界处向内上方进针 2.5cm，注入麻醉药液 1 ~1.5ml。此种麻醉适用于泪腺手术。

（8）鼻睫状神经阻滞　于内眦韧带上方眶内侧壁进针，深至 2.5cm，注入麻醉药液 2.5～3ml。此种麻醉适于内眦部、泪小管和泪囊手术。

（9）眼球后神经阻滞　方法见球后注射一节。注射药液 2～4ml。

（10）面神经阻滞　适用于白内障摘除术、人工晶状体植入术、角膜移植术、角巩膜裂伤缝合术等。常用的方法如下所述。

①van Lint 法：从眶外缘垂直向下的延长线与眶下级水平向颞侧的延长线相交点颞侧 1cm 处，即相当于眼轮匝肌外侧缘进针深达眶骨，沿眶外缘骨膜向上，边进针边注入麻醉药液 2～4ml。然后将针退至原进针点眼轮匝肌下，转向眶下缘直至其中央，注射麻醉药液 2ml。

②Atkinson 法：用 3.5cm 针头，从眶外缘向下延长线与颧弓下缘水平相交点后 1cm 处进针，先沿颧弓下缘紧贴骨膜，向后直达耳屏前，边进针边注射麻醉药液。然后将针头退至原进针点皮下，再向耳廓上极与第 1 次注射线呈 30°角方向注射麻醉药液，直达发际前。

③O'Brien 法：让患者张口、闭口，用手指触摸下颌骨的髁状突前凹陷区。让患者张口，从该处垂直进针 1cm 至骨膜，抽吸证实无回血，注入麻醉药液 2～3ml。然后将针部分抽回，向上及向前 2.5cm 至颧弓处注入麻醉药液 2～3ml。拔出注射针后用手指按摩 5～10 分钟，以便扩散药液，防止出血。

【注意事项】

（1）用药量相对大时，应注意局部麻醉药的毒性反应。

（2）无禁忌证时，可在局部麻醉药中加 0.1% 肾上腺素 1～2 滴，以便使局部麻醉药延缓吸收，延长麻醉时间，减少出血。

（3）球后阻滞麻醉的主要并发症是眶内出血。处理方法参见球后注射一节。

（闵寒毅　赵家良）

第五十四章 眼睑手术

第一节 睑腺炎切开

【适应证】

睑腺炎已局限化，化脓软化，出现黄白色脓点时。

【禁忌证】

睑腺炎尚未化脓局限时。

【术前准备】

无特殊准备。

【麻醉】

（1）一般无需麻醉。

（2）内睑腺炎时可应用表面麻醉。

【操作方法及程序】

（1）外睑腺炎的切口应在皮肤面，与睑缘平行。内睑腺炎的切口应在睑结膜面，与睑缘垂直。

（2）动作轻、切口大、引流充分。

（3）忌挤压病灶，以防炎症扩散。

（4）外睑腺炎脓肿较大时，可放置引流条。

（5）内睑腺炎如有肉芽组织，应择期局部麻醉下带蒂剪除。

（6）术毕盖眼垫，眼局部涂抗菌眼药膏。

【术后处理】

（1）术后第二天去除眼垫，眼局部换药。

（2）如有全身症状或伴有其他部位的感染，应全身使用抗菌药物。

【注意事项】

（1）睑腺炎未形成脓肿时不要切开，否则容易使炎症扩散。

（2）外睑腺炎的切口与睑缘一致，可避免损伤眼轮匝肌，愈后无明显瘢痕。内睑腺炎的切口与睑缘垂直，可避免损伤病灶邻近的睑板腺。

（3）应避免在睫毛根部做切口，以防术后发生倒睫。

第二节 眼睑脓肿切开

【适应证】

眼睑脓肿已成熟，扪之较软并有波动感时。

【禁忌证】

脓肿尚未形成时。

【术前准备】

无特殊准备。

【麻醉】

一般无需麻醉。

【操作方法及程序】

(1) 患部2%碘酊或75%乙醇消毒。

(2) 切口与皮纹一致，避免损伤眼轮匝肌。

(3) 切口应位于脓肿的低位或者最高点/最薄处，以利引流。

(4) 动作轻，切口大，引流充分。

(5) 当脓液黏稠不易排出时，可用小镊夹取脓头排出，忌挤压病灶，以防炎症扩散。

(6) 脓肿大时，可放置引流条。

(7) 术毕以眼垫遮盖，无需使用眼药膏。

【术后处理】

(1) 术后第一天去除眼垫，局部换药。部分引流患者多次调整引流条。

(2) 若全身症状严重或伴有其他部位感染，应全身使用抗菌药物。

【注意事项】

(1) 眼睑脓肿未成熟时不能过早切开。

(2) 眼睑脓肿切开时不宜采用局部麻醉。

(3) 不论眼睑脓肿自然破溃或切开后，严禁挤压排脓。

(4) 眼睑脓肿患者在切开排脓前应全身应用抗菌药物。

(5) 无需缝合。

第三节　睑板腺囊肿摘除

【适应证】

(1) 睑板腺囊肿较大，眼睑皮肤明显隆起者。

(2) 睑板腺囊肿破溃，在睑结膜面形成肉芽组织时。

【禁忌证】

(1) 睑板腺囊肿继发感染，炎症未得到控制时。

(2) 结膜、角膜急性炎症时。

【术前准备】

(1) 眼部滴抗菌眼药水。

(2) 检查凝血功能。

(3) 洗脸，清洁脸部。

【麻醉】

(1) 表面麻醉。

（2）睑板腺囊肿周围皮下及穹窿部结膜下浸润麻醉。

【操作方法及程序】

（1）手术眼常规消毒铺无菌巾。

（2）检查囊肿位置、数量，避免遗漏。

（3）用睑板腺囊肿镊子夹住患处，翻转眼睑。

（4）从睑结膜面以尖刀刺入并切开囊肿，切口与睑缘垂直。

（5）以小刮匙伸入切口，彻底刮除囊肿内容物。

（6）以有齿镊夹住囊壁，用尖头剪剪除囊壁。

（7）如睑板腺囊肿的囊壁靠近皮肤面，皮肤很薄，术中有破溃危险时，可从睑皮肤面做平行于睑缘的切口，进入囊腔。当去除囊壁后，缝合皮肤面。

（8）术毕时结膜囊内涂抗菌眼药膏，以眼垫遮盖四头带加压包扎。

【术后处理】

（1）术毕时可有少量出血，加压包扎后嘱患者用手掌压迫眼部15分钟，以防出血。

（2）术后次日眼部换药，涂抗菌眼药膏，以眼垫遮盖。

（3）有皮肤缝线时，术后5天可拆除。

【注意事项】

（1）如睑板腺囊肿破溃后形成肉芽肿，应先剪除后再刮除囊肿内容物。

（2）老年人睑板腺囊肿，特别是睑缘复发性囊肿，对刮除物应做病理检查。

（3）靠近内眦部囊肿切除时，可在泪小管内滞留泪道探针再手术，以免术中伤及泪小管。

第四节　电解倒睫

【适应证】

（1）不伴有睑内翻的少量倒睫。

（2）已行睑内翻矫正术，但仍有少量倒睫时。

【禁忌证】

（1）大量倒睫。

（2）明显睑内翻者。

【术前准备】

清洁脸部。

【麻醉】

（1）表面麻醉。

（2）浸润麻醉　在倒睫附近皮下浸润麻醉。

【操作方法及程序】

（1）消毒睑缘皮肤。

（2）检查电解器后，阳极板裹湿纱布紧贴患眼同侧颞部皮肤；阴极针沿睫毛方向刺入毛囊深约2mm。

（3）接通电源 10~20 秒，待针周围出现小气泡时，关闭电源，拔针。

（4）用睫毛镊轻拔出睫毛。

（5）眼局部涂抗菌眼药膏。

【术后处理】

眼部滴抗菌眼药水。不必包扎，无需换药。

【注意事项】

（1）电解后如睫毛不脱落，表明睫毛毛囊未被破坏，应重复电解，直至轻拔睫毛就能脱落。

（2）电解针的方向应紧贴倒睫的根部向毛囊方向刺入，不要与睫毛呈一角度，否则不能破坏毛囊，反而会伤及附近的毛囊，引起新的倒睫。

第五节　眼睑灰线切开

【适应证】

睑内外翻矫正术时，如果效果不足，可加灰线切开。

【禁忌证】

（1）眼睑局部急性炎症。

（2）急性结膜或角膜炎症。

【术前准备】

（1）眼部滴用抗菌眼药水。

（2）清洁脸部和睫毛根部。

【麻醉】

（1）表面麻醉。

（2）眼睑及穹窿部结膜下浸润麻醉。

【操作方法及程序】

（1）术者用拇指和示指固定眼睑或用金属垫板置于结膜囊内固定睑缘部，并使睑缘稍向外翻转。

（2）另手持刀，使刀片与睑缘垂直，在倒睫部位灰线处将睑缘剖开，深 2~3mm，外层包括皮肤和肌肉，内层包括睑板和结膜。长度以倒睫范围而定，原则上略超过倒睫部位的两端。

（3）术毕局部滴用抗菌滴眼液，涂抗菌眼膏，以无菌纱布遮盖。

【术后处理】

手术次日换药，涂眼药膏。

【注意事项】

（1）术中注意眼球及角膜保护。

（2）唇间结构不明显时，应以睫毛排列为标志，在其稍后方劈开眼睑。

（3）切开灰线时，应在捏位的睑缘处逐刀切开，不要沿着睑缘一刀切开，以免刀刃方向偏差，伤及睑缘前层皮肤和后层睑板。

第六节　瘢痕性睑内翻矫正术

【适应证】

睑结膜瘢痕和睑板肥厚所致的睑内翻。

【禁忌证】

（1）眼睑或球结膜有急性炎症者。

（2）眼前节有炎症者。

【术前准备】

（1）询问病史，有无瘢痕体质。

（2）术眼滴用抗菌滴眼液。

（3）常规小手术术前检查。

【麻醉】

（1）术眼表面麻醉。

（2）穹窿部及睑缘皮下浸润麻醉。

【操作方法及程序】

1. 睑板切断术

（1）将睑缘分成 3 等份，分别以 3 对缝线从睑缘结膜面穿入，从距睫毛根部约 3mm 的皮肤面出针，并将其作为翻转眼睑的牵拉线。

（2）距睑缘 2～3mm 与睑缘平行的睑板下沟处，将结膜与睑板切断，切口达内外眦角。

（3）按 3 等份部位，用 3 对双针缝线，分别从睑板切口后约 2.5mm 处穿入，从距睑缘 3～4mm 之皮肤面穿出。缝线结扎于小纱布卷上。

（4）拆去睑缘牵引线。涂抗菌眼膏，敷纱布遮盖。

2. 睑板楔形切除术（Hötz 术）

（1）置眼睑保护板　将眼睑保护板插入穹窿部，支撑眼睑，保护眼球，并压迫止血。

（2）皮肤及皮下组织切口　距睑缘 3～5mm 作平行于睑缘的皮肤切口。切开皮肤及皮下组织。分离切口两侧的皮下组织和眼轮匝肌，暴露睑板及睑板前的眼轮匝肌。剪除切口下唇皮下的眼轮匝肌。

（3）睑板楔形切除　距睑板约 1mm 处作一条平行于睑缘的稍向上倾斜的睑板切口，深度为睑板厚度的 2/3，长度与睑板等长。在此切口上 2～4mm 处作一相同的但稍向下倾斜的睑板切口，剪除上下切口之间的睑板，形成楔形缺损。

（4）缝合伤口　用 4－0 尼龙线或 5－0 丝线自切口下缘皮肤面穿入，经睑板楔形切口上缘及皮肤穿出结扎。均匀缝合 3 针。在这些缝线之间再加 3～4 针皮肤缝线。

（5）术眼涂抗菌眼膏，敷纱布遮盖。

【术后处理】

（1）术后第 1 天常规换药，注意是否出血，伤口对合是否良好。以后隔天换药。

（2）术后 5～7 天拆除皮肤缝线。老年人可延至术后第 9 天拆线。

【注意事项】

（1）一般采用普鲁卡因或利多卡因进行麻醉。在每毫升药液中加上 1 滴 1∶1000 的肾上腺素溶液，有利于止血。

（2）对于年老患者，因眼睑皮肤松弛，术中可切除平行于切口的眼睑皮肤条。

（3）如睑内翻严重，皮肤切口应距睑缘近一些。如果睑内翻较轻，尽量使皮肤切口与上睑皱襞一致，以便术后形成双重睑。

第七节　痉挛性睑内翻矫正术

【适应证】

老年性痉挛性睑内翻。

【禁忌证】

（1）眼睑或球结膜有急性炎症者。

（2）眼前节有炎症者。

【术前准备】

（1）询问病史，有无瘢痕体质。

（2）常规小手术术前检查。

（3）术前眼部滴用抗生素滴眼液。

（4）测量血压，尽可能将血压控制在正常范围。

【麻醉】

（1）术眼表面麻醉。

（2）穹窿部及睑缘皮下浸润麻醉。

【操作方法及程序】

1. 眼轮匝肌重叠缩短术

（1）距睑缘约 3mm 作平行于睑缘的皮肤切口，切口与睑缘等长。

（2）在皮下游离出一条宽 6～8mm 的眼轮匝肌肌束，并向两侧分离，使其与睑缘等长。

（3）于眼轮匝肌条外 1/3 处剪断，将内眦 2/3 部分牵引至外 1/3 部分并重叠在其上，以 6-0 尼龙线或 5-0 丝线缝合。缝线顺序为：从第一层肌肉穿入，至第二层肌肉、睑板，然后再穿入第二层肌肉、第一层肌肉，结扎缝线。缝线尽量靠近睑板下缘。

（4）将多余的眼轮匝肌剪除，一般剪除量为 5～6mm。

（5）间断缝合皮肤切口。

（6）术眼涂抗菌眼膏，敷纱布后遮盖。

2. 缝线术加灰线切开缝线术

（1）如果倒睫明显，可加灰线切开。

（2）自眼睑内、中、外缝 3 对褥式缝线，自穹窿部穿入，从睑缘皮肤穿出。

（3）皮肤面结扎缝线处安放小棉垫后结扎缝线。

（4）术眼涂抗菌眼膏，敷纱布后遮盖。

【术后处理】

（1）术后第 1 天常规换药，以后隔天换药。

（2）术后 7~9 天拆除皮肤缝线。

【注意事项】

眼轮匝肌重叠缩短术适用于轻度痉挛性下睑内翻。

第八节　瘢痕性睑外翻矫正术

【适应证】

眼睑皮肤瘢痕性收缩所致的睑外翻。

【禁忌证】

（1）眼睑或球结膜有炎症者。

（2）眼前节有炎症者。

（3）慢性泪囊炎。

【术前准备】

（1）询问病史，有无瘢痕体质。

（2）小手术术前检查。

（3）术眼滴用抗菌滴眼液。

（4）测量血压，尽可能将血压控制在正常范围。

【麻醉】

（1）术眼表面麻醉。

（2）病灶处皮下浸润麻醉。

（3）选择行全厚皮瓣移植矫正瘢痕性睑外翻时，如果为双眼上、下睑外翻，手术时间会较长，可在全身麻醉下施行手术。

【操作方法及程序】

1. V－Y 法矫正术

（1）尽量切除下睑中央部的全部瘢痕。

（2）在下睑皮肤作"V"形切口。潜行分离皮下组织。

（3）缝合皮肤切口，将"V"形切口缝合成"Y"形，使下睑组织上提，以便矫正下睑外翻。

（4）术毕涂抗菌眼膏，敷纱布后用绷带加扎。

该法适用于下睑中央部轻度外翻而无广泛瘢痕者。

2. 全厚皮瓣游离移植矫正睑外翻

（1）距睫毛 3mm 处，平行睑缘切开皮肤，皮下分离并切除所有瘢痕组织，使眼睑恢复正常位置。

（2）充分压迫止血或丝线结扎止血。

（3）如发现患者因睑外翻而使睑缘过长，即使充分分离和松解瘢痕，睑缘仍不能回复至正常位置时，应行睑水平径缩短。方法为：于灰线处劈开睑缘，将睑板与眼轮匝肌分离开。长度根据需要而定，可达整个睑缘。做基底在睑缘的小三角形皮肤切除，然后在睑板及睑结膜亦作基底在睑缘的三角形切除，二者错开。用 5 - 0 丝线对两个三角形两侧边行间断缝合，然后做上、下睑缘褥式缝合，使部分睑缘粘连。

（4）以湿纱布印取皮肤缺损大小、形状。一般在耳后取全厚皮瓣。供皮区消毒后，将湿纱布印模贴于其上，按放大 1/4 的比例，用消毒美蓝划出取皮范围，将全厚皮片取下。供皮区皮下剥离后对合缝合。

（5）取下的皮片移植于眼睑缺损处，以 5 - 0 丝线或 6 - 0 尼龙线间断缝合。剪掉一个线头，另一线头留长，以作结扎压迫敷料之用，以免皮片移动。

（6）缝合完毕后，挤压皮下积血，数层与植皮片大小一致的凡士林纱布置于皮片上，再加干纱布打包结扎。

【术后处理】

（1）术后全身应用抗菌药物，至少 5 天。

（2）睑缘缝合后，绷带包扎至少 5 天。

（3）术后第 10 ~ 12 天拆线。

（4）术后 3 ~ 6 月剪开睑缘粘连。

【注意事项】

（1）供皮区选择　缺损范围小时可取健侧上睑皮肤。缺损范围大可取耳后、锁骨上或上臂内侧皮肤。

（2）观察敷料有渗液或异常气味时，应及时打开敷料检查。

（3）如发现移植的皮瓣呈紫色，有波动感，表明皮下有血肿形成。可在无菌条件下吸出积血，再加压包扎，并延长抗菌药物的使用时间。

（4）术后如发现睑缘未能形成粘连，立即重新做睑缘粘连缝合术。

第九节　老年性睑外翻矫正术

【适应证】

老年性睑外翻。

【禁忌证】

（1）严重的全身疾病，如高血压、心脏病及糖尿病。

（2）眼睑或球结膜有急性炎症者。

（3）眼前节有炎症者。

（4）瘢痕性睑外翻。

【术前准备】

（1）询问有无瘢痕体质。

（2）检查血常规和凝血功能。

（3）术眼滴用抗菌滴眼液。

【麻醉】

（1）术眼表面麻醉。

（2）眼睑皮下浸润麻醉。

【操作方法及程序】

（1）可采用 Kuhnt – Szymanowski 术进行眼睑缩短矫正。

（2）下睑外 2/3 灰线切开，切口深达 8 ~ 10mm，将眼睑分劈为前后两叶。

（2）在下睑后叶中央切除三角形睑板，基底位于睑缘，其长度以使睑缘紧贴眼球为度。

（3）行外眦皮肤三角形切除，以外眦角为 A 点，B 点位外眦角的颞上方，C 点位于外眦角颞下方，使 AB 长度比下睑后叶三角形切口基底长 2mm，AC 长度为 AB 的两倍。

（4）在下睑外 2/3 的前叶做肌层下分离，使之不紧张地覆盖 ABC 三角形切口创面区。

（5）以 5 – 0 丝线或 6 – 0 尼龙线将下睑板三角形切口两侧相对间断缝合，于结膜面打结。

（6）剪去下睑前叶外眦部睫毛，将 A 点拉至 B 点缝合。间断缝合颞侧皮肤三角形创面的皮肤伤口。

（7）前、后叶加缝褥式缝线一针以消灭两叶间死腔。

（8）术毕涂抗菌眼膏，敷纱布后用绷带包扎。

【术后处理】

（1）全身应用抗菌药物 3 ~ 5 天。

（2）术后 3 天换药，以后每天 1 次，涂抗菌眼膏。

（3）术后 7 天拆皮肤切口缝线，10 ~ 12 天拆睑缘及睑板结膜切口处的缝线。

【注意事项】

（1）上述方法可矫正下睑重度肌无力型睑外翻。

（2）缝合颞侧皮肤三角形创面时，应先将 A 与 B 点相对缝合。

第十节　麻痹性睑外翻矫正术

【适应证】

麻痹性睑外翻，多发生于下睑。

【禁忌证】

（1）眼睑或球结膜有急性炎症者。

（2）眼前节有炎症者。

（3）慢性泪囊炎。

【术前准备】

（1）检查血常规和凝血功能。

（2）术眼滴用抗菌滴眼液。

【麻醉】

（1）术眼表面麻醉。

（2）术眼下睑及内外眦上方皮下浸润麻醉。

【操作方法及程序】

（1）可采用阔筋膜悬吊术来矫正麻痹性下睑外翻。

（2）于内眦内上方鼻骨处及外眦外上方颞肌处各作一个 5 ~ 8mm 长垂直切口，潜行分离。

（3）将引针自颞侧切口穿入，经下睑近睑缘处睑板前，从鼻侧切口穿出。

（4）将宽 3 ~ 5mm，长 150mm 的筋膜条穿过引针前端小孔，缓慢退出引针，将筋膜条置入皮下隧道中。

（5）用 3 - 0 尼龙线将鼻侧筋膜一端缝于鼻骨骨膜上。

（6）在颞侧切口处收紧筋膜，使下睑外翻得到矫正。

（7）将颞侧筋膜端缝于外眦韧带或颞肌筋膜上。

（8）缝合皮肤切口。

（9）术毕结膜囊内与皮肤切口处涂抗菌眼膏，敷纱布后遮盖。

【术后处理】

（1）术后第 1 天常规换药，以后隔天换药。

（2）术后第 7 天拆除皮肤缝线。老年人可延长至手术后第 9 天拆线。

【注意事项】

（1）缝合筋膜时，要深至骨膜，并予固定。

（2）如在术中对下睑外翻矫正不满意，可将隧道内阔筋膜的鼻侧端与额肌相吻合，借助额肌的力量矫正睑外翻。

第十一节　上眼睑松弛矫正术

【适应证】

由于老年人上睑皮肤松弛，皱褶多，皮肤向下悬垂遮盖外半或全部睑缘。

【禁忌证】

（1）严重的全身疾病，如高血压、心脏病及糖尿病。

（2）眼睑或球结膜有急性炎症者。

（3）眼前节有炎症者。

【术前准备】

（1）检查双眼睑是否对称，眼睑皮肤有无瘢痕或其他病灶。

（2）除外重症肌无力。

【麻醉】

（1）术眼表面麻醉。

（2）眼睑皮下浸润麻醉。

【操作方法及程序】

（1）画线设计　距上睑缘 4 ~ 6mm 处用美蓝画出上睑皱襞，最高点在睑缘中央偏内。如将上睑皱襞分成 3 等份点，自鼻侧至颞侧为 3、5、5mm；或 4、6、6mm；或 5、7、7mm（视睑裂大小而定）。用无齿镊夹持上睑皮肤估计所需切除的皮肤量，画出第二道线。

第二道线与第一道线的距离，视皮肤松弛情况而定。最后用碘酒固定画线。

（2）按画线切开皮肤，剪除需切除的皮肤。

（3）分离轮匝肌显露睑板，剪除一条睑板前轮匝肌。

（4）若眶脂肪疝出，则打开眶隔。用止血钳夹住脱出的眶脂肪，将其切除后电凝止血。

（5）眶隔切口用5-0丝线缝合。

（6）缝合皮肤，缝合时缝针均穿过睑板浅层。

（7）术毕时结膜囊内与皮肤切口处涂抗生素眼膏后敷纱布遮盖，四头带加压包扎24小时。

【术后处理】

（1）术后1天常规换药，以后隔天换药。

（2）术后全身应用抗菌药物5天。

（3）术后7~9天拆除皮肤缝线。

【注意事项】

画线设计时仔细，切除皮肤量要适当。

第十二节　下眼睑松弛矫正术

【适应证】

老年人下睑皮肤松弛。

【禁忌证】

（1）严重的全身疾病，如高血压、心脏病及糖尿病。

（2）眼睑或球结膜有急性炎症者。

（3）眼前节有炎症者。

【术前准备】

（1）检查双眼睑是否对称，眼睑皮肤有无瘢痕和其他病灶。

（2）除外重症肌无力。

【麻醉】

（1）术眼表面麻醉。

（2）术眼眼睑皮下浸润麻醉。

【操作方法及程序】

（1）距下睑缘2mm与睑缘平行画线，至外眦部转向颞下方。

（2）沿画线切开皮肤。

（3）在眼轮匝肌下进行分离至眼袋下缘。

（4）如有眶脂肪膨隆，则在膨出处打开眶隔，切除眶脂肪电凝止血。

（5）用血管钳夹住切口的外上角，将皮肤牵向外上方，剪去外侧多余的皮肤及肌肉。

（6）沿水平切口平面剪去多余的皮肤、肌肉。

（7）5-0丝线皮肤切口间断缝合。

（8）术毕时结膜囊内与皮肤切口处涂抗菌眼膏后遮盖，四头带加压包扎24小时。

【术后处理】

（1）术后1天常规换药，以后隔天换药。

（2）术后第7~9天拆除皮肤缝线。

【注意事项】

（1）画线设计时仔细，切除皮肤量要适当。

（2）切除眶脂肪时注意勿伤下斜肌。

第十三节　双重睑成形术

【适应证】

要求行双重睑成形者。

【禁忌证】

（1）患严重全身疾患，如高血压、糖尿病、严重出凝血功能障碍者。

（2）眼部及周围组织炎症者。

（3）瘢痕体质者。

（4）精神状态不稳定或有心理障碍者。

【术前准备】

（1）了解要求手术的动机、要求及心理状态。

（2）术前由患者本人或监护人签字。

（3）常规检查血常规、凝血功能。

（4）除外上睑下垂。

【麻醉】

（1）术眼表面麻醉。

（2）以加1∶1000肾上腺素的2%利多卡因做术眼眼睑皮下浸润麻醉。

（3）必要时加用上穹窿部结膜下麻醉。

【操作方法及程序】

（1）重睑设计　根据受术者的脸型、上睑和眼部其他形态、年龄、职业和本人要求，进行重睑设计。可用回形针一端作成弧状或眼科小镊子，在坐位状态下将上睑皮肤顶起，进行反复测试，设计重睑的高度、弧度、长度，征求受术者的意见，然后用龙胆紫标记，观察双眼是否对称。受术者满意后方可手术。

（2）根据受术者的要求和眼睑局部的情况选择经典皮肤切开法、小切口皮肤切开法、缝线法和埋线法。

（3）经典皮肤切开法

①将眼睑保护板置入上方结膜囊内，助手或术者左手指固定外眦部拉紧皮肤，沿设计的标志线切开皮肤和皮下组织，暴露眼轮匝肌。

②向睑缘方向分离皮下组织、切除切口处少许眼轮匝肌，暴露睑板。

③如果眶脂肪膨出或过多，应打开眶膈，剪去多余脂肪，止血后一般用5-0可吸收

线缝合眶膈。

④整理皮肤切口，切除多余的皮肤，然后用5-0丝线或6-0尼龙线缝合切口，先穿过切口下缘皮肤后，横向带一点提上睑肌腱膜，再穿过切口上缘皮肤。可先缝切口最高点，一般缝4~5针。

⑤缝好后，令其睁眼，观察重睑形成情况，根据情况可以酌情调整缝线。

⑥术毕涂抗菌眼膏，加压包扎术眼。

（4）小切口皮肤切开法

①在画线的近内眦、外眦和中间两处各做长约3mm的小切口。

②将眼球向后上方轻压，使眶膈突出于切口下，用有齿镊提起眶膈后剪开。压迫眼球使眶脂肪突出至切口，提起眶脂肪后剪除。

③用5-0丝线或6-0尼龙线缝合切口，每个切口缝1针。缝针先通过切口下缘皮肤、横过深层组织，再穿过切口上缘皮肤。缝完4针后结扎。根据双重睑的弧度、高度和双眼对称情况调节缝线结扎的松紧。

④术毕时涂抗菌眼膏后敷纱布遮盖。

（5）缝线法

①将眼睑保护板插入上穹窿部。

②取0号带针丝线，从眦部开始在事先画好的重睑皮肤线处垂直进针。当缝针触及眼睑保护板时轻提上睑，缝针从睑结膜面显露后沿着睑板出针，再从其旁横向2~3mm的睑结膜进针，穿过睑板、眼轮匝肌，并从皮肤面进针处2~3mm旁出针，完成第1根缝线。不剪断缝线，继续用同法再缝4针。

③将缝线一并提起，并剪去多余部分，形成5对褥式缝线。用硅海绵或脱脂棉潮湿后做成细条，放于两条缝线之间，结扎缝线，用力要均匀，先打活结，观察，待重睑形成满意，双皮对称后结扎缝线。

④涂抗菌眼膏后敷纱布遮盖。

（6）埋线法

①在画线的中央、中内1/3、中外1/3处作三个皮肤小切口，长1~2mm。

②用带针6-0尼龙线从皮肤切口进针，从睑板上缘睑结膜面出针，再从睑结膜原针眼处进针，从皮肤切口上旁2mm处皮肤出针，再将针从皮肤原针眼处进针，经皮下于切口处出针，完成1根缝线。

③以上法完成其他两根线的缝合。

④结扎缝线，线结埋于切口皮下。

⑤皮肤切口对合，但不一定缝合。

⑥涂抗菌眼膏后敷纱布遮盖。

【术后处理】

（1）每天换药一次，切口处用酒精清洁。第二天可以不敷纱布。

（2）小切口皮肤切开法术后第10天拆线。其余三种方法术后第7天拆线。

【注意事项】

（1）双重睑成形术为美容性手术，术者必须与受术者充分沟通。重睑设计必须得到受术者的认可。

（2）手术必须认真仔细、准确。

（3）术毕时如果发现双重睑高度、弧度等不满意，尽量立即纠正。

（4）术中如切除眶脂肪过多，会引起上眶区凹陷。

（5）术后注意观察，如有感染迹象，应立即处理。

（6）如重睑消失或发生感染导致眼睑畸形，可在3个月后再次进行手术。

（7）经典切开术适用于眼睑饱满、眶脂肪丰富、眼睑皮肤松弛，或有明显内眦赘皮者。小切口皮肤切开术适用于上睑较饱满、皮肤不松弛者。缝线术和埋线术适合于眼睑皮肤薄、无明显松弛者。

（8）女性月经期应推迟手术。

第十四节　提上睑肌缩短术

【适应证】

凡是提上睑肌肌力在4mm或4mm以上的先天性、老年性、外伤性或其他类型的上睑下垂患者。

【禁忌证】

（1）提上睑肌肌力在3mm以下的上睑下垂患者。

（2）眼部急、慢性炎症患者。

【术前准备】

（1）明确上睑下垂的类型，如先天性、老年性、外伤性或其他类型。

（2）检查视力及矫正视力。

（3）检测提上睑肌的肌力、上睑下垂的下垂量；计算术中提上睑肌缩短量。

（4）检查上直肌及下斜肌等眼外肌功能。

（5）检查有无Bell现象、上睑迟滞现象。

（6）新斯的明试验除外重症肌无力。

【麻醉】

（1）表面麻醉、局部浸润麻醉，另加额神经阻滞麻醉。

（2）不能配合手术的儿童应全身麻醉。

【操作方法及程序】

（1）用美蓝或龙胆紫距术眼上睑缘5～6mm处划出上睑皱襞线。如对侧眼有上睑皱襞，则设计的术眼上睑皱襞线的弧度、距睑缘距离应与其一致。

（2）翻转上睑，做上穹窿结膜下麻醉，内、外侧穹窿部结膜做一长4～5mm的纵行切口，从外侧切口插入剪刀，在睑结膜和与Müller肌之间潜行分离，至内侧伤口为止，将一细橡皮条置于其内作为标记线；眼睑复位。

（3）切开眼睑皮肤，分离皮下及眼轮匝肌暴露睑板前面的提上睑肌腱膜附着处。

（4）用拉钩将伤口牵开，可见腱膜前间隙与腱膜之间出现沟状凹陷，用剪刀沿此沟向上分离，将腱膜与眶隔分开或打开眶隔直到暴露节制韧带。

（5）于睑板上方剪开外侧腱膜，暴露橡皮条，用肌肉镊夹住提上睑肌向下牵拉分离，并剪断其内角外角，松解肌肉。

（6）分离出提上睑肌，测量切除部分长度，在应切除处中、内、外做三针褥式缝线，缝线穿过肌腱睑板（位于睑板中上 1/3 交界处，深度为 1/2 睑板厚度，针距 2~3mm），再穿至肌腱表面，调节位置，直至满意后结扎缝线，剪除缩短部分肌肉。

（7）用 5-0 丝线缝合皮肤伤口 5~7 针，术眼涂抗菌眼膏后遮盖。

【术后处理】

（1）次日换药。

（2）滴抗菌滴眼液，每天 3~4 次，持续一周。

（3）术后 5~7 天拆线。

【注意事项】

（1）术前应了解患者的要求，仔细检查眼部，并对患者充分解释预后。

（2）术中做上穹窿结膜下麻醉时，注药不能太深，以免将麻醉药注入 Müller 肌内。

（3）虽然术前根据患者年龄、上睑下垂类型、提上睑肌肌力、下垂量等估计切除肌肉量，但术中应根据提上睑肌厚薄、弹性做出调整。

（4）术后注意睑裂闭合和角膜暴露情况。如轻度眼睑闭合不全所致角膜暴露，可不予处理。但较明显的眼睑闭合不全时，应在眼部涂抗菌眼膏保护角膜，必要时采用湿房保护。

（5）对术后矫正不足或过矫者，经保守治疗无效时可考虑再次手术治疗。

第十五节　额肌悬吊手术

【适应证】

（1）提上睑肌肌力在 4mm 以下或功能丧失的先天性或后天性重度上睑下垂患者。

（2）各种类型上睑下垂矫正手术未成功，需再次手术者。

（3）睑裂狭窄综合征的儿童因上睑下垂严重，行提上睑肌缩短术不能改善者。

（4）小于 3 岁的重型先天性上睑下垂，不适于行提上睑肌缩短术者。

【禁忌证】

（1）由于各种原因引起额肌功能障碍及周围性面瘫者。

（2）眼部急、慢性炎症患者。

【术前准备】

（1）选择悬吊材料，常用的有自身阔筋膜、皮肤轮匝肌、真皮和缝线等。

（2）选择额肌悬吊手术的方式，如“W”字母形术式、“方形”术式等。

（3）检查视力及矫正视力、提上睑肌肌力和下垂度等。

（4）检查有无 Bell 现象、上睑迟滞现象。

（5）新斯的明试验除外重症肌无力。

【麻醉】

（1）局部浸润麻醉。

（2）不能配合手术的儿童行全身麻醉。

【操作方法及程序】

（1）在距上睑缘3～5mm处画线，在其线上和眉弓上缘附近，于正中（正对瞳孔）、内侧和外侧各作三个对应切口；切口长5mm，深至肌层。

（2）从三个对应切口做皮下隧道，使眉上内、外切口内的阔筋膜条，经上睑内外切口，再经上睑眉上正中切口穿出后，分别返回眉上内外切口；将两条筋膜末端褥式缝合，结扎固定。

（3）用5－0丝线分别缝合上睑眉弓上皮肤切口，涂抗菌眼膏后遮盖术眼伤口。

【术后处理】

（1）次日换药。

（2）滴抗菌滴眼液，每天3～4次，持续一周。

（3）术后5～7天拆除皮肤缝线。

【注意事项】

（1）术前应了解患者的要求，仔细检查眼部，并对患者充分解释预后。

（2）术后注意睑裂闭合和角膜暴露情况。如轻度眼睑闭合不全所致角膜暴露，可不予处理。但较明显的眼睑闭合不全，应在眼部涂抗菌眼膏保护角膜，必要时采用湿房保护。

（3）对术后矫正不足或过矫者，经保守治疗无效时可考虑再次手术治疗。

（刘丽英　刘小伟）

第五十五章　泪器手术

第一节　泪道冲洗

【适应证】

（1）泪溢。

（2）慢性泪囊炎。

（3）内眼手术前、泪道探通术前、泪道激光治疗前的术前准备。

（4）泪囊鼻腔吻合术前、后检查。

【禁忌证】

（1）急性泪小点炎症。

（2）急性泪囊炎。

【术前准备】

无特殊准备。

【麻醉】

局部表面麻醉：用消毒棉签蘸表面麻醉剂0.5%地卡因，放于上、下泪点之间，请患者闭眼夹持棉签1~3分钟。

【操作方法及程序】

（1）用装有生理盐水的泪道冲洗针管冲洗泪道，先将针头垂直插入下泪点中1~2mm，然后转向水平位进入泪小管5~6mm，将生理盐水慢慢注入泪道。

（2）若冲洗液全部顺利进入鼻咽部，则表示泪道畅通，否则可根据冲洗液从上、下泪点反流时，及有无分泌物的情况，判断泪道阻塞的部位。

【术后处理】

滴用抗菌滴眼液1次。

【注意事项】

（1）冲洗泪道仅是判断泪道有无阻塞的定性检查。

（2）操作时要仔细稳准，切勿粗暴强通，以免造成假道。

（3）若泪点较小者，先用泪点扩张器将其扩大。

（4）对泪道阻塞者，可根据病情做进一步检查诊治。

第二节　泪道探通

【适应证】

（1）泪溢，泪道冲洗不通，挤压泪囊区有或无黏液或脓性分泌物从泪点溢出。

（2）新生儿泪囊炎，挤压泪囊部有黏液或脓性分泌物从泪点溢出，泪道冲洗不通，经局部按摩和滴用抗菌治疗后无效者。

【禁忌证】

（1）急性泪囊炎。

（2）慢性泪囊炎，泪囊中有大量脓性分泌物，且未经滴用抗菌治疗者。

【术前准备】

冲洗泪道。

【麻醉】

局部表面麻醉：用消毒棉签蘸表面麻醉剂 0.5% 地卡因，放于上、下泪点之间，请患者闭眼夹持棉签 1～3 分钟。

【操作方法及程序】

（1）取坐位，充分冲洗泪道。

（2）用手指将下睑拉向颞下方，并固定于下眶缘处，使泪小管变直拉紧。

（3）将泪点扩张器垂直插入下泪点，再水平转向鼻侧，稍用力旋转扩张器，扩大泪点。

（4）根据病情选用不同型号泪道探针，先垂直插入泪点，再水平转向鼻侧，在泪小管内徐徐前行，推进约 12mm，探针碰到坚硬的眶骨抵抗，提示已进入泪囊内。

（5）探针进入泪囊后，将其轻抵骨壁，然后以针端为支点，将探针尾作 90° 旋转，由水平转向额际。探针旋转时应紧贴前额部，不要抬起。再将探针慢慢稍向后下推进，进入鼻泪管，探通后留置 15～30 分钟，再把探针拔出。

【术后处理】

（1）拔出探针后立即以生理盐水冲洗泪道，然后再以抗菌滴眼液冲洗。

（2）滴用抗菌滴眼液，每天 4～6 次。

【注意事项】

（1）探通泪道时，固定好下眼睑，使泪小管始终处于拉紧变直状态，以利探通泪道，否则可能会损伤泪小管，造成假道。

（2）当探针尾旋转时，一定紧贴前额际，作为转动支点的探针头不能移动。

（3）探针拔出后，用生理盐水及抗生素眼液冲洗泪道，以免发生感染。如冲洗时发现液体渗入内眦部皮下组织，提示探通泪道时形成假道，应立即停止冲洗。

（4）治疗后滴抗菌滴眼液每天 4～6 次，滴药前应挤压泪囊区将分泌物排净。

（5）通常可隔 5～7 天探通一次，使用的探针可逐渐加粗。

（6）若探通 2～3 次仍无改善可改用其他治疗方法。

第三节　泪道 X 线造影

【适应证】

（1）泪道阻塞、狭窄。

（2）泪小管肿瘤、泪囊肿瘤。

（3）怀疑小泪囊的慢性泪囊炎术前检查。

（4）外伤后泪道阻塞、狭窄、断裂等损伤的判定。

（5）了解泪道与周围软组织和骨骼病变的关系。

【禁忌证】

（1）泪道的急性炎症。

（2）泪道急诊外伤时。

【术前准备】

（1）选择造影剂　传统的泪道造影剂为泛影葡胺，黏度大。低黏度的造影剂有乙碘油、30％碘苯酯，可在泪道插管造影时应用。

（2）冲洗泪道。

【麻醉】

局部表面麻醉。

【操作方法及程序】

（1）冲洗清洁泪道，患者取好拍片体位。

（2）将造影剂泛影葡胺 2 毫升置于注射器内，前端置好泪道冲洗针，针头插入下泪点内，推注造影剂进入泪道，待造影剂自泪点反流时，可迅速拍照。

（3）一般拍 X 线正位和侧位片各一张或用 CT 拍照。

【术后处理】

滴用抗菌滴眼液。

【注意事项】

（1）造影前将泪点处造影剂擦干净，减少外溢。

（2）向泪道内注入造影剂时，如无反流，可在注入 0.5ml 后拍照。在拍照时，应继续注入造影剂，以保证泪道始终处于充盈状态。

（3）为显像部位准确，嘱咐患者拍照时不要移动体位。

（4）拍照时患者应睁眼，以免上、下泪小管显影重叠。

（5）若拍片后观察不满意，可根据病情进行其他影像学检查，如插管造影、泪道定量化核素造影等。

第四节　泪小点成形手术

【适应证】

（1）泪小点赘片或闭塞。

（2）泪小点狭窄，经扩张治疗无效者。

（3）泪小管起始端阻塞。

（4）其他眼睑病变累及泪小点或泪小管起始端需手术切除者。

【禁忌证】

（1）睑缘及内眦部皮肤炎症。

（2）结膜急性炎症。

【术前准备】

（1）以生理盐水充分冲洗结膜囊。

（2）冲洗或探通泪道，证实泪道通畅。

【麻醉】

泪点及其周围结膜皮下浸润麻醉。

【操作方法及程序】

（1）用泪小点扩张器扩大泪点。如已闭塞，可找准部位，强力通过，注入生理盐水证实泪道通畅后再继续手术。

（2）将下睑向颞下方拉紧，用小直剪刀尖垂直插入泪小点内，将泪点垂直部剪开。

（3）用小直剪刀沿睑缘后唇向鼻侧水平剪开泪小管，切口长 2~3mm。

（4）用镊子夹起两个剪开切口，剪去一块三角形的组织。

（5）置一塑料管或橡皮条于泪小管内，一端露于切口外并固定，涂抗菌眼膏后术眼遮盖。

【术后处理】

（1）次日换药，生理盐水冲洗泪道。

（2）术后 2~3 天拔出塑料管或橡皮条，滴抗菌滴眼液 1 周，每天 4 次。

【注意事项】

剪切组织的部位一定在睑缘的后唇，泪小管的睑结膜面，否则新形成的泪小点不能与眼球紧密接触。

第五节　泪囊摘除术

【适应证】

（1）慢性泪囊炎，泪囊造影显示泪囊甚小，或有严重的萎缩性鼻炎，年老体弱，不宜施行泪囊鼻腔吻合术者。

（2）泪囊肿瘤。

（3）结核性泪囊炎。

（4）因病情需要，如严重角膜溃疡、眼球穿通伤以及需要做内眼手术者。

【禁忌证】

（1）泪囊有急性炎症。

（2）适合作鼻腔泪囊吻合者。

【术前准备】

（1）对鼻及鼻窦情况进行检查。

（2）挤压泪囊，如分泌物量少，应进行泪囊造影，以免误摘泪囊。

（3）术前滴用抗生素滴眼液。

【麻醉】

（1）局部浸润兼神经阻滞麻醉：进针时先沿皮肤切开线注射麻醉剂，然后再在内眦韧带附近处注射，深达骨膜。

（2）做眶下、滑车下及筛前神经阻滞麻醉。

【操作方法及程序】

（1）距内眦 3～5mm 及内眦韧带上方 3～5mm 开始，平行于眦前嵴做稍向颞侧的弧形皮肤切口，长约 15mm。

（2）钝性分离皮下组织，暴露内眦韧带，识别和分离泪前嵴。自内眦韧带下沿泪前嵴颞侧，分开眼轮匝肌，暴露泪筋膜。

（3）用闭合剪刀纵形分开泪筋膜，即可见到泪囊。钝性分离泪囊颞侧，接着分离其鼻侧，上至泪总管，下至骨性鼻泪管上口。

（4）用血管钳提起泪囊向前内牵引，剪断泪总管。接着牵引泪囊向前下，从泪囊后面分离，至泪囊下端剪断鼻泪管。检查摘除的泪囊是否完整。如不完整应该清除残存的黏膜组织。

（5）用刮匙伸入骨性鼻泪管，将管内黏膜刮除干净，并用 3% 碘酊棉签烧灼鼻泪管和泪囊窝空腔。

（6）破坏泪小管　切开泪小管，用碘酊或者刮匙将黏膜完全破坏，使泪小管完全闭锁。

（7）冲洗创面　用生理盐水及抗生素液充分冲洗创面。

（8）缝合切口　分别缝合内眦韧带和皮肤切口。结膜囊内涂抗生素眼药膏，创面加一小纱枕后用敷料加压包扎。

【术后处理】

（1）术后 24～48 小时常规换药，以后每天 1 次。保留纱枕至术后第 5 天。

（2）第 7 天可拆除皮肤缝线。

（3）可适当服用抗生素。

【注意事项】

（1）术中勿穿破眶隔　在分离泪囊颞侧壁时，切勿过分向外分离和剪切，否则眶部脂肪会疝入泪囊窝。如已发生应该回纳脂肪组织缝合眶隔。

（2）勿残留泪囊组织、泪小管黏膜。否则出现黏液脓性分泌物，需再次手术清除。

（3）如为肿瘤应尽量多切除鼻泪管，并作冰冻切片。如为恶性，必须清除干净。

第六节　泪囊鼻腔吻合术

【适应证】

（1）慢性泪囊炎。

（2）泪囊黏液肿。

（3）鼻道术后导致的下泪道阻塞。

【禁忌证】

（1）泪囊急性炎症。

（2）泪囊造影显示泪囊萎缩明显变小。

（3）严重的萎缩性鼻炎。

（4）年老体弱，全身状况不允许施行泪囊鼻腔吻合术者。

（5）泪囊肿瘤。

（6）结核性泪囊炎。

【术前准备】

（1）对鼻及鼻窦情况进行检查。

（2）挤压泪囊，观察分泌物的量。如过少，应做泪囊造影检查。

（3）术前滴用抗生素滴眼液。

【麻醉】

（1）中鼻道和鼻甲放置以1%～2%地卡因、1∶1000肾上腺素浸湿的棉片，并计棉片数目。

（2）局部浸润兼神经阻滞麻醉：进针时先沿皮肤切开线注射麻醉剂，然后再在内眦韧带附近处注射，深达骨膜。

（3）做眶下、滑车下及筛前神经阻滞麻醉。

【操作方法及程序】

（1）皮肤切口　距内眦3～5mm及内眦韧带上方3～5mm开始，平行于眦前嵴做稍向颞侧的弧形皮肤切口，长15～20mm。分离皮下组织，直达泪前嵴鼻侧骨膜。于皮肤切口两侧缝牵拉缝线，牵开切口。

（2）于泪前嵴鼻侧0.5mm沿泪前嵴切开并分离骨膜，范围上达内眦韧带，下达鼻泪管口，后达泪后嵴。

（3）将泪囊推向颞侧，用11号刀片或蚊式钳将薄的泪骨骨板捅破，造成一个小骨孔。用小咬骨钳将小骨孔的边缘咬掉，逐渐扩大骨孔。骨孔以泪嵴为中心，下达鼻泪管上端，上下为15～20mm，前后为12～15mm。

（4）骨孔形成后，就可见鼻黏膜。从暴露的鼻黏膜中央稍偏鼻侧用刀片纵行切开鼻黏膜，上、下两端加横切口，使鼻黏膜的切口呈"工"字形，切开的鼻黏膜分成前、后唇。

（5）从泪囊内侧壁纵行剪开泪囊壁，下方至鼻泪管口，上方至泪囊顶部，并在上方加一横切口，使泪囊壁也分为前、后唇。将泪道探针从泪点插入泪囊，证实泪囊已全层剪开。

（6）将鼻黏膜和泪囊后唇相对间断缝合两针。

（7）以二针"8"字悬吊线缝合鼻黏膜、泪囊前唇和皮肤切口。进针方向：从鼻侧皮肤面进针，穿过泪囊前唇、鼻黏膜前唇和颞侧皮肤。

（8）加缝皮肤切口缝线。

（9）冲洗泪道，确定吻合口通畅。

（10）清洁伤口后以无菌纱布遮盖。

【术后处理】

（1）术后隔天换药一次。

（2）皮肤线5天拆除；悬吊线一周后拆除。

（3）新麻滴鼻液滴鼻，每天3～4次。

【注意事项】

（1）皮肤切口最好一次性深达骨膜，有利于定位和获得整齐切口。分层切开又费时、增加出血的可能。

（2）内眦韧带的处理　大部分患者无需切断或者只需部分切断。如需切断，最好用缝线做好标记。

（3）咬骨钳咬骨孔时要注意保护好鼻黏膜。将咬骨钳顺骨壁滑向开口处，可以达到推开鼻黏膜的作用。咬骨时要干脆，切忌拉撕。

（4）遇到筛泡过渡向前发育，有时误认为到鼻腔，可用探针探查，确实已到达鼻黏膜。若为筛泡，用刮匙将黏膜刮出。

（5）术后鼻腔可有出血。如量少，无需特殊处理。如量大，应在鼻腔放置油纱条止血。

第七节　泪腺部分切除术

【适应证】

（1）泪腺脱垂。

（2）泪腺分泌物过多。

（3）泪道阻塞无法治愈、泪溢严重者。

【禁忌证】

（1）泪腺炎。

（2）眼干燥症。

【术前准备】

（1）检查泪液分泌功能。

（2）剃除患者眉毛。

【麻醉】

局部眶深部、眉弓及其周围组织皮下及眼轮匝肌浸润麻醉。

【操作方法及程序】

（1）在眉弓下眶缘中部向颞侧做2～3cm长、稍呈弧形的皮肤切口，分离皮下组织，切开轮匝肌至眶隔。

（2）暴露眶隔，并于泪腺脱垂最大处做一平行于眶缘、长度约1.5cm的切口，切开眶隔。

（3）切除脱垂的部分泪腺。切除多少泪腺依据脱垂程度而定，一般不超过泪腺的一半。

（4）加固眶隔　将切开的眶隔相互重叠，使上唇在上，做3～5针褥式缝合，固定于眶外缘的骨膜上。

（5）切除松弛的皮肤，逐层缝合皮下深层组织眼轮匝及皮肤，涂抗菌眼膏，遮盖术眼。

【术后处理】

（1）次日换药，局部滴抗生素眼液每天3～4次，持续1～2周。

（2）术后一周拆除皮肤缝线。

【注意事项】

（1）皮肤切口最好紧贴眉弓，使创口愈合后不影响外观。

（2）切开和分离眼轮匝肌时勿伤及提上睑肌，否则会出现下睑下垂。

（3）暴露眶隔后，可向眶内稍加压力，即可见脱垂的泪腺与脂肪组织疝出。

（耿　爽　刘小伟）

第五十六章　结膜手术

第一节　结膜遮盖手术

【适应证】

（1）保守治疗无效，而且接近穿孔的周边部角膜溃疡或角膜瘘，可行部分球结膜遮盖术。

（2）角膜缘伤口裂开，虹膜脱出，又无法直接缝合关闭伤口时，可行部分球结膜遮盖术。

（3）大范围角膜溃疡治疗无效者，可考虑全球结膜遮盖术。

（4）眼球萎缩不愿意行眼球摘除，可考虑全球结膜遮盖术。

【禁忌证】

（1）角膜已经穿孔，并有组织缺损者。

（2）眼球无萎缩，仍有光感者；或角膜伤口小，其他手术仍有修复可能者，不宜行全球结膜遮盖术。

【术前准备】

（1）应做必要的细菌、真菌刮片及培养，或活组织检查，尽可能明确病因诊断。

（2）滴用抗菌滴眼液。

（3）冲洗泪道。

（4）结膜囊冲洗。

【麻醉】

（1）表面麻醉。

（2）球后神经阻滞麻醉。

（3）球结膜下浸润麻醉。麻醉药液中可加入少许 $1:1000$ 肾上腺素，以减少出血。

（4）必要时行眼轮匝肌阻滞麻醉。

【操作方法及程序】

（1）于角膜病变相邻角膜缘剪开球结膜，并在球结膜和球筋膜之间钝性分离。分离范围决定于覆盖角膜面的大小。要求结膜瓣比覆盖面积大 30%。

（2）清除创面残留的角膜上皮病变。

（3）边缘病损采用头巾式遮盖，中央病损采用桥式遮盖。结膜瓣边缘要大于病损 2～3mm，以 10-0 缝线固定。缝合结束时，应将球结膜瓣平整覆盖于创面。

（4）术眼涂抗菌眼膏，双眼遮盖。

【术后处理】

（1）术后第一天起每天换药。

（2）换药后双眼涂抗菌眼膏，术眼绷带包扎 3 天。术后 7 天拆除结膜瓣缝线。

（3）如术眼为角膜感染病变，或于术后出现分泌物增多，则全身应用抗菌药物 5 ~ 7 天。

【注意事项】

（1）分离并用于遮盖的球结膜应不带球筋膜组织。

（2）如球结膜明显水肿，则要求覆盖的结膜面比创面大 50%。

（3）术后密切观察，注意有无分泌物增多，如有则应注意有无感染发生，或原有感染是否未能控制。

第二节　翼状胬肉手术

【适应证】

（1）进行性翼状胬肉，其头部已侵入角膜 2mm 以上。

（2）静止性翼状胬肉遮盖部分或全瞳孔，影响视力者。

（3）翼状胬肉妨碍眼球运动时。

（4）翼状胬肉妨碍角膜移植或白内障等内眼手术时。

【禁忌证】

（1）眼睑、结膜或角膜有急性炎症者。

（2）明显睑内翻者。

（3）急、慢性泪囊炎患者。

（4）眼前节活动性炎症者。

【术前准备】

（1）术前眼部滴抗菌眼药水 1 ~ 3 天。

（2）检查凝血功能。

（3）向患者充分解释术后翼状胬肉复发及发生散光的可能。

（4）洗脸清洁脸部。

【麻醉】

（1）表面麻醉。

（2）结膜下浸润麻醉。

【操作方法及程序】

（1）术眼常规消毒，铺无菌巾。

（2）根据胬肉情况选择手术类型　埋藏术、单纯切除术、联合手术等。

（3）埋藏术将胬肉头颈分离，头部用 7 - 0 丝线作褥式缝合，并转移至上或下穹窿结膜下缝合固定。

（4）单纯切除术将胬肉分离，剪除头颈部及体部结膜下增生组织。

（5）联合手术是在胬肉分离的基础上联合结膜移植、黏膜移植、角结膜干细胞移植、羊膜移植或角膜移植，以此处理术中暴露的巩膜或混浊的角膜，防止结膜再度增生。

（6）如有条件，手术最好在手术显微镜下进行。切除翼状胬肉的深度要适宜，清除病灶应彻底，切除胬肉的角膜表面尽量保持光滑，以便减少术后角膜散光及翼状胬肉复发。

（7）术毕滴用抗菌滴眼液，以无菌纱布遮盖。

【术后处理】

（1）术后第二天起每天换药。如有组织移植片，则隔天换药一次。

（2）眼部点抗菌和糖皮质激素滴眼液，每天 3 次，持续 1～3 周。

（3）术后 5 天拆除结膜缝线。

【注意事项】

（1）术毕时和术后 1 周、2 周时应用 β 射线照射手术区，可降低术后翼状胬肉复发率。

（2）翼状胬肉有明显充血，应暂缓手术，以防复发。

（3）翼状胬肉合并活动性沙眼者，应充分治疗沙眼后再进行手术，以防复发。

（4）术后翼状胬肉复发，不宜在短期内施行二次手术，以免加速胬肉发展。

第三节 结膜部分切除术

【适应证】

由于球结膜过度松弛、下穹窿变浅和/或下睑缘张力高，造成松弛结膜堆积在眼球与下睑缘及内、外眦部之间引起眼表泪液学异常，并伴有明显溢泪、干眼等眼部不适症状的患者。

【禁忌证】

（1）轻度结膜松弛，无明显溢泪、干眼症状者。

（2）眼睑或结膜急性感染、泪囊炎患者。

（3）患有精神疾病，或对手术寄予不切实际的想法的患者。

【术前准备】

（1）裂隙灯检查评估结膜松弛范围、程度。

（2）干眼相关检查　角膜荧光素染色、泪膜破裂时间、Shirmer 实验、泪河检查。

（3）泪道冲洗。

（4）检查血常规、凝血功能。

（5）术前滴用抗菌滴眼液。

【麻醉】

局部麻醉。

【操作方法及程序】

（1）常规消毒、铺巾，开睑器开睑。

（2）滴用 0.4% 奥布卡因滴眼液行结膜囊表面麻醉。

（3）无齿镊夹提松弛的结膜，估算切除范围，可用标记笔标记。

（4）如果患者表面麻醉效果好，可不予局部注射麻药，如果表面麻醉患者有疼痛感可于切除部位球结膜下注射少量 2% 利多卡因注射液局部麻醉，分离结膜与筋膜。

（5）按角膜缘弧度，半月形切除前缘距角膜缘 4～5mm，宽 3～6mm 的松弛结膜。依据松弛结膜程度及范围，可选择不同形状的切除范围。

①下方鼻侧松弛结膜半月形切除；

②下方颞侧松弛结膜半月形切除；

③下方鼻侧、中央松弛结膜半月形切除；

④下方颞侧、中央松弛结膜半月形切除；

⑤下方中央松弛结膜半月形切除；

⑥下方内、外侧宽，中央窄松弛结膜半月形切除。

（6）10－0尼龙线或8－0可吸收线缝合结膜，必要时缝合固定于下方浅层巩膜组织。

（7）对于穹窿过浅的患者，可不切除任何结膜组织，而将穹窿加深，将球结膜拉紧固定于直肌止端之前的浅层巩膜表面。

（8）妥布霉素地塞米松眼膏涂眼，纱布遮盖术眼。

【术后处理】

（1）术后滴抗菌和糖皮质激素滴眼液，每天3~4次，持续2~3周。

（2）术后一周拆除结膜缝线。

【注意事项】

（1）合理估算结膜切除范围，以免过多结膜残留或结膜囊缩窄。

（2）如行下方浅层巩膜缝合固定结膜，应注意缝合深度，避免手术并发症。

（陈　迪　李　莹　刘小伟）

第五十七章　角膜手术

第一节　穿透性角膜移植手术

【适应证】

（1）角膜混浊。

（2）圆锥角膜。

（3）角膜变性和营养不良。

（4）角膜内皮功能失代偿。

（5）角膜严重的化脓性感染。

【禁忌证】

（1）眼睑、结膜、泪囊和眼内活动性炎症者。

（2）眼干燥症患者。

（3）眼压没有控制的青光眼患者。

（4）严重弱视或视网膜、视神经病变，导致术后难于改善视功能者。

（5）眼内恶性肿瘤者。

（6）全身严重疾病不能耐受手术者。

【术前准备】

（1）术前眼部滴抗菌眼药水 2 ~ 3 天。有条件者应做结膜囊细菌培养。

（2）术前一天冲洗术眼、泪道。

（3）术前滴用毛果芸香碱缩瞳。

（4）术前静脉滴注甘露醇降低眼压。

【麻醉】

（1）表面麻醉。

（2）眼轮匝肌阻滞麻醉。

（3）球后阻滞麻醉或球周浸润麻醉。

（4）特殊情况下全身麻醉。

【操作方法及程序】

（1）术眼常规消毒，铺无菌巾。

（2）术眼用开睑器或上、下眼睑缝线开睑。

（3）术眼缝线牵拉上、下直肌，固定眼球，使角膜位于睑裂中央。

（4）角膜植片制作

①以抗菌和抗真菌药物溶液冲洗供体眼球。

②环钻垂直于角膜表面，向下轻压，切开部分角膜，尖刀刺开切口，避免伤及虹膜，继以剪刀沿环钻的切口切开剪下角膜。

③将角膜植片置于器皿内备用，角膜内皮面向上，滴黏弹剂，保护内皮。植片应大于植孔 0.25~0.5mm。

（5）术眼角膜植孔的制作

①环钻方法与角膜植片制作相同。

②植孔中心力求位于瞳孔中心。

（6）缝合植片　前房内注入黏弹剂。将角膜植片移至植床，以 10-0 尼龙线间断或边续缝合固定角膜移植片，缝合深度应达角膜厚度 3/4。

（7）重建前房　从角膜伤口缝线间隙伸入针头冲洗前房，前房注入 BSS 或消毒空气，检查前房是否形成。

（8）拆除预置缝线。

（9）术毕结膜下注射抗菌素和糖皮质激素溶液。滴用抗菌滴眼膏，以无菌纱布双眼遮盖。

【术后处理】

（1）术后第一天起每天换药。

（2）眼部滴抗菌和糖皮质激素滴眼液，每天 4 次，持续 3~4 周。

（3）术后 2 周可加用 1% 环孢素 A 滴眼液，每天 2 次。

（4）术后 4 周时如无炎症和免疫排斥现象，可停用糖皮质激素滴眼液。

（5）对植床有新生血管等排斥反应高危患者，术后口服强的松，持续 3 个月左右。

（6）术后 6 个月可拆除角膜缝线。

【注意事项】

（1）术前应与患者和/或家属进行病情解释，恰当地解释术后效果。

（2）角膜穿孔患者术前不予洗眼，既不缩瞳也不散瞳。

（3）角膜移植术联合白内障摘除术的术前应散瞳。

（4）缝合时应从角膜植片侧进针，距切缘 1~1.5mm，从相对应的植床出针，距切缘 1.5~2mm。缝针方向必须经过瞳孔中央，这样才能使缝线呈现均匀的"放射状"。缝线不宜过紧过松。

（5）术中可能发生脉络膜下腔驱逐性出血等严重并发症，应注意预防和观察。

（6）术后应密切注意是否发生角膜植片的免疫排斥反应等并发症。

（7）术后密切观察眼压。

第二节　板层角膜移植手术

【适应证】

（1）浅层角膜病变，包括瘢痕、营养不良、变性、肿瘤。

（2）角膜病变虽已累及角膜全层组织，但为了改善植床条件，以备进行穿透性角膜移植术，而先行板层角膜移植术。

【禁忌证】

（1）同穿透性角膜移植术。

（2）粘连性角膜白斑。

（3）角膜深层活动性病变。

【术前准备】

同穿透性角膜移植术，但术前不一定需要静脉滴注甘露醇。

【麻醉】

同穿透性角膜移植术。

【操作方法及程序】

（1）术眼常规消毒，铺无菌巾。

（2）术眼用显微开睑器或上、下眼睑缝线开睑。

（3）术眼缝上、下直肌固定眼球，使角膜位于睑裂中央。

（4）角膜植片制作

①以抗菌和抗真菌药物溶液冲洗供体眼球。

②依角膜病变深度决定植片厚度。一般环钻 1/4～3/4 角膜厚度以后，进行板层分离，做好的植片备用。

（5）环钻受体角膜，去除病变组织，植床深度与供体角膜的厚度相同。

（6）以 10-0 尼龙线间断或边续缝合角膜移植片于植床。

（7）冲洗层间积血和异物。

（8）术毕结膜下注射抗菌素和糖皮质激素溶液。滴用抗菌滴眼膏，以无菌纱布双眼遮盖。

【术后处理】

（1）术后第一天起每天换药。涂抗菌和糖皮质激素眼膏，包扎术眼 2～3 天。

（2）眼部去除包扎后，滴用抗菌和糖皮质激素滴眼液，每天 4 次，持续 3～4 周。

（3）术后 2 周可加用 1% 环孢素 A 滴眼液，每天 2 次。

（4）术后应口服糖皮质激素，用药时间与剂量应根据原发病变和板层移植片的大小而酌情掌握。

（5）术后 3～6 个月可拆除角膜缝线。

【注意事项】

（1）术前应与患者和/或家属进行病情解释，恰当地解释术后效果。

（2）术后应密切注意是否发生角膜植片的免疫排斥反应等并发症。

第三节 角膜内皮移植手术

【适应证】

角膜基质基本正常的先天性和后天性角膜内皮病变。

【禁忌证】

（1）中央区角膜基质混浊，对术后视力恢复有严重影响。

（2）通过前房分离手术无法恢复深度的严重浅前房，影响植片植入和展开。

（3）不能控制的青光眼。

（4）低眼压/接近眼球痨的眼球（低于5mmHg）。

（5）全身状况不能耐受手术。

（6）因身体原因术后不能平卧。

（7）严重角膜水肿，术后角膜难以恢复透明。

【术前准备】

（1）控制原发病病情。

（2）充分告知手术风险及利弊后获取患者知情同意。满18周岁者由患者本人签署知情同意书，未满18周岁者需法定监护人签署知情同意书。

（3）角膜移植术专用器械、符合标准的眼库和专业人员。

（4）良好的麻醉。对于手术不能配合或者联合眼表重建手术的患者，有条件者应选择全身麻醉；局部麻醉患者在麻醉后应控制好眼球转动和眼轮匝肌运动。

（5）角膜内皮植片准备　可采用手工取材、自动角膜刀取材和飞秒激光取材制作植片。

【麻醉】

（1）表面麻醉。

（2）球后阻滞麻醉或球周麻醉。

（3）眼轮匝肌阻滞麻醉。

（4）必要时全身麻醉。

【操作方法及程序】

（1）常规消毒铺巾。

（2）制备厚度在100μm左右、带有角膜内皮细胞层的角膜后基质供体，或不带角膜基质的角膜后弹力层和内皮细胞层组织。

（3）剥离病变角膜后弹力层和内皮层。

（4）借助特殊推注器或者利用缝线，将植片放入前房，并在前房注入无菌空气泡支撑供体角膜移植片，使其与角膜基质贴附。

（5）切口缝合1或2针。

【术后处理】

（1）术后患者保持仰卧位4小时以利气泡持续顶压植片，期间密切监测眼压变化，如出现瞳孔阻滞则需要前房穿刺，放出部分前房气体。

（2）术后滴抗菌和糖皮质激素滴眼液，逐渐调整激素浓度及次数，维持半年左右。

（3）根据前房反应适当给予短效扩瞳剂。

（4）应用免疫抑制剂　0.1%他克莫司滴眼液每天2次，维持半年后改为每天1次再用半年。

（5）术后第一天、1周、1月、3月、6月及1年复诊。

【注意事项】

（1）可采用S形标记器标记后弹力膜的基质侧，避免植片方向颠倒。

（2）术中避免损伤虹膜、晶状体等眼内组织。

（3）术后随访应注意有无并发症发生，如植片脱位、植片衰竭、免疫排斥反应特别是眼内炎等严重并发症，并及时处理。

第四节　准分子激光屈光性角膜切削术

【适应证】

（1）患者本人有摘镜愿望，患者要求或者医生建议行准分子激光屈光性角膜切削术（PRK），对手术效果有合理的期望值。

（2）基本同准分子激光原位角膜磨镶术，建议屈光度数 ≤ −8.00D。

（3）特殊职业需求，如对抗性较强的运动员、武警等。

（4）角膜偏薄、睑裂偏小、眼窝偏深等特殊解剖条件不易行板层手术。

（5）增效手术预期剩余基质过薄，而角膜瓣厚度足够。

（6）角膜浅层疾病同时伴有屈光不正。

【禁忌证】

（一）绝对禁忌证

基本同 LASIK。

（二）相对禁忌证

（1）角膜地形图提示异常，如顿挫型圆锥角膜或其他类型角膜扩张（角膜外伤后角膜瘢痕、角膜移植手术后等）。

（2）其余基本同 LASIK。

【术前准备】

（1）术前评估及检查基本同 LASIK。

（2）获取患者知情同意：应告知患者术后更易出现 haze、高眼压、屈光状态波动；视力恢复时间相对较长；需要按时随诊，避免眼部紫外线直接照射等。

（3）术前用药　基本同 LASIK。可酌情点用新型非甾体类抗炎药，建议术前 30、15 及 5 分钟各点用 1 次，以减轻术后疼痛反应。

【麻醉】

表面麻醉：手术前 2～5 分钟进行眼表局部麻醉，结膜囊内滴入眼用表面麻醉剂 2 或 3 次，每次 1～2 滴。

【操作方法及程序】

（1）确认患者、手术眼、输入准分子激光计算机的参数是否准确。

（2）术前常规消毒铺巾。

（3）放置开睑器以尽量暴露角膜。

（4）以刮刀（PRK）或激光（经上皮准分子激光角膜切削术）去除角膜上皮。

（5）暴露角膜基质范围应充足，包含计划准分子激光切削的范围。

（6）以角膜顶点或视觉中心为中心，对角膜前弹力层和基质进行准分子激光切削，必要时切削中心需要调整移位。

（7）准分子激光切削之后用冷平衡盐水充分冲洗，准分子激光切削深度较大者可慎重选用 0.02% 丝裂霉素 C。

（8）使用绷带式接触镜。

（9）取出开睑器。

【术后处理】

（1）术后配戴绷带式接触镜 3~5 天，直至角膜上皮完整恢复。

（2）可加用促角膜上皮生长滴眼液帮助角膜上皮愈合。

（3）止痛片备用。

（4）抗生素滴眼液连续点眼 7 天。

（5）术后即刻开始点用糖皮质激素滴眼液，次日起每天点眼 4 次，持续 7~10 天。根据患者的近视矫正度数、回退程度和 haze 等情况，持续点用糖皮质激素滴眼液 1~3 个月，按每月递减原则酌情递减。眼压升高或容易失访患者也可选择新型非甾体抗炎药。

（6）人工泪液点眼数月。

（7）术后需定期复查，复查时间通常在术后 1 天、1 周、1 个月、3 个月、6 个月和 1 年。

【注意事项】

（1）告知患者术后两周内防止脏水溅入眼部，1 个月后方可进行游泳活动。

（2）推荐外出配戴太阳镜，防止紫外线损伤。

（3）若术眼出现视力下降等异常情况应及时就诊，出现 haze 及时处理。

（4）糖皮质激素滴眼液使用期间应密切监测眼压。

（5）严格无菌操作，如术后出现感染征象，应及时处理。

第五节　准分子激光原位角膜磨镶术

【适应证】

（1）患者本人有通过准分子激光原位角膜磨镶术（LASIK）摘镜愿望，对手术效果有合理的期望值。

（2）年龄≥18 周岁（除特殊情况，如择业要求、高度屈光参差、角膜疾病需要激光治疗等）；术前在充分理解的基础上，满 18 周岁者由患者本人签署知情同意书，因特殊情况未满 18 周岁而需要手术者需患者本人及法定监护人共同签署知情同意书。

（3）屈光状态基本稳定（每年近视屈光度数增长不超过 0.50 D）时间≥2 年。

（4）屈光度数　近视 ≤ -12.00D，散光≤6.00D，远视 ≤ +6.00D。使用各种激光设备矫正屈光不正度数范围应在国家药品监督管理局批准的范围内。

【禁忌证】

（一）绝对禁忌证

（1）圆锥角膜、可疑圆锥角膜或其他类型的角膜扩张。

（2）眼部活动性炎症反应和感染。

（3）重度干眼症、干燥综合征。

（4）角膜厚度无法满足设定的切削深度：中央角膜厚度 <450 μm、预期切削后角膜瓣下剩余角膜中央基质厚度 <250μm（建议 280μm）、预期术后剩余角膜中央基质厚度小

于术前角膜厚度的 50%。

（5）严重的眼附属器病变，如眼睑缺损和变形、严重眼睑闭合不全。

（6）未控制的青光眼。

（7）严重影响视力的白内障。

（8）未控制的全身结缔组织疾病或自身免疫性疾病，如系统性红斑狼疮、类风湿关节炎，多发性硬化等。

（9）已知存在焦虑、抑郁等严重心理、精神疾病。

（二）相对禁忌证

（1）对侧眼为法定盲眼。

（2）超高度近视眼合并显著后巩膜葡萄肿、矫正视力 <0.3。

（3）轻度睑裂闭合不全。

（4）眼眶、眼睑或眼球解剖结构异常致微型角膜刀或飞秒激光无法正常工作。

（5）角膜过度陡峭（角膜曲率 >47 D）或过度平坦（角膜曲率 <38D）。

（6）屈光状态不稳定，每 2 年屈光度数变化在 1.00D 以内。

（7）角膜上皮黏附性差，如上皮基底膜营养不良、复发性角膜上皮糜烂等。

（8）角膜基质或内皮营养不良。

（9）中度干眼。

（10）在暗照明情况下瞳孔直径大于计划的角膜切削直径。

（11）有单纯疱疹病毒性角膜炎病史。

（12）有视网膜脱离及黄斑出血病史。

（13）糖尿病。

（14）青光眼（眼压控制良好）。

（15）有结缔组织病史、自身免疫性疾病史。

（16）怀孕及哺乳期妇女。

（17）发生角膜创伤高风险者。

（18）正在服用某些全身药物，如糖皮质激素、雌激素、孕激素、免疫抑制剂、抗抑郁药物（异维甲酸、胺碘酮、左炔诺孕酮植片、秋水仙碱）等。

（19）年龄 <18 周岁。

（20）对手术期望值过高。

【术前准备】

（1）病史　除询问并记录全身及眼部疾病等病史外，还需了解手术原因。

（2）常规眼部检查。

（3）视力　单眼及双眼裸眼视力、小孔视力、近视力和习惯矫正视力（戴镜视力）。

（4）眼位和眼球运动　有无隐斜视或斜视。

（5）客观验光　以电脑验光、检影验光初测小瞳孔下的屈光状态。

（6）综合验光　根据最高正度数镜片致最佳视力原则确定小瞳孔下的屈光状态，必要时给予框架眼镜或角膜接触镜试戴，有调节过强或潜伏性远视眼的患者可考虑睫状肌麻痹下验光。睫状肌麻痹下验光后应等待瞳孔恢复至正常再进行复验光。

（7）确定优势眼。

（8）检查角膜地形图。

（9）采用裂隙灯检查法排除眼前节疾病。

（10）测试眼压　以压平式或非接触式眼压计筛查高眼压症及青光眼患者。

（11）测量瞳孔直径　在明视和暗视状态下测量瞳孔直径。

（12）散瞳眼底检查　必要时进行三面镜检查。

（13）测量角膜厚度　确定角膜中央厚度，必要时测定旁中央区角膜厚度。

（14）特殊检查项目　根据患者主诉和症状及常规检查时发现，必要时采取泪液测试、像差分析、角膜前后表面形态分析、对比敏感度及调节和辐辏功能等检查。

（15）充分告诉患者手术利弊及不同屈光手术差异后获取知情同意。

（16）术前用药　广谱抗生素滴眼液点眼 3 天，每天 4 次；或点眼 2 天，每天 6 次；或点眼 1 天，频点（建议 12 次以上）。若角膜有点状上皮缺损，可使用人工泪液或角膜上皮修复药物等至角膜愈合；若有干眼症状，可酌情使用人工泪液。

【麻醉】

表面麻醉：手术前 2～5 分钟结膜囊内滴入眼用表面麻醉剂 2 或 3 次，每次 1～2 滴。

【操作方法及程序】

（1）确认患者、手术眼、输入准分子激光计算机的参数是否准确。

（2）术前常规消毒铺巾。

（3）放置开睑器以尽量暴露角膜。

（4）建议对角膜进行标记，以方便在手术结束时将角膜瓣复位。

（5）若使用微型角膜刀制作角膜瓣，需在角膜上放置与角膜曲率相匹配的负压吸引环，确认达到有效吸力，然后用微型角膜刀制作一个带蒂的角膜瓣。使用不同的微型角膜刀可以将蒂制作在不同位置。操作前要仔细检查微型角膜刀工作状况以及刀片情况；若使用飞秒激光制作角膜瓣，应选择适宜直径的角膜吸环，用负压固定眼球，设定激光分离深度，然后进行激光制作角膜瓣。

（6）对角膜瓣进行检查后掀开并反折，仔细检查角膜瓣和基质床的大小及规则性。

（7）若角膜瓣和基质床质量足够好，准分子激光切削可以进行。若角膜基质暴露不充分或者基质床或角膜瓣不规则，则建议停止准分子激光切削，将角膜瓣原位平复。1～3 个月后待角膜瓣愈合，考虑再次行表层或板层手术。

（8）以角膜顶点或视觉中心为中心对角膜基质床进行准分子激光切削。

（9）将角膜瓣复位，瓣与基质床之间的界面用平衡盐水彻底冲洗，用无屑吸血海绵抚平角膜瓣，并确认角膜瓣对位良好。

（10）确认角膜瓣附着，然后将开睑器取出。

【术后处理】

（1）术毕局部使用广谱抗生素及糖皮质激素滴眼。

（2）术后用透明眼罩护眼。

（3）抗生素及糖皮质激素或新型非甾体类抗炎滴眼液滴眼 1～2 周，并酌情递减。

（4）人工泪液或凝胶点眼。

（5）术后需定期复查，复查时间通常在术后 1 天、1 周、1 个月、3 个月、6 个月和 1 年。

【注意事项】

（1）告知患者术后两周内防止脏水溅入眼部，1个月后方可进行游泳活动。

（2）若术眼出现异常情况应及时就诊。

（3）糖皮质激素滴眼液使用期间应密切监测眼压。

（4）严格无菌操作，如术后出现感染征象，应及时处理。

第六节　飞秒激光小切口角膜基质透镜取出术

【适应证】

（1）患者本人具有通过飞秒激光小切口角膜基质透镜取出术改善屈光状态的愿望，心理健康，对手术疗效具有合理的期望。

（2）年龄在18周岁以上的近视、散光患者（特殊情况除外，如具有择业要求、高度屈光参差、角膜疾病需行激光治疗等）；术前在充分理解的基础上，满18周岁者由患者本人签署知情同意书，因特殊情况未满18周岁而需要手术者需患者本人及法定监护人共同签署知情同意书。

（3）屈光度数　相对稳定（连续2年每年屈光度数变化≤0.50D）。范围为球镜度数（-1.00）~（-10.00）D，柱镜度数≤-5.00D，球镜与柱镜度数和≤-10.00D。矫正极低屈光度数需酌情而定。

（4）角膜　透明无明显云翳或斑翳；角膜地形图检查形态正常，无圆锥角膜倾向。

（5）无其他眼部疾病和/或影响手术恢复的全身器质性病变。

（6）经术前检查排除手术禁忌证者。

（7）其他参考准分子激光角膜切削术、准分子激光角膜上皮瓣下磨镶术及LASIK等准分子激光角膜屈光手术。

【禁忌证】

（一）绝对禁忌证

（1）患者头位不能处于正常位置。

（2）屈光度数不稳定，重度弱视。

（3）圆锥角膜或可疑圆锥角膜。

（4）其他角膜扩张性疾病及变性。

（5）近期反复发作病毒性角膜炎等角膜疾病。

（6）重度干眼症、干燥综合征。

（7）角膜过薄（目前可参考但需进一步循证医学支持的标准：预计透镜取出后角膜中央残留基质床厚度<280μm或中央角膜厚度<380μm），透镜过薄（<20μm）。

（8）存在活动性眼部病变或感染。

（9）严重的眼附属器病变，如眼睑缺损和变形、严重眼睑闭合不全。

（10）未控制的青光眼。

（11）严重影响视力的白内障。

（12）严重的角膜疾病，如明显的角膜斑翳等角膜。

（13）混浊、边缘性角膜变性、角膜基质或内皮营养不良以及其他角膜疾病；眼外伤、角膜移植术后、放射状角膜切开术后。

（14）角膜切削区手术后或具有外伤史、严重眼表或眼底疾病。

（15）全身结缔组织或自身免疫性疾病，如系统性红斑狼疮、类风湿关节炎，多发性硬化等。

（16）已知存在焦虑、抑郁等严重心理、精神疾病。

（17）全身系统性疾病或精神疾病，如癫痫、癔症等至无法配合检查和手术的疾病。

（18）严重甲亢或甲亢性突眼。

（19）其他同 LASIK 和准分子激光角膜上皮瓣下磨镶术。

（二）相对禁忌证

（1）年龄未满 18 周岁。

（2）屈光度数不稳定（每两年屈光度数变化在 1.00D 或以上）。

（3）角膜相对较薄。

（4）角膜过度陡峭（角膜曲率 >48D）或过度平坦（角膜曲率 <38D）。

（5）角膜中央光学区存在云翳、较明显的角膜血管翳。

（6）角膜上皮及上皮基底膜病变，如上皮基底膜营养不良、复发性角膜上皮糜烂等。

（7）暗光下瞳孔直径大于等于切削区直径。

（8）眼底病变，如视网膜脱离、黄斑病变等。

（9）在术前视功能检查中发现的眼动参数明显异常，包括调节、集合等影响手术效果的参数。

（10）怀孕期和产后哺乳期。

（11）眼压偏高但已排除青光眼、已控制的青光眼。

（12）轻度睑裂闭合不全、面瘫。

（13）轻、中度干眼症。

（14）糖尿病；正在服用全身药物，如糖皮质激素、雌激素、孕激素、免疫抑制剂等。

（15）其他基本同准分子激光角膜屈光手术。

【术前准备】

（1）建议嘱咐患者在术前至少 1 周时间内任何时间均不建议配戴角膜接触镜，避免化眼妆，或涂染、粘贴睫毛。

（2）术前用药（术前 1~3 天）：使用广谱抗生素滴眼液点眼 3 天，每天 4 次；或点眼 2 天，每天 6 次；或点眼 1 天，频点（建议 12 次以上）。选择性使用非甾体类抗炎滴眼液。

（3）手术需在无菌条件下进行，患者眼周皮肤、结膜囊的消毒应符合原卫生部《消毒技术规范》中的相应规定。

（4）所有手术器械均不可采用擦拭或浸泡消毒。

（5）术前应检查激光机并校准其他相关设备。

（6）核对患者信息，包括姓名、出生日期、眼别、手术方式、屈光度数等，并确认手术参数。

（7）术前宣教，告知患者手术过程中的注意事项及与手术医师的配合方法。

（8）其他基本同准分子激光原位角膜磨镶术。

【麻醉】

表面麻醉：手术前 2~5 分钟进行眼表局部麻醉，结膜囊内滴入眼用表面麻醉剂 2 或 3 次，每次 1~2 滴。

【操作方法及程序】

（1）按常规铺手术巾，必要时粘贴睫毛，开睑器开睑，去除手术区多余水分。

（2）连接一次性无菌治疗包（负压吸引环），并予以必要核对。

（3）选择治疗模式，根据治疗屏幕的治疗程序，开始治疗步骤。

（4）确认摆正头位，让患者注视上方绿色注视光，术者借助手术显微镜和操纵杆进行准确对位。

（5）通过调整，使参照物恰好位于负压环上接触镜的中央，确认两者的对位和吸引是否正确，不合适时可以重新对位和吸引，水印达 80%~90% 时启动负压固定眼球。

（6）再次确认中心对位和吸引是否正确，不合适时可重复操作直至满意。

（7）开始激光扫描。

（8）在手术显微镜下确认切口和透镜完成后，用合适的手术器械分离并取出角膜基质透镜。

（9）透镜取出后确认角膜基质透镜的完整性。

（10）适当冲洗，拭干并仔细对合角膜切口。

【术后处理】

（1）术毕广谱抗生素滴眼液和糖皮质激素滴眼液点眼。

（2）手术结束后可用裂隙灯活体显微镜检查术眼，确认无异常即可离开。

（3）术后第一天复查，检查视力及角膜情况。

（4）手术后定期复查，术后滴抗菌和糖皮质激素滴眼液，每天 3~4 次，局部激素用药逐渐递减，持续 1~2 周。

（5）如患者有干涩不适等眼部主诉，可滴用人工泪液。

【注意事项】

（1）告知患者术后两周内防止脏水溅入眼部，1 个月后方可进行游泳活动。

（2）若术眼出现异常情况应及时就诊。

（3）糖皮质激素滴眼液使用期间应密切监测眼压。

（4）严格无菌操作，如术后出现感染征象，应及时处理。

（陈 迪 杨治坤 罗 岩 李 莹）

第五十八章　白内障手术

第一节　标准的白内障囊外摘除术

【适应证】

各种类型的白内障患者。

【禁忌证】

（1）活动性葡萄膜炎合并白内障。

（2）眼部炎症患者。

（3）全身情况不能耐受手术者。

（4）假性晶状体囊膜剥脱征。

【术前准备】

（1）检查视功能

①成熟期白内障：检查光感、光定位和色觉。

②未成熟期白内障：远近未矫正视力、矫正视力，有条件时检查潜在视力。

（2）测量眼压，了解是否合并青光眼。

（3）检查角膜、角膜曲率。必要时（如曾做内眼手术患者、角膜变性者、年龄大的患者）应做角膜内皮显微镜检查。

（4）应用裂隙灯检查眼前节，特别了解晶状体混浊程度。

（5）尽可能了解眼后节的情况，以便判断术后恢复情况。如应用三面镜或间接检眼镜检查眼底，进行眼超声检查了解玻璃体、视网膜情况。如果怀疑视网膜，特别是黄斑部病变，可做 OCT 检查。如果怀疑视路病患，可进行视觉诱发电位检查。

（6）A 型超声测量眼轴长度。

（7）测算人工晶状体屈光度。

（8）了解全身情况，除外影响手术的一些严重疾病。高血压患者应使用药物控制血压后再手术。糖尿病患者在术前应将血糖控制在 8mmol/L 以下后进行手术较为安全。

（9）术前应向患者和家属说明手术目的及可能出现的问题，并恰当地解释预后，以取得理解和合作。

（10）应冲洗泪道、结膜囊。

（11）滴用抗菌滴眼液 2~3 天，每天 3~4 次。如时间不够，至少术前 6 小时滴用抗菌滴眼液，每半小时 1 次。

（12）术前尽量散大瞳孔。

【麻醉】

（1）表面麻醉。

（2）球后阻滞麻醉或球周麻醉。

（3）眼轮匝肌阻滞麻醉。

（4）必要时全身麻醉，如儿童手术时。

【操作方法及程序】

（1）以显微开睑器或缝线开睑。

（2）酌情做上直肌牵引缝线，使眼球固定以及随时调整眼球位置。

（3）做以穹窿为基底的角膜缘结膜切口。

（4）做角巩膜缘小切口，截晶状体前囊膜，一般采用开罐式截囊。

（5）以角膜剪自截囊切口插入，扩大角巩膜缘切口，根据晶状体核的大小，决定切口的长度。

（6）挽出晶状体核　常用双手持器械挽核技术，比较安全，而且操作方便。或采用晶状体核圈套器取核。

（7）以 10 – 0 尼龙线缝合角膜缘伤口，以便清除皮质时维持前房。

（8）清除皮质，应用双管注吸针或自动注吸器清除晶状体皮质。

（9）拆除部分角巩膜缝线，植入人工晶状体。

（10）完成角巩膜伤口缝合，并恢复前房的正常深度。

（11）处理结膜伤口　将结膜瓣向下拉，遮盖角膜缘伤口。必要时予以烧灼或缝合。

（12）结膜下注射抗菌和糖皮质激素，涂抗菌眼膏后遮盖。

【术后处理】

（1）术后第一天换药，并检查视力。

（2）术后滴抗菌和糖皮质激素滴眼液，每天 3~4 次，持续 2~3 周。

（3）滴用短效散瞳剂活动瞳孔。

（4）观察眼压，如升高可给予适当的降眼压药物。

【注意事项】

（1）长期服用阿司匹林或者其他抗凝药物者，应咨询专科医师决定是否停药。

（2）开睑时及术中不要压迫眼球。

（3）注意休息，防止术眼受到碰撞。避免剧烈咳嗽。

（4）注意有无并发症，特别是眼内炎等严重并发症，并及时处理。

第二节　白内障超声乳化吸除术

【适应证】

各种类型的白内障患者，视力下降已影响日常生活和工作时。

【禁忌证】

（1）晶状体全脱位或大部分脱位者。

（2）伴有角膜内皮细胞严重变性、角膜内皮细胞数明显减少者。

（3）眼部活动性炎症者。

（4）角膜严重混浊者。

【术前准备】

同标准的白内障囊外摘除术。

【麻醉】

（1）表面麻醉，对于合作的患者可单独在表面麻醉下完成手术。

（2）球后阻滞麻醉、球周麻醉或者全麻下手术。

【操作方法及程序】

（1）以显微开睑器或缝线开睑。

（2）根据情况决定是否做上直肌牵引缝线。

（3）选择合适的手术主切口及位置，如透明结膜切口、角巩膜缘切口及巩膜隧道切口。

（4）于3：00位角膜缘穿刺前房做侧切口，以供左手持器械进入前房操作。

（5）向前房内注入黏弹剂，连续环行撕囊，直径大小为5mm左右。

（6）以注水针头自前囊膜下注入平衡盐水，进行囊下水分离术及水分层术。

（7）将超声乳化头伸入前房内，以表面蚀刻、原位碎核技术、刻槽分块清除、拦截劈核、乳化－劈裂等技术，将晶状体核粉碎吸除。

（8）换灌吸手柄，吸除晶状体皮质。

（9）前房及囊袋内注入黏弹剂，植入人工晶状体。如植入折叠式人工晶状体，一般无需扩大切口。如植入硬性人工晶状体，则需扩大切口。

（10）从前房及后房内吸除黏弹剂，可根据情况决定是否行囊膜抛光术。

（11）水密切口，必要时缝合切口。

（12）必要时结膜下注射抗生素及糖皮质激素，结膜囊内滴用抗生素眼药膏敷盖。

【术后处理】

同白内障囊外摘除术。

【注意事项】

（1）同第一节标准的白内障囊外摘除术。

（2）对于虹膜后粘连者或其他原因不能散大瞳孔者，可在术中应用显微虹膜拉钩扩大瞳孔，便于操作。

（3）反眉状巩膜隧道切口、透明角膜散光陡峭轴切口都有可能减少术后的角膜散光。

（4）术者在晶状核超声乳化时，应了解手术过程中不同的阶段需要调节的参数，注意运用好超声能量、负压和流速，根据自己的经验快速、安全地完成晶状体核及皮质的乳化吸除过程。

（5）患者注意休息，防止术眼受到碰撞。避免剧烈咳嗽。

第三节　小切口非超声乳化白内障摘除术

【适应证】

同白内障超声乳化吸除术。

【禁忌证】

（1）晶状体全脱位者。

（2）白内障伴有角膜内皮细胞严重变性、角膜内皮细胞数明显减少者。

（3）眼部活动性炎症者。

（4）虹膜后粘连者或其他原因不能散大瞳孔者。

【术前准备】

（1）同标准的白内障囊外摘除术。

（2）术前 1 小时滴用散瞳剂充分散大瞳孔。

【麻醉】

（1）表面麻醉，对于合作的患者可单独在表面麻醉下完成手术。

（2）球后阻滞麻醉或球周麻醉。

【操作方法及程序】

（1）以显微开睑器或缝线开睑。

（2）可做上直肌牵引缝线。

（3）做以穹窿为基底的角膜缘结膜切口。

（4）于角膜缘后做长 6~8mm 的反眉状或平行于角膜缘巩膜板层切开，距角膜缘最近处为 2mm，深度约为 1/2 巩膜厚度。

（5）用巩膜隧道刀自切口向角膜缘方向潜行分离，直至透明角膜 2mm 处，做巩膜隧道。隧道的宽度一般为 10：00~2：00 位。

（6）用三角刀经巩膜隧道越过角膜缘倾斜进入前房，使内切口上缘呈活瓣状，以便保持前房和伤口自闭。

（7）于晶状体上方以开信封式截晶状体前囊膜。

（8）以注水针头自前囊膜下注入平衡盐水，应用水分离和水分层技术使晶状体核从包绕的皮质中充分游离。并将晶状体核游离到前房内。

（9）在晶状核与角膜内壁之间注入黏弹剂，以便保护角膜内皮层。

（10）在晶状体核上极与晶状体后囊膜之间注入黏弹剂，以便将附装在 5ml 注射器上的注水晶状体圈插入其间，而不伤及晶状体后囊膜。

（11）一边将晶状体圈继续在晶状体核后面前移，一面不断地缓慢地注水，这样可使晶状体后囊膜不与晶状体圈相接触。

（12）待晶状体圈前移至晶状体核下极时，可将巩膜隧道中的晶状体圈的持柄部分轻轻下压，以便让巩膜隧道开放。通过晶状体圈注水所产生的静水压，使晶状体核缓慢地向巩膜隧道中滑动。晶状体圈也随之缓慢退出。一旦晶状体核完全滑入巩膜隧道，就用晶状体圈将其套出眼外。

（13）通过灌吸法将晶状体皮质吸除。

（14）前房及晶状体囊袋内注入黏弹剂，植入折叠式人工晶状体。

（13）从前房内吸除黏弹剂。

（14）检查角巩膜伤口是否渗漏。通常巩膜隧道伤口无需缝合。但如有渗漏，则应缝合。

（15）在结膜伤口的两侧角各缝一针。

（16）结膜下注射抗菌及糖皮质激素，涂抗菌眼膏后遮盖。

【术后处理】

（1）术后第一天换药，并检查视力。

（2）术后滴抗菌和糖皮质激素滴眼液，每天3～4次，持续2～3周。

【注意事项】

（1）长期服用阿司匹林者，术前至少停药10天。

（2）除了应用晶状圈娩出晶状体核之外，还可应用"鱼钩样"针头娩出晶状体核。

（3）手术中可加灌注前房的"前房维持器"，不断地向前房内灌注平衡盐水，保持前房内为"正压"状态，可使手术更为安全。

（4）患者应注意休息，防止术眼受到碰撞。避免剧烈咳嗽。

（5）如果术中无法松动晶状核和娩出晶状体，可改为标准的白内障囊外摘除术。

第四节　人工晶状体植入术

【适应证】

（1）成人单侧白内障摘除术后。

（2）成人双侧白内障摘除术后。

（3）3岁以上的幼儿及儿童白内障。

【禁忌证】

（1）虹膜红变者。

（2）眼内肿瘤患者。

（3）活动性葡萄膜炎患者。

【术前准备】

（1）同标准的白内障囊外摘除术。

（2）根据角膜曲率、眼轴等资料，确定选择的人工晶状体屈光度。

【麻醉】

同白内囊外摘除术。

【操作方法及程序】

（1）完成白内障囊外摘除术后，如晶状体后囊膜完整，可选择植入后房型人工晶状体。一般尽量选择囊袋内植入。如果晶状体后囊膜不完整，根据具体情况，可选择睫状沟植入或者二期人工晶状体植入。

（2）向晶状体囊袋内及前房注入足量黏弹剂，使植入人工晶状体时有足够的操作空间。

（3）植入硬性人工晶状体时

①先植入人工晶状体下襻：用人工晶状体镊夹住人工晶状体，将其下襻送往晶状体囊袋内下方，人工晶状体光学面位于前房内或囊袋内。松开人工晶状体镊。此时仅人工晶状体上襻在角巩膜切口之外。

②植入人工晶状体上襻：用镊子夹住人工晶状体上襻，往下方推移。当上襻与光学部相连接处及大部分上襻进行晶状体囊袋后松开镊子，使上襻进入晶状体囊袋内。

③将人工晶状体襻旋转至水平位。

（4）植入折叠式人工晶状体　可用特别的折叠镊或注入器，将软性人工晶状体植入到晶状体囊袋内。

（5）植入前房型人工晶状体

①将人工晶状体镊夹持前房型人工晶状体的上襻，通过角巩膜切口将下襻关入下方前房角处。

②用镊子提起角巩膜缘切口的后唇，将人工晶状体上襻送入上方前房角。

③调整人工晶状体位置，使支撑点都位于前房角，瞳孔呈圆形，位置居中。

（6）注吸前房内的黏弹剂。

（7）角结膜伤口不需缝合1~2针。

（8）结膜下注射抗菌及糖皮质激素，涂抗菌眼膏后遮盖。

【术后处理】

（1）同白内障囊外摘除术。

（2）观察人工晶状体的位置。

【注意事项】

（1）根据不同的人工晶状体，决定角巩膜切口的大小。

（2）植入人工晶状体时不能损伤角膜内皮。

（闵寒毅　赵家良）

第五十九章 青光眼手术

第一节 手术虹膜切除术

【适应证】

原发性闭角型青光眼临床前期和前驱期患者，或原发性闭角型青光眼慢性期、继发性闭角型青光眼患者的前房角功能性小梁开放范围 >1/2 周时，可以采用周边虹膜切除术治疗。目前激光虹膜切除术的疗效和安全性可与手术虹膜切除术媲美，而且更为方便，因此对于大部分需做虹膜切除术的患者来说，已代替手术虹膜切除术。但下列情况下仍需做手术虹膜切除术。

（1）因全身情况等原因，患者不能安坐在激光器前或不合作行激光虹膜切除术时。

（2）因角膜混浊不能看清虹膜时。

（3）激光虹膜切除术未能将虹膜穿通时。

（4）因慢性炎症等原因，激光虹膜切除孔反复关闭时。

（5）因条件所限，无激光器时。

【禁忌证】

（1）非瞳孔阻滞因素引起的青光眼。

（2）晚期原发性或继发性闭角型青光眼。

（3）前房角广泛性粘连关闭者。

【术前准备】

（1）滴用 1% 或 2% 毛果芸香碱滴眼液。

（2）滴用抗菌眼药水。

（3）检查前房角，证实前房角未关闭或关闭范围不超过 1/2 周。

（4）测量眼压。

【麻醉】

（1）表面麻醉。

（2）球结膜下麻醉或者球后麻醉。

【操作方法及程序】

（1）置开睑器分开上、下睑。

（2）做结膜瓣 颞上或鼻上方角膜缘后 3~4mm 做长约 5mm 的以角膜缘为基底的结膜瓣，沿巩膜面将其向角膜侧分离，直至角膜缘，暴露角膜缘灰蓝色半月区。

（3）做角巩膜缘切口 用尖刀片在角膜缘灰蓝色半月区的前 1/3 垂直全层切入前房。切口应与角膜缘平行。切口长 2~3mm，内外口的长度必须一致。

（4）切除虹膜 用显微手术镊或虹膜恢复器突然、短暂地轻压切口后唇，周边部虹膜会自动脱出于切口之外。用虹膜镊将脱出的虹膜轻轻夹起，将微型虹膜剪或 Vannas 剪平

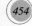

行于角膜缘、紧贴角膜缘切口平面将脱出的周边部虹膜剪去。

（5）恢复虹膜 用虹膜恢复器头部将嵌于切口内的虹膜组织轻轻送入前房。用虹膜恢复器或斜视钩的膝部自切口沿角膜表面向角膜中心方向往复性按摩，使上移的虹膜退回，瞳孔恢复圆形并达到正中的位置，并能看到周边部虹膜缺损处。

（6）缝合伤口 角膜缘切口一般无需缝合。也可用 10－0 尼龙线缝合一针。用 10－0 尼龙线或 5－0 丝线间断或连续缝合球结膜伤口。

（7）术毕时，球结膜下注射妥布霉素 2 万单位，地塞米松 2.5 毫克。滴用抗菌眼膏。

【术后处理】

（1）术后一天检查眼部，注意前房深度、眼前节炎症反应、虹膜切口是否通畅等。

（2）常规滴用抗菌滴眼液和糖皮质激素滴药液，每天 3～4 次，持续 1～2 周。

（3）为活动瞳孔，可滴用 0.5% 托品酰胺眼药水。

（4）如用丝线缝合结膜伤口，术后 5～7 天拆除之。

【注意事项】

（1）手术最好在手术显微镜下进行。

（2）术前不宜过分滴用毛果芸香碱缩瞳，以避免术中脱出虹膜困难。

（3）角巩膜缘切口的内外口长度应一致，否则脱出虹膜困难。可将刀尖伸入切口向上反挑，既可方便地扩大切口，又可避免损伤晶状体。

（4）如果眼压过低、前房过浅，术中脱出虹膜将会很困难。

（5）术中避免将器械伸入前房，以免损伤晶状体等眼内组织。

（6）术后如发现虹膜切除处未全层穿通，可行激光虹膜切除术。

（7）术后如有浅前房、眼压升高，但虹膜切口通畅时，应怀疑是否发生恶性青光眼。

（8）术后如有角巩膜缘切口对合不良，房水外渗，则前房会变浅，并有滤过泡，可先加压包扎，如无效应尽早缝合。

第二节 小梁切除术

【适应证】

（1）应用最大耐受量药物和激光治疗后，仍不能阻止进行性视神经损伤和视野缺损的各类青光眼患者。

（2）对药物治疗的效果不佳、不能耐受、依从性差或有严重不良反应的患者。

（3）由于患者的视神经损伤和视野缺损，应用药物和激光治疗所维持的眼压水平仍有可能使视神经发生严重损伤的危险时。

（4）愿意首选手术治疗的原发性开角型青光眼患者。

【禁忌证】

（1）眼睑或球结膜有急性炎症者。

（2）眼前节有严重炎症者。

（3）球结膜大量瘢痕者。

【术前准备】

（1）调整术前应用的降眼压药物。

（2）术前滴用抗菌眼药水。

【麻醉】

（1）表面麻醉。

（2）球后阻滞麻醉。

（3）球结膜下麻醉。

（4）全身麻醉。

【操作方法及程序】

（1）置开睑器，以及上直肌牵引线或角膜缘牵引线。

（2）颞下方角膜缘前房穿刺。

（3）做以角膜缘或以穹隆部为基底的球结膜瓣。球结膜瓣的位置一般选择于上方，或稍偏鼻侧。根据需要，也可选择于其他象限。对于球筋膜较厚的患者，可以切除球筋膜。

（4）做以角膜缘为基底的巩膜瓣，向前剥离，直至清亮的角膜缘内 1mm。巩膜瓣形状可为四边形或三角形等。巩膜瓣厚度约为 1/2 或 1/3 巩膜厚度。

（5）对于具有滤过泡失败因素的患者，如年龄小于 40 岁、人工晶状体或无晶状体、以前的滤过手术失败、活动性葡萄膜炎、新生血管性青光眼、先天性青光眼、穿通性角膜移植术，以及接受过巩膜环扎术的患者，在完成巩膜瓣之后，可应用 0.1 ~ 0.5mg/ml 的丝裂霉素 C 棉片贴敷巩膜瓣和结膜瓣下组织 1 ~ 5 分钟，然后用至少 30ml 平衡盐水冲洗伤口。

（6）切除角巩膜深层组织　于巩膜床前端清亮的角膜区用锐刀尖切穿前房，于此切除或用咬切器咬除角巩膜组织 1.5mm×1mm 或 2mm×1.5mm。

（7）周边部虹膜切除　用镊子夹住角巩膜切口中暴露的虹膜组织，做周边部虹膜切除。然后用虹膜恢复器恢复虹膜。

（8）缝合巩膜瓣　将巩膜瓣复位。于其两游离角各用 10－0 尼龙线间断缝合一针，打结。然后将平衡盐水经角膜穿刺处注入前房，观察巩膜瓣侧边液体外渗情况。如果外渗过多，应加巩膜瓣缝线。如果外渗过少，表明巩膜瓣缝线太紧，应予调整。如考虑术后方便地拆除巩膜瓣缝线，可按可拆除缝线方式缝合。

（9）缝合球结膜伤口　如果是以角膜缘为基底的球结膜瓣，用 10－0 尼龙线间断或连续褥式缝合伤口。如果是以穹隆部为基底的球结膜瓣，于球结膜切口的两端角巩膜处各缝一针，或以平行于角膜缘的褥式缝线间断缝合球结膜伤口。

（10）恢复前房　缝合球结膜伤口后，经角膜穿刺处向前房内注入平衡盐水，以便恢复前房和了解结膜伤口渗漏情况。如果发现渗漏，应加缝线。

（11）术毕时，球结膜下注射妥布霉素 2 万单位，地塞米松 2.5 毫克。滴用抗菌眼膏和 1% 阿托品眼膏。

【术后处理】

（1）术后 1 天开始滴用抗菌眼药水，每天 3 ~ 4 次，持续两周。滴用 1% 强的松龙滴眼液，每天 4 ~ 6 次，持续 2 个月，以后逐渐减量。滴用 1% 阿托品眼药水或 0.5% 托品酰胺眼药水，每天 2 ~ 3 次，并根据眼部情况逐渐减量，一般持续 2 ~ 3 周。

（2）对于具有滤过泡失败危险因素的患者，不论术中是否用过丝裂霉素 C，可于术后 1 ~ 2 天给予 5－氟脲嘧啶球结膜下注射。注射部位应在滤过泡对侧结膜下。一般每天注射一次，每次 5 毫克，持续一周。以后隔天一次，持续一周，总注射剂量一般为 50mg。

（3）氩激光松解巩膜瓣缝线　如发现巩膜瓣缝线过紧，房水经巩膜瓣外渗不畅，可用氩激光松解巩膜瓣缝线。

（4）指压眼球是眼外滤过术后重要的辅助治疗，可促使房水经角巩膜切口处外渗，形成一个有功能的滤过泡。如果眼压超过 12mmHg，前房已经形成，就可以开始指压眼球，每天 2~3 次。开始时应由医师在裂隙灯下进行。指压部位应位于滤过泡的对侧，例如滤过泡位于上方时，应将指头放于下睑，向眼球中心加压，持续 10 秒钟，松开 5 秒钟，连续 3~5 分钟。注意不能过度指压眼球，防止前房消失、前房出血和伤口裂开。

【注意事项】

（1）手术需在手术显微镜下进行。

（2）术后有可能发生滤过泡瘢痕化，因此术中或术后可加用抗代谢药物。

第三节　非穿透小梁手术

【适应证】

原发性开角型青光眼以药物、激光等治疗不能满意地控制眼压者。

【禁忌证】

（1）眼睑或球结膜有炎症者。

（2）眼前节有炎症者。

（3）新生血管性青光眼。

（4）前房角大部分关闭的原发性闭角型青光眼。

（5）对植入的透明质酸钠生物胶过敏者。

【术前准备】

（1）调整术前应用的降眼压药物。

（2）术前滴用抗菌眼药水。

【麻醉】

同小梁切除术。

【操作方法及程序】

（1）置开睑器，以及上直肌牵引线或角膜缘牵引线。

（2）颞下方角膜缘前房穿刺。

（3）制作以穹窿部为基底的结膜瓣。

（4）制作大小为 6mm×5mm、厚度为 1/4 或 1/3 巩膜厚度、以角膜缘为基底的舌形浅层巩膜瓣，向前剥离进入透明角膜缘内 1mm。

（5）剥离深层巩膜瓣　在浅层巩膜瓣下的深层巩膜床内勾画出 4mm×4mm 大小的三角形或梯形深层巩膜瓣切口。从其顶部（睫状体平坦部一侧）开始向前剖切，深度以只留下极薄的一层巩膜，透见下方黑色的睫状体为宜。当剖切到巩膜突时，可见巩膜突呈亮白色的同心圆纤维。越过巩膜突可见光滑并呈灰白色的 Schlemm 管外壁组织，连同深层巩膜瓣一起将其分离，暴露 Schlemm 管腔及完整的残存小梁网。撕去构成 Schlemm 管内壁的近管组织及部分邻近透明角膜组织，可见房水缓慢渗出。

（6）准备植入透明质酸钠生物胶时，将合适大小的生物胶置于巩膜床内，以 10 - 0 尼龙线或可吸收缝线缝合浅层巩膜瓣。

（7）以 10 - 0 尼龙线缝合结膜瓣。

（8）术毕时，球结膜下注射妥布霉素 2 万单位，地塞米松 2.5 毫克。滴用抗菌眼膏。

【术后处理】

（1）术后 1 天开始滴用抗菌眼药水，每天 3 ~ 4 次，持续 2 周。滴用 1% 强的松龙滴眼液，每天 4 ~ 6 次，持续 2 个月，以后逐渐减量。滴用 0.5% 托品酰胺眼药水，每天 2 ~ 3 次，并根据眼部情况逐渐减量，一般持续 2 ~ 3 周。

（2）对于具有滤过泡失败因素的患者，不论术中是否用过丝裂霉素 C，可于术后 1 ~ 2 天给予 5 - 氟脲嘧啶球结膜下注射。注射部位应在滤过泡对侧结膜下。一般每天注射一次，每次 5 毫克，持续一周。以后隔天一次，持续一周，总注射剂量一般为 50mg。

【注意事项】

（1）手术需在手术显微镜下进行。

（2）所植入的透明质酸钠生物胶价格昂贵。

（3）术后有可能发生滤过泡瘢痕化，因此术中或术后可加用抗代谢药物。

第四节　外路小梁切开术

【适应证】

先天性青光眼，特别是角膜混浊无法看清前房角结构者，或 2 ~ 3 次前房角切开术后眼压仍不能控制者。

【禁忌证】

因全身情况不能接受全身麻醉者。

【术前准备】

滴用抗菌眼药水。

【麻醉】

儿童患者需要全身麻醉。

【操作方法及程序】

（1）对于儿童患者，全身麻醉后再次检查眼部，包括测量眼压和角膜直径、检查前房角和视神经乳头。一旦证实青光眼的诊断，就可以进行手术。

（2）置开睑器，以及上直肌牵引线。

（3）颞下方角膜缘行角膜穿刺。

（4）于鼻上方或颞上方做宽 5 ~ 8mm 的以角膜缘为基底的球结膜瓣，或做以穹窿部为基底的球结膜瓣。

（5）烧灼巩膜表面止血后，做一边长约 4mm 的三角形或四边形、厚约 2/3 巩膜厚度、以角膜缘为基底的巩膜瓣，向角巩膜缘剥离，至角巩膜缘后缘之前 1mm。剥离时要保持整个巩膜瓣的厚度一致。三角形的巩膜瓣足可以充分暴露 Schlemm 管，而且剥离巩膜的范围要比四边形的巩膜瓣小。

（6）增大手术显微镜放大倍数后，在巩膜床内角巩膜缘后缘上做一放射状垂直切口，目的是切开 Schlemm 管外壁，切口长约 1mm，在仔细观察下逐渐加深切口，直至切口内有清亮或淡红色液体流出，但前房并不变浅。

（7）仔细辨认 Schlemm 管外壁切口。当切开该管外壁时，于切面两端可见到两个小黑点，呈椭圆形或裂隙状。可用尖剪刀插入切口，作 1~2mm 平行切开，使其外壁切口扩大。将 6-0 尼龙线插入。若插入时阻力不大，在切口处前后摆动尼龙线，前房内看不到线的末端进入前房角，则可大致肯定尼龙线是在 Schlemm 管内。必要时在术中进行前房角镜检查，以证实尼龙线在 Schlemm 管内。

（8）将插入 Schlemm 管内的尼龙线拔出，然后将小梁切开器弯曲面与角巩膜缘平行，从 Schlemm 管切口处插入管腔，沿角巩膜缘方向前进，使其前部进入管腔 8~9mm。向前房侧转动小梁切开器，分开 Schlemm 管内壁和小梁网。

（9）一侧小梁切开后，前房稍为变浅，会有少量出血。大多数病例中，这些情况一般地来说对另侧小梁切开影响不大。如果前房显著变浅，通过角膜穿刺口向前房内注入平衡盐水，加深前房后再做另侧小梁切开。

（10）放射状角膜切口不做缝合。以 10-0 尼龙线间断缝合巩膜瓣三针。然后间断或连续缝合球结膜和球筋膜伤口。

（11）术毕时，球结膜下注射妥布霉素 2 万单位，地塞米松 2.5 毫克。滴用抗菌眼膏。

【术后处理】

（1）术后 1 天换药，此时前房应当形成，而且无出血。

（2）滴用抗菌眼药水、糖皮质激素眼药水，每天 3~4 次，至少 1 周。

（3）滴用 1% 毛果芸香碱，每天 3 次，持续 1 周，保持小梁切开处开放。但眼内有明显炎症时，则应停用毛果芸香碱，改用睫状体麻痹剂滴眼。

（4）术后 1 个月复查眼压、前房角，了解手术效果，必要时全身麻醉。

【注意事项】

（1）全身麻醉可能会影响眼压，在手术开始前估计眼部情况时应考虑到这一点。

（2）本手术也可适用于青少年型青光眼、成人原发性开角型青光眼和糖皮质激素青光眼，特别是当患眼不适宜行小梁切除术时。

（3）行小梁切开时，向前房侧转动小梁切开器会稍有阻力。如果阻力过大，应考虑小梁切开器是否插入 Schlemm 管内，或是其前端已插入角膜后弹力层或实质层内。如果小梁切开器并没有插入管内，应将其退出，再次试行插入管腔。

（4）术后大量前房出血一般少见。但如果有大量前房出血和眼压持续升高，就密切观察是否发生角膜血染。如果发生角膜血染，应及时行前房出血清洗术。

第五节 房水引流装置植入术

【适应证】

适用于常规眼外滤过手术不太可能成功、操作技术复杂和困难、容易发生严重并发症，或者已经失败的各种难治性青光眼：如新生血管性青光眼、巩膜环扎术后继发性青光眼、先天性青光眼、青少年型青光眼、外伤性青光眼、无晶状体和人工晶状体青光眼、角膜移植术后青光眼、继发于葡萄膜炎的青光眼和其他类型的青光眼。

【禁忌证】

眼睑或球结膜有急性炎症者。

【术前准备】

（1）调整术前应用的降眼压药物。

（2）术前滴用抗菌眼药水。

（3）仔细检查眼部，以便确定手术方式和部位。例如颞上方球结膜有大量瘢痕时，可选择无或较少结膜瘢痕的其他象限进行手术。如果无前房眼，则可能需要进行晶状体摘除或玻璃体切除术加深前房后才能进行房水引流装置植入术。

（4）选择房水引流装置　目前常用的房水引流装置分为两类：①无阀门的房水引流装置：如 Molteno、Baerveldt 房水引流装置等。②有阀门的房水引流装置：如 Ahmed 青光眼房水引流阀、Krupin 房水引流阀盘。有阀门的房水引流装置植入后早期发生低眼压、浅前房的可能较小。无阀门的房水引流装置植入后早期发生低眼压、浅前房的可能较大，需要手术时用可吸收线结扎房水引流管，或者进行Ⅱ期手术，即Ⅰ期手术先植入房水引流装置的引流盘部分，待 10～14 天后行Ⅱ期手术，将引流管植入前房内。

【麻醉】

（1）表面麻醉。

（2）球后阻滞麻醉。

（3）球结膜下麻醉。

（4）全身麻醉。

【操作方法及程序】

各种房水引流装置植入方法大致相同，以下以 Molteno 单盘房水引流装置为代表来叙述。

（1）手术部位一般选择于颞上象限，也可选择于鼻上象限。

（2）置开睑器，以及上直肌牵引线或角膜缘牵引线。

（3）做球结膜瓣　于颞上象限剪开角巩膜缘球结膜和球筋膜，做以穹窿部为基底的球结膜瓣，并于切口的两端（12 点与 3 点或 9 点位置）向穹窿部做松解切开。向穹窿部做钝性分离，充分烧灼止血。

（4）用斜视钩分离上直肌和外直肌，将 4-0 丝线穿过肌腱，作为牵引线。

（5）固定房水收集装置　将房水引流装置的板端置于颞上方赤道部巩膜表面。其前端距角巩膜缘为 10mm。以 5-0 非吸收缝线于巩膜板层缝两针固定线，穿过房水引流装置的板端前面的小孔，结扎固定。

（6）修剪房水引流装置的硅管，使其前端成一斜面，长度为插入前房后能在前房内保留 2～3mm 长为合适。

（7）于鼻侧或颞侧角巩膜缘内做角膜穿刺，以便术中前房内注入平衡盐水。

（8）用管径与硅胶管外径相近的针头穿刺颞上方角巩膜缘。从角巩膜缘后约 2mm 进针，经过巩膜板层到达角巩膜缘，然后穿入前房。针头应保持与虹膜平面平行。

（9）将修剪过的硅胶管经角巩膜缘穿刺针道插入前房，并以 9 - 0 或 10 - 0 的尼龙线将硅胶管固定于巩膜浅层。

（10）将 5mm×6mm 异体巩膜片覆盖于硅胶管上，其前端与角巩膜缘相齐，以 10 - 0 尼龙线于其四角各固定一针。

（11）以 10 - 0 尼龙线间断缝合球结膜和球筋膜伤口。

（12）术毕时，球结膜下注射妥布霉素 2 万单位，地塞米松 2.5 毫克。滴用抗菌眼膏。

【术后处理】

（1）术后第 1 天开始滴用抗菌眼药水，每天 3～4 次，持续两周。

（2）滴用 1% 强的松龙滴眼液，每天 4～6 次，持续 2 周，以后每天 2～4 次，持续 1 个月。

（3）滴用 1% 阿托品眼药水或 0.5% 托品酰胺眼药水，每天 2～3 次，并根据眼部情况逐渐减量，一般持续 2～3 周。

（4）对于具有滤过泡失败因素的患者，不论术中是否用过丝裂霉素 C，可于术后 1～2 天给予 5 - 氟脲嘧啶球结膜下注射。用量及方法同小梁切除术后处理。

（5）指压按摩眼球是重要的辅助治疗。方法同小梁切除术后处理。

【注意事项】

（1）如果患者的青光眼已属晚期，推荐术后 1～2 小时检查一次，注意前房深度和眼压。如果眼压很高，可在裂隙灯下轻压角膜缘前房穿刺口，放出少许房水，或给予降眼压药物。

（2）术后有可能发生滤过泡瘢痕化，因此术中或术后可加用抗代谢药物。

（3）可行 B 超或者 UBM 检查全面了解滤过泡的情况。

（4）术后需密切观察眼压情况。

（5）除将硅管植入前房外，还可根据情况将硅管植入后房或玻璃体切除术后的玻璃体腔内。

第六节　睫状体剥离术

【适应证】

经最大耐受量药物、激光和其他类型的青光眼手术治疗后仍不能控制眼压、年龄为 60 岁以上、视力为 0.1 以上的开角型或闭角型青光眼。可与白内障囊内摘除术或白内障囊外摘除和后房型人工晶状体植入术联合进行。

【禁忌证】

新生血管性青光眼。

【术前准备】

（1）必须用裂隙灯活体显微镜检查是否有巩膜变薄区或巩膜葡萄肿。如有，则避免在这些区域行睫状体剥离术。

（2）仔细进行前房角镜检查，确定前房角无新生血管和周边虹膜前粘连。

（3）至少术前 1 周停用阿托品滴眼液。术前 1 天滴用毛果芸香碱滴眼液。

【麻醉】

（1）表面麻醉。

（2）球后阻滞麻醉。

（3）球结膜下麻醉。

（4）儿童可采用基础麻醉。

【操作方法及程序】

（1）开睑器分开眼睑。如果患眼已植入后房型人工晶状体，而其襻位于睫状体沟时，应避开襻的部位进行睫状体剥离术。根据选定的手术部位，置上直肌或下直肌牵引线。

（2）角巩膜缘内约1mm处做前房穿刺，并用冲洗针头向前房内注入平衡盐水。

（3）做放射状球结膜切口，长约5mm，其中央部在角膜缘后4～5mm。沿球结膜切口稍作球结膜下分离。烧灼止血。

（4）于球结膜切口内用锐刀片做巩膜放射状半切开。然后夹住巩膜切口一侧，用较钝的15号刀片加深切口，直至暴露脉络膜。巩膜切口的外口长度约为3.5mm，内口长约3mm，远端距角膜缘不能超过8.5mm。

（5）放松上直肌牵引线。将睫状体剥离器经巩膜切口伸入脉络膜上腔，紧贴巩膜内面，左右摆动进入睫状体上腔。

（6）缓慢移动睫状体剥离器头部，直至偏离巩膜切口位1～2钟点角巩膜缘，并能在前房内看到剥离器头部。固定剥离器弯曲处不动，头部向前房内移动，并保持剥离器紧贴巩膜内壁，直至其头部到达巩膜切口的角巩膜缘。

（7）保持睫状体剥离器头部紧贴巩膜内壁，将其撤回脉络膜上腔）。然后以相同的方法进行另一侧睫状体剥离。

（8）将睫状体剥离器从已完成的睫状体裂隙的一侧移向另一侧，分离可能仍与巩膜相连的细丝状组织。撤出睫状体剥离器。

（9）此时出血可能进入前房，或从巩膜切口流出，前房变浅。术者应立即经角膜穿刺处向前房内注入消毒空气泡，升高眼压，阻塞可能的出血。如有血液持续进入前房，可将睫状体剥离器再次伸入脉络膜上腔，分离脉络膜和巩膜突，使血液从前房经睫状体裂隙进入脉络膜上腔，尽量避免大量血液潴留于前房内。

（10）用10-0尼龙线间断缝合巩膜切口，褥式缝合球结膜伤口。

（11）术毕时，球结膜下注射妥布霉素2万单位，地塞米松2.5毫克。滴用抗菌眼膏。

【术后处理】

（1）术后几小时，给予最大耐受量的降眼压药物，包括0.5%噻吗心安，每天2次；碳酸酐酶抑制剂（醋氮酰胺或甲醋唑胺）；0.25%碘磷素，每天2次；以及5%～10%新福林，每天2～3次。开始滴用1%强的松龙，每天4次；抗菌眼药水，每天4次。

（2）保持切口位于正上方的体位，防止出血阻塞分睫状体分离裂隙。

（3）术后48小时内应卧床休息，限制活动。

（4）术后2～3天应测量眼压，并根据眼压水平，逐渐减少降眼压药物。一般先撤碳酸酐酶抑制剂，然后β肾上腺素受体阻滞剂，最后拟交感药物。滴用的肾上腺皮质激素也逐渐减量，术后4～6周时停药。碘磷素应长期滴用，以便保持睫状体分离裂隙的开放。如果停用其他所有降眼压药后，术眼仍处于低眼压状态，则应减少碘磷素滴药次数至每天

1 次或以 2% ~4% 毛果芸香碱代替碘磷素。

【注意事项】

（1）需在手术显微镜下进行手术。

（2）巩膜切口应避开 3、6、9、12 点钟有睫状前动脉的部位，以免出血。

（3）术后给予碘磷素和新福林的目的是让其共同作用有助于睫状体剥离裂隙的开放。

（4）可向巩膜切口内注入透明质酸钠代替睫状体剥离器进行睫状体剥离术。

第七节　睫状体冷冻术

【适应证】

主要用于绝对期青光眼、新生血管青光眼等用药物和一般抗青光眼手术无法满意控制眼压、需要缓解患者眼部疼痛的青光眼病例。

【禁忌证】

残存的视功能在患者生活中仍起主要作用时，不能轻易选择睫状体破坏性手术，包括睫状体冷冻术。

【术前准备】

（1）向患者和家属说明手术目的、预后和可能出现的问题，取得其理解和合作。

（2）局部抗炎治疗　术前应用 1% 强的松龙眼药水点眼，有可能减轻患者手术后的炎症反应。

（3）降眼压　本手术不宜在患者高眼压状态下进行。可在术前给予甘露醇静脉滴注。

【麻醉】

（1）表面麻醉。

（2）球后阻滞麻醉。

【操作方法及程序】

（1）检查冷冻机的冷冻效能，测试冷冻头是否立即结霜，温度显示低于 -80℃。

（2）开睑器开睑，吸干球结膜表面液体，将冷冻头的中心置于睫状突相对应的巩膜及球结膜表面，一般位于角膜缘后 2mm。

（3）开始冷冻时，应使冷冻头压紧巩膜。至冷冻头周围形成 3 ~4mm 的冻结区（需要 20 ~30 秒）后，开始计时。在 -80℃ 情况下，冷冻 40 ~60 秒。（如冷冻头温度为 -60℃，冷冻时间可延长至 90 秒）。

（4）关闭冷冻机开关，待冷冻头周围的冰球融化、冷冻头与组织分离后，将冷冻头置于下一个冷冻点，重复以上步骤。

（5）一般做 6 个冷冻点。

（6）术毕滴 1% 阿托品和抗菌眼膏，敷纱布后遮盖。

【术后处理】

（1）术后第 1 天换药，可不遮盖。

（2）降眼压　多数患者术后会有一过性眼压升高，一般认为与术后早期眼前节炎症反应有关。因此，术后早期应当常规给予降眼压药物，如口服醋氮酰胺等。

（3）消炎　所有患者术后都会发生不同程度的葡萄膜炎，应常规给予1%泼尼松龙滴眼液，并根据情况给予睫状肌麻痹剂滴眼液。

（4）止痛　多数患者术后早期会有较重的眼球疼痛，可能与术后一过性眼压升高和炎症反应有关。在给予降眼压、抗炎治疗的同时，应适当给予镇静剂和镇痛剂。

【注意事项】

（1）冷冻的范围通常为两个象限，最大冷冻范围不应当超过3个象限。

（2）可对各冷冻点依上法再冷冻一次。

（张　扬　卞爱玲　李　略　周　崎　程刚炜）

第六十章　玻璃体视网膜手术

第一节　传统/微创玻璃体视网膜类切除术

【适应证】

1. 眼后节疾病

（1）严重的玻璃体混浊或积血。

（2）增生性玻璃体视网膜病变，增生性糖尿病性视网膜病变，视网膜静脉阻塞、视网膜静脉周围炎和早产儿视网膜病变等引起的玻璃体视网膜增生性改变。

（3）黄斑部疾病，如黄斑前膜、黄斑裂孔及黄斑下膜。

（4）孔源性视网膜脱离，特别是巨大裂孔视网膜脱离、复发性视网膜脱离、屈光间质混浊的视网膜脱离。

（5）牵拉性视网膜脱离。

（6）眼内异物和/或外伤引起的玻璃体积血、视网膜脱离。

（7）化脓性眼内炎。

（8）脱入玻璃体腔内的晶状体。

（9）玻璃体视网膜活检。

（10）眼内肿瘤。

（11）严重急性视网膜坏死。

（12）黄斑转位。

2. 眼前节疾病

（1）白内障术中或术后并发症，如玻璃体脱出、玻璃体疝、玻璃体进入前房导致的角膜水肿。

（2）无晶状体眼瞳孔阻滞性青光眼、恶性青光眼。

（3）慢性葡萄膜炎所致的瞳孔膜、瞳孔闭锁。

（4）婴幼儿白内障。

3. 恶性青光眼

【禁忌证】

全身情况不能耐受手术或者眼眶蜂窝织炎患者。

【术前准备】

（1）全身检查　特别注意血压、血糖和心、肺、肾功能。

（2）眼部检查　包括视功能（视力、光感和光定位）、眼前后节、眼压和前房角检查。

（3）特殊检查　眼部超声波检查、光学相干断层扫描（OCT）、视网膜电图和视诱发电位等。如怀疑眼内异物，应做眼部 CT、MRI 检查。

（4）术前应清洁术眼、剪短睫毛、冲洗泪道，滴用抗菌滴眼液 2～3 天。

（5）散瞳，可用阿托品或者托吡卡胺滴眼液。

（6）术前可给予镇静剂。

【麻醉】

（1）表面麻醉，较少单独使用。

（2）球后阻滞麻醉。

（3）强化麻醉。

（4）必要时全身麻醉。

【操作方法与程序】

（1）常规眼部消毒，铺无菌巾。

（2）开睑器或眼睑缝线开睑，使用聚维酮碘冲洗结膜囊。

（3）根据手术范围行颞下、颞上和鼻上或 360°剪开球结膜。微创手术无需单做结膜切口。

（4）做巩膜穿刺口 有/无晶状体眼距角膜缘 3.5～4mm 处、儿童眼距角膜缘 2.5mm 处做颞下、颞上和鼻上巩膜穿刺入玻璃体腔；通常颞下巩膜切口放置玻璃体切割灌注头，并缝线固定。颞上和鼻上巩膜切口分别放置玻璃体切割头和眼内照明光导纤维头。23G/25G/27G 穿刺针直接穿刺进入玻璃体腔。

（5）缝角膜接触镜环，放置角膜接触镜。或者在倒像镜/吊顶灯下操作。

（6）置入导光纤维头和玻璃体切除头，切除玻璃体。一般切除频率为 600～1500 次/分，吸力为 150～500mmHg。先从轴心中央部开始，继而向前、向周边和向后推进。用棉棒或巩膜压迫器进行巩膜外加压可以增加周边部的可视度。采用微创玻璃体视网膜手术，切割频率可达 5000～12000 次/分。

（7）若有视网膜前增殖膜则予以剥离，解除对视网膜牵拉。

（8）若有视网膜下膜影响视网膜复位，应行视网膜切开，取出下膜。

（9）若有视网膜脱离，可行玻璃体气/液交换或重水充填，排出视网膜下液体。

（10）视病情需要行眼内视网膜激光光凝。

（11）视病情需要行玻璃体填充膨胀气体或硅油。

（12）拔出灌注头，依次缝合巩膜和球结膜切口。

（13）球结膜下注射抗菌药物和激素，涂抗菌和糖皮质激素眼药膏后敷消毒纱布遮盖。

【术后处理】

（1）术后每天换药 1 次。

（2）注意观察眼压，前、后节反应和视网膜情况。

（3）如眼压升高，应给予降眼压药物。及时寻找原因，对因处理。

（4）球结膜下可注射糖皮质激素 3～5 天，减轻葡萄膜炎症反应。

（5）根据视网膜状况，决定是否加做或补做激光视网膜光凝治疗。

（6）必要时，术后 5 天可拆除球结膜缝线。

【注意事项】

（1）从巩膜切口进入穿刺刀的方向应朝向玻璃体腔中心或视乳头，避免损伤晶状体。

（2）开始灌注前应确认灌注头在玻璃体腔内。

（3）鼻上、颞上巩膜切口间距夹角不能小于90°，否则不便于玻璃体腔内手术操作。

（4）应在术野中直视下看清眼内器械，方能进行手术操作。

（5）视病情需要调整玻璃体切除的频率、吸力及玻璃体切除范围。

（6）局部粘连较牢的增生膜难以分开时应予以切断，避免强行分离损伤视网膜。

（7）周边部视网膜牵拉不能完全解除时可行巩膜外环扎或局部加压，松解残留牵拉。

（8）根据需要和条件选择微创23G/25G/27G玻璃体切割套包，进行微创手术。

第二节　巩膜扣带视网膜脱离复位术

【适应证】

（1）孔源性视网膜脱离　由于玻璃体变性、收缩、牵拉形成视网膜神经上皮全层裂孔，液化的玻璃体经裂孔进入视网膜下形成的视网膜脱离。

（2）视网膜萎缩、变性使视网膜变薄，形成视网膜裂孔而产生视网膜脱离。

（3）牵拉性视网膜脱离，但玻璃体内无明显增殖性改变者。

（4）渗出性视网膜脱离经药物治疗无效者，并且视网膜脱离已累及黄斑部。

【禁忌证】

（1）严重的增生性玻璃体视网膜病变。

（2）严重的玻璃体出血合并视网膜脱离。

（3）黄斑部裂孔合并视网膜脱离。

【术前准备】

（1）患眼滴用散瞳眼液，充分扩大瞳孔。

（2）术前滴用抗菌滴眼液2~3天。

【麻醉】

（1）球后阻滞麻醉。

（2）面神经眼支阻滞麻醉。

（3）儿童及不能合作者可采用全身麻醉。

【操作方法及程序】

（1）360°球结膜剪开，4条直肌牵引缝线。

（2）间接检眼镜直视下裂孔定位，冷凝裂孔周围。

（3）预置巩膜外加压带缝线，并根据病情决定是否预置巩膜外环扎带缝线。

（4）部分患者可于视网膜脱离最高处行巩膜外切开放液。放液后缝合切口，并局部冷凝。

（5）结扎预置缝线。

（6）间接眼底镜下观察眼底，了解视网膜复位情况，观察裂孔是否位于巩膜嵴上。

（7）指测眼压 T +1 为适度，必要时行前房穿刺放液术避免眼压过高。

（8）剪除直肌牵引缝线，缝合球结膜。

【术后处理】

（1）手术结束时结膜下注射抗菌和糖皮质激素。结膜囊内涂1%阿托品眼膏和抗菌眼膏后遮盖。

（2）术后第 1 天换药，观察眼前节及眼底情况。

（3）术后第 2 天开始眼部滴用抗菌滴眼液，每天 4 次，持续两周。滴用 1% 强的松龙，每天 4~6 次，持续 4 周，逐渐减少滴用次数及浓度。滴用 1% 阿托品滴眼液，每天 1~2 次，持续 2~4 周。滴用复方托品酰胺眼液，每天 2~3 次，持续 2~4 周，根据眼部情况逐渐减量。

【注意事项】

（1）术后 1 个月可恢复工作，但应避免头部和眼部外伤。

（2）术后可适当恢复日常活动，但应避免重体力劳动。

（吴　婵　闵寒毅）

第三节　黄斑前膜剥除术

【适应证】

由于黄斑前膜导致视力进行性下降、视物变形、视野缺损的患者。

【禁忌证】

（1）视网膜脱离术后的黄斑前膜，仍有活动性收缩。

（2）视力较差且伴有永久性黄斑损害的患者。

（3）眼部炎症患者。

【术前准备】

（1）检查视功能　远、近裸眼视力、矫正视力。

（2）应用裂隙灯检查眼前节，了解晶状体混浊程度，判断是否需要联合白内障手术。

（3）眼底检查　应用前置镜、直接检眼镜、间接检眼镜、三面镜检查后极部和周边眼底，了解玻璃体、视网膜情况。观察黄斑前膜的形态及范围，检查周边视网膜是否有格子样变性或视网膜裂孔等异常。

（4）OCT 检查　了解黄斑前膜的形态、视网膜水肿的程度。

（5）可行眼底荧光血管造影检查了解黄斑毛细血管拱环的破坏情况；多焦视网膜电图（mfERG）测定后极部视网膜功能。

（6）眼 B 超扫描　对于屈光介质混浊影响眼底观察的患者，可通过眼 B 超了解玻璃体状况和有无视网膜脱离等异常。

（7）了解全身情况，有明显的系统性疾病的患者，要在眼科及相关专科的会诊评价后做出可否手术的决定。如高血压、糖尿病、肝肾功能异常、自身免疫性疾病等患者，应将系统性疾病控制相对平稳后再考虑眼科手术。

（8）术前应向患者和家属解释病情，指出手术适应证；说明手术目的、可能存在的手术风险、术后可能发生的并发症，交待预后，征得同意并签署医疗知情同意书。

（9）应冲洗泪道、结膜囊。

（10）滴用抗菌滴眼液 2～3 天，每天 3～4 次。

（11）术前尽量散大瞳孔。

【麻醉】

（1）球后阻滞麻醉。

（2）全身麻醉。

【操作方法及程序】

（1）显微开睑器或缝线开睑，可选用不同方法消毒、冲洗结膜囊。

（2）做标准的微创经睫状体平坦部三通道切口。

（3）切除核心部玻璃体（可视具体情况切除一定范围的玻璃体）。

（4）可以使用曲安奈德辅助行玻璃体后脱离切除黄斑区玻璃体后界膜。

（5）剥除黄斑前膜　可用视网膜剥膜钩分离膜的边缘，也可用眼内纤维膜镊直接钳夹黄斑前膜组织，以不同的方式将前膜组织逐渐从黄斑视网膜表面剥除。前膜组织与黄斑粘连特别紧密者，可用眼内剪开或者玻璃体切割头切除，避免过度牵拉而损伤黄斑。黄斑前膜组织难以分离者，也可选择进行 ICG 或者亮蓝染色后连同内界膜一并剥除。

（6）手术结束时应对周边视网膜进行仔细检查，必要时用巩膜压陷法辅助检查眼底，对已存在的周边视网膜变性区域出现的医源性视网膜裂孔做必要的激光封闭处理。可视情况，必要时选择眼内气体填充。

（7）拔出导管，根据情况采用自闭式还是缝线缝合，以封闭穿刺口。

（8）术毕，结膜囊给以抗生素眼膏或抗生素激素复合眼膏，视情况应用阿托品眼用凝胶后遮盖术眼。

【术后处理】

（1）术后第 1 天换药，并检查视力、眼压及眼底情况。

（2）术后滴抗菌和糖皮质激素滴眼液，每天 3～4 次，持续 2～4 周。

（3）可视情况滴用短效散瞳剂散大瞳孔。

（4）术眼随诊时注意观察眼压变化，并给予相对处理。

【注意事项】

（1）术前长期应用肝素、波立维、阿司匹林等抗凝药物的患者，术前应与相应科室会诊协商调整或停用抗凝药物。

（2）注意休息，防止术眼受伤。避免剧烈咳嗽，通便等。

（3）定期门诊随诊。

第四节　视网膜下膜取出术

【适应证】

视网膜脱离 PVR 分级 C－D 级患眼，存在视网膜下纤维机化膜，呈现明显的"晾衣杆"征导致视网膜无法复位者。

【术前准备】

同视网膜脱离的玻璃体切除手术治疗。

【麻醉】

同视网膜脱离的玻璃体切除手术治疗的麻醉方法选择。

【操作方法及程序】

（1）完成玻璃体切除并剥除视网膜前膜。

（2）可经原视网膜裂孔进入纤维玻璃体镊，钳夹视网膜下纤维机化膜，缓慢将其拖出，必要时在视网膜下膜附近行视网膜电凝切开后钳夹并取出视网膜下膜。对于分布广泛的视网膜下膜，可做多处视网膜切开分次分离取出机化膜。直至消除视网膜下纤维机化膜所致之"晒衣杆"征消除，视网膜得以平复。对于粘连较重不易分离的下膜不必强行取出，解除牵拉作用力即可，避免脉络膜、黄斑和视网膜的损伤。

（3）激光光凝封闭视网膜裂孔及视网膜切开口。

（4）眼内填充一定浓度长效惰性气体或硅油。

（5）根据玻切穿刺口大小及情况决定自闭切口还是缝合穿刺口。

（6）结膜下注射抗菌和糖皮质激素，涂抗菌眼膏后遮盖。

【术后处理】

同视网膜脱离玻璃体切除手术治疗后患者。

【注意事项】

同玻璃体切除术后。

（陈　欢　王志军）

第五节　气液交换术

【适应证】

（1）通常为玻璃体切除术中的联合手术步骤，适用于以下几个方面。

①眼内活动性出血的止血。

②玻璃体切割术毕需要植入填充物患者。

③取硅油需要清洗残留硅油滴者。

（2）玻璃体切割术后需要行眼内液收集或者需要气体再次填充者。

【禁忌证】

眼部炎症患者。

【术前准备】

（1）检查视功能。

（2）测量眼压，了解是否合并青光眼。

（3）应用裂隙灯检查眼前节，了解晶状体混浊程度。

（4）尽可能了解眼后节的情况，以便判断术后恢复情况。如应用三面镜或间接检眼镜检查眼底，并进行眼超声检查。

（5）术前应向患者和家属说明手术目的、可能出现的问题，并恰当地解释预后，以取得理解和合作。

（6）冲洗泪道、结膜囊。

（7）滴用抗菌滴眼液 2~3 天，每天 3~4 次。

（8）术前散大瞳孔。

【麻醉】

（1）球后阻滞麻醉或球周麻醉。

（2）眼轮匝肌阻滞麻醉。

（3）必要时全身麻醉，如儿童或不能配合的患者。

【操作方法及程序】

（1）前提是已完成玻璃体切除。

（2）维持眼压平稳的情况下，自灌注管注入填充气体，同时使用笛针或玻切头吸出玻璃体腔液体。

（3）根据情况决定全部或部分气液交换、一次或多次交换。

（4）完成其余手术步骤后，拔除穿刺套管。

（5）确保巩膜穿刺口密闭、前房深度正常、眼压正常。必要时缝合切口/穿刺口。

（6）结膜下注射糖皮质激素，涂抗菌眼膏后遮盖。

【术后处理】

（1）术后第 1 天换药，并检查视力。

（2）术后滴抗菌滴眼液每天 4 次和糖皮质激素滴眼液每天 6~8 次，持续 2~3 周。

（3）滴用短效散瞳剂活动瞳孔。

（4）观察眼压变化，必要时对症处理。

（5）观察前、后节情况，必要时对症处理。

【注意事项】

（1）术前应停用抗凝药，必要时请内科会诊。

（2）术中注意避免损伤晶状体及视网膜。

（3）注意有无并发症，特别是眼内炎等严重并发症，并及时处理。

第六节 硅油填充术

【适应证】

（1）由于增殖性玻璃体视网膜病变、急性视网膜坏死、巨大视网膜裂孔、外伤、增殖性糖尿病视网膜病变等引起的复杂视网膜脱离。

（2）高度近视黄斑裂孔、慢性和持续性黄斑裂孔等引起的视网膜脱离。

（3）术后短时间内需要乘坐飞机或者一些特殊要求患者。

（4）无法在术后长时间保持特殊体位的患者，如儿童及老年患者。

（5）需要硅油填充维持眼球一定形态者。

【禁忌证】

眼部炎症患者。

【术前准备】

（1）检查视功能。

（2）测量眼压，了解是否合并青光眼。

（3）应用裂隙灯检查眼前节，了解晶状体混浊程度。

（4）必要时应做角膜内皮显微镜检查。

（5）尽可能了解眼后节的情况，以便判断术后恢复情况。如应用三面镜或间接检眼镜检查眼底，并进行眼超声检查。

（6）了解全身情况，除外影响手术的一些严重疾病。高血压患者应使用药物控制血压后再手术。糖尿病患者在术前应将血糖控制在 8mmol/L 以下后进行手术较为安全。

（7）术前应向患者和家属说明手术目的、可能出现的问题，并恰当地解释预后，以取得理解和合作。

（8）冲洗泪道、结膜囊。

（9）滴用抗菌滴眼液 2~3 天，每天 3~4 次。如时间不够，至少术前 6 小时滴用抗菌滴眼液，每半小时 1 次。

（10）术前散大瞳孔。

【麻醉】

（1）球后阻滞麻醉或球周麻醉。

（2）眼轮匝肌阻滞麻醉。

（3）必要时全身麻醉，如儿童或不能配合的患者。

【操作方法及程序】

（1）前提是已完成玻璃体切除、视网膜复位及玻璃体腔气液交换后。

（2）维持眼压平稳的情况下，自穿刺口连续注入硅油至玻璃体腔充满硅油。

（3）完成其余手术步骤后，拔除穿刺套管。

（4）自闭式缝合巩膜穿刺口，确保巩膜穿刺口密闭、前房深度正常、眼压正常。

（5）结膜下注射糖皮质激素，涂抗菌眼膏后遮盖。

【术后处理】

（1）术后第一天换药，并检查视力。

（2）术后滴抗菌滴眼液每天 4 次和糖皮质激素滴眼液每天 6~8 次，持续 2~3 周。

（3）手术后短期内保持头低位。

（4）滴用阿托品或其他散瞳药，麻痹睫状肌及活动瞳孔。

（5）观察眼压变化，必要时对症处理。

（6）观察前节情况，注意硅油是否进入前房，必要时对症处理。

（7）观察眼底情况。

【注意事项】

（1）术前应停用抗凝药，必要时请内科会诊。

（2）术中注意避免损伤晶状体及视网膜。

（3）注意有无并发症，特别是硅油下高眼压、眼内炎等严重并发症，并及时处理。

第七节 硅油取出术

【适应证】

玻璃体腔硅油填充术后、眼底情况稳定或需要进一步治疗的患者。

【禁忌证】

眼部炎症患者。

【术前准备】

（1）检查视功能。

（2）测量眼压，了解是否合并青光眼。

（3）应用裂隙灯检查眼前节，了解晶状体混浊程度以及有无硅油进入。

（4）必要时（特别是硅油进入前房的患者）应做角膜内皮显微镜检查。

（5）尽可能了解眼后节的情况，以便判断术后恢复情况。如应用三面镜或间接检眼镜检查眼底，并进行眼超声检查。

（6）了解全身情况，除外影响手术的一些严重疾病。

（7）术前应向患者和家属说明手术目的、可能出现的问题，并恰当地解释预后，以取得理解和合作。

（8）冲洗泪道、结膜囊。

（9）滴用抗菌滴眼液 2~3 天，每天 3~4 次。

（10）术前尽量散大瞳孔。

【麻醉】

（1）球后阻滞麻醉或球周麻醉。

（2）眼轮匝肌阻滞麻醉。

（3）必要时全身麻醉，如儿童或不能配合的患者。

【操作方法及程序】

（1）以显微开睑器开睑。

（2）分别在鼻上、颞上、颞下方睫状体平部穿刺进入玻璃体腔，有晶状体眼在角膜缘后4mm，人工晶状体或无晶状体眼在角膜缘后 3.5mm。

（3）颞下方放置眼内灌注。

（4）以负压自鼻上或颞上穿刺口吸出玻璃体腔硅油。

（5）玻璃体腔气液交换数次，以尽量取净残余硅油。

（6）当存在前房硅油时，自角膜缘穿刺进入前房，轻压后唇，让硅油滴随房水自行溢出或者细针吸出硅油珠。

（7）检查眼底，确保无异常情况。需处理眼底病变者按照常规玻璃体切割术进行。

（8）拔除灌注及穿刺管。

（9）确保巩膜穿刺口的密闭、前房深度正常、眼压正常，必要时缝合穿刺口。

（10）结膜下注射糖皮质激素，涂抗菌眼膏后遮盖。

【术后处理】

（1）术后第 1 天换药，并检查视力。

（2）术后滴抗菌滴眼液每天4次和糖皮质激素滴眼液每天6~8次，持续2~4周。

（3）滴用短效散瞳剂活动瞳孔。

（4）观察眼压变化，必要时对症处理。

（5）观察眼底情况。

【注意事项】

（1）术前应停用抗凝药，必要时请内科会诊。

（2）术中注意避免损伤晶状体及视网膜。

（3）注意有无并发症，特别是眼内炎等严重并发症，并及时处理。

（贺　峰　陈有信）

第八节　视网膜冷冻术

【适应证】

（1）术中封闭视网膜裂孔。

（2）瞳孔小或者屈光间质混浊，使用激光光凝视网膜裂孔和变性区困难时。

（3）远周边部视网膜裂孔或变性区治疗视网膜脱离。

（4）新生血管性青光眼需行前视网膜冷冻者。

【禁忌证】

（1）眼部感染性疾病。

（2）活动性眼内炎症。

【术前准备】

（1）常规眼科检查　包括视功能、眼压、眼前节及眼底检查。

（2）间接检眼镜、裂隙灯前置镜及三面镜相结合，确定视网膜裂孔的位置。

（3）完善相关辅助检查　B超检查了解视网膜脱离及玻璃体牵拉情况；OCT检查了解黄斑区视网膜脱离情况。

（4）评估全身情况，除外影响手术的一些严重疾病，高血压、糖尿病患者应将血压、血糖控制平稳后再进行手术。

（5）术前应向患者和家属说明手术目的、可能出现的手术并发症，并恰当地解释预后，以取得理解和合作。

（6）术前滴用抗菌滴眼液3天，每天4次，常规备皮、冲洗泪道、冲洗结膜囊。

（7）术前尽量散大瞳孔，必要时予镇静药物。

【麻醉】

（1）结膜下麻醉，球后阻滞麻醉。

（2）必要时可全身麻醉。

【操作方法及程序】

（1）常规消毒、铺巾，聚维酮碘处理结膜囊后冲洗干净。

（2）视网膜脱离手术时，按照手术常规行球结膜切开、直肌悬吊，如果视网膜脱离较高，先放视网膜下液再进行冷冻，明确定位视网膜裂孔，冷冻头顶压裂孔后脚踏开气开始冷冻。

（3）视网膜裂孔的预防性冷冻，可直接在结膜上进行。如果裂孔偏后，可切开球结膜在巩膜上冷冻。如果裂孔位于直肌附着点附近，最好打开球结膜，以便必要时将冷冻头伸到肌肉下方进行操作。

（4）冷冻时，一般先看到脉络膜冷凝冰结晶，呈白色混浊，之后出现视网膜白色冷凝反应，马上放松脚踏开关，可见白色冷凝斑逐渐消退，呈灰色、半透明，待感到冷冻头松动完全没有粘连后再换另一个位置继续冷冻。如此一个点紧邻一个点把裂孔完全包围。

（5）如结膜切开，手术结束时缝合球结膜。

（6）结膜下注射地塞米松注射液，涂抗菌眼膏后遮盖。

【术后处理】

（1）术后第1天换药，并检查视力、眼压、前节反应及眼底情况。

（2）术后详细检查视网膜裂孔及视网膜脱离恢复情况。

（3）术后常规滴用抗菌和糖皮质激素滴眼液，以及散瞳剂活动瞳孔及麻痹睫状肌。

（4）如局部冷冻斑反应不佳，可补充视网膜激光光凝。

【注意事项】

（1）视网膜冷冻术最好在间接检眼镜直视下进行。

（2）冷凝反应包绕整个视网膜裂孔，相邻冷凝灶紧连，但不要重复冷冻。

（3）在冷冻头尚未完全解冻时，切勿强行移走冷冻头以免脉络膜出血。

（4）注意控制合适的冷冻强度，及时停止冷冻。避免冷冻过强导致视网膜坏死或者裂孔扩大，以及新裂孔形成。也避免冷冻裂孔中央，后期色素脱失、增生进入玻璃体腔引起术后增殖性玻璃体视网膜病变。

（5）避免视网膜冷冻范围过广，以免术后发生脉络膜脱离、渗出性视网膜脱离。

（6）操作中注意保护眼睑皮肤，防止冻伤。

（7）术后注意观察有无并发症，及时发现并积极处理。

第九节　视网膜转位术

【适应证】

（1）抗VEGF治疗无效的脉络膜新生血管包括湿性年龄相关性黄斑变性、病理性近视眼，黄斑下纤维化，某些黄斑区视网膜下大量出血，以及视网膜色素上皮撕裂等。

（2）由于视网膜转位术特别是360°周边视网膜切开黄斑转位术后可能出现旋转复视，其适应证应更加严格掌握。通常患者为双眼发病，手术眼后发病，中心视力严重下降，最佳矫正视力为0.05~0.4。术眼可以有既往光动力治疗、抗VEGF治疗或者玻璃体腔注射糖皮质激素的病史。部分研究者将脉络膜新生血管膜范围小于6DD作为手术适应证之一。

【禁忌证】

（1）无光感眼。

（2）曾进行过黄斑区热激光光凝眼。

（3）以下情况手术预后不佳：地图样萎缩、点状内层脉络膜病变、眼组织胞浆菌病等。

（4）术眼合并其他眼病，例如糖尿病视网膜病变、视网膜血管阻塞性疾病、不能控制的青光眼、视神经病变等。

（5）内眼手术的其他禁忌证，包括眼部感染、炎症等。

【术前准备】

（1）眼科检查　包括视功能、眼压、眼前节及眼底检查。

（2）术前评估黄斑病变情况，预测手术效果：包括眼底彩照，荧光素眼底血管造影和吲哚菁绿眼底血管造影以明确诊断，并了解脉络膜新生血管的活动性，OCT 检查以确定脉络膜新生血管的位置和分类，眼底自发荧光评估 RPE 细胞活性，以及固视功能和微视野检查。

（3）测量眼轴、角膜曲率、角膜内皮计数，计算人工晶状体度数。

（4）评估全身情况，除外影响手术的一些严重疾病，高血压、糖尿病患者应将血压、血糖控制平稳后再进行手术。

（5）术前应向患者和家属说明手术目的，可能出现的手术并发症，并恰当地解释预后，以取得理解和合作。

（6）术前滴用抗菌滴眼液 3 天，每天 4 次，常规备皮、冲洗泪道、冲洗结膜囊。

（7）术前尽量散大瞳孔，必要时予镇静药物。

【麻醉】

（1）球后阻滞麻醉。

（2）如果患者精神紧张，可联合静脉强化镇静。

（3）如果需要联合肌肉手术，建议全身麻醉。

【操作方法及程序】

（1）周边部 360°视网膜切开，以视乳头为中轴旋转视网膜。

①标准睫状体平坦部玻璃体切除，360 度巩膜外顶压，将基底部玻璃体尽量切除，同时切除晶状体。

②制作视网膜脱离：可以采用后极部或锯齿缘视网膜下注射生理盐水制作视网膜脱离，气/液交换有助于液体自脱离的视网膜向未脱离的视网膜移动。也可以使用 38～41G 针头在鼻上、颞上象限近赤道部从巩膜面进针，达视网膜下腔注射生理盐水造成人工视网膜脱离。

③360°视网膜周边切开，使整个视网膜游离。

④将视网膜翻转，去除视网膜下新生血管膜或血块。

⑤以视乳头为中心将视网膜旋转，通常向上方旋转，玻璃体腔内少量重水可以起到固定视网膜的作用。

⑥玻璃体腔内注入重水使视网膜复位，视网膜切开缘施行眼内光凝。

⑦硅油/重水交换，以防止视网膜滑脱。

（2）周边部 180°视网膜切开，颞侧视网膜瓣转位。

（3）颞侧周边部 180°视网膜切开联合上或下端切口缘放射状切开形成颞侧视网膜游

离瓣。将此瓣向下或向上转位造成中心凹部移位。此手术方法黄斑部视网膜转位效果确切，可根据需要调整转位距离。理论上讲，与360°周边部视网膜切开相比，这种方法可以减少因视网膜切开所引起的并发症。但研究报道术后患者增殖性玻璃体视网膜病变发生率明显增高，可能与视网膜切开以及视网膜瓣转位后色素上皮细胞显露相关。

（4）巩膜缩短，替代视网膜切开的转位手术　在视网膜颞上或颞下象限赤道前后作（8~10）mm×（12~15）mm棱形板层巩膜切除，切口缘对合缝线但不结扎。玻璃体切除后，视网膜下注液引起颞侧约180°范围的视网膜脱离。结扎巩膜缝线、缩短巩膜。气/液交换使视网膜复位，玻璃体腔填充惰性气体。在改良的手术方法中，颞上象限直肌止端后2mm向后缝合跨度为4.5~6mm褥式巩膜缝合3~4对，颞下和鼻上象限各1对缝线。以同样方法造成颞侧视网膜脱离。结扎巩膜缝线使其折叠，缩短巩膜。气/液交换使60%~70%的玻璃体腔填充气体。术后第一天保持坐位，利用视网膜下液的重力作用使黄斑部视网膜向鼻下方向转位，术后第二天起保持俯卧位，利用眼内气体顶压使视网膜复位。巩膜缩短术的优点是避免大范围视网膜切开，减少或避免由此引起的严重并发症。缺点则为黄斑中心凹转位准确性不高，对转位部位无法精确控制，且转位距离有一定限度。

（5）眼外肌手术　视网膜转位术后，旋转的角度可能超过了融合的最大角度，从而引起水平和垂直斜视，为了减轻患者的症状，常需要通过眼外肌手术来加强下斜肌并减弱上斜肌的力量。可在视网膜转位术后再次手术，或者与视网膜转位手术同时进行。

【手术并发症】

（1）最常见的手术并发症是视网膜脱离、增殖性玻璃体视网膜病变。

（2）脉络膜新生血管复发、黄斑水肿和黄斑前膜也是常见的并发症。

（3）其他并发症还包括眼位偏斜、视野缺损、黄斑裂孔、低眼压和角膜病变等。

【术后处理】

（1）术后体位要根据手术情况决定，包括头低位和交替两侧卧位。

（2）术后第1天换药，并检查视力、眼压、前节反应及眼底情况。

（3）术后常规滴用抗菌和糖皮质激素滴眼液，以及短效散瞳剂活动瞳孔。

（4）根据术前脉络膜新生血管的活动性，可采用抗VEGF、视网膜激光光凝、PDT或者联合治疗，以防止其进一步生长至新的黄斑中心位置。

（5）OCT检查观察黄斑区结构，微视野检查评估黄斑区功能，自发荧光检查了解黄斑区RPE功能。

【注意事项】

（1）视网膜转位术通常适用于双眼病变患者，对侧眼治疗无效，而手术眼中心视力差但外层视网膜结构相对完整。

（2）术前应对患者的黄斑结构和功能进行详细评估，设计个体化手术方案，以达到良好的效果并避免严重并发症。

（3）术前应向患者详细交待手术情况及可能的并发症，以取得患者的理解。

（4）术后注意观察有无并发症，及时发现并积极处理。

（5）术后密切观察黄斑区结构和功能变化，及时发现脉络膜新生血管复发并及时应对。

第十节　脉络膜黑色素瘤外路摘除术

【适应证】

不适合使用其他保守治疗如放射敷贴、经瞳孔温热疗法的脉络膜黑色素瘤患者，包括肿瘤较大、位置靠前、合并明显的渗出性视网膜脱离等。

【禁忌证】

（1）相对禁忌证

①肿瘤基底直径 > 18mm。

②肿瘤位于视盘边缘 1DD 范围内。

③视网膜广泛受累。

④眼外扩散。

⑤大于两个钟点的睫状体或者房角受累。

⑥全身情况不能耐受低压麻醉。

（2）绝对禁忌证

①弥漫性脉络膜黑色素瘤。

②视神经受累。

【术前准备】

（1）全面评估肿瘤的生长情况，包括大小、位置、边界、视网膜脱离程度、肿瘤是否累及视网膜、视神经等，以明确有无手术禁忌。

（2）全面评估患者眼部情况　包括视力、眼压、角膜、巩膜、前房炎症、房角、晶状体、玻璃体视网膜等，评估预后、可能的手术并发症及处理方法。

（3）全面评估患者全身情况　评价有无低压全身麻醉的禁忌证，包括缺血性心脏病、脑血管缺血、严重的肾脏疾病及严重的呼吸系统损伤等。

（4）术前三天常规使用抗生素滴眼液。

（5）向患者交待手术过程，说明该手术与其他治疗方法相比的优势及缺点，可能的手术并发症等，征得患者的理解和配合。

【麻醉】

推荐使用全身低压麻醉，可以显著降低术中出血的风险。从开始降低眼压起，到巩膜瓣缝合后恢复眼压，大约 60 分钟的时间内，收缩压可降低 40 ~ 50mmHg。术中注意监测患者的血压、血氧、心电，最好采用持续性脑电图监测脑功能。全身低压麻醉相关的并发症并不多见，但为了防止血栓相关的严重并发症，术后建议患者穿防血栓弹力袜并尽早下地活动。

【操作方法及程序】

（1）常规散瞳，消毒眼周皮肤和结膜囊。

（2）开睑器开睑，缝置眼球牵引线。

（3）180°球结膜切开，分离结膜下组织，必要时离断眼外肌。

（4）采用透照法确定肿瘤基底位置并在巩膜上标记。

（5）板层巩膜切开　通常以后部为基底制作板层巩膜瓣，厚度约为巩膜厚度的80%，边缘位于肿瘤基底边缘外约5mm，常为多边形而非圆形以便于术后切口边缘的对合。为了防止术中出血，注意在制作巩膜瓣的过程中充分电凝经过切开位置巩膜的血管，包括涡静脉和睫状血管。

（6）眼内减压　采用局部玻璃体切除以降低眼内压力，从而避免视网膜自巩膜窗中疝出，同时便于对后部葡萄膜的病变进行切除。玻璃体切除可在制作巩膜瓣前、过程中或者完成后，直视下切除玻璃体，避免损伤肿瘤上方脱离的视网膜。注意保留玻璃体皮质，这样在肿瘤切除后进行玻璃体内灌注，视网膜较容易复位。

（7）深层巩膜切开　其边缘位于巩膜内2mm，小心操作避免伤及脉络膜。为了防止眼内容物过多疝出，建议先切开两侧及后部深层脉络膜，最后切开前部脉络膜。

（8）肿瘤切除　如有需要可再次切除部分玻璃体以保证眼球足够软，可以电凝肿瘤周围的脉络膜以减少出血，但必须十分小心防止损伤视网膜。将肿瘤与脉络膜分离的过程中通常会出血，注意及时清理出血防止形成血凝块而难以取出。切除肿瘤后及时更换一套手术器械，以防止肿瘤播散。

（9）巩膜缝合　8-0尼龙线间断缝合巩膜瓣，先缝合巩膜瓣的角，再依次缝合前缘及侧缘。巩膜瓣缝合后，眼内注射平衡盐溶液恢复眼内压。

（10）放射敷贴治疗　建议术中植入敷贴器辅以放疗，视每个中心的具体情况而定。

（11）将眼外肌复位，缝合球结膜。

【术后处理】

（1）术后早期，根据肿瘤切除的部位选择合适的体位，使脉络膜缺损位于黄斑之下，以防止视网膜下出血因重力原因聚集在黄斑区。

（2）术后常规使用抗生素、糖皮质激素和散瞳滴眼液。

（3）术中或者术后全身应用抗生素预防感染。

（4）如果眼部炎症反应明显，可予口服糖皮质激素。

（5）术后穿弹力袜并尽早下地活动。

【注意事项】

（1）长期服用抗凝药物的患者，术前请内科会诊调整治疗方案，以防止术中、术后出血。

（2）低温全身麻醉很重要，需要麻醉科医生的密切配合和监测。

（3）术中肿瘤切除后要及时更换新的手术器械，防止肿瘤播散。

（4）术后注意预防和监测深静脉血栓形成及其严重并发症。

（5）术后注意观察有无并发症，包括眼部和全身的并发症，及时发现并积极处理。

（张　潇　陈有信）

第十一节　诊断性玻璃体切除术

【适应证】

（1）高度怀疑眼内感染性、肿瘤疾病者，全身检查未能确诊，需要进行眼内液检测确诊。

（2）经各项检查仍诊断不明，严重的玻璃体混浊无法观察眼底、明确诊断。

【禁忌证】

（1）眼表、眼周、眶内感染病灶。

（2）全身病情不稳定、无法耐受手术者。

（3）明确诊断自身免疫性疾病、眼内非感染性炎症活动者。

【术前准备】

（1）检查视功能

①最佳矫正视力，低于0.05者检查光定位。

②检查色觉。

（2）测量眼压，了解是否合并青光眼。

（3）检查角膜、角膜曲率和角膜内皮显微镜检查。

（4）应用裂隙灯检查眼前节，特别是了解前房炎症情况。

（5）高眼压或青光眼患者行房角镜检查。

（6）详细了解眼后节的情况　通过散瞳眼底检查、眼底荧光血管造影（FFA）、眼底照相、眼B超，详细了解眼后节的情况。在术前确定可能的诊断方向，将玻璃体液有的放矢地进行相关检查，这一点是诊断性玻璃体切除术获得成功诊断的先决条件。

（7）了解全身情况，除外影响手术的一些严重疾病。发热患者需要内科会诊后，在全身状态稳定的情况下手术；高血压患者应使用药物控制血压后再手术；糖尿病患者在术前应将血糖控制在8mmol/L以下后进行手术较为安全。

（8）术前应向患者和家属说明手术目的、可能出现的问题，并恰当地解释预后，以取得理解和合作。

（9）应冲洗泪道、结膜囊。

（10）滴用抗菌滴眼液2~3天，每天3~4次。

（11）术前尽量散大瞳孔。

【麻醉】

（1）球后阻滞麻醉或球周麻醉。

（2）眼轮匝肌阻滞麻醉。

（3）必要时全身麻醉，如儿童手术时。

【操作方法及程序】

（1）常规铺巾开睑，聚维酮碘处理后冲洗结膜囊。

（2）角膜缘后3.5mm（无晶状体眼或人工晶状体眼）或4mm（晶状体眼），经睫状体扁平部穿刺，颞下方置灌注管。

（3）如需要抽取前房水送检　颞侧角膜缘以1ml空针斜行穿刺入前房，抽取0.1~0.2ml房水，需注意避免伤及角膜内皮及晶状体，拔针后经穿刺口注入眼内灌注液恢复前房。

（4）对于怀疑眼内感染性疾病，需要约1ml玻璃体原液计算Goldmann - witmer系数时，可以采用真空灌注或无菌气体灌注法收集玻璃体，一般可获得至少2ml玻璃体原液。

如果怀疑眼内肿瘤性疾病以玻璃体稀释液送检则按照常规眼内灌注情况下行玻切收集玻璃体液即可。

（5）真空灌注法收集玻璃体液　关闭灌注管，堵塞照明光导切口。玻切头吸引管连接5ml注射器，在手术显微镜照明下，术者将玻切头置于玻璃体中央，进行玻璃体切割；与此同时助手抽拉5ml注射器针栓，产生适当的负压，将切割的玻璃体吸入5ml注射器中；随着切除玻璃体的吸出，眼内压力降低，术者另一只手执巩膜顶压器适当压陷眼球，防止因负压产生视网膜、脉络膜脱离，压陷眼球的过程应避免玻切头触及压陷处的视网膜。这一方法风险较大。

（6）气体灌注法收集玻璃体液　灌注管连接玻切机的无菌气体，玻切头吸引管连接5ml注射器，术者将玻切头置于玻璃体中央，在气体灌注、眼内光导照明成像下进行玻璃体切割；与此同时助手抽拉5ml注射器针栓，产生适当的负压，将切割的玻璃体吸入5ml注射器中；随着切除玻璃体的吸出，气体进入玻璃体腔并聚集在晶状体后，调节显微镜焦点，直视下继续切除中央玻璃体。这一方法方便、安全、可行。

（7）打开灌注液，恢复眼内压力正常后，以常规玻切方式切除残留玻璃体（和气体），将切除的稀释玻璃体液收集在无菌积液盒中；如有增殖膜、视网膜裂孔、视网膜脱离等情况，按照常规手术方式处理。

（8）如怀疑眼内感染性疾病，可在手术结束时眼内注射抗菌药物。

（9）拔除灌注管，以8-0线缝合巩膜及结膜切口。

（10）将收集的玻璃体原液和无菌积液盒内的稀释玻璃体液分装、标注后送检进行病原学检测。

（11）结膜下注射抗菌和糖皮质激素，涂抗菌眼膏后遮盖。

【术后处理】

（1）术后第一天换药，并检查视力、眼压、前节及眼底情况。

（2）如玻璃体液涂片、培养结果回报或临床高度怀疑眼内感染性疾病，需要全身应用联合眼内注射敏感抗生素治疗。

（3）术后滴抗菌和糖皮质激素滴眼液，每天4~6次，持续2~3周。

（4）滴用短效散瞳剂活动瞳孔。

（5）观察眼压，如升高可给予适当的降眼压药物。

【注意事项】

（1）对于怀疑感染性眼内炎，要根据经验选择广谱抗生素进行眼内注射和全身治疗。

（2）对于怀疑淋巴瘤的患者，需要在手术室将玻璃体液注入专门的培养基中，尽快送检，避免因为细胞死亡得到假阴性结果。

（3）对于怀疑眼内肿瘤的患者，在玻璃体切除的开始阶段建议降低玻切速率至200cpm，可以减少玻璃体切除导致的细胞死亡，有助于获得阳性结果。

（4）有针对性地进行病因学检查，避免没有明确目标进行撒网式的手术和玻璃体液检查，样本量也不允许。

（高　斐　闵寒毅）

第六十一章 眼外肌手术

第一节 直肌后退术

【适应证】

减弱引起水平或垂直斜视肌力过强的直肌，常用于矫正水平或垂直斜视。

【禁忌证】

（1）怀疑调节性内斜视，验光戴镜不足6个月者。

（2）重症肌无力、轻度眼肌麻痹、核间麻痹、急性斜视、集合或分开麻痹等未经非手术治疗，病程6个月以内者。

（3）全身情况不能进行全身麻醉者。

（4）严重的心血管疾病患者。

（5）精神异常者。

（6）眼部有感染性病灶者。

【术前准备】

（1）眼部滴用抗菌滴眼液2~3天，每天3~4次。

（2）冲洗泪道。

（3）全身麻醉者术前禁食6小时。

【麻醉】

1. 合作的儿童和成人

（1）表面麻醉。

（2）球结膜下浸润麻醉。

2. 不合作的儿童　全身麻醉。

【操作方法及程序】

（1）铺无菌单，暴露双眼术野。置开睑器。

（2）结膜切口　可做平行于直肌止端的球结膜切口、近穹窿部球结膜切口、角膜缘球结膜梯形切口或角膜缘球结膜半梯形切口。

（3）暴露直肌止端后，剪开少许肌鞘及肌间膜。用斜视钩勾取直肌，暴露巩膜及肌肉附着点。剪开肌腱鞘膜及节制韧带，游离肌肉。

（4）预置缝线　以5-0丝线或6-0尼龙线在直肌止端后1mm的肌腱上下缘各作一针肌腱1/3宽度的套环缝线，然后用剪刀分次剪断肌肉。

（5）用双脚规测量预计后退的距离为直肌新的止端。将肌腱断端上下缘的套环缝线缝于新止端巩膜处，并与原止端保持平行，宽度相同。

（6）球结膜复位，以5-0丝线或10-0尼龙线间断或连续缝合球结膜伤口。

（7）结膜下注射抗菌和糖皮质激素，涂抗菌眼膏后遮盖术眼或双眼。

【术后处理】

（1）术后可能有恶心、呕吐，应安静卧床休息。

（2）术后第一天换药。术后 3～5 天可去除纱布包扎。

（3）术后 5～6 天拆除球结膜缝线，滴用抗菌和糖皮质激素滴眼液 2～3 周。

（4）术后记录眼位变化。如眼位仍不满意，一般需经 6 周后再次手术。

【注意事项】

（1）直肌后退量　后退的极量由直肌与眼球接触弧决定。内直肌为 3～5mm，外直肌为 5～7mm，上、下直肌为 2.5～5mm。

（2）暴露直肌止端后切忌将肌鞘和骨间膜进行不必要的分离，以免术后广泛粘连。

（3）剪断肌肉时不要采用一次性剪断的方法，以防误伤巩膜。一旦发生巩膜穿孔，应立即进行巩膜外冷凝。

（4）缝合直肌新止端时，为了使其保持平坦而不形成弧形，可于肌腱断端中间加缝一针褥式缝线。

（5）缝合球结膜时，应将切口后唇球结膜与其下球筋膜分离，使结膜下组织和球结筋膜后退，以免外直肌后退术时因球结膜连同筋膜后退造成结膜缝合困难，或使内直肌后退时造成泪阜后退。

（6）术中保护角膜。

（7）注意术中、术后的眼心反射，手术操作要轻巧，预防出现眼心反射。如果出现了应立即停止牵拉肌肉，吸氧，必要时请心内科协助处理。

第二节　直肌缩短术

【适应证】

加强力量薄弱的直肌，用于水平、垂直斜视或上、下直肌麻痹。

【禁忌证】

同直肌后退术。

【术前准备】

同直肌后退术。

【麻醉】

同直肌后退术。

【操作方法及程序】

（1）铺无菌单、置开睑器和球结膜切口与直肌后退术相同。

（2）暴露直肌止端后，在肌腱两侧以剪刀分离球筋膜和肌间膜，形成一小口。于球筋膜和直肌缘两侧的肌间膜，分别伸入一个斜视钩，向反方向牵引肌腱，并将肌腱上的筋膜和结膜分离。两个斜视钩间距应大于拟缩短的肌肉长度。

（3）用双脚规测量预计缩短的直肌长度。以 5 - 0 丝线或 6 - 0 尼龙线在拟缩短肌肉长度之后 1mm 处，于肌肉内外缘，由后向前各作一针肌腱 1/3 宽度的套环缝线。

（4）于直肌缝线前 2mm 处切断肌肉。再将肌肉止端切除残余肌肉。将肌肉两侧的套环缝线缝合于直肌止端的巩膜处。

（5）缝合球结膜伤口及用药、遮盖等与直肌后退术相同。

【术后处理】

与直肌后退术相同。

【注意事项】

（1）直肌缩短量　直肌缩短的起点量为3mm。内直肌可缩短7～8mm，外直肌为8～10mm，上、下直肌为5mm。

（2）剪断直肌止端的残余肌肉时不要采用一次性剪断的方法，以防误伤巩膜。

（3）缝合直肌新止端时，为了使其保持平坦而不形成弧形，可于肌腱断端中间加缝一针褥式缝线。

（4）缝合球结膜时，应将切口后唇球结膜与其下球筋膜分离，使结膜下组织和球结筋膜后退，以免外直肌后退术时因球结膜连同筋膜后退造成结膜缝合困难，或使内直肌后退时造成泪阜后退。

第三节　下斜肌后退术

【适应证】

（1）原发性下斜肌功能过强。

（2）上斜肌麻痹时，其继发拮抗肌下斜肌功能过强。

【禁忌证】

诊断不明确时。

【术前准备】

（1）同视机检查9个方向眼位、水平和垂直斜视度、旋转偏斜度、眼的融合和立体视觉功能。仔细分析复视像和代偿头位状况。如条件允许，可做眼肌电图检查。

（2）眼部滴用抗菌滴眼液2～3天，每天3～4次。

（3）冲洗泪道。

（4）全身麻醉者术前禁食6小时。

【麻醉】

（1）表面麻醉。

（2）球结膜下浸润麻醉。

【操作方法及程序】

（1）铺无菌单，暴露双眼术野。置开睑器。

（2）结膜切口　颞侧角膜缘球结膜梯形切口，将结膜和球筋膜向后方分离，暴露外直肌止端。

（3）在外直肌止端下穿过缝线为牵引线。牵引眼球向内上方极度转动。将有齿颞伸到外直肌下缘止端10mm处，分离球筋膜，在直视下将斜视钩伸入下斜肌下。

（4）以5-0丝线或6-0尼龙线在下斜肌止端的前后端各做一针肌腱套环缝线，然后从止端分次剪断下斜肌。

（5）在外直肌止端下缘垂直向下 6mm 处作一标记，再由该点向后 6mm 作另一标记。将下斜肌止端前端的套环缝线缝合于这一位置时，相当于将下斜肌后退 8mm。当将下斜肌止端前端缝合于距下直肌止端的颞侧和下方各 1mm 的巩膜，将下斜肌止端后端缝合于下直肌颞侧 3mm、止端下方 5mm 巩膜时，则将下斜肌后退了 10mm。

（6）拆除外直肌牵引线，以 5 - 0 丝线或 10 - 0 尼龙线间断或连续缝合球结膜伤口。

（7）结膜下注射抗菌和糖皮质激素，涂抗菌眼膏后遮盖术眼或双眼。

【术后处理】

（1）术后第一天起每天换药 1 次。

（2）术后 5 ~ 6 天拆除球结膜缝线，滴用抗菌和糖皮质激素滴眼液 2 ~ 3 周。

（3）术后记录眼位变化。上斜肌麻痹术后仍残留垂直斜视或斜颈时，可于 4 周后做另眼下直肌减弱手术。

【注意事项】

（1）下斜肌后退 1mm 可矫正 $1^{\triangle}$ 原位垂直偏斜及向下斜肌作用方向 $2^{\triangle}$ 垂直偏斜。

（2）剪断下斜肌止端后端时应避免伤及下外涡静脉和黄斑部。

（徐冬冬　李　辉）

第六十二章　眼外伤手术

第一节　眼睑裂伤修复手术

【适应证】

各种眼睑裂伤，包括眼睑割裂伤、穿孔伤和撕裂伤等。

【禁忌证】

（1）眼睑局部有明显化脓性感染者。

（2）身体其他部位有危及生命的病变或外伤。

【术前准备】

（1）眼部滴抗菌眼药水。

（2）洗脸清洁脸部。

【麻醉】

（1）局部浸润麻醉。

（2）如眼睑裂伤累及结膜，加表面麻醉。

【操作方法及程序】

（1）应尽早施行，争取伤口一期愈合。

（2）清理创口、消毒、止血。

（3）按眼睑裂伤部位和范围选用以下四种缝合方法。

①部分厚度裂伤修复术：适用于与皮纹一致的眼睑部分厚度裂伤。

②垂直性眼睑全层裂伤缝合术：适用于与睑缘垂直的眼睑全层裂伤。

③伴有皮肤缺损的裂伤修复术：适用于眼睑全层组织缺损或仅皮肤缺损。

④睑缘撕脱伤缝合术：适用于睑缘撕脱伤。

（4）部分厚度裂伤修复术

①用5-0或6-0黑色丝线行间断缝合，从深层向浅层逐层缝合。深层组织也可用8-0可吸收线间断缝合或水平褥式缝合。尽量自然对合，整齐对位，深度适宜，以减少术后瘢痕。

②结膜囊内涂抗菌眼膏，皮肤缝线处涂酒精，以绷带轻加压包扎。

③倒睫、裂伤创缘不整齐或有破碎的组织条尽量不剪除，以防术后发生睑外翻。

（5）垂直性眼睑全层裂伤缝合术

①与睑缘垂直的眼睑全层裂伤应分层缝合。

②首先对合睑缘缝合。

③睑板间断或连续缝合，不要穿过睑结膜。

④8-0可吸收缝线间断缝合眼轮匝肌。

⑤5-0尼龙线间断缝合皮肤。

⑥术毕时，上睑裂伤缝合后轻加压包扎，下睑裂伤可行睑裂缝合，以免瘢痕收缩而形成睑外翻和睑裂闭合不全。

（6）伴有皮肤缺损的裂伤修复术

①眼睑裂伤伴有较大皮肤缺损可行皮瓣移行、转位或带蒂皮瓣等方法修复。

②也可采用游离植皮，取大于缺损部位 1/3 的耳后或大腿内侧部的全厚皮瓣进行修补，以防皮瓣收缩。

（7）睑缘撕脱伤缝合术

①分离撕脱的睑缘组织。

②水平张力缝合，张力适宜。

③缝合创缘。

④轻加压包扎。

【术后处理】

（1）注射破伤风抗毒素。

（2）全身应用抗菌药物。

（3）术后 7 天拆皮肤缝线。

（4）术后 10 天拆张力缝线。

（5）行睑缘缝合者，术后 6~8 个月剪开睑缘间粘连。

【注意事项】

（1）眼睑血供丰富，损伤的组织易存活，因此尽量保留眼睑组织。

（2）需除外眼睑周围组织的损伤。

第二节　泪小管断裂修复术

【适应证】

新鲜或陈旧下泪小管断裂。

【禁忌证】

眼睑局部有明显化脓性感染者。

【术前准备】

（1）眼局部滴抗菌眼药水。

（2）冲洗泪道，了解泪小管断裂情况。

（3）洗脸清洁脸部。

【麻醉】

（1）结膜表面麻醉。

（2）伤口周围局部浸润麻醉。

【操作方法及程序】

1. 新鲜泪小管断裂修复术

（1）常规消毒，铺无菌巾。

（2）寻找泪小管鼻侧断端，这是完成本手术的关键步骤，可采用直视法、弯探针逆行法或泪囊切开法。

①直视法：在手术显微镜下沿泪小管解剖走行寻找泪小管断端。泪小管断端为色泽较淡的环行的光滑管壁。若寻找困难，可将生理盐水或空气等自上泪小管注入，有助于发现断端。

②弯探针逆行法：为一种逆行插管法。前端弯成半环状（约为探针总长的1/4~3/4）自上泪小管插入，经泪总管或泪囊插入下泪小管鼻侧断端。

③泪囊切开法：通过切开泪囊前壁寻找到泪总管内口，再从此口插入探针，寻找下泪小管鼻侧断端。

（3）放置支持物　将细硅胶管自下泪小点置入下泪小管颞、鼻侧断端、泪囊、鼻泪管内。放置时间一般2~3个月。

（4）吻合泪小管　通常用6-0丝线或9-0的尼龙线缝合断端3~4针，缝合时不要穿透泪小管的上皮层。线结置于结膜和皮肤之外，然后间断缝合结膜和皮肤。

2. 陈旧性泪小管断裂修复术　根据泪小管错位愈合后堵塞的部位不同，采用不同的手术方法。常用的有泪小管吻合术及泪小管泪囊吻合术。

（1）泪小管吻合术　在手术显微镜下找到泪小管鼻侧断端，放置支撑物后缝合泪小管断端，缝合皮肤。

（2）泪小管泪囊吻合术

①按泪囊摘除法切开皮肤，剪断内眦韧带，分离泪囊。

②在泪道探针的引导下观察寻找泪道受阻部位。在泪囊壁做一直径2mm的新孔。将泪小管断端和泪囊切口行非穿通性间断缝合。在结扎前唇之前，植入直径1mm的空心硅胶管，经下泪小管、泪囊进入鼻泪管。

③缝合内眦韧带及皮肤。

【术后处理】

（1）眼部滴用抗菌滴眼液或眼膏。

（2）泪道中的支持物需留置2~3个月。

（3）伴有其他部位眼外伤或感染时可全身应用抗菌。

（4）拔除泪道支持物后冲洗泪道。

（5）术后数周，患者出现溢泪症状，强行泪道探通不能探入者多为吻合口瘢痕形成。可根据情况行泪道插管术。

【注意事项】

（1）寻找泪小管鼻侧断端时，先用直视法和弯探针逆行法，如失败，再用泪囊切开法寻找。

（2）有时泪小管断裂伤复杂，不易找到断端。吻合后因瘢痕增生可导致泪道再次不通。

第三节　角膜裂伤修复手术

【适应证】

（1）角膜裂伤大于3mm，伤口错位，组织缺失，前房不形成。

（2）角膜裂伤伤口有虹膜或晶状体、玻璃体脱出时。

【禁忌证】

（1）眼球严重破裂，眼内容物大部分脱出。

（2）视力无光感，眼球外形无法恢复者。

【术前准备】

（1）详细了解伤情，注意有无危及生命的体征。

（2）对伤眼应做必要检查，如视力。

（3）进行伤眼的细菌学检查。

（4）如有可能，测量眼压。

（5）检查有无泪道感染。感染轻者于术前用抗菌溶液冲洗泪道。感染重者应行泪小点暂时封闭。

（6）术前频用抗菌滴眼液滴眼。

（7）结膜囊滴表面麻醉剂后冲洗结膜囊，并尽量去除污物。

【麻醉】

（1）结膜表面麻醉。

（2）面神经阻滞麻醉。

（3）球后阻滞麻醉。

（4）球结膜下浸润麻醉。

（5）幼儿及不合作者全身麻醉。

【操作方法及程序】

（1）常规消毒铺巾，缝开睑缝线。

（2）探查伤口，特别是延伸到前部巩膜的伤口。

（3）处理脱出的虹膜　原则上尽量恢复。脱出较久的虹膜表面有纤维膜，或发生上皮化，应用消毒棉签或虹膜恢复器将其去除，并用抗菌溶液冲洗后再恢复。恢复虹膜如有困难，可应用黏弹剂，既可形成前房，又利于虹膜复位。

（4）修复伤口

①已经闭合的伤口，且不伴有虹膜脱出，前房已经恢复者可直接缝合。

②对于较规则的整齐线形或弧形伤口，可用 10-0 尼龙线进行间断缝合。进针应达角膜厚度的 90%。按先周边后中央的顺序缝合。周边部缝线的跨度大一些，深一些；瞳孔区的跨度小一些，适当浅一些。缝针间距为 1.5~2mm，缝线尽可能避开视轴。缝合伤口后，应将线结旋转至缝线隧道内，且位于远离视轴的一侧。

③水肿或斜形伤口的缝合较困难。缝合的跨度应适当加大和加深。斜行伤口的上瓣缝针跨度要更大一些。

④细小锯齿状及不规则伤口的缝合时，采用连续缝合可使伤口成直线的趋势。应将伤口作为一个单位，尽量使缝合部位形成一直线带状。伤口严重不规则时，可于伤口拐角处间断缝合 1~2 针，将其分为若干段后再缝合。

⑤三角形伤口的缝合，先缝三角形瓣的尖端，然后缝三角形瓣的两边。三角形瓣两侧的缝线应向尖端倾斜。如三角形瓣尖端组织缺失，可采用角膜层间缝合。

⑥ "Y"形、星形或"花瓣"形伤口的缝合较困难，可采用基质层内"荷包式"缝合法。

⑦角膜组织缺失较少时，可在伤口的角膜缘侧做一松弛切口，形成一移行角膜瓣，然后用 10 - 0 尼龙线缝合伤口。角膜组织缺失较多时，应进行角膜修补术。

⑧角膜缘裂伤时，应准确缝合角膜缘。

（5）手术结束时，球结膜下注射抗菌和糖皮质激素溶液。根据伤口部位、瞳孔和虹膜状况决定是否散瞳或缩瞳。术眼涂抗菌眼膏后纱布遮盖，并绷带包扎。

【术后处理】

（1）术后全身用广谱抗菌 3 天，待取得细菌培养及药物敏感试验结果后再具体处理。

（2）术后第一天换药，滴用抗菌滴眼液或眼膏、1% 阿托口眼膏后纱布遮盖，并绷带包扎。

（3）必要时眼部可滴用糖皮质激素滴眼液和散瞳剂。

（4）术后 5～6 天拆结膜缝线。3 个月后拆角膜缝线。

（5）如果眼压升高，可口服醋氮酰胺。

（6）滴用促进角膜上皮增生的药物。

（7）必要时可行睑缘缝合术。

【注意事项】

（1）3mm 以下清洁、对合好的伤口可不缝合，4mm 以上伤口应缝合。

（2）超过 24 小时，伤口水肿、变脆不具缝合条件，可行结膜遮盖手术。

（3）角膜裂伤应尽早处理，减少感染机会。

（4）清洁、完整的虹膜脱出物可回复，破损污染的组织则应切除。

（5）术后应密切观察，注意有无眼内炎的征象。

第四节　前房冲洗术

【适应证】

（1）前房积血　全部或大部分前房积血，角膜血染，眼压升高，虽用降眼压药物，但效果不明显者。

（2）大量前房积脓或大量晶状体皮质残留引起继发性青光眼时。

（3）眼球碱性化学伤。

（4）为诊断目的抽取前房水。

【禁忌证】

（1）有活动性新鲜出血，而且出血点不能确定时。

（2）新生血管性青光眼，前房穿刺后眼压突然降低可使前房角和虹膜新生血管破裂，发生严重的前房出血，慎行。

【术前准备】

（1）术前滴用抗菌滴眼液。

（2）调整术前应用的降眼压药物，尽量控制眼压。

（3）裂隙灯活体显微镜下检查角膜有无水肿、血染。

（4）测量眼压。

【麻醉】

（1）表面麻醉。

（2）球结膜下麻醉。

（3）对于合作欠佳者行球后阻滞麻醉。

（4）儿童及不合作的成人作全身麻醉。

【操作方法及程序】

（1）置开睑器分开眼睑。

（2）左手持固定镊夹住鼻上角膜缘外 1~3mm 处的结膜，右手持 15°穿刺刀由颞下角膜内 1mm 处穿透进入角膜，刀与虹膜表面平行，缓缓撤刀，轻压切口后唇，使房水缓缓流出。

（3）如前房内有血凝块，可依上述方法，于角膜缘内相对部位作两个切口。一个切口伸入灌注针头，对侧切口伸入玻璃体切除头。灌注针头面向虹膜，保持虹膜不与切除头接近，轻轻吸出虹膜中部的血液，一旦前房开始下陷立即停止吸引。

（4）眼前部有感染性疾病时，可选用适宜的抗菌冲洗。

【术后处理】

（1）术后 1 天开始滴用抗菌眼药水，每天 3~4 次，持续两周。

（2）滴用 1% 强的松龙滴眼液，每天 4~6 次，并逐渐减量，约两周停用。

（3）根据眼压情况调整降眼压药物。

【注意事项】

（1）需在手术显微镜下进行手术。

（2）冲洗前房时注意勿损伤晶状体。

第五节 眼球内异物取出术

【适应证】

眼内异物存留时。

【禁忌证】

眼部有感染病灶时。

【术前准备】

（1）术前滴用抗菌滴眼液。

（2）角膜深层、虹膜和前房角异物时，为防止异物坠入前房或后房而伤及晶状体，术前滴用毛果芸香碱滴眼液，缩小瞳孔。玻璃体视网膜异物时应充分散瞳。

（3）术前对眼球内异物应仔细定位。如前房角异物应进行前房角镜、超声生物显微镜等检查。

【麻醉】

（1）表面麻醉。

（2）球结膜下浸润麻醉。

（3）对于拟行切开角膜取异物者应行球后阻滞麻醉。

（4）儿童及不合作的成人作全身麻醉。

【操作方法及程序】

（1）异物在眼球内位置不同时，取出异物的方法也有不同。

（2）置开睑器分开眼睑。

（3）角膜深层异物

①异物大部分位于角膜，只有少部分进入前房：对于磁性异物，可正对异物的角膜表面切开角膜基质层，直至异物前端，然后用电磁铁将异物吸出。也可采用切口距异物约1mm作"V"形切口，其尖端向着角膜缘，切口深达异物前端平面深部，掀开角膜板层，对非磁性异物可直接夹取，对磁性异物可用磁铁吸取。

②异物大部分位于前房，少部分位于角膜：在异物所在经线的角膜缘作切口，进入前房。前房内注入黏弹剂。如磁性异物，可用电磁铁摘取。如为非磁性异物，经角膜缘切口向前房内伸入显微镊而夹取。

（4）虹膜表面、虹膜层间和虹膜后表面的异物　在异物所在经线的角膜缘作球结膜和角巩缘切口，进入前房。前房内注入黏弹剂。如磁性异物，可用电磁铁摘取。如为非磁性异物，经角膜缘切口向前房内伸入显微镊而夹取。

（5）前房角异物　异物所在位置的角膜缘切开球结膜，角膜缘切开，或做巩膜瓣后前入前房，探寻异物。如为磁性异物，可用磁铁吸取。对非磁性异物，用显微颞夹出。

（6）后房异物　在异物所在位置的角膜缘剪开球结膜，角膜缘后1mm切开巩膜，进入前房。切口以10-0尼龙线预置缝线。如为磁性异物，可以电磁铁于虹膜根部试吸。如果虹膜根部隆起，则切开虹膜，将其吸出。如为非磁性异物，则应平行于角膜缘剪开虹膜根部，然后从切口之中寻找异物。

（7）晶状体内异物　如晶状体混浊，可以白内障囊外摘除术处理，摘除异物。如果晶状体仍透明，可以磁铁吸取磁性异物。

（8）睫状体异物

①对于磁性异物，切开球结膜，进行磁性试验，如果阳性，则切开巩膜，并做预置缝线后，再作磁铁试验，在阳性结果最明显的部位切开睫状体，吸取异物。做局部透热止血。巩膜伤口以10-0尼龙线缝合关闭。

②对于非磁性异物，在异物所在经线处角膜缘做球结膜切开，巩膜半切开，长3～4mm，力求切口与异物所在的经线和纬线一致，并预置缝线。切开巩膜，达睫状体，并进行局部透热，预防切开睫状体后大量出血。切开睫状体寻找异物，并摘除之。结扎巩膜预置缝线，缝合球结膜伤口。

（9）玻璃体内和视网膜异物　以玻璃体切除术来摘取。

（10）摘除异物和关闭伤口后，应在球结膜下注射抗菌和糖皮质激素溶液。滴抗菌眼膏后遮盖。

【术后处理】

（1）术后1天换药，开始滴用抗菌眼药水，每天3～4次，持续两周。

（2）滴用1%强的松龙滴眼液，每天4～6次，并逐渐减量，约两周停用。

（3）根据异物情况，应决定是否全身应用抗菌药物。

【注意事项】

（1）需在手术显微镜下进行手术。

（2）术后视功能恢复情况与受伤严重程度、部位有关，在术后应当密切观察。

第六节　眶骨骨折修复术

一、眶下壁修复术

【适应证】

（1）眼球内陷。

（2）复视，眼球牵拉试验阳性。

（3）CT或其他影像学诊断显示眶底骨折伴有软组织嵌顿。

【禁忌证】

（1）伤后不宜立即手术，尤其是组织明显水肿时。

（2）合并眼球穿孔伤者，应先处理眼球穿孔伤。

【术前准备】

（1）术前　眼部滴用抗菌滴眼液。

（2）眼眶部CT等影像学检查。

（3）先处理威胁生命的体征，如休克、颅脑损伤等。

【麻醉】

（1）局部麻醉。

（2）全身麻醉。

【操作方法及程序】

（1）常规消毒铺无菌巾。

（2）可选择下列切口，暴露眶底骨折。

①做平行于睑缘的下睑皮肤切口，达眼轮匝肌和睑板，分离眼轮匝肌，暴露眶膈，达睑缘，沿下睑缘切开骨膜，向后沿眶下壁分离，暴露骨折区。

②牙龈与上颌窦切口。

③下穹窿结膜切口：睑板下缘水平切开穹窿部结膜，分离至眶缘部，沿眶缘切开骨膜，暴露骨折区。

④外眦部皮肤切口：从外眦部沿皮纹向下与外侧眶缘呈45°角切开皮肤，长约4mm。再在睑缘下约2mm做平行于睑缘的皮肤切口长约4mm。将外眦韧带下支从眶缘附着处剪断，并剪断部分眶膈，暴露骨折处。

（2）分离被嵌顿的组织。

（3）用同种或合成的材料修补骨折部位。

（4）缝合结膜或皮肤伤口。

（5）术毕前做下睑牵引线，向上固定于前额部。

【术后处理】

（1）术后1天换药，开始滴用抗菌眼药水，每天3～4次，持续两周。

（2）滴用1%泼尼松龙滴眼液，每天4～6次，并逐渐减量，约两周停用。

（3）根据异物情况，决定是否全身应用抗菌药物。

【注意事项】

（1）儿童骨组织生长较快，若手术于伤后7～10天进行，被嵌顿的组织不易游离。若超过2～3周，由于组织粘连，手术难以进行，因此手术不宜过晚。

（2）术后视功能恢复情况与受伤严重程度、部位有关，在术后应当密切观察。

（3）术后主要并发症有下睑外翻、倒睫、上睑下垂、眼球内陷、复视和视力减退等。

二、眶内壁修复术

【适应证】

（1）眶内壁骨折伴有脑脊液鼻漏，经观察数天后仍不能自行停止者。

（2）眶内壁骨折伴有严重内眦部畸形者。

（3）眶内壁骨折伴有眶下壁骨折、眼球内陷、复视时，需要修复眶下壁时。

【禁忌证】

（1）合并眼球穿孔伤时应先予处理。

（2）全身其他部位有危及生命的外伤时，应先予处理。

（3）眼睑和眶部组织明显水肿时。

【术前准备】

同眶下壁修复术。

【麻醉】

（1）局部麻醉。

（2）全身麻醉。

【操作方法及程序】

（1）常规消毒铺无菌巾。

（2）如双侧骨折，可于双侧内眦前10～15mm垂直切开皮肤约长20mm，相当于眦部水平做一横切口，使切口呈"H"形，深达鼻骨骨膜。如只有一侧骨折，可切开一侧。

（3）分离皮肤、皮下组织、鼻翼肌腱膜和眼轮匝肌，暴露内眦韧带，探查骨折情况。如有碎骨片刺破骨膜进入眶内应取出。以不锈钢丝连接固定骨折片，并以塑料小夹板和不锈钢丝进行固定。

（4）以5－0丝线间断缝合皮肤切口并抽紧不锈钢丝，使塑料小夹板紧贴鼻部。

【术后处理】

同眶下壁修复术后处理。

【注意事项】

术后主要并发症有瘢痕性睑内翻、内外眦畸形、上睑下垂等，应注意避免。

第七节　人工角膜及使用

【适应证】

（1）多次角膜移植失败者。

（2）严重眼表化学伤及烧伤。

（3）自身免疫性疾病导致角膜严重血管化。

【禁忌证】

（1）严重的弱视。

（2）有终末期青光眼或视网膜疾病。

（3）有角膜移植的适应证。

（4）视力检查无光感。

【术前准备】

（1）测量视力、光定位、色觉。

（2）尽可能评估患者眼压，排除青光眼的可能。

（3）裂隙灯检查眼睑、结膜及角膜情况。

（4）尽可能了解眼后节的情况，完善眼部 B 超检查。

（5）完善电生理检查，判断视网膜及视神经功能情况。

（6）了解患者全身情况，如高血压及糖尿病，要尽可能控制血压及血糖水平，同时要排除不能手术的全身疾病。

（7）向患者及家属交代可能的预后和并发症，取得知情同意书。

（8）冲洗泪道及结膜囊。局部点抗生素滴眼液 2～3 天，每天点 4 次。

（9）术前尽可能散大瞳孔。

【麻醉】

最好为全身麻醉。

【操作方法及程序】

（1）波士顿Ⅰ型人工角膜

①结膜囊内滴入两滴 5% 聚维酮碘消毒。

②用 8.5mm 环钻制作角膜植片，植片中央钻一直径为 3mm 的孔，人工角膜镜柱从该孔穿过，人工角膜后盘套至镜柱，形成人工角膜前部－角膜植片－人工角膜后部，"三明治"样复合体。

③将人工角膜前部－角膜植片－人工角膜后部复合体用 10－0 尼龙线缝合 16 针固定在植床上，埋线，放置绷带式接触镜。

④术中可以行虹膜根部切除，但尽可能保留虹膜，避免眩光。

⑤建议摘除晶状体，保留后囊膜。

⑥如果玻璃体涌出，建议联合前节玻璃体切除。

⑦波士顿Ⅱ型人工角膜使用时需要去除所有眼表上皮包括角膜和结膜上皮，做永久性眼睑缝合，从上睑皮肤面做小口让人工角膜穿出，缝紧人工角膜周围的皮肤。其余操作过

程和Ⅰ型一样。

（2）Osteo – odonto 人工角膜（OKPP）

①环形切开球结膜，去除角膜血管翳，如果留下角膜薄可板层移植加强。

②取唇黏膜或内侧颊黏膜，缝于巩膜上。

③选取上犬齿，切取 2.5mm 厚，9.5mm×14mm 大小的牙槽骨薄片。保留骨膜。

④根据中央槽周围留 1mm 的原则挑选合适的 PMMA 光学柱镜。

⑤柱镜插入并固定在牙片上。

⑥将牙齿 – 光学柱镜复合体包埋在对侧眼的下睑肌肉下囊袋里。

⑦3 个月后取出复合体，并将黏膜掀开，缝合固定在角膜植床上。

⑧术中去除虹膜和晶状体，并做前节玻璃体切除。

【术后处理】

（1）波士顿Ⅰ型人工角膜每 3～4 个月需更换角膜接触镜。如果有感染迹象可以做角膜接触镜的培养。

（2）终身使用局部抗生素点眼，术后一周可给予全身抗生素用药防止感染。

（3）术后尽可能评估眼压，眼压高时要局部及全身应用降眼压药物。

（4）术后如果生长人工角膜后膜，可以给予 YAG 激光切开。

【注意事项】

（1）不能配戴角膜接触镜者不能行波士顿Ⅰ型人工角膜移植术。

（2）患者合并无法控制的青光眼，可术中同时植入青光眼引流阀，注意引流阀的位置不要影响人工角膜的光学区域。

（3）因为人工角膜的植入，术后的眼压测量极为困难，主要依靠指测，但仍尽可能评估眼压高低。青光眼是人工角膜移植术后最常见也是最为难治的并发症。

（4）及时发现、处理其他并发症，如眼内炎、受体角膜基质变薄/融解/脱出、人工角膜后膜等。

（耿　爽　巩　迪　刘小伟　王志军）

第六十三章　眼球及眼眶手术

第一节　眼球摘除术

【适应证】

（1）严重眼球破裂伤，有大量眼内容物脱失，眼球塌陷，光感消失且无恢复可能者。

（2）眼球穿通伤合并葡萄组织嵌顿，虽经治疗，但炎症严重，持续不退，或反复发作，视力不可能恢复，且对侧眼很可能发生或者已经发生交感性眼炎者。

（3）眼内恶性肿瘤，不宜应用放射治疗、冷冻治疗、光凝或化学治疗者。

（4）绝对期青光眼，疼痛严重者。

（5）严重眼内炎，经药物及玻璃切除术等治疗无效，且无恢复视力可能者。

（6）严重眼球萎缩。

（7）较大的角膜或巩膜葡萄肿，且无光感者。

【禁忌证】

（1）全眼球炎及眼眶蜂窝织炎。

（2）双眼视网膜母细胞瘤，若一侧眼球已摘除，另一眼虽有肿瘤，但较小，采用放射治疗、光凝或其他方法有可能治愈者。

（3）交感性眼炎患者的被交感眼视力基本丧失，受伤眼仍有低视力时。

（4）眼球破裂伤的伤情较轻，仍能缝合修复和恢复视功能可能时。

（5）角膜感觉完全消失的眼球萎缩，有可能直接安装义眼者。

（6）伴有颅脑等全身损伤时，应先抢救生命。

（7）全身凝血机制障碍，或长期服用阿司匹林者。

【术前准备】

（1）术前必须详细检查患眼及健眼情况，核实拟摘除的眼球。

（2）向患者及家属讲明手术的必要性，经患者或其监护人签字同意后方可进行手术。

（3）拟行全麻患者，术前必须禁食。

（4）挤压泪囊部，除外慢性泪囊炎。

【麻醉】

（1）球结膜下浸润麻醉和球后阻滞麻醉。

（2）儿童或不合作的成人可采用基础麻醉联合局部麻醉，或采用全身麻醉。

【操作方法及程序】

（1）开睑器或缝线开睑。

（2）沿角膜缘全周剪开球结膜，用弯剪刀伸入球结膜切口，紧贴巩膜向眼球赤道部分离球筋膜，暴露4条直肌止端。

（3）用斜视钩钩出内直肌，以血管钳在其附着点后 3~4mm 夹住直肌，在夹住直肌止点的远端缝扎 5-0 丝缝。在此缝线前剪断直肌。以相同方法剪断上、下和外直肌。

（4）用血管钳夹住内直肌残端，向外和颞侧牵拉眼球，右手持视神经剪，从内眦部闭合伸入球后，左右和上下摆动感知视神经的位置，然后将剪刀稍向外撤，张开剪刀并尽可能向后剪断视神经和周围相连组织，将眼球向外提出，并剪断眼球上残余的附着组织，取出眼球。用准备好的温热盐水纱布填入眶内，压迫止血。

（5）充分止血后，恢复球结膜位置。如在眶内放置球形植入物，则将 4 条直肌预置缝线提起，将植入物置于 4 条直肌之间。根据不同类型的植入物将 4 条直肌分别缝合固定于植入物前方。如眶内不放置植入物，则将 4 条直肌缝线缝于相应的球结膜上。以 9-0 尼龙线或 4-0 铬肠线缝合眼球筋膜，以 5-0 丝线连续或间断水平缝合球结膜伤口。结膜囊内放置碘仿纱条填充。垫上厚眼垫，单眼加压绷带包扎。

（6）摘除的眼球送病理检查。

【术后处理】

（1）患者静卧半天，服用止痛药。

（2）必要时全身抗菌预防感染。

（3）48 小时后解开绷带换药。术后 4~5 天取出结膜囊内纱布团，抗菌液冲洗结膜囊，涂抗菌眼膏后用眼垫遮盖即可。

（4）术后一周拆除结膜缝线，两周可装义眼。

【注意事项】

（1）角膜缘剪开球结膜时，应尽量贴近角膜缘，以便保留更多的球结膜。

（2）摘出眼球后，应检查摘除的眼球壁是否完整。如果不完整需要在止血后将残留巩膜和葡萄膜剪除干净。

（3）如因恶性肿瘤摘除眼球时，应对摘除的眼球仔细观察，确定眼球壁是否被肿瘤破坏。如发现球壁被破坏的征象，如球壁局部粗糙、视神经粗大或有异常的色素等，应做进一步处理，包括眶内容剜出术。而且不宜在眶内放置植入物。

（4）如眶裂过小或眼球过大，摘除眼球困难时，可行外眦切开，扩大睑裂。

（5）剪断视神经后发现过多出血时，应用热湿纱布填塞眶内，并加压数分钟。如仍不能止血，可用 1% 肾上腺素浸湿的纱布或止血海绵加压填塞。

（6）术中牵拉眼球时，可因眼心反射而使脉搏减慢和细弱，或恶心、呕吐。此时应松开牵拉的肌腱，一般数分钟后可缓解。如不缓解，可用阿托品肌内注射。

（7）术后应对术眼适当加压包扎，否则会出现眶内软组织肿胀。

（8）术后眼部出现红、肿、热、痛及脓性分泌物时，表示术眼伤口急性感染。应及时局部或全身应用抗菌。如眶内有植入物，应拆开伤口，将其取出，以利分泌物引流。但结膜囊内宜放置较大的义眼模，以防结膜囊缩窄。

（9）术后如发现球结膜伤口有较大裂开时，应在局麻下修剪创缘后重新缝合。

（10）剪除视神经时，防止损伤提上睑肌或其支配神经，以免术后出现上睑下垂。

第二节　眼球内容物剜除术

【适应证】

（1）化脓性全眼球炎。

（2）角膜葡萄肿，拟在巩膜腔中安放义眼台者。

（3）拟行眼球摘除者有出血倾向疾病时。

【禁忌证】

（1）眼内恶性肿瘤者。

（2）眼球萎缩者。

（3）眼球破裂伤，特别是累及睫状体或眼球后壁者。

【术前准备】

同眼球摘除术。

【麻醉】

（1）球结膜下浸润麻醉和球后阻滞麻醉。

（2）必要时行全身麻醉。

【操作方法及程序】

（1）常规消毒，置开睑器。

（2）沿角巩膜缘环形剪开球结膜，并用钝头剪刀紧贴巩膜壁将结膜同巩膜彻底分离。

（3）切除角膜　先用眼球固定镊夹住直肌附着点，另一手持尖刀片在对侧角巩膜缘刺入前房，水平伸入将切口延长扩大。然后用剪刀沿角巩膜缘将整个角膜完整地剪除。

（4）分离睫状体　用虹膜恢复器紧贴巩膜内壁伸入巩膜下，环形走行将巩膜同睫状体分离。

（5）剜出眼球内容物　用大刮匙伸入到脉络膜和巩膜之间，剥离整个脉络膜，把眼球内容物完整掏出。注意涡静脉、视神经、睫状体与巩膜紧密相连处。

（6）清理巩膜内壁残余色素组织　用一手指套一纱布伸入巩膜内干净地擦拭去残留葡萄膜。然后用 2.5% 碘酒涂抹巩膜内面烧灼可能残余色素细胞，再用酒精脱碘。最后用大量生理盐水冲洗。

（7）将油纱布引流条填入巩膜腔内以引流。将巩膜和结膜分别缝合，引流条保留在睑皮外。

（8）结膜囊内放入大量抗生素眼膏，填入凡士林油纱垫。单眼加压包扎。

【术后处理】

（1）术后单眼加压包扎 24～48 小时。

（2）术后 24～48 小时换药。如果引流量多，应更换引流条，并用抗菌和生理盐水冲洗巩膜腔和结膜囊。

（3）1 周后拆除结膜缝线，3～4 周可装义眼。

【注意事项】

（1）术中勿将巩膜壁穿透以免感染扩散。

（2）巩膜腔内葡萄膜组织要彻底清除干净，以防止发生交感性眼炎。

（3）根据引流量的多少决定拔除或者更换引流条。

（4）最好Ⅱ期植入义眼台。

第三节　眼球摘除后眶内植入物充填术

【适应证】

（1）由于各种原因需将眼球摘除或眼内容物剜出的患者。

（2）已安装义眼，但因活动差、植入体脱落或移位等原因感到不满意者。

【禁忌证】

（1）眼部恶性肿瘤者。

（2）局部严重感染者。

（3）局部血循环差，伤口愈合困难者，如放疗术后。

【术前准备】

患眼滴用抗菌眼药水3天。

【麻醉】

（1）球结膜下浸润麻醉和球后阻滞麻醉。

（2）儿童或不合作的成人可采用基础麻醉联合局部麻醉，或采用全身麻醉。

【操作方法及程序】

1. 眼球摘除术后的义眼台植入术

（1）按常规行眼球摘除。

（2）褥式缝扎六条眼外肌或上、下、内外直肌。

（3）剪开眼球去除角膜及眼内容物。

（4）翻转巩膜，将义眼台塞入其中，以3-0线缝合好巩膜。

（5）以视乳头为前极中心，在距其约4mm处上、下、左、右尖刀片各打开四个小窗，约36mm。

（6）用蚊式钳在球筋膜的底部作十字形切开，将义眼台植入肌锥中。

（7）将下直肌缝合在相应的小窗的上缘。然后缝合上斜肌，其缝合位置在上直肌止点后3～4mm，稍偏鼻侧。分别缝合上、内直肌。缝合下斜肌，其位置在外直肌止点向后到赤道部偏下。缝合外直肌。

（8）间断缝合筋膜囊，连续缝合结膜切口。

（9）将备用的临时眼模置入结膜囊，加压包扎。

2. 眼内容物剜出术后的义眼台植入

（1）环形剪去角膜、去除眼内容物及色素膜组织，络合碘或2%碘酒烧灼，75%乙醇脱碘，生理盐水反复清洗。

（2）环形切开视乳头周围巩膜，并剪除视乳头。从巩膜腔底部的小孔分别沿颞上、颞下、鼻上和鼻下从小孔向前放射状切开至赤道部。扩大巩膜前部切口，将义眼台塞入巩膜腔中。

（3）间断缝合前部巩膜伤口。

（4）分别缝合筋膜及结膜伤口。加压包扎。

3. Ⅱ期义眼台植入

（1）常规消毒铺巾。

（2）结膜下注射麻醉药。

（3）水平剪开结膜囊及筋膜囊，并分离至上下穹窿部。

（4）一手持有齿镊，一手持 3 - 0 丝线的缝针。嘱患者向鼻侧注视，可见到内直肌肌肉收缩点。再嘱患者向颞侧注视，以眼科镊插入内直肌收缩点，将其夹持，患眼向内侧转动，可感到有牵拉感，予以缝合。以同法分别找出四条直肌。

（5）分离出足够的肌肉组织，十字扩开筋膜囊底部。

（6）植入义眼台，将眼台上的四条缝线与眼肌缝扎相连并打结。

（7）分别缝合筋膜及结膜伤口。加压包扎。

【术后处理】

（1）术后 10 天拆线，术后 2 ~ 3 周配戴义眼。

（2）如要打孔固定义眼片，一般在术后半年左右进行。

【注意事项】

（1）尽量将六条眼外肌（至少四条直肌）与植入物相连。

（2）肌肉连接植入物位置尽量靠前。

（3）植入眼台一定要有足够的深度，缝合筋膜和结膜时一定不能有张力。

第四节　眶内肿物摘除术

一、侧路开眶术

【适应证】

（1）球后肌锥内的肿瘤。

（2）眶外上部位置较深的肿瘤。

（3）眶尖部肿瘤。

【禁忌证】

眶部组织感染，如眶部蜂窝织炎等。

【术前准备】

（1）向患者或监护人解释手术目的、术中和术后可能出现的危险和意外，并请其在知情同意书上签字。

（2）术前 1 天，将患者额、颞部的头发剃去，进行清洁消毒。

（3）全麻患者术前 6 小时禁饮食。肌内注射阿托品，成人用量 0.5mg，儿童用量按 0.01mg/kg 计算。

（4）配血型，备血。

【麻醉】

（1）局部麻醉　可用 2% 利多卡因和 0.5% 布比卡因等量混合后加少许 1/100000 肾上

腺素进行局部麻醉，麻醉范围包括上、下睑，眶外侧上至眉弓上，下至眶下缘，眶缘外深达骨膜，并球后麻醉。

（2）全身麻醉。

【操作方法及程序】

（1）患者安静仰卧。头部位置升高一些，可减轻眶部静脉充血。

（2）眼部皮肤常规消毒。

（3）根据肿瘤部位选择相应的皮肤切口　①自患侧外眦角水平皮肤切口；②起自眶上缘外上方到外眦后转向水平的"S"切口。

（4）分离皮下组织及肌层到骨膜。沿眶外缘后 3~5mm 切开骨膜，切开范围分别至上、下眶缘，沿上、下眶缘水平切开骨膜，暴露眶外侧壁。

（5）用骨膜分离器向眶内分离骨膜达眶深部，一般为 1.5~2.0cm。

（6）上、下方分别沿骨膜切开处，取65°角向眶底方向倾斜，用往复式锯锯开或骨凿凿开外侧壁眶骨，游离所切开的骨瓣。

（7）从前向后垂直剪开眶外侧壁内侧骨膜。

（8）先用纹式血钳或剪刀逐层分离肿瘤周围组织；达到一定程度后，改用剥离器在肿瘤周围和深部作钝性分离。

（9）充分暴露肿瘤后，一般用组织钳夹取肿瘤并轻轻脱出。

（10）用 5-0 肠线缝合眶内侧骨膜切口后，行外侧壁骨瓣复位并固定。

（11）依次缝合眶外侧壁外侧骨膜、皮下组织和皮肤切口。

（12）绷带适当加压包扎伤口。

【术后处理】

（1）术后给予抗菌及糖皮质激素治疗，以预防感染和减轻炎症反应。

（2）绷带加压包扎 4~5 天。

（3）手术后 6~7 天拆除皮肤缝线。

【注意事项】

（1）眶外侧水平切口的长度尽量不超过3cm，否则可能会损伤面神经分支，导致面部麻痹。

（2）骨面出血可用骨蜡或电灼止血。

（3）切开眶外侧壁时，注意防止损伤骨膜或肿瘤。

（4）分离肿瘤前可将示指伸入眶内，以探明肿瘤与眶内组织之间的解剖关系。

（5）应尽量在直视下进行肿瘤的分离。

（6）尽量减少眶尖部操作，尤其是视神经的下方和外下方的操作，以免引起视力丧失或永久性眼球运动障碍。

（7）神经鞘瘤直接夹取时，易导致肿瘤破裂，手术后易于复发。

（8）缝合切口前，应该注意充分止血；对于术中止血不充分或有出血可能时，在手术结束时，应该放置眶内引流条或行负压引流。

（9）术后应该注意患者的视功能改变。

（10）将切除组织做病理检查。

二、前路开眶术

【适应证】

位于眶前1/3的肿瘤。

【禁忌证】

眶部组织感染，如眶部蜂窝织炎等。

【术前准备】

（1）向患者或监护人解释手术目的、术中和术后可能出现的危险和意外，并请其在知情同意书上签字。

（2）术前1天，将患者手术部位进行备皮处理。

（3）全身麻醉患者术前6小时禁饮食，肌内注射阿托品，成人用量0.5mg，儿童用量按0.01mg/kg计算。

（4）配血型，备血。

【麻醉】

（1）局部麻醉　可用2%利多卡因和0.5%布比卡因等量混合后加少许1∶100000肾上腺素来进行麻醉。

（2）全身麻醉。

【操作方法及程序】

（1）根据肿瘤具体位置和病变性质选择合适的手术切口和手术入路，包括以下几种。

①外上方皮肤入路：沿外上眉弓下缘做弧形皮肤切开，达外眦部。切口长2～3cm。

②内上方皮肤入路：沿眶内上方眉弓下缘做弧形皮肤切开，达内眦部，切口长2～3cm。

③眶上部皮肤入路：沿眉弓下缘做一较大的弧形切口，达外眦部。根据手术需要，可扩大切口达内、外眦部。

④眶下部皮肤入路：沿眶下缘皮肤做一较大的弧形切口，分离皮下组织及眼轮匝肌肉，达眶下缘。

⑤睫毛下皮肤入路：自内眦部下方，沿下睑睫毛下2mm皮肤做一弧形切口，至外眦部时，将切口向外下方延长1cm。

⑥双重睑入路：自内眦部上方，沿上睑缘上方约3mm处，相当于双重睑位置的皮肤做一弧形切口。

⑦结膜入路：开睑器或缝线开睑。于肿瘤部位行结膜弧形或梯形切开。

⑧外眦切开联合下穹窿结膜入路：剪开外眦韧带达眶外缘，再剪断外眦韧带下支，游离下眼睑。

（2）眼部皮肤常规消毒。

（3）分离皮肤，暴露眶缘及眶膈。

（4）在近眶缘处打开眶膈，探查病变及其周围情况。

（5）仔细分离并摘除肿瘤。

（6）依次分层缝合眶膈、皮下组织和皮肤。

（7）术毕时适当加压包扎伤口。

【术后处理】

（1）术后给予抗菌及糖皮质激素，以预防感染和减轻炎症反应。

（2）绷带加压包扎4~5天。

（3）手术后6~7天拆除皮肤缝线。

【注意事项】

（1）外上方皮肤入路时若非泪腺肿瘤，注意勿伤及泪腺及泪腺导管。

（2）内上方及眶上部皮肤入路时，注意对上斜肌、滑车以及提上睑肌止端等组织结构的损伤，万一损伤尽量予以修复。

（3）眶下部皮肤入路时，注意勿损伤下斜肌和下直肌。

（4）睫毛下皮肤入路时，注意部分患者可能发生下睑退缩或使原先下睑退缩加重。

（5）双重睑入路，主要适合无粘连或粘连轻微的眶上部肿瘤；切开眶膈后注意勿伤及提上睑肌。

（6）结膜入路主要适合眶周围前部无明显粘连或结膜下肿瘤；若手术中结膜组织切除过大，可行结膜或嘴唇黏膜移植。

（7）外眦切开联合下穹窿结膜入路在剪开外眦时，应该用血管钳夹外眦片刻后再剪开，防止出血；操作时勿损伤下斜肌或下直肌；外眦缝合时，注意保持外眦角的正常形态。

（8）手术后应该注意患者的视功能改变。

（9）注意将切除组织做病理检查。

（10）本式式也可适用于眶底爆裂性骨折修复，以及严重的甲状腺相关眼病眶减压术。

三、经筛窦内侧开眶术

【适应证】

（1）位于视神经内侧或内直肌内侧的肿瘤。

（2）位于眶尖部视神经内侧的肿瘤。

【禁忌证】

（1）眶部组织感染，如眶部蜂窝织炎等。

（2）鼻窦急性感染性疾病。

【术前准备】

（1）向患者或监护人解释手术目的、术中和术后可能出现的危险和意外，并请其在知情同意书上签字。

（2）全身麻醉患者术前6小时禁饮食。肌内注射阿托品，成人用量0.5mg，儿童用量按0.01mg/kg计算。

（3）术前行鼻窦组织影像学检查。

（4）配血型，备血。

【麻醉】

（1）局部麻醉　可用2%利多卡因和0.5%布比卡因等量混合加入少许1∶100000肾

上腺素进行局部阻滞麻醉。

（2）全身麻醉。

【操作方法及程序】

（1）患者安静仰卧，眼部皮肤常规消毒。

（2）皮肤切口距离内眦 4mm，上端达眶上切迹内侧，下端达眶内、下壁交界处的泪囊下端，长度约 2cm；切口深达骨膜。

（3）切开骨膜后，用骨膜分离器将泪囊、滑车等组织结构向外侧分离，暴露鼻骨、上颌骨额突及筛骨纸板；向眶后部分离时，可将筛前、后动脉及神经结扎或电凝后切断。

（4）咬除上颌窦额突、后部筛骨纸板和部分气房，刮除筛窦内黏膜。上颌骨额突咬除范围为上至鼻额缝，下至泪囊窝中部，内侧保留一窄骨板与鼻骨相连；筛窦咬除范围，上不超过鼻额缝，后界达到后筛孔即可。

（5）自眶中部水平切开骨膜，仔细分离并娩出肿瘤。

（6）将脱出的眶脂肪复位。

（7）依次缝合眶内侧骨膜、皮下组织和皮肤。

（8）绷带适当加压包扎伤口。

【术后处理】

（1）术后给予抗菌及糖皮质激素治疗，预防感染和减轻炎症反应。

（2）绷带加压包扎 4~5 天。

（3）手术后 6~7 天拆除皮肤缝线。

【注意事项】

（1）儿童及筛窦较浅的患者，不宜采用该术式。

（2）手术时，注意不要损伤滑车、内眦韧带和泪囊。

（3）咬除骨质的范围不要过高，以免损伤筛骨水平板导致脑部并发症。

（4）眶内侧骨膜缝合应该严密，以防手术后眼窝内陷。

（5）术后应该注意患者的视功能改变。

（6）注意将切除组织做病理检查。

四、内外侧联合开眶术

【适应证】

（1）位于视神经内侧的肿瘤。

（2）位于视神经内侧眶尖部的肿瘤。

（3）范围较广并波及视神经内侧的肌圆锥内肿瘤。

【禁忌证】

眶部组织感染，如眶部蜂窝织炎等。

【术前准备】

（1）向患者或监护人解释手术目的、术中和术后可能出现的危险和意外，并请其在知情同意书上签字。

（2）全身麻醉患者术前 6 小时禁饮食。肌内注射阿托品，成人用量 0.5mg，儿童用量按 0.01mg/kg 计算。

（3）配血型，备血。

【麻醉】

（1）局部麻醉　可用 2% 利多卡因和 0.5% 布比卡因等量混合加入少许 1∶100000 肾上腺素进行局部阻滞麻醉。

（2）全身麻醉。

【操作方法及程序】

（1）患者安静仰卧，眼部皮肤常规消毒。

（2）自外眦向外水平切开皮肤，长约 2cm。

（3）放置牵张器，暴露眶外侧缘；沿着眶外侧缘 5mm 弧形切开骨膜，分离骨膜暴露骨壁。长度约为 5mm。

（4）用电锯在眶顶和眶底水平锯开眶外侧壁，用咬骨钳将骨瓣咬除。

（5）在眶骨膜中央水平剪开骨膜。

（6）将内侧球结膜于泪阜前弧形剪开 180°，暴露分离内直肌；预置 3 - 0 套环丝线，自直肌附着处剪断内直肌和节制韧带；将内直肌向内牵拉，眼球向外牵拉，沿眼球向后分离进入肌圆锥内，此时可行眶尖部和眶内侧肿瘤的分离和切除。

（7）手术中，根据肿瘤位置、范围及粘连程度，也可自外侧开眶术野，分离娩出肿瘤。

（8）吻合内直肌，缝合球结膜。

（9）复位固定骨瓣，依次缝合骨膜、皮下组织和皮肤。

（10）绷带适当加压包扎伤口。

【术后处理】

（1）手术后给予抗菌及糖皮质激素治疗，预防感染和减轻炎症反应。

（2）绷带加压包扎 4～5 天。

（3）手术后 6～7 天拆除缝线。

【注意事项】

（1）手术时，为扩大手术野，可将眶外侧壁后端部分咬除。

（2）术中不要过度牵拉眼球，以防眼球血供发生障碍，影响术后视功能。

（3）其他注意事项参见外侧开眶术。

第五节　颞浅动脉活检术

【适应证】

怀疑颞浅动脉炎引起的缺血性视神经病变的患者。

【禁忌证】

（1）精神疾病患者。

（2）对活检抱有严重恐惧的患者。

（3）手术部位有活动性感染性疾病患者。

【术前准备】

（1）保持正常作息及饮食。

（2）排除局部感染、全身严重感染、血液病等手术禁忌证。

（3）术前向患者交代情况，取得患者的配合。

【麻醉】

局部浸润麻醉。

【操作方法及程序】

（1）患者仰卧位，头偏向一侧，病变侧向上。

（2）颞部暴露，常规消毒铺巾。

（3）于耳屏前向眉弓方向触诊，找出颞浅动脉走行，并用美兰画线标出。

（4）沿画线区 2% 利多卡因局部浸润麻醉。

（5）沿画线切开皮肤及皮下组织。

（6）止血钳钝性分离皮下组织，暴露颞浅动脉。

（7）分离出一小段颞浅动脉，两侧血管分别结扎。

（8）取出结扎间部分颞浅动脉，放入 10% 福尔马林溶液中固定送病理。

（9）间断缝合皮肤。

【术后处理】

（1）术后第二天换药。

（2）保持局部皮肤干燥。

（3）术后 1 周拆线。

【注意事项】

注意术后视功能改变及全身病情。

（刘丽英　刘小伟　赵家良）

第六十四章　眼科激光治疗

第一节　眼底病的激光治疗

一、视网膜裂孔激光光凝术

【适应证】

（1）任何部位的无视网膜脱离的视网膜裂孔。

（2）只有很局限视网膜下积液的视网膜裂孔。

（3）虽行视网膜脱离复位术或玻璃体切除术，但视网膜裂孔封闭欠佳者。

（4）脉络膜缺损区内的视网膜裂孔。

（5）周边部视网膜变性区内的小裂孔，并有玻璃体牵拉者。

【禁忌证】

（1）急性结膜炎及其他急性眼前节炎症。

（2）黄斑部裂孔。

（3）视网膜裂孔合并广泛视网膜脱离。

【术前准备】

（1）检查远近裸眼和矫正视力。

（2）常规检查眼部，包括瞳孔大小和对光反应、眼压、角膜、前房、虹膜和晶状体，以直接、间接检眼镜检查玻璃体、视网膜、视乳头等。

（3）充分散大患眼瞳孔。

（4）向患者及家属解释治疗目的、可能出现的并发症，征求同意，并签署知情同意书。

【麻醉】

眼球表面麻醉。

【操作方法及程序】

（1）设定激光能量、时间和光斑直径。选用激光参数：能量 $100 \sim 500\text{mW}$，时间 $0.1 \sim 0.3$ 秒，光斑直径 $100 \sim 500\mu\text{m}$。

（2）将患者头部安置于裂隙灯颏托上，保持固定。

（3）甲基纤维素或其他黏稠透明护眼膏填充角膜接触镜后，安放于患者角膜前结膜囊内。

（4）较大裂孔需 $2 \sim 3$ 排光凝斑包围，小的裂孔作 1 排光凝斑即可。若裂孔周围有视网膜浅脱离，可适当增大激光能量。

【术后处理】

（1）取下角膜接触镜后，眼部滴用抗菌滴眼液。若角膜上皮有擦伤，眼部滴用抗菌滴眼液或眼膏，并双眼遮盖 1 天。

（2）周边部视网膜裂孔光凝时，激光可能会烧灼虹膜，光凝后眼部应滴用糖皮质激素滴眼液，每天 3 ~ 4 次，持续 3 天。

【注意事项】

（1）仔细检查眼底，发现和封闭全部视网膜裂孔。

（2）嘱患者休息，避免过度活动。术后 3 ~ 7 天内复查眼底，注意视网膜裂孔是否封闭。

（3）视网膜脱离范围偏大，建议手术待视网膜复位后再补充激光治疗。

二、全视网膜激光光凝术

【适应证】

（1）严重增生前期糖尿病视网膜病变。

（2）增生性糖尿病视网膜病变。

（3）缺血型视网膜中央静脉阻塞。

（4）新生血管性青光眼。

（5）Eales 病出现大面积视网膜无灌注区。

【禁忌证】

眼部缺血综合征。

【术前准备】

（1）检查远、近视力及矫正视力。

（2）检查眼压、角膜、瞳孔、前房、虹膜及晶状体。

（3）眼底彩色像和/或荧光素眼底血管造影。

（4）可检查视野，有条件时检查 ERG、EOG、暗适应等。

（5）向患者或家属解释激光治疗的目的在于巩固或改善现有视力，降低视功能进一步恶化的危险。说吸治疗中或治疗后视力可能有波动，并有轻微眼痛。病情可能复发。光凝后需定期复诊。

（6）患者签署知情同意书。

（7）充分散大瞳孔。

（8）清洁和消毒所用接触镜。

（9）调试激光机及患者体位，固定其头部。

【麻醉】

眼球表面麻醉。

【操作方法和程序】

（1）光凝范围　采用播散性光凝，光凝范围为视乳头外 1DD 至赤道附近的大宽环形区，保留视乳头黄斑束与颞侧上、下血管弓之间的后极部不做光凝。视网膜光凝斑形成一椭圆形圈，距黄斑中心上、下与颞侧各 2DD，距视乳头鼻侧 1DD，往周边至赤道。

（2）光斑应分布均匀，两个相邻光斑之间间隔 1 个光斑直径。在视乳头鼻侧 4 ~ 5DD 范围内的光凝斑，尽量平行神经纤维的走向。当治疗的视网膜内微血管不正常、出血和/

或有微血管瘤时，可局部调整光斑的分布，以免多个（5~10 个）光斑重叠融合。

（3）根据病变，选择不同的激光波长，如氩绿、氪黄或氪红等。大面积播散性光凝的光斑直径为 500μm，光凝 1200~1600 个点。屈光间质不清时则用 200μm。颞侧血管弓内以 200μm 为宜。所用的激光功率为 300~400mW，时间为 0.1~0.2 秒。以视网膜出现中白外灰反应（中度）时为度。

【术后处理】

（1）同"视网膜裂孔激光光凝治疗"。

（2）术后一般勿提重物。

【注意事项】

（1）术后定期检查眼底，注意视网膜病变的变化。

（2）全部 PRP 需 3~4 次完成，一次光凝点数太多，则脉络膜渗出性反应严重。

（3）对黄斑水肿严重，视网膜新生血管和新生血管性青光眼患者，建议抗 VEGF 后再行 PRP 治疗。

三、部分视网膜激光光凝术

【适应证】

（1）非增生性糖尿病视网膜病变。

（2）视网膜半侧静脉阻塞。

（3）视网膜分支静脉阻塞。

（4）视网膜静脉周围炎。

（5）Coat 病。

（6）其他需要激光治疗者，比如玻璃体切割术后等。

【禁忌证】

（1）眼表及眼内活动性炎症。

（2）因屈光间质混浊看不清眼底。

（3）视网膜内广泛大量出血者。

【术前准备】

（1）参照"全视网膜激光光凝术"一节。

（2）请患者或家属签署知情同意书。

【操作方法及程序】

（1）通常用氩绿或氪激光，在毛细血管无灌注区域，全面予以播散性光凝。对于新生血管除播散的光斑外，还用密集光凝从其远端四周包围。

（2）对周边部眼底光凝时，可用较大的光凝斑，如 500μm。后部眼底光凝时，应用较小光凝斑，如 100~200μm。光凝时间为 0.1~0.2 秒，功率 300~500mW，以视网膜出现中白外灰反应（中度）为宜。

【术后处理】

同"视网膜裂孔激光光凝治疗"。

【注意事项】

（1）视网膜光凝不宜过度，以免伤及 Bruch 膜或引起血管反应而致出血。

（2）新生血管在视网膜平面内者，一般于光凝后 3~4 周开始退缩。如仍然开通的新生血管，可在仔细鉴别供养血管后，谨慎地予以直接光凝，光凝斑需大于供养动脉的管径，光斑 500μm，时间 0.2~0.5 秒，功率 300~500mW，使管径变窄但血流不宜立即中断，2~3 周后，供养动脉可狭窄或节段，最后可萎缩。

（3）对于玻璃体视网膜增生性膜或条带的新生血管，不宜采用激光封闭，否则不仅血管不易封闭，反而可能加重纤维血管膜的收缩，甚至导致牵拉性视网膜脱离。

（4）部分需要反复光凝者，可行眼底荧光血管造影，明确部位后再进行。

（5）部分患者需要行广角造影，发现遗漏的周边部病灶，再行激光治疗。

（6）术后定期复查。

四、脉络膜新生血管膜激光光凝术

【适应证】

年龄相关性黄斑变性、中心性渗出性脉络膜视网膜病变或其他原因所致脉络膜新生血管膜，而且该膜位于黄斑中心凹外 500μm。

【禁忌证】

（1）患眼无注视能力，另眼视力更差。

（2）老年性黄斑变性尚未证实有脉络膜新生血管膜者。

（3）Stargardt 青年性黄斑变性。

（4）近视眼黄斑变性。

（5）黄斑中心激光伤害。

（6）中心凹下脉络膜新生血管膜。

【术前准备】

（1）参照"视网膜激光光凝"。

（2）复习近 2 周内患眼荧光素眼底血管造影片，需要时还应做眼底吲哚菁绿血管造影，以定便准确定位。

（3）散瞳查眼底，对照荧光素眼底血管造影和视野中心暗点，将脉络膜新生血管膜相对应于视乳头或视网膜血管的位置看清并熟记。

（4）调试激光机确认无误。

【麻醉】

眼球表面麻醉。

【操作方法及程序】

（1）清洁和消毒接触镜，安放于角膜表面。

（2）激光参数一般为光斑 100~300μm，时间 0.2~0.5 秒，功率 300~500mW。以使灰白光凝斑覆盖整个脉络膜新生血管膜上。有时，光凝范围应稍大，光凝斑涉及其边缘外一圈正常视网膜。

【术后处理】

（1）眼部滴抗菌和散瞳滴眼液 1~2 天，每天 3~4 次。但原发性闭角型青光眼者慎用散瞳剂。

（2）术后定期复查视力、视野和/或荧光素眼底血管造影。

【注意事项】

（1）光凝治疗的同时要查产生脉络膜新生血管的原因，应用相应药物进行治疗，特别是炎症类疾病所致的脉络膜新生血管膜。

（2）光凝能使视网膜下新生血管膜封闭，但远期光凝瘢痕可有扩大，其边缘也可能还有新生血管生长。故需定期复诊。

（3）有条件也可行抗 VEGF 或者联合治疗。

五、光动力疗法（PDT）

【适应证】

（1）各种原因引起的典型的脉络膜新生血管，如年龄相关性黄斑变性、病理性近视、特发性脉络膜新生血管形成、眼底血管样条纹症等。

（2）其他眼部新生血管性病变，如角膜新生血管、虹膜新生血管。

【禁忌证】

（1）卟啉症或对血卟啉过敏者。

（2）肝病活动期。

（3）近期用过其他光敏剂。

（4）患有心血管疾病，病情不稳，高血压未能控制。

【术前准备】

（1）检查视力和矫正视力。

（2）详细检查眼底并进行荧光素眼底血管造影或联合吲哚菁绿血管造影，确定脉络膜新生血管的分型和病变的部位。

（3）测量并计算病变大小、体表面积，计算所需光敏剂的量。

（4）详细交待该治疗的益处和风险，签署治疗知情同意书。

（5）无散瞳禁忌。

【麻醉】

眼部表面麻醉，以便安放角膜接触镜。

【操作方法及程序】

（1）按照治疗要求和所选取的光敏剂，配制光敏剂。

（2）选取肘静脉穿刺，用输液泵按照预定的速度，将光敏剂注入体内。

（3）设置好光敏激发仪的各项参数，如光斑大小、照射时间、能量密度等。

（4）治疗眼点滴表面麻醉眼药，选择并放置适当的角膜接触镜。

（5）启动光敏激发仪，进行治疗。

【术后处理】

（1）治疗后必须按规定时间避强光。

（2）可以辅以维生素类药物及促进水肿和渗出吸收的药物。

【注意事项】

（1）选取合适的适应证，以取得更好的疗效。

（2）治疗当天戴墨镜、手套、帽子，穿长袖衣裤。

（3）如有在注射时有药液渗漏，局部应包扎，严格避光48小时。

（4）该项治疗费用昂贵，有的患者可能需要多次重复治疗，应事先交待清楚。

（5）配制药物和治疗必须在暗室中进行。

（6）定期随诊眼底，一般为3个月复查1次，必要时作眼底荧光素及吲哚菁绿血管造影检查，以确定是否要重复治疗。

六、经瞳孔温热疗法（TTT）

【适应证】

（1）老年性黄斑变性合并脉络膜新生血管膜。

（2）中心性渗出性脉络膜视网膜病变。

（3）近视眼合并脉络膜新生血管膜。

（4）脉络膜血管瘤。

（5）脉络膜骨瘤。

（6）视乳头血管瘤。

【禁忌证】

（1）脉络膜转移癌。

（2）增生性糖尿病视网膜病变。

（3）高度近视眼合并后葡萄肿。

【术前准备】

（1）检查视力（如有可能采用ETDRS视力表）。

（2）裂隙灯检查眼前节，应用接触镜、直接或间接眼底镜查眼底。

（3）进行眼底彩色照像、眼底荧光素/吲哚菁绿血管造影，眼底相干光断层扫描。

（4）以Amsler方格表或视野计检查视野。

（5）向患者及家属解释病情和治疗目的，并请其在知情同意书上签字。

（6）调试810nm半导体激光治疗机，确定安装、联结和输出均无误。

（7）调整患者坐位，固定头额。

（8）清洁消毒激光治疗用的全视网膜镜或Goldmann三面镜。

【麻醉】

眼球表面麻醉。

【操作方法及程序】

1. 老年性黄斑底变性、中心性渗出性脉络膜视网膜病变及近视眼合并脉络膜新生管膜

（1）治疗主要针对脉络膜新生血管膜。根据荧光素眼底血管造影所示其全部大小，确定用不同大小的光斑（1.2mm、2.0mm或3.0mm）。如果1个最大光斑不够，可接联2~3个，原则是将新生血管膜全部包纳在治疗圈内。

（2）最初一个光点照射时间为60秒，能量为160、260或360mW，以照射区域无可见视网膜损伤（即无可见的颜色变化）至轻度发灰为准。如果视网膜稍发白，即将能量降低100mW，再继续治疗。

（3）术毕取下接触镜或三面镜，滴用抗菌滴眼液。

2. 脉络膜血管瘤

（1）激光能量为600～1200mW。根据血管瘤的直径选择2mm或3mm光斑1至数个，每一光斑照射1～3分钟，激光覆盖全部血管瘤表面。

（2）治疗开始时应用的激光能量为600mW，时间为1分钟，并逐渐增大能量，每次增大100mW，直到出现灰色光斑。持续至1～3分钟。

3. 视乳头血管瘤　参照脉络膜血管瘤的激光参数，但接近视神经的部分，宜分次以小能量治疗，以减轻对视乳头神经组织的损伤。

4. 脉络膜骨瘤　应用的激光能量为600～800mW，根据血管瘤的直径选择光斑2～3mm，或几个3mm光斑，使骨瘤全部面积均被激光覆盖。每一被照射光斑持续1～3分钟。

【术后处理】

（1）术后当天勿拿重物，不饮酒。

（2）术后滴用散瞳剂3天，每天3次。

（3）有眼内出血者继续服药，如维生素C、路丁等。

（4）预约定期复查。

【注意事项】

（1）老年性黄斑底变性、中心性渗出性脉络膜视网膜病变及近视眼合并脉络膜新生管膜治疗后每月复查，项目同术前检查。如果病灶仍有活动渗漏，可重复TTT治疗。一疗程最多为3次。以后每3～6月随诊。如有复发或新病灶出现再进行治疗。

（2）脉络膜血管瘤治疗后1、2、3和6个月复查。如果透照脉络膜血管瘤还出现红光，眼底荧光素/吲哚菁绿造影显示渗漏，则重复TTT治疗。重复TTT治疗时应用低能量激光，切勿过量。

（3）如脉络膜血管瘤合并明显的浆液性视网膜脱离，妨碍肿瘤接受TTT治疗，可行手术放液，合并激光或TTT治疗。

（4）脉络膜骨瘤合并黄斑部脉络膜新生血管膜者，激光照射黄斑中心的能量宜减低，以免增加出血的可能性。

（于伟泓　闵寒毅　陈有信）

第二节　青光眼的激光治疗

一、激光周边虹膜切除术

【适应证】

（1）由于原发的或继发的瞳孔阻滞所引起的闭角型青光眼。

（2）一只眼确诊为原发性闭角型青光眼的对侧眼。

（3）恶性青光眼对侧眼。

（4）手术虹膜切除术后未将虹膜全层切透者。

（5）窄前房角的原发性开角型青光眼进行激光小梁成形术之前，可先行激光虹膜切除术，以便容易地观察前房角，提供施行激光小梁成形术的条件。

（6）混合性青光眼。

（7）无晶状体眼虹膜与玻璃体粘连。

（8）硅油眼因硅油引起瞳孔阻滞。

（9）先天性小眼球合并早期闭角型青光眼。

（10）色素性青光眼中，激光虹膜切除术可使前、后房房水的压力平衡，消除了逆向瞳孔阻滞引起的虹膜两侧压力差所导致的虹膜面后凹。

【禁忌证】

（1）角膜混浊，无法看清周边虹膜结构者。

（2）周边前房极浅。

（3）精神极度紧张不能合作者。

（4）前房角广泛粘连者。

（5）眼内活动性炎症的闭角型青光眼。

（6）典型的高坪虹膜型闭角型青光眼。

【术前准备】

（1）向患者或家属解释治疗目的，取得患者配合。

（2）检查视力、眼压、眼前节、眼底、前房角和前房深度。

（3）继续使用原有的降眼压药物。

（4）术前1小时滴用1%～2%毛果芸香碱滴眼液1～2次。

（5）开启激光器。可选用 Nd：YAG 激光、氩激光或联合应用这两种激光进行治疗。

【麻醉】

眼球表面麻醉。

【操作方法及程序】

（1）患者坐于激光器之前，将头部安放于下颌托架上。

（2）安放激光虹膜切除用的角膜接触镜。

（3）虹膜切除部位选择在10～11点或1～2点虹膜周边部。

（4）常用激光参数

①钕：YAG 激光参数：每脉冲4～10mJ。

②氩离子激光参数：功率800～1000mW，光斑大小50μm，时间0.1～0.2秒，击射次数30～50次。

③联合应用氩激光和 Nd：YAG 激光。

（5）虹膜穿透时可直接见到其后的晶状体，可见到后房水涌向前房。

【术后处理】

（1）术毕时滴用抗菌滴眼液。

（2）术毕后每10分钟滴用1次糖皮质激素滴眼液。1小时后测量眼压。如果眼压正常，将糖皮质激素滴眼液改为每天 4 次，持续 1 ~ 2 周。如果眼压高，则眼部应用降眼压药物，待眼压降至安全范围后方可离去。

【注意事项】

（1）原发性闭角型青光眼急性发作后角膜水肿会妨碍完成激光虹膜切除术。应当先用药物控制眼压，解除角膜水肿。有时残留的角膜水肿可将甘油滴入眼部来解除。

（2）可有前房出血，以 Nd：YAG 激光进行治疗时多见。出血多发生在击射部位。用接触镜轻压眼球即可止血。

（3）术后眼压可能暂时升高。一般激光治疗后 1 ~ 2 小时内达到高峰，数小时后下降。术后可有短暂视力减退，一般术后 1 小时后能恢复。

（4）术后降眼压药物可根据病情逐渐减少或停用。

（5）术后注意虹膜孔洞是否穿通，必要时再次治疗。

（6）术后注意周边前房深度和前房角。如果周边前房极浅，前房角有关闭可能，则可行激光周边虹膜成形术。

（7）术后激光虹膜孔洞可能关闭，主要见于应用氩激光治疗的病例，可再次治疗。

二、氩激光周边虹膜成形术

【适应证】

（1）急性闭角型青光眼时角膜水肿、前房浅和严重炎性反应，不宜进行激光虹膜切除术时。

（2）高塬虹膜综合征。

（3）与晶状体有关的闭角型青光眼，如睫状环阻滞、晶状体膨胀、晶状体半脱位，以及各种原因引起的睫状体水肿所致的晶状体向前移位所致的闭角型青光眼。

（4）激光小梁成形术前的辅助治疗。

（5）激光虹膜切除术后周边前房仍浅，前房角仍有可能关闭者。

【禁忌证】

（1）因全身情况不能耐受手术者。

（2）严重角膜水肿或混浊者。

（3）无前房者。

（4）眼部有传染性炎症者。

【术前准备】

（1）向患者或家属解释治疗目的，取得患者配合。

（2）检查视力、眼压、眼前节、眼底、前房角和前房深度。

（3）术前滴 2% 毛果芸香碱眼药水，将虹膜尽量拉紧。

（4）继续使用原有的降眼压药物。

（5）开启和调节氩激光器。

【麻醉】

眼球表面麻醉。

【操作方法及程序】

（1）患者坐于激光器之前，将头部安放于下颌托架上。

（2）安放前房角镜或接触镜。

（3）产生虹膜收缩灼伤的主要氩激光参数为光斑 500μm，曝光时间 0.5 秒，功率 200～400mW。

（4）将瞄准光束对准于虹膜最周边部，击射后即刻可见虹膜收缩反应。

（5）在 360°范围的虹膜周边部做 24～36 个烧灼点，相邻两个烧灼点之间的间隔约为两个烧灼点直径。

【术后处理】

（1）取下角膜接触镜后滴用抗菌滴眼液。

（2）术后立即滴用糖皮质激素。术后 1 小时测量眼压，若眼压升高及时处理。

（3）术后滴用糖皮质激素滴眼液 3～5 天。

【注意事项】

（1）一般淡色虹膜比深色虹膜需要更强的能量。开始治疗时，对褐色的虹膜用 200mW，淡色的虹膜用 300mW。以后调整氩激光能量直至见到虹膜基质收缩。在淡灰色虹膜中有时用 200μm 的光斑就可得很明显的虹膜基质收缩。用较小的光斑，则需要更多的激光灼伤才能达到相同的效果。

（2）治疗时尽可能避免烧灼可以见到的放射状血管。如果相邻的烧灼点太靠近，虹膜可能发生坏死。

三、氩激光小梁成形术（ALT）

【适应证】

（1）原发性开角型青光眼经药物治疗不能控制病情者。

（2）继发性开角型青光眼，如假性晶状体囊膜剥脱性青光眼、色素性青光眼，虽经药物治疗，仍不能控制病情者。

（3）低眼压性青光眼，特别是眼压在正常范围的较高值时，ALT 有一定的降眼压效果。

【禁忌证】

（1）不合作者。

（2）角膜水肿及屈光间质混浊的患者。

（3）前房角完全关闭者。

（4）继发于葡萄膜炎的青光眼。

（5）青少年型青光眼和年龄小于 35 岁的青光眼患者。

【术前准备】

（1）向患者或家属解释治疗目的，取得患者配合。

（2）检查视力、眼压、眼前节、眼底、前房角和前房深度。

（3）继续使用原有的降眼压药物。

（4）开启和调节氩激光器。

【麻醉】

眼球表面麻醉。

【操作方法及程序】

（1）安放前房角镜。

（2）激光通过镜面击射到对面前房角小梁前缘。先从下部小梁开始，裂隙灯光聚集在反射镜中央，一边光凝，一边缓慢转动房角镜，以确保光凝点的衔接。瞄准光线对准色素性和非色素性小梁的交界处，一般位于小梁网的前半部。击发的激光光束应垂直于小梁，以便更好地聚集。

（3）氩离子激光参数　功率 600～700mV，光斑大小 50μm，曝光时间 0.1 秒，击射点数为 180°房角 50 个点或 360°房角 100 点。良好的激光反应包括击射点变白，小气泡形成或轻微的组织收缩、脱色素。

【术后处理】

（1）激光治疗后滴用糖皮质激素，如 1% 强的松龙滴眼液，每 10 分钟 1 次，共 6 次，测量眼压，超过 30mmHg 应加用全身降眼压药物。

（2）次日将滴用 1% 强的松龙滴眼液改为 4 次/天，共 7 天。

（3）原用的降眼压药物不变，以后随诊时根据眼压情况减少或停用。

【注意事项】

（1）术前一小时应滴用降眼压药物，以避免术后眼压升高。

（2）影响氩激光小梁成形术疗效的因素有年龄、种族、房角色素、术前眼压、青光眼类型及病情等。

（3）激光小梁成形术降压效果是暂时作用，随时间延长作用有下降趋势。

四、选择性小梁成形术（SLT）

【适应证】
与氩激光小梁成形术相同。

【禁忌证】

（1）先天性青光眼禁用。

（2）继发于炎症的青光眼慎用。

【术前准备】
与氩激光小梁成形术相同。

【麻醉】
眼球表面麻醉。

【操作方法及程序】

（1）角膜前放置 Goldmann 三面镜或前房角镜。

（2）将激光束聚焦于色素小梁网，光斑大小为 400mm。

（3）为了确定每只眼适宜的能量水平，开始时将 Nd：YAG 激光能量设在 0.8mJ，作为初始能量，然后以 0.1mJ 为单位逐渐增加，直至达到小梁网内气泡形成所需的临界能量。如果在初始能量或已经设定的能量时可见小梁网内气泡形成，则将激光的能量以 0.1mJ 为单位逐渐递减，直到看不到气泡形成。这一能量就是"治疗能量"。

（4）治疗时采用单脉冲模式，在前房角 180°的范围内击射 50±5 个激光斑，激光斑之间邻接，但不相互重叠，整个小梁网宽度范围均被照射。每次击射后都要注意小梁网内是否有气泡产生。

【术后处理】

激光治疗后，眼部滴用1%强的松龙滴眼液，每天四次，持续4~7天。

【注意事项】

（1）已用最大量的药物治疗仍不能控制眼压或曾施行ALT但失败的开角型青光眼病例，采有SLT仍有较好的疗效。

（2）并发症很少，其中包括治疗眼轻微疼痛不适、眼红、一过性眼压升高。术后可有一过性前房炎症反应，一般情况下24小时后即可消失。此外，还可能发生视物模糊、角膜水肿、角膜损伤，但极少发生。经过适当的药物治疗后均可消失。

（3）治疗前滴用0.2%溴莫尼定滴眼液可防止激光治疗后眼压升高。

五、经巩膜睫状体光凝术

【适应证】

（1）各种难治性青光眼包括新生血管性青光眼。

（2）绝对期青光眼。

（3）填充硅油的青光眼。

（4）外伤性青光眼。

（5）无晶状体或人工晶状体眼青光眼。

（6）多次行抗青光眼术失败的顽固性青光眼等。

【禁忌证】

尚有其他非破坏性抗青光眼治疗选择的患者；视功能尚好的患者选择此手术需慎重。

【术前准备】

（1）充分和患者及家属交待病情，介绍手术情况、手术风险和效益。

（2）排除全身手术禁忌证。

（3）全面眼科检查，包括术前视功能评估、眼压测量等。

（4）可在术前予碳酸酐酶抑制剂口服预防术后一过性眼压升高。

（5）可以局部使用甾体或非甾体抗炎药控制术后眼内炎症。

【麻醉】

（1）球后阻滞麻醉或球周麻醉。

（2）必要时全身麻醉或镇静。

【操作方法及程序】

（1）置开睑器。

（2）将激光光纤探头（以常用的810nm二极管激光为例）置于角巩膜缘后1.5~2mm处，光凝参数常规设置如下：能量1.5~2.5W，时间1.5~2.5秒，光凝范围1800~3600，常用1800~2700。能量设置以刚能听到微弱爆破声为宜，以200mW幅度增减。

【术后处理】

（1）内科医生辅助下全身使用镇静止痛药物。

（2）局部使用糖皮质激素和睫状肌麻痹滴眼液。

（3）停用毛果芸香碱，根据眼压下降情况使用并调整降眼压药物。

（4）可联合使用非甾体类抗炎眼药。

（5）据炎症反应轻重可酌情在内科医生指导下使用口服甾体激素。

【注意事项】

（1）经巩膜睫状体光凝时需避开3点、9点位，避免损伤睫状后长血管。

（2）光凝术后4周若眼压仍控制不良，可在原光凝部位重复光凝，需保留非光凝区。

（3）先天性青光眼或外伤性青光眼患者睫状体位置可能存在变化，可结合巩膜透照法定位。

（4）此手术为破坏性手术，光凝范围一般选择180°~270°，也可选择更大范围，甚至360°，但需慎重，避免低眼压、眼球萎缩的发生。

（5）巩膜薄的患者需降低能量。

六、内窥镜下睫状体光凝术

【适应证】

无晶状体眼、人工晶状体眼的各种难治性青光眼和需要在手术中摘除白内障的青光眼。

【禁忌证】

有晶状体眼特别是透明晶状体眼禁忌行内窥镜下睫状体光凝术，因为该手术将损伤晶状体。

【术前准备】

（1）充分和患者及家属交待病情，介绍手术情况、手术风险和效益。

（2）排除全身手术禁忌证。

（3）全面的眼科检查，包括术前视功能评估、眼压测量、裂隙灯、房角镜和眼底检查；要特别观察有无虹膜后粘连等情况，必要时行超声生物显微镜（UBM）检查。

（4）术前广谱抗生素滴眼和充分散瞳。

【麻醉】

（1）球后阻滞麻醉或球周麻醉。

（2）必要时全身麻醉。

【操作方法及程序】

（1）光凝参数　起始能量200mW，根据睫状体的反应增减能量，常用能量400~600mW；曝光时间0.5~1秒，常用0.5秒；光凝点数：1800~3600点，常用1800~2700点。

①经角膜切口内窥镜下睫状体光凝术。

②制作透明角膜切口。切口一般选择颞侧，如果需要超过180°治疗范围，可以做第二个鼻上方切口。

③前房及虹膜后注入黏弹剂，加宽睫状沟，分离虹膜前后粘连。

④内窥镜探针进入虹膜后方，瞄准光对准睫状突，光凝睫状突，使睫状突变白、

皱缩。

⑤吸除黏弹剂。

（2）经睫状体平部切口内窥镜下睫状体光凝术。适用于虹膜后粘连严重、虹膜后机化物较多，探针无法从前路顺利到达睫状突时；或者在虹膜型人工晶状体眼，或需联合视网膜玻璃体手术时采用此方法。

（3）角膜缘后3mm经睫状体扁平部作切口。

（4）内窥镜探头经切口到达对侧睫状突前，直接光凝睫状突，使睫状突变白、皱缩。

【术后处理】

（1）术后使用抗菌和糖皮质激素滴眼液。

（2）滴用睫状肌麻痹剂。

（3）术后根据眼压下降情况使用并调整降眼压药物。

（4）可联合使用非甾体类抗炎眼药。

（5）根据炎症反应轻重可酌情加用口服激素。

（6）若眼压控制不理想，可在两个月后再次行内窥镜下睫状体光凝术。

【注意事项】

（1）因睫状体光凝手术为破坏性手术，需注意控制光凝范围，相对小的光凝范围术后发生低眼压的风险相对小。

（2）术中需根据睫状体的反应及时调整激光能量。当睫状突对光凝反应差时，可升高能量、延长光凝时间，或缩短探头与睫状突的距离；当睫状突组织出现泡样隆起或听见爆破声时，要适当调低激光能量或光凝时间，或增加探头与睫状突间的距离。

（周　崎　赵家良）

第三节　晶状体后囊膜切开术

【适应证】

白内障摘除术后晶状体后囊膜混浊，且影响视力者。

【禁忌证】

（1）全身不能耐受手术者。

（2）角膜瘢痕、表面不规则或水肿时。

（3）眼球不能固视时。

（4）患眼有活动性炎症时。

【术前准备】

（1）检查视力、眼压和前节情况。

（2）与患者充分解释，取得配合。

（3）散大瞳孔。

（4）开启和调节Nd：YAG激光器。

【麻醉】

眼球表面麻醉。

【操作方法及程序】

（1）放置接触镜。

（2）调至合适能量，瞄准光准确聚焦于晶状体后囊膜，然后击射激光。

（3）可采用线状十字形裂口击射法，或中心开罐头式裂口击射法，切开晶状体后囊膜。

（4）术毕时取下接触镜，滴用抗菌滴眼液。

【术后处理】

（1）术毕滴用糖皮质激素，如1%强的松龙滴眼液，每10分钟1次。术后一小时测量眼压，若眼压升高应及时处理，降低眼压。

（2）术后滴用1%强的松龙滴眼液，每天3~4次，持续7~10天。

（3）适当地选用散瞳剂和睫状肌麻痹剂。

【注意事项】

（1）开始时选择较低激光能量，如1~2mJ。如能量不够，可逐渐增加。

（2）对高度近视、玻璃体、视网膜病患者应注意观察视网膜情况。

（3）合并青光眼、高眼压、残留皮质者注意术后眼压观察。

第四节　激光泪道疏通术

【适应证】

（1）泪点、泪小管、泪总管及鼻泪管阻塞。

（2）慢性泪囊炎。

（3）泪囊鼻腔吻合术后泪道不通。

【禁忌证】

（1）陈旧性泪道外伤及眼眶骨鼻骨结构破坏者。

（2）泪道急性炎症。

（3）泪囊肿物。

（4）泪囊摘除术后。

【术前准备】

（1）泪道冲洗，泪道探针检查。

（2）必要时行泪道造影检查，了解眶骨结构。

（3）签署知情同意书，让患者充分了解术后复发再堵的情况。

（4）采用Nd：YAG激光器，激光波长1064/532nm，光纤芯经0.3~0.5mm，能量10~20W，激光频率1~30Hz。

【麻醉】

局部表面麻醉。

【操作方法及程序】

（1）患者取仰卧位，扩张泪点，用套管针探通泪点至阻塞处。

（2）于套管针内插入激光光导纤维，发射激光边打边向前推进，直到阻塞处通畅（有落空感），取出激光纤维。

（3）用抗菌滴眼液冲洗，边冲边拔出套管针，结膜囊内涂抗菌眼膏，术眼遮盖。

【术后处理】

（1）术后每天以抗菌滴眼液冲洗泪道一次，连续 3~5 天；局部滴抗菌和糖皮质激素滴眼液。

（2）若术后冲洗泪道不通可再次激光治疗，如能通畅则放置硅胶管于泪道内，留置 4~6 周。

【注意事项】

（1）术中以激光击射泪小管或泪总管时，将眼睑固定好，使泪小管处于拉紧变直状态，以免形成假道。

（2）治疗鼻泪道阻塞时，应以泪道探通的方法进针。

（3）定期复查，了解有无再次阻塞的情况。

（张 扬 李 辉）

第六十五章　角膜接触镜的配戴

第一节　软性角膜接触镜的配戴

【适应证】

（1）年龄　16~38岁。

（2）矫正屈光不正　近视高于-0.75D，或者远视患者；散光≤0.75D。

（3）角膜K值　41~46D。

（4）泪膜　BUT，Schirmer试验结果在正常范围内。

（5）眼部健康状况良好，瞬目次数正常，瞬目完全。

【禁忌证】

（1）独眼者。

（2）妊娠期和绝经期女性。

（3）糖尿病患者。

（4）甲状腺疾病患者。

（5）精神病患者或曾配戴软镜而失败者。

（6）儿童。

【软镜的选择】

（1）总直径　镜片总直径要比角膜直径大1.5mm以上。

（2）基弧　一般应比平均角膜曲率值平坦0.4~0.8mm。

（3）屈光力　根据验光结果而定，如度数大于±4.00D，应考虑镜片顶点效应，散光超出0.50D，可换算成等效球镜度。

【配戴方法】

（1）戴镜前充分清洁双手。

（2）镜片包装和确认。

（3）镜片正反面辨认。

①侧面检查：观察镜片边缘形状，正面时成碗状，反面时呈盘状。

②镜片标志。

③贝壳试验：用两手指轻轻合拢镜片，正面时镜片会像贝壳样折叠，反面时镜片边缘会分开。

（4）镜片戴入和取出。

①镜片的戴入：将镜片置于右手示指尖，让配戴者向下看，左手示指或中指将上眼睑睫毛根部皮肤往上拉，固定在上眉处，再让配戴者向上看，右手中指往下拉下眼睑，并固定。将镜片放入眼睛，让配戴者慢慢朝镜片看，直到镜片位于角膜中心，慢慢松开下睑，然后放开上睑。

②镜片的取出：配戴者向下看，左手提起上睑固定在上眉处，再让配戴者向上看，右手中指和无名指拉开下睑，右手示指接触镜片下缘，将镜片拖到下方巩膜，右手拇指和示指轻轻夹出镜片。

【配戴评价】

（1）中心定位良好，完全覆盖角膜，并超出角巩膜缘 1.5 ~ 2.0mm。

（2）移动度　瞬目时镜片理想的活动度为 0.5 ~ 1.5mm。

（3）戴镜验光。

（4）主观感觉　戴镜视力和舒适度。

【术后处理】

（1）初次配戴后 1 周、3 个月、半年随访。

（2）每次随访需检查戴镜视力、验光及裂隙灯活体显微镜检查，包括外眼、眼前节及镜片表面质量检查。

第二节　绷带镜的配戴

【适应证】

（1）大疱性角膜病变。

（2）各种原因导致的眼睑闭合不全，如眼睑缺损、眼球突出、睑外翻、上睑下垂矫正术后等原因导致的眼睑闭合不全以及麻醉状态下角膜暴露等。

（3）伴有角膜上皮病变的干眼。

（4）神经营养性角膜病变或麻痹性角膜炎。

（5）丝状角膜炎。

（6）持续性角膜上皮缺损：一般是指角膜上皮缺损状态持续两周以上。

（7）迁延性角膜溃疡。

（8）倒睫。

（9）眼部手术后　①各类激光角膜屈光手术；②角膜胶原交联术；③角膜移植手术；④翼状胬肉切除手术；⑤羊膜移植术；⑥其他手术如白内障摘除手术、抗青光眼手术、玻璃体视网膜手术后存在角膜病变等，可以酌情选择配戴。

（10）眼部外伤后　①角膜化学伤；②角膜擦伤；③微小的角膜穿透伤（排除感染可能性后）等。

【禁忌证】

（1）活动性细菌、真菌及阿米巴原虫等感染性角膜炎或角膜溃疡。

（2）急性结膜炎。

（3）慢性泪囊炎。

（4）无法或不愿遵从医嘱复查者。

（5）对于接触镜及其储存液成分过敏者。

【镜片选择】

（1）使用获得国家药品监督管理局批准，可连续配戴的绷带镜镜片。

（2）根据临床需要，选用透氧性较高的硅水凝胶接触镜片。

（3）选用表面湿润性较高、抗沉淀性强，舒适性好，以及配戴操作简易的镜片。

【操作方法及程序】

1. 配戴方法　具体方法同一般软性接触镜；对于刺激症状较重的患者，可在表面麻醉下拭去角膜表面丝状物，去除糜烂或剥脱的角膜上皮后立即配戴。对于干眼患者可在配戴之前使用人工泪液，或者将绷带镜镜片浸泡于人工泪液后配戴。

2. 更换镜片

（1）常规3~7天连续过夜配戴，可视病情延长。连续过夜配戴最长不超过21天。

（2）如仍需配戴，建议取出镜片后更换新镜片再配戴。对于取出镜片后原发病复发者，应积极寻找相应病因给予对因处理，必要时配戴新的绷带镜。

（3）对于激光角膜屈光手术，术毕由手术医师完成镜片的配戴。表层切削术后配戴绷带镜3~5天。直至角膜上皮完整恢复；基质层术后根据情况一般配戴绷带镜1~5天。

（4）对于其他角膜及内眼手术，连续配戴时间依据手术切口或角膜上皮愈合情况而定，一般配戴3~5天，对于更长时间的配戴，应注意观察镜片沉淀物情况，及时更换新镜片。

（5）戴镜期间滴用自体血清的患者，建议每周更换新镜片。

（6）由于目前尚无适合幼儿角膜基弧的绷带镜镜片，如有配戴需要，建议增加检查频次。

【戴镜后评价镜片】

戴镜10分钟后，应评估镜片的中心定位、覆盖情况、正反面、移动度以及平整度（尤其注意排除镜片下气泡或镜片皱褶）。每次复诊时，仔细观察镜片有无破损及沉淀物等情况，以确定是否需要更换新镜片。

【注意事项】

（1）戴镜用药　一般情况下，绷带镜的药物缓释作用能提高局部用药效果。戴镜后可常规应用抗菌、抗炎滴眼液以及人工泪液；使用乙酰半胱氨酸滴眼液可以减少丝状物。

（2）戴镜前若行荧光素染色，应等待荧光素清除后再配戴绷带镜。

（3）禁用含有明显颜色的滴眼液，如利福平。此外，对于具有浅淡色的磺胺类药物滴眼液也应慎用。

（4）不建议使用油性眼膏类制剂。

（5）尽可能选用无防腐剂或含有弱毒性防腐剂的滴眼液。

（6）操作规范要点　戴镜前应洗手。对于角膜上皮缺损患者，应用无菌无齿镊配戴和取出镜片。配戴和摘取镜片操作要规范、轻柔。对于有结膜分泌物的患者，应清除分泌物后再戴镜。

（7）若使用护理液清洗镜片，需要严格遵守规范。

（8）原则上配戴与取出镜片应由具有视光专业技术的人员或医务人员完成。

第三节　角膜塑形镜的验配

【适应证】

（1）矫正近视和规则散光患者，并符合以下基本情况。

①近视量可矫正范围在 $-0.25 \sim -6.00D$，以低于 $-4.00D$ 为理想矫治范围。$-6.00D$ 以上近视患者的验配，需由有经验的医师酌情考虑处方。

②角膜性散光小于 1.50D，顺规性散光者相对合适。散光 1.50D 以上的患者验配，需由有经验的医师酌情考虑处方。

③角膜曲率为 42.00 ~ 46.00D。角膜曲率过平或过陡需由有经验的医师酌情考虑处方。

④角膜形态从中央到周边逐渐平坦且"e"值较大者相对合适。

⑤正常大小瞳孔。

（2）能够理解角膜塑形镜的作用机制和实际效果，并有非常好的依从性，能依照医嘱按时复查并按时更换镜片的患者。

（3）可适用于近视度数发展较快的少年儿童。但未成年儿童需要有家长监护。并确定具备镜片配戴应有的自理能力。年龄过小（<8岁）儿童如有特殊需求，由医师酌情考虑并增加对安全的监控。

【禁忌证】

（1）对角膜塑形镜的潜在风险不了解或不重视，无法保证随访时间者不宜配戴角膜塑形镜。

（2）糖尿病患者、类风湿关节炎等免疫性疾病患者、严重过敏患者和精神病患者不适合配戴角膜塑形镜。

（3）眼部活动性炎症、严重干眼或角膜病变以及其他器质性眼病如青光眼、眼底病等以及独眼患者均不适合配戴角膜塑形镜。

（4）个人卫生不良及不能按时复查者不适合配戴角膜塑形镜。

（5）妊娠、哺乳者或因职业特殊，无法保持手部或脸部清洁者不适合配戴角膜塑形镜。

（6）不建议为 8 岁以下儿童验配角膜塑形镜。

（7）角膜形态过于陡峭或者不规则明显者，眼压过高（> 21mmHg）或过低（<10mmHg）者均应谨慎验配。

【验配前检查】

1. 详细的眼部检查　排除接触镜配戴的禁忌证，包括裂隙灯活体显微镜检查、眼底检查、眼位检查和泪液质量评价。

2. 屈光检查　角膜曲率、远近裸眼和矫正视力检查。

3. 眼科特殊检查　角膜地形图、眼轴长度、眼压、角膜直径、瞳孔直径、角膜内皮细胞形态与数量和角膜厚度。

4. 其他更精细的检查　对比敏感度、眩光对比敏感度和对比度视力、波前像差等。

【操作方法及程序】

（1）问诊和眼健康检查，确定适宜配戴者。

（2）角膜塑形镜选择，包括种类选择、试戴镜选择。

（3）试戴评估

①镜片中心定位、覆盖度和活动度：静息位时镜片位于中心，可略偏下方。镜片光学区始终覆盖瞳孔区，移动范围为 1mm 左右。

②荧光素显像：镜片基弧区与角膜之间的接触直径为 3~5mm，接触区染色后呈淡黑色状态。反转弧区染色后呈 360° 环形规则浓绿色亮环。定位弧区染色后呈淡绿或淡黑状态。周边弧区染色后呈 0.2~0.5mm 一个 360° 浓绿色亮环。

③戴镜验光：核对基弧选择是否合适，一般镜片度数为 +0.25~+0.75D。

（4）订片　包括商品名、材料、基弧、直径、平行弧、反转弧、预期降低度数及特殊要求（如有）。

（5）分发与随访

1）镜片核对，配戴与护理指导。

2）设立随访计划

①过夜配戴次日早上必须戴镜复查。

②针对初戴者的适应性进行高频率随访。

③常规性随访：1 天、1 周、2 周、1 个月和稳定后 1~2 个月复查。

3）随访检查及问题处理。

【注意事项】

1. 戴镜时间　夜间配戴时间 >6 小时且 <12 小时，日间戴镜建议 12~16 小时/天。

2. 使用寿命　镜片最佳使用寿命为 1 年至 1 年半。需根据复查情况，在医师指导下及时更换镜片。

3. 患者指导　验配人员有责任教育患者或其家长，提高患者的依从性，保持与患者的通畅联络，采取措施尽量确保患者遵医嘱规律复查，有异常反应时及时就诊并积极应对。

（徐海燕　李　辉）

参考文献

［1］赵家良．眼科诊疗常规［M］．北京：中国医药科技出版社；2012.

［2］葛坚，刘奕志．眼科手术学［M］．3 版．北京：人民卫生出版社，2015.

［3］刘家琦，李凤鸣．实用眼科学［M］．3 版．北京：人民卫生出版社，2010.

［4］孙心怀，译．眼科手术学原理与实践［M］．4 版．人民卫生出版社，2015.

［5］谢立信，译．眼科手术学［M］．北京：人民卫生出版社，2004.

［6］刘家琦，李凤鸣．实用眼科学［M］．3 版．北京：人民卫生出版社，2010.

［7］谢立信．临床角膜病学［M］．北京：人民卫生出版社，2014.

［8］杨柳．葡萄膜炎图谱［M］．北京：北京大学医学出版社，2013.

［9］中华医学会眼科学分会眼免疫学组．我国急性前葡萄膜炎临床诊疗专家共识（2016 年）［J］．中华眼科杂志，2016，（52）3：164 – 166.

［10］葛坚，王宁利．眼科学［M］．3 版．北京：人民卫生出版社．2015：443 – 444.

［11］王辉，马筱玲，钱渊，等．临床微生物学手册［M］．11 版．北京：中华医学电子音像出版社，2017.

［12］魏文斌．同仁眼科手册系列：同仁眼科诊疗指南［M］．北京：人民卫生出版社，2014.

［13］眼科检验协作组．感染性眼病细菌学检查操作专家共识（2019）［J］．中华眼视光学与视觉科学杂志，2019，21：81 – 85.

［14］俞素琴，李欣馨，许迅．OCT 血流成像技术的现在与未来［J］．中华眼视光学与视觉科学杂志，2019：577 – 585.

［15］赵家良．眼科临床指南［M］．3 版．北京：人民卫生出版社．2017：699 – 703.

［16］Thomas H. Willianmson editor. Vitreoretinal surgery（2nd），Springer，2013.

［17］Marin Uram. Endoscopic surgery in ophthalmology. Lippincott Williams and Wilkins. 2003.

［18］Randall J Olson，Rosa Braga – Mele，Sherleen Huang Chen，et al. Cataract in the Adult Eye：Preferred Practice PatternGuidelines［J］. Ophthalmology. 2017，124（2）：1 – 119.

［19］Prum BE Jr，Herndon LW Jr，Moroi SE，et al. Primary Angle Closure Preferred Practice Pattern Guidelines［J］. Ophthalmology. 2016，23（1）：1 – 40.

［20］Prum BE Jr，Lim MC，Mansberger SL，et al. Primary Open – Angle Glaucoma Preferred Practice Pattern Guidelines［J］. Ophthalmology. 2016，123（1）：41 – 111.

［21］Amy Lin，Michelle K Rhee，Esen K Akpek，et al. American Academy of Ophthalmology Preferred Practice Pattern Cornea and External Disease Panel. Bacterial Keratitis Preferred Practice Pattern［J］. Ophthalmology. 2019，126（1）：1 – 55.

［22］Divya M Varu，Michelle K Rhee，Esen K Akpek，et al. American Academy of Ophthalmology Preferred Practice Pattern：Cornea and External Disease Panel. Conjunctivitis Preferred Practice Pattern［J］. Ophthalmology. 2019，126（1）：94 – 169.

［23］Esen K Akpek，Guillermo Amescua，MarjanFarid，et al. American Academy of Ophthalmology Preferred Practice Pattern：Cornea and External Disease Panel. Dry Eye Syndrome Preferred Practice Pattern［J］.

Ophthalmology. 2019, 126（1）: 286 – 334.

［24］ Alkatan HM, Al – Essa RS. Challenges in the diagnosis of microbial keratitis: A detailed review with update and general guidelines ［J］. Saudi J Ophthalmol. 2019 Jul – Sep; 33 （3）: 268 – 276.

［25］ Amescua G, Akpek EK, Farid M, et al. American Academy of Ophthalmology Preferred Practice Pattern Cornea and External Disease Panel ［J］. Blepharitis Preferred Practice Pattern ©. Ophthalmology. 2019, 126 （1）: 56 – 93.

［26］ Igor Kozak, J. Fernando Arevalo. Atlas of Wide – Field Retinal Angiography and Imaging ［M］. Switzerland: Springer, 2016.

［27］ J C A Read. Stereo Vision and Strabismus ［J］. Eye, 2015, 29 （2）: 214 – 224.

［28］ Patel CK, Buckle M. Ultra – Widefield Imaging for Pediatric Retinal Disease ［J］. Asia Pac J Ophthalmol （Phila）, 2018, 7 （3）: 208 – 214.

［29］ Min HY et al. Stereoatlas of vitreoretinal diseases. Singapore. 2020.

［30］ Varu DM, Rhee MK, Akpek EK, et al. American Academy of Ophthalmology Preferred Practice Pattern Cornea and External Disease Panel ［J］. Conjunctivitis Preferred Practice Pattern ©. Ophthalmology. 2019, 126 （1）: 94 – 169.